AF368741

CLINIQUE

MÉDICALE

DE

L'HOPITAL DE LA CHARITÉ.

—

TOME I.

OUVRAGES DE M. LE PROFESSEUR BOUILLAUD,

Qui se trouvent chez le même Libraire.

TRAITÉ CLINIQUE DES MALADIES DU CŒUR, précédé de recherches nouvelles sur l'anatomie et la physiologie de cet organe. Paris, 1835, 2 forts vol. in-8, avec huit planches gravées.   15 fr.

NOUVELLES RECHERCHES SUR LE RHUMATISME ARTICULAIRE AIGU en général, et spécialement sur la loi de coïncidence de la péricardite et de l'endocardite avec cette maladie, ainsi que sur la formule des émissions sanguines coup sur coup dans son traitement. Paris, 1836, in 8.   3 fr.

ESSAI SUR LA PHILOSOPHIE MÉDICALE et sur les généralités de la clinique médicale, précédé d'un résumé philosophique des principaux progrès de la médecine, et suivi d'un parallèle des résultats de la formule des saignées coup sur coup avec ceux de l'ancienne méthode dans le traitement des phlegmasies aiguës. Paris, 1836, in-8.   7 fr.

TRAITÉ CLINIQUE ET PHYSIOLOGIQUE DE L'ENCÉPHALITE ou INFLAMMATION DU CERVEAU et de ses suites, telles que le ramollissement, la suppuration, les tubercules, le squirrhe, le cancer, etc. Paris, 1825, in-8.   7 fr.

TRAITÉ CLINIQUE ET EXPÉRIMENTAL DES FIÈVRES DITES ESSENTIELLES. Paris, 1826, in-8.   7 fr.

TRAITÉ PRATIQUE, THÉORIQUE ET STATISTIQUE DU CHOLÉRA-MORBUS DE PARIS, appuyé sur un grand nombre d'observations recueillies à l'hôpital de la Pitié. Paris, 1832, in-8.   6 fr. 50 c.

EXPOSITION RAISONNÉE D'UN CAS DE NOUVELLE ET SINGULIÈRE VARIÉTÉ D'HERMAPHRODISME observée chez l'homme. Paris, 1833, in-8. fig.   1 fr. 50 c.

RECHERCHES CLINIQUES ET EXPÉRIMENTALES tendant à réfuter l'opinion de M. Gall sur les fonctions du cervelet, et à prouver que cet organe préside aux actes de l'équilibration, de la station et de la progression. Paris, 1827, in-8.

RECHERCHES EXPÉRIMENTALES SUR LES FONCTIONS DU CERVEAU EN GÉNÉRAL, et sur celles de sa portion antérieure en particulier. Paris, 1830, in-8.

TRAITÉ ÉLÉMENTAIRE DE NOSOGRAPHIE MÉDICALE, GÉNÉRALE ET SPÉCIALE; 5 vol in-8, *sous presse.*

PARIS.—IMPRIMERIE DE BOURGOGNE ET MARTINET, rue Jacob, 30,

CLINIQUE

MÉDICALE

DE

L'HÔPITAL DE LA CHARITÉ,

OU

EXPOSITION STATISTIQUE DES DIVERSES MALADIES TRAITÉES
A LA CLINIQUE DE CET HÔPITAL ;

PAR

J. BOUILLAUD,

Professeur de Clinique médicale à la Faculté de médecine de Paris.

E pure si muove.

TOME PREMIER.

PARIS,

CHEZ J. B. BAILLIÈRE,

Libraire de l'Académie royale de Médecine,

RUE DE L'ÉCOLE-DE-MÉDECINE, 13 BIS.

A LONDRES, MÊME MAISON, 219, REGENT STREET.

1837.

PRÉFACE.

Je me propose, dans cet ouvrage, de montrer comment j'ai appliqué les principes de l'*Essai sur la philosophie médicale* que j'ai récemment publié, et de prouver par des faits ou des exemples que la clinique est enfin heureusement entrée dans cette ère d'exactitude qu'elle attendait depuis trop long-temps (1).Consacrons cette préface à un rapide coup d'œil sur l'état actuel des esprits et sur celui qui l'a immédiatement précédé; donnons en même temps une idée générale de nos doctrines et du but principal de notre ouvrage.

§ Ier.

A l'époque où je commençai l'enseignement clinique, la médecine offrait un spectacle vraiment étrange, et assez difficile à décrire. La grande réforme que M. Broussais venait de faire subir à cette science avait, comme toutes les révolutions du même genre, partagé le monde médical en trois catégories, ou si l'on veut en trois partis : elle trouva des défenseurs, des adversaires, et des neutres ou des indifférents. Cependant, les principes fondamentaux de cette réforme avaient fini par rem-

---

(1) Je ne veux pas dire par là que, sous tous les rapports , la clinique soit arrivée à son dernier degré d'exactitude ; elle n'est malheureusement encore que trop éloignée de ce terme. Mais que l'on compare cet ouvrage à la *Médecine Clinique* de l'illustre Pinel, et l'on verra quel progrès la science a fait en exactitude depuis vingt à vingt-cinq ans.

porter une victoire décisive, et la guerre ne roulait guère plus que sur des questions secondaires.

Quelques auteurs professaient alors que les temps étaient venus, où les partisans du passé et les défenseurs du présent devaient signer une sorte de *compromis* ou de *transaction*; et de cette alliance projetée naquit ce fameux éclectisme qui pendant quelques années retentit au sein de nos écoles. Arrêtons-nous un moment sur cette question de philosophie médicale.

Parmi les médecins modernes, M. Double est le premier, peut-être, qui ait arboré l'étendard de l'éclectisme médical. Il y a déjà une douzaine d'années, qu'en rendant *compte des travaux de l'Académie royale de médecine*, il prédisait à cet éclectisme l'empire de l'Europe médicale. Voici ses paroles: « Au milieu des cinq ou six systèmes différents qui agitent et qui se partagent en ce moment l'Europe médicale, comment ne nous éléverions-nous pas aux justes conclusions qui en découlent si naturellement pour tous les bons esprits? On peut sans risque faire le prophète en annonçant que l'éclectisme médical constituera le caractère particulier de notre époque; qu'il sera l'esprit dominant de la médecine, d'abord en France, et bientôt après dans toute l'Europe... (1) » En 1830, M. Double revenant sur la question de l'éclectisme, affirmait que c'était *la méthode qui, dans la théorie comme dans la pratique, doit servir et sert en effet universellement de guide; que c'était la méthode par excellence, la méthode indispensable.*

(1) *Mémoires de l'Académie royale de médecine.* Paris, 1828, tom. 1er, in-4°. pag. 320.

Voici comment M. le professeur Andral s'exprimait, en 1829, sur l'état de la médecine :

« Le plus souvent on ne trouve, dans l'étude de la médecine qu'une série de questions à discuter, ou de problèmes à résoudre ; parmi les faits dont se compose son domaine, il en est beaucoup qui échappent à toutes les lois auxquelles on s'efforce de les ramener, parce qu'il n'a encore été donné à aucun système d'embrasser tous les faits. Aussi, *éclectique par nécessité, comme l'est tout médecin près du lit des malades,* je me suis efforcé de ne tenir compte des divers systèmes que pour les discuter, en présence de chaque fait considéré dans son individualité ; j'ai cherché ainsi à assigner à chaque fait sa valeur scientifique et pratique. Je désire n'avoir jamais oublié que les systèmes qui ont dominé la médecine, et qui ont eu presque tous une part plus ou moins directe à ses progrès, n'ont été que les divers points de vue sous lesquels ceux qui ont créé ces systèmes ont successivement envisagé la vérité (1). »

M. Andral écrivait encore ce qui suit, en 1828, « L'éclectisme est l'expression d'une tendance remarquable au rapprochement et à la *fusion* des diverses théories. Cet éclectisme n'est autre chose qu'une méthode philosophique qui a pour but de faire ressortir la *fraction* de vérité infailliblement contenue dans chaque théorie, afin d'en composer une doctrine qui soit l'expression de l'ensemble systématique des connaissances d'une époque..... Du reste, jusqu'à

(1) *Clinique médicale*, édit. de 1829.

présent, l'éclectisme n'a point élevé de doctrine; à la place des croyances qu'il a toutes ébranlées, il n'en a encore substitué aucune; son plus grand service est d'avoir montré que sur aucun point la science n'était faite, et que toutes les théories actuelles étaient insuffisantes pour expliquer tous les faits qui chaque jour enrichissent la science(1). »

Moi aussi, emporté jusqu'à un certain point dans ce tourbillon d'*éclectisme*, qui dominait alors en philosophie, en politique, en littérature même, comme en médecine, voilà ce que j'écrivais en 1828 :

« L'éclectisme est essentiellement conciliateur; il ouvre son sein à toutes les théories basées sur l'observation fidèle des phénomènes ; il absout et amnistie, en quelque sorte, tous les systèmes exclusifs ou incomplets, comme en reconnaissance des fractions de vérité qu'il leur emprunte. Considéré, sous ce point de vue, l'éclectisme est une expression si évidente de la raison même, qu'il ne saurait trouver un seul détracteur. Mais remarquez que, envisagé de cette manière, l'éclectisme constitue bien moins un système particulier, nouveau, qu'une méthode à employer pour imprimer à un système, quel qu'il soit, toute la perfection dont il est susceptible; aussi l'auteur de l'article *Éclectisme*, dans l'Encyclopédie, a, ce me semble, dit, avec beaucoup de raison, qu'il n'y avoit point de chef de secte qui n'eût été plus ou moins éclectique. C'est certainement pour l'avoir mal compris, que plusieurs hommes d'un grand

____

(1) *Journal hebdomadaire de médecine.* Paris, 828, tom. 1er, in-8, pag. 128.

mérite ont attaqué l'éclectisme avec tant de chaleur ; et je crains bien que les disputes sur cette matière, comme la plupart de celles qui agitent incessamment l'espèce humaine, ne se réduisent en dernière analyse à des querelles de mots (1). Car, de bonne foi, quels justes reproches peut-on faire à une méthode qui recherche dans tous les systèmes, dans toutes les doctrines, les vérités qui peuvent y être contenues, et dont le résultat nécessaire doit être une représentation exacte, un tableau fidèle de toutes les connaissances acquises à une époque donnée de la science.....? On conçoit que, dans toutes les sciences qui sont animées d'un continuel mouvement de progression (et les sciences médicales sont de ce nombre), le système le plus complet, le plus *éclectique*, à une époque donnée de leur histoire, cesse de l'être à une époque plus avancée, et de là la nécessité d'un système mobile comme ces sciences, et qui devienne de plus en plus vaste ; de là aussi ces révolutions scientifiques, au moyen desquelles les nouveaux systèmes renversent les anciens (2). »

Après avoir répété, avec M. Andral, que l'éclectisme n'avait point encore élevé de doctrine, je terminais par la note suivante: « C'est uniquement pour ne pas attacher au mot d'*éclectisme* le même sens que nous, que plusieurs personnes se soulèvent contre ce système. En

---

(1) C'est pourquoi, dans une note de l'article dont je donne ici un extrait, j'avais dit « que la science ne perdrait pas beaucoup à ce que le mot *éclectisme*, expression vague, à double sens, disparût pour jamais de son langage. »

(2) *Journal hebdomadaire de médecine*. Paris, 1828, tom. 1er, pag. 361.

effet, dans les écrits les plus remarquables dirigés contre l'éclectisme, il est rare de ne pas rencontrer une profession de principes fondamentalement semblable à celle de l'éclectisme lui-même. »

Quoi qu'il en soit, aux précédentes opinions en faveur de l'éclectisme, opposons les opinions de MM. Roche et Rochoux, ses adversaires déclarés.

« En interdisant l'adoption de toute théorie exclusive, dit M. Roche, l'éclectisme consacre un principe retardataire; car c'est au contraire une théorie exclusive, comme celle de l'attraction, qui doit faire l'objet de tous nos vœux. En prescrivant de choisir dans toutes les théories ce qu'elles ont de bon, sans donner les moyens de le reconnaître, il fait un précepte de la diversité dans les vues, au lieu de consacrer celui de l'ensemble et de l'unité..... Ses vices surtout frapperaient tous les yeux si, par impossible, l'éclectisme venait à se constituer un jour. Qu'on se fasse, en effet, une idée d'une doctrine dans laquelle on invoquerait tour à tour, pour expliquer les maladies, la plupart des théories qui se sont succédé depuis Hippocrate jusqu'à nous ! Ne serait-ce pas le plus indigeste chaos ? Les adeptes eux-mêmes pourraient-ils s'y reconnaître et s'entendre ? Et n'est-ce pas une singulière doctrine que celle dont le sort est de ne jamais se produire, et qui, si elle essayait un jour de planter au milieu du monde savant son étendard bariolé, verrait à l'instant même se disperser ses partisans étonnés de sa bizarrerie, et chacun d'eux, demandant la proscription de la couleur qui blesserait sa vue, la réduire en lambeaux, et travailler involontairement à sa ruine (1). »

Dans une note sur l'éclectisme, qu'il a lue à l'Académie royale de médecine, M. Rochoux s'est appliqué à démontrer que, considéré, soit comme méthode, soit comme système, cet éclectisme n'existe réellement pas et ne saurait exister. « Il n'existe pas comme méthode, car, dit M. Rochoux, tous les moyens qu'il propose pour arriver à la découverte de la vérité font partie de ceux dont l'ensemble constitue la méthode expérimentale. Il n'existe pas comme système, attendu que, aussitôt que, sur un point scientifique quelconque, la vérité s'est fait connaître, il n'est plus possible de fermer les yeux à la lumière, et que d'ailleurs on aura beau *choisir* dans des systèmes dont chacun est réputé faux, il sera impossible d'y rencontrer la vérité qu'on cherche. »

M. Rochoux termine en portant aux partisans de cette méthode prétendue *universelle*, le défi de citer une *seule vérité* qui ait été introduite dans la science par voie d'éclectisme (2).

(1) Préface des *Nouveaux éléments de pathologie médico - chirurgicale*, 2ᵉ édition. Paris, 1828.

(2) Chargé de l'article ÉCLECTISME dans le *Dictionnaire de médecine et de chirurgie pratiques*, je me suis exprimé ainsi, à l'occasion des opinions de MM. Roche et Rochoux. « Quel parti nous reste-t-il à prendre maintenant? Faudra - t - il nous ranger autour du drapeau *bariolé* des éclectiques, ou bien, au contraire, passer du côté de leurs antagonistes? Si l'éclectisme consiste à choisir une doctrine intermédiaire entre deux systèmes exclusifs en sens opposés, et qui ne pèchent l'un et l'autre que parce qu'ils s'excluent réciproquement d'une manière trop absolue, assurément nous nous prononcerons pour l'éclectisme. Ainsi, par exemple,

Ce qui résulte clairement de tout ceci, c'est qu'à l'époque dont nous parlons on se débattait vaguement dans tous les sens pour former un système aux dépens de ceux qui, au nombre de cinq ou six, suivant M. Double, agitaient l'Europe médicale.

A-t-on fini par trouver ce système pacificateur ? hélas ! non , il faut bien le dire ; il en a été de ce projet de *paix perpétuelle* en médecine , comme de celui du bon abbé de Saint-Pierre en politique. A de pareils traités rien ne manque jamais sinon le sceau, la ratification , la signature des adversaires qu'on veut concilier. Il arrive même un moment où les partis que

au lieu d'adopter exclusivement le solidisme ou l'humorisme , nous reconnaîtrons la doctrine qui consiste à admettre que les solides et les liquides sont les uns et les autres susceptibles d'altérations, et nous la reconnaîtrons , cette doctrine , parce que d'incontestables faits lui servent d'appui, et la *légitiment* pour ainsi dire à nos yeux...

Se montrer partisan d'un tel éclectisme , c'est réellement faire cause commune avec les disciples de l'école expérimentale , puisque les préceptes de cet éclectisme sont essentiellement ceux que proclame cette méthode.

« Espérons que le mot *éclectisme* étant désormais plus rigoureusement défini , et toujours employé dans un seul et même sens, nous ne le verrons plus chaque jour devenir la source d'une foule de disputes oiseuses et vraiment déplorables... Concluons franchement, d'ailleurs, que le mot *éclectisme* pourrait être avantageusement retranché du vocabulaire médical. Qu'est-il besoin d'un tel mot pour indiquer les procédés qu'il convient de mettre en œuvre pour juger les systèmes et en élever de nouveaux ? C'est du tribunal éternel où siégent l'expérience et la raison, seuls juges infaillibles, que relèvent les systèmes, les théories et les doctrines. Que si les éclectiques conviennent de cette vérité, ils reconnaissent par cela même que leur méthode n'a de nouveau que le nom. Que si, au contraire, la méthode qu'ils préconisent est autre que la méthode expérimentale et rationnelle, il ne nous reste qu'à protester hautement contre elle. »

l'éclectisme s'efforce si *débonnairement* de concilier se tournent contre lui, et l'accablent, en quelque sorte, de leurs feux opposés.

Quoi qu'il en soit, le cri d'indépendance et de liberté qui, à l'époque dont nous parlons, s'éleva contre les systèmes *exclusifs*, fut cependant entendu, et je ne nie pas les vérités qui jaillirent du libre choc des opinions. Je reconnais hautement que le glaive de la discussion, dirigée par une expérience éclairée, fit pour ainsi dire justice des erreurs de quelques partisans exagérés des nouvelles doctrines, et que les représentants de l'éclectisme contribuèrent puissamment à la chute des vieilles idées, tout en n'adoptant pour ainsi dire qu'à demi les réformes nouvelles. Tel est, en effet, le privilége de ce qu'on appelle *l'éclectisme*, le *modérantisme*, le *scepticisme*, qu'il popularise par des transitions insensibles et bien ménagées des idées qui, présentées brusquement et dans tout leur éclat, irritent et blessent en quelque sorte les esprits délicats, comme une trop vive lumière éblouit et offense les vues tendres et débiles.

Sous ce rapport, les éclectiques ont, à leur manière, bien mérité de la science; ils ont affaibli pour ainsi dire la lumière de la vérité, de manière à la rendre tolérable à tous les yeux, et peu à peu on s'est habitué à la supporter dans toute sa vivacité. Cependant le règne des demi-vérités et des demi-moyens doit avoir un terme, et le grand jour doit venir après le crépuscule.

Au reste, j'ai pour mon compte attaché assez peu de prix à ces discussions sur l'éclectisme médical; et bien convaincu que les sciences d'observation les plus exactes, telles que l'astronomie , la physique et la chimie poursuivaient le cours de leurs admirables progrès , sans se perdre dans de pareilles disputes, j'ai tâché d'appliquer à l'étude de la clinique cette véritable physique expérimentale de l'homme malade, la même philosophie qui présidait à l'étude des sciences que je viens de nommer, c'est-à-dire la méthode expérimentale exacte, fécondée par la saine logique (1).

§ II.

Il fallait, en procédant ainsi , ramener quelques convictions solides dans les esprits où régnait l'incertitude la plus déplorable, et régénérer en quelque sorte l'éducation médicale , surtout sous le point de vue clinique.

En effet, c'était principalement au lit des malades que siégeaient, si j'ose ainsi parler, le doute et la confusion *éclectique*, et qu'éclataient dans toute leur énormité les dissidences médicales, soit relativement à la théo-

---

(1) Pour plus de détails sur la question qui vient de nous occuper, je renvoie à l'*Essai sur la philosophie médicale*, dont je rapporterai ici le passage suivant comme mon *ultimatum* sur cette matière : « Il y a souvent de l'exagération et chez les partisans du progrès et chez ses antagonistes : *Iliacos intrà muros peccatur et extrà*. Alors, mais seulement alors, doit s'élever et intervenir entre les deux partis rivaux ce troisième parti, connu sous les noms de parti des *éclectiques* , des *modérés*, des *conciliateurs*, etc... Malheureusement la méthode des *compromis* ou des *transactions* est d'une application difficile , et trop souvent le contrepoids des conciliateurs a fait pencher la balance du mauvais côté. *Que de prétendus* ÉCLECTIQUES *n'ont, d'ailleurs, que le masque de la qualité dont ils se vantent, et n'usurpent un pareil titre que pour être injustes envers les plus purs soutiens de la vérité !*

rie, soit relativement à la pratique. L'un préconisait
les émissions sanguines là où un second s'applaudissait
de l'emploi des toniques, là où un troisième vantait
les purgatifs, là où un quatrième, se posant en *Fabius
Cunctator* d'un nouveau genre, prêchait la temporisa-
tion, ou la méthode expectante, etc., etc. Toutefois,
parmi les écoles qui dans ces dernières années se dispu-
taient l'empire de la clinique, il en est une qui s'était fait
jour à travers toutes les autres, et qui occupait pour
ainsi dire le devant de la scène.

Les hommes qui représentaient cette école s'étaient
d'abord distingués, pour la plupart, par une opposition
malheureuse aux grandes doctrines de M. Broussais. Ils
avaient soutenu l'*essentialité* des fièvres; ils avaient
nié l'influence des inflammations prolongées sur la
production des lésions dites organiques; ils avaient
presque entièrement méconnu le rôle immense que
jouent certaines conditions atmosphériques, et notamment les grandes alternatives de chaud et de froid,
dans la production de plusieurs phlegmasies aiguës; ils
avaient retranché de la liste de ces phlegmasies le rhumatisme articulaire aigu, cette maladie inflammatoire
par excellence, quand elle est bien caractérisée. Ju-
geant de la valeur de la puissante méthode des émissions
sanguines par les résultats qu'ils avaient obtenus de
la formule par eux mise en usage, ils avaient pro-
clamé, d'une manière générale, que les saignées
avaient un effet très borné dans le traitement des inflammations; et que dans la pneumonie elle-même,
par exemple, *l'étude des symptômes généraux et locaux,*

la mortalité et les variations de la durée moyenne de cette maladie, suivant l'époque à laquelle les émissions sanguines furent commencées, tout déposait des bornes étroites de l'utilité de ce moyen de traitement.

En voilà suffisamment pour faire connaître les médecins qui dominaient en médecine clinique, à l'époque où l'auteur de cet ouvrage fut chargé d'enseigner cette science.

Pour des circonstances qu'il serait trop long de développer ici, les médecins dont je viens de parler avaient fini par endoctriner, en quelque sorte, la nouvelle génération médicale ; et, je dois le dire, elle était si bien et si profondément imbue de leurs doctrines, et si puissamment imprégnée de leur esprit, que ce n'était pas chose facile que de la faire revenir de ses erreurs et de ses préventions. Tel était l'aveuglement de ces temps-là que de véritables *Pradon* de la médecine *paraissaient comme un soleil*, et que, sans ironie, les *Cotin* de la clinique *fendaient des flots d'auditeurs pour aller à leur chaire.*

Alors l'école que nous signalons inondait les journaux et toutes les voies de la publicité du torrent de ses déplorables doctrines ; elle avait pour ainsi dire absorbé, et en quelque sorte confisqué à son profit les immortelles réformes de 1816. Ils ne voulaient rien moins que faire reculer l'astre de la médecine, et s'ils ne purent y parvenir, certes, ce ne fut pas faute de lui avoir appris par leur exemple ce singulier chemin. C'en était presque fait du progrès, si la glorieuse révolution de juillet n'eût renversé les fourches caudines sous lesquelles il fallait passer pour arriver à l'enseignement. Depuis lors, des jours meilleurs ont lui sur la médecine, et les saines doctrines ont conquis une tribune libre du haut de laquelle leurs généreux représentants ont fait retentir une voix qui n'a pas été sans écho (car il y a aussi de l'écho en France, quand il s'agit du progrès).

§ III.

Quoi qu'il en soit, depuis bientôt six ans que je me suis livré, avec tout le zèle dont je suis capable, à l'enseignement de la clinique, j'ai été assez heureux pour contribuer au triomphe des vérités récentes proclamées avant nous, et pour découvrir quelques vérités nouvelles, soit sous le rapport nosologique proprement dit, soit sous le rapport thérapeutique. Ces vérités, très laborieusement écloses du sein de la clinique, ont été exposées depuis quatre à cinq ans, soit dans les journaux, et spécialement dans le *Journal hebdomadaire*, où, pendant cinq ans, M. le docteur Donné d'abord, puis M. le docteur Jules Pelletan, chefs de clinique, ont publié le résumé de ma clinique; soit dans de nombreuses thèses soutenues à la Faculté de médecine, soit au sein de l'Académie royale de médecine, soit enfin dans les ouvrages que j'ai publiés, tels que le *Traité clinique des maladies du cœur,* et les *Nouvelles recherches sur le rhumatisme articulaire aigu.*

Si nos recherches sur l'endocardite et la péricardite ont réellement enrichi la science de faits dont on ne saurait, en conscience, contester l'importance, d'un autre côté, nous croyons avoir rendu quelque service à la pratique en inventant la formule des saignées coup sur coup, puisque, comme nous essaierons de le démontrer dans cet ouvrage, grâce à cette nouvelle formule, la mortalité des phlegmasies aiguës proprement dites, par conséquent des maladies les plus communes, de celles qui déciment le genre humain, se trouve pour le moins diminuée de moitié ; et que, d'après plusieurs centaines de faits exactement observés, nous avons pu établir en principe ou poser en loi que : *chez les adultes et les jeunes gens, dans les phlegmasies aiguës en général, traitées à temps par la formule des saignées coup sur coup, convenablement exécutée, la guérison est la règle, et la mort l'exception.*

Certes, il y a loin de cette loi à ce qu'on avait écrit sur le peu d'utilité des émissions sanguines dans les maladies dont il s'agit ; et l'on peut dire que nous avons remis entre les mains de la médecine l'arme toute-puissante qui menaçait de lui échapper, parce que, dans un grand nombre de cas, les médecins n'avaient pas encore su la manier convenablement.

Expliquons-nous à ce sujet. La thérapeutique est une sorte de guerre dont les instruments et les moyens sont assez nombreux. Comme la guerre proprement dite, l'art de combattre les maladies doit être soumis à des règles formulées aussi exactement que possible, et dont l'ensemble constitue ce qu'on pourrait appeler la *tactique thérapeutique.* Or, pour ne parler ici que des saignées, l'une des armes les plus victorieuses, l'un des moyens les plus héroïques de la thérapeutique, il est évident que les effets qu'on devra en obtenir varieront singulièrement selon l'énergie avec laquelle elles seront employées. Cette énergie elle-même ne se mesure pas seulement par la dose du sang qu'on peut retirer, mais aussi par l'espace de temps dans lequel une dose donnée sera enlevée, de telle sorte que l'effet thérapeutique sera *en raison directe de cette dose, et inverse de la durée du temps pendant lequel elle aura été soustraite.*

Convaincu avec M. Louis que les saignées, telles qu'on les avait jusqu'ici formulées, étaient très souvent impuissantes contre les phlegmasies graves, qu'elles n'en arrêtaient pas le cours, et qu'elles n'empêchaient pas que la mortalité ne fût très considérable, je me demandai si, employées suivant une autre formule et dirigées par une autre tactique, elles n'obtiendraient pas plus de succès. Je soumis donc, avec toute la prudence et toute la circonspection convenables, cette idée à l'épreuve de l'expérience; j'augmentai le nombre des saignées, et je laissai un intervalle moins long entre chacune d'elles.

C'est à la faveur de cette nouvelle formule, longuement exposée dans cet ouvrage, après l'avoir été déjà tant de fois ailleurs, depuis environ quatre ans, que nous avons obtenu des succès si étonnants, j'ai presque dit si merveilleux, qu'on ne peut réellement y ajouter une foi pleine et entière qu'après en avoir été témoin (1).

(1) Il est bien facile de se rendre compte de la différence qui existe entre les résultats que nous avons obtenus et ceux qu'on avait obtenus

La constance avec laquelle ces heureux résultats se reproduisent, dans des cas bien déterminés, nous a permis de soumettre au *calcul* la branche jusqu'ici la plus conjecturale de la médecine, c'est-à-dire la thérapeutique. J'ai, dans mon *Essai sur la philosophie médicale*, exposé les principes qui doivent présider à ce calcul. Je n'y reviendrai point ici, me bornant uniquement à rappeler qu'en matière de thérapeutique, comme en tant d'autres branches des connaissances humaines, où les conditions soumises au calcul ne sont jamais abso-

des saignées employées en moins grand nombre et à des intervalles plus éloignés. On conçoit parfaitement, en effet, que telle maladie qui, pour sa guérison, réclamait une soustraction de quatre à cinq livres de sang, n'ait pas cédé à une formule d'après laquelle on en enlevait seulement deux ou trois livres; voilà pour la dose. Mais ce n'est pas tout : telle maladie qui a cédé rapidement à la soustraction de quatre à cinq livres de sang, retirées dans l'espace de trente-six à quarante-huit heures, peut résister à la soustraction de la même dose de sang, faite seulement dans l'espace de sept à huit jours et plus. Pourquoi cela? par la raison que l'effet produit par une saignée a eu le temps de se dissiper complètement quand on pratique une autre saignée, si l'intervalle de temps qu'on laisse entre elles est trop considérable. Au contraire, quand les saignées sont pratiquées coup sur coup, l'effet avantageux de l'une s'ajoute successivement à celui de l'autre, depuis la première jusqu'à la dernière, et rien ne se trouve pour ainsi dire perdu. Telle est l'influence immense de la rapidité avec laquelle on répète les saignées (cette rapidité a pourtant sa mesure), que, toutes choses égales d'ailleurs, trois livres de sang enlevées dans l'espace de vingt-quatre à trente-six heures auront un effet plus avantageux que six livres de sang enlevées dans l'espace de huit à dix jours. Je ne saurais trop le répéter, *activité, activité, vitesse, énergie prudente et partant éclairée*, voilà le grand secret d'empêcher que les phlegmasies aiguës ne se terminent par la mort ou ne passent à l'état chronique. Mais cette activité et cette énergie sont soumises à des règles que nous exposerons dans le cours de cet ouvrage.

C'est là à peu près ce que je disais dans la quatrième partie de l'*Essai sur la philosophie médicale*, dans un passage que je vais rapporter ici : « Dans les maladies aiguës en général, qui attaquent vivement et énergiquement

lument les mêmes, il ne faut pas prétendre à une exactitude, pour ainsi dire algébrique, mais à des approximations qui s'en rapprochent le plus possible.

§ IV.

Quelque faibles que puissent être nos découvertes, quelque peu important que soit le nouveau progrès que nous avons cherché à imprimer à la clinique, ce progrès n'a pu échapper complétement au sort réservé à tout progrès, savoir une résistance et une opposition plus ou moins violentes (1).

la vie jusque dans ses fondements, il était nécessaire de faire agir des moyens proportionnés à la maladie, sous le double point de vue de la force et de la rapidité de l'attaque. Le principe fondamental de notre *tactique thérapeutique*, celui qui domine tout le reste, c'est que, dans les maladies aiguës, il faut déployer vivement, *coup sur coup*, les divers moyens dont se compose notre arsenal thérapeutique, charger l'ennemi sans relâche, ne pas lui laisser un repos pendant lequel il peut se relever, le poursuivre à outrance, jusqu'à ce qu'il ait abandonné le terrain, et que la thérapeutique ait épuisé toutes les ressources disponibles dans un cas donné.

» Depuis quatre ans que nous avons livré cette rude guerre aux phlegmasies aiguës, il semble vraiment que nous soyons entrés dans un nouveau monde. Ces maladies ne se jouent plus, en effet, du médecin et de ses moyens... »

(1) Qu'il me soit permis de rappeler ici ce que j'ai dit à ce sujet dans l'*Essai sur la philosophie médicale* : « Une des plus tristes lois que doive subir tout progrès, c'est une *opposition*, une *résistance* plus ou moins violente. Toute réforme, toute révolution scientifique ne s'est réellement accomplie qu'après avoir reçu la consécration, le baptême dont il s'agit. Non, il n'est permis à personne d'inventer impunément quelque grande vérité... Il faut donc du courage, du dévouement, pour promulguer les nouvelles doctrines, et il n'en faut guère moins pour s'en constituer le défenseur.

Partout nous voyons l'esprit humain poursuivre le cours de ses précieuses conquêtes, en luttant avec effort contre les doctrines du passé, qui furent autrefois elles-mêmes de véritables révolutions, et traitées

C'est d'ailleurs une chose assez curieuse que la manière dont on a combattu les nouvelles vérités que nous avons proclamées; voici quelques détails à cet égard.

L'attention avec laquelle nous avons exploré nos malades nous a permis de diagnostiquer quelques unes des affections les plus obscures avec une précision jusqu'à nous inconnue, et nos adversaires ont insinué que nous nous trompions dans le diagnostic des maladies les plus faciles à reconnaître, la pneumonie, par exemple!

Nous apportons le soin le plus scrupuleux à bien distinguer, à bien classer, à bien catégoriser les cas, avant de les soumettre à l'analyse statistique, cet éclatant flambeau de la médecine, comme de tant d'autres sciences, et l'on nous accuse de ne tenir aucun compte des conditions qui doivent entrer dans une telle analyse! Si nous publions des tableaux extraits de résumés plus détaillés auxquels nous renvoyons le lecteur, on suppose que nous avons donné ces tableaux pour des modèles d'une statistique raisonnée, et l'on prouve ainsi que nous n'entendons rien à la statistique, tout en nous opposant des principes qui sont copiés de notre *Essai sur la philosophie médicale!*

Nous recommandons expressément, je le répète, de bien tenir compte de toutes les circonstances qui peu-

comme telles. Mais que les inventeurs du vrai et leurs soutiens ne se déconcertent pas : le temps et la raison étant pour ainsi dire de leur parti, la victoire doit nécessairement couronner tôt ou tard leurs généreux efforts. En effet, du moment où quelque vérité nouvelle a fait son apparition dans le monde, il n'est donné à aucune puissance humaine de l'anéantir; on ne peut qu'en retarder le triomphe... »

vent exiger des modifications, soit dans le traitement des maladies en général, soit dans l'emploi de la formule des saignées coup sur coup ; nous précisons toutes ces circonstances avec autant de rigueur que le comporte le sujet, et l'on nous accuse de ne point tenir compte de ces circonstances, pas même de l'âge !

On saigne des malades d'après une formule essentiellement différente de celle que nous avons proposée, et si la mort survient, on publie le fait en le rédigeant de manière à faire croire que c'est à notre formule qu'il faut rapporter cette mort, bien que, selon toutes les probabilités, celle-ci ne fût pas survenue si la formule dont il s'agit eût été réellement bien employée (1) !

On ne reconnaît pas l'endocardite dans des cas de rhumatisme articulaire aigu, où elle existe manifestement, et l'on en conclut que la loi de coïncidence que nous avons signalée n'existe réellement pas ! On n'interroge pas du tout, ou bien l'on interroge mal sur leurs antécédents certains sujets affectés de lésions organiques du cœur, et l'on en conclut que je me suis trompé en proclamant que ces lésions ont très souvent pour point de départ ou pour origine une endocardite méconnue et passée à l'état chronique !

(1) On va jusqu'à ériger en principe de religion et en cas de conscience la détermination qu'on a prise de ne pas employer notre méthode dans la *fièvre typhoïde*, témoin l'extrait suivant d'un journal : *Le médecin ne peut expérimenter sur les malades que ce qu'il expérimenterait sur lui-même ; c'est là sa religion... Quant aux saignées coup sur coup, elles n'ont été tentées que par une seule personne, qui est en quelque sorte l'inventeur de cette méthode, et qui, en cette qualité, peut bien se faire illusion. Quant à nous, nous croyons que notre conscience ne nous permet pas de l'expérimenter ; notre propre expérience nous donne des motifs de la craindre.* (France médicale, 17 janvier 1837.)

Si nous disons qu'un phénomène a lieu dans un nombre déterminé de cas, on nous fait dire qu'il a lieu toujours !

Ainsi, les uns, *Dantan* d'un nouveau genre, exagèrent jusqu'au ridicule et *caricaturent* nos doctrines ; les autres vont plus loin, et par un art que je ne me permettrai pas de qualifier, ils les dénaturent complètement pour se donner le plaisir alors facile de les réfuter (1).

Ce n'était pas assez des attaques des maîtres : une nuée de leurs élèves s'est abattue pour ainsi dire sur les nouvelles vérités que nous avons proposées, sur les lois que nous avons essayé de formuler.

Depuis le plus humble disciple jusqu'au chef de clinique, tout s'en est mêlé. De par ces messieurs, ces grandes lumières de la médecine, j'ai été déclaré incapable de bien recueillir une observation, de rédiger un résumé statistique ; de par ces messieurs encore, je suis censé commettre les erreurs le plus grossières dans le diagnostic, au point de confondre la pneumonie avec un simple catarrhe, etc., etc. ; en un mot, si l'on

(1) Je ne puis m'empêcher de me plaindre d'une pareille tactique, et je ne doute pas qu'elle ne soit jugée un peu sévèrement par tous ceux qui la connaîtront ; car la loyauté, la bonne foi et la justice doivent présider à toute discussion scientifique. Ce sont là des devoirs dont je ne me suis pas écarté, et j'ai toujours eu soin de rapporter textuellement les doctrines de ceux que j'ai été obligé de combattre. Si je les ai combattus dans cet ouvrage avec quelque opiniâtreté, c'est que la chose en valait bien la peine ; et d'ailleurs, les attaques vraiment provocatrices qu'ils dirigent tous les jours contre moi, m'ont acquis le droit d'en agir ainsi, droit le plus légitime de tous, puisque c'est celui de la *propre défense*. Mais, encore une fois, je ne les combats qu'avec la plus entière loyauté, et je serais le premier à désavouer toute attaque de ma part qui ne porterait pas ce caractère.

voulait s'en rapporter à eux, malgré vingt années passées en partie à recueillir des observations au lit des malades, en partie à les rédiger et à les examiner sous toutes leurs faces, c'est tout au plus si je serais digne de porter le tablier d'externe. Si cela continue, un jour viendra où l'on prouvera sans réplique et péremptoirement que je ne sais pas les quatre règles de l'arithmétique, et que c'est à peine si je connais bien les lettres de l'alphabet (1).

S'il est une insinuation qui ait dû nous affliger vivement parce qu'elle est profondément injuste, c'est celle d'observer légèrement et superficiellement. Non seulement, en effet, nous avons apporté à l'exploration des malades l'exactitude des hommes auxquels on se plaît à décerner la palme de cette qualité, mais encore avec une exactitude poussée plus loin, tant dans l'application des méthodes d'observation vulgairement usitées aujourd'hui, telles que l'auscultation, la percussion, l'inspection, le toucher, etc., que dans l'emploi de méthodes non encore généralement pratiquées

(1) **A** propos d'arithmétique, c'est ici le lieu de rappeler une petite leçon d'algèbre que l'un de nos plus savants critiques a cru devoir nous donner, et qui s'adressait à l'auteur du *Calcul des probabilités*, à Laplace. J'avais répété, après ce grand géomètre, que Newton devait à l'induction la découverte du fameux binome qui porte son nom. Le critique dont il s'agit me répond, avec un ton d'autorité qui me confond, qu'il a, lui aussi, étudié l'algèbre, et qu'il ne voit pas quel rapport peut exister entre l'induction et la découverte du binome de Newton. Je ne veux pas disputer à mon savant critique le prix de l'algèbre ; mais comme, dans la question qui nous occupe, il s'agit de Laplace et non de moi, quelque fort algébriste que soit M. Marc-D'espine, il me permettra de préférer à son autorité celle de l'immortel auteur du *Traité de la mécanique céleste et du calcul des probabilités.*

par nos confrères. Par exemple, dans le cas où ils se sont contentés jusqu'ici de juger au simple coup d'œil, nous avons le plus souvent fait usage d'une rigoureuse méthode de mensuration; dans beaucoup de cas, au lieu d'apprécier vaguement la température par l'application de la main, nous l'avons déterminée mathématiquement par l'emploi du thermomètre; nous avons fait sur l'état des liquides, tels que le sang, les urines, la salive, des recherches suivies que nul autre n'avait ainsi faites avant nous; chez une foule de malades où l'on avait jusqu'ici négligé l'examen du cœur et des artères, nous nous sommes journellement, et avec une patience infatigable, livré à cet examen, et c'est ainsi que nous avons été conduit à la découverte : 1° de l'endocardite et de la péricardite, dans des cas où elles avaient été méconnues depuis tant de siècles; 2° de ces bruits de souffle continu si variés qui accompagnent l'anémie, l'hydrémie, la chlorose, etc., etc.

On nous accuse de ne pas observer exactement! que faisons-nous donc, bon Dieu! pendant les deux à trois heures que nous consacrons à la visite de quarante malades, tandis que parmi ceux qui nous adressent, soit directement soit indirectement, un si dur reproche, il en est peut-être qui font, dans l'espace d'une heure à une heure et demie, la visite de quatre-vingt-dix à cent malades? Cependant, nous ne croyons pas manquer d'une certaine activité, et ce n'est pas à ce défaut qu'il faudrait attribuer la longueur de nos visites. Ceux qui liront attentivement nos observations en seront facilement convaincus, et ceux qui ont assisté à notre clinique nous rendraient au besoin cette justice, savoir que nulle part ailleurs ils n'avaient vu mettre autant de temps et d'attention dans l'interrogation des malades sur leurs antécédents, et dans l'exploration de leur état journalier, à partir de notre première visite jusqu'au moment de leur sortie. Si donc nous avons quelques convictions là où d'autres n'ont encore que des doutes, qu'on ne l'attribue pas au défaut de soin dans l'examen, mais au contraire à des recherches d'observation plus suivies et plus approfondies que celles de nos adversaires.

Ce n'est pas que je prétende assurément que nous ayons atteint la dernière perfection en ce genre, ni que nous soyons infaillible. Non, on fera beaucoup mieux que nous par la suite, et déjà nous-même, si nous pouvions consacrer encore plus de temps au service qui nous est confié, nous aurions fait plus souvent et plus rigoureusement usage des procédés de la physique et de la chimie. Mais tout a des bornes dans ce monde, et la seule chose dont il nous importait de nous justifier ici, c'était, je le répète, de ne pas examiner les malades avec autant de soin et d'exactitude qu'on le fait dans les services de nos adversaires.

Le système d'attaques des ennemis du progrès se compose, en définitive, de deux principes capitaux : le premier consiste à nier d'abord les nouvelles découvertes, à en contester, par tous les moyens possibles, la certitude et la solidité ; et le second, quand la vérité ne peut plus être sérieusement contestée, à en disputer la *priorité* à son inventeur. C'est précisément d'après ces principes qu'on nous a fait la guerre. Déjà nos adversaires ne peuvent plus méconnaître, par exemple, la vérité de ce que nous avons dit relativement à la supériorité de notre formule des émissions sanguines sur la méthode qu'ils avaient adoptée. Qu'ont-ils donc fait? Ils se sont mis en campagne pour l'application du second principe de leur tactique, savoir, que notre formule n'est point une chose nouvelle, et déjà on en a fait honneur à la fois et aux anciens et aux modernes : en voici la preuve.

L'auteur d'un article inséré dans les n° 6 et 9 de la *Gazette médicale* pour l'année 1836, s'exprime ainsi : « Nous avons reconnu que les saignées copieuses et réitérées ont été recommandées par une foule de nos devanciers, dès le début de presque toutes les maladies aiguës prises en particulier; nous avons *prouvé* de plus que cette pratique a été généralisée, et qu'elle a été proposée, sous une forme expresse, comme un système de thérapeutique, dans le traitement des maladies aiguës, sans acception d'espèces ni de variétés, d'abord par Botal et son école, à la fin du seizième siècle, et plus tard par De Haën, au milieu du siècle dernier. De ces témoignages accumulés, il est résulté cette vérité, que le traitement des maladies aiguës par les saignées répétées, qu'on avait fait passer pour une nouveauté, est âgé aujourd'hui de trois cents ans bien comptés. »

En confondant la formule qui m'est propre avec la pratique de Botal, de Sydenham et de De Haën, l'auteur de l'article que nous signalons ne prouve qu'une chose, savoir qu'il ignore ou feint d'ignorer la formule nouvelle et les cas déterminés dans lesquels on doit l'appliquer. Comme ceci est plus clair que le jour, on me permettra de n'y pas insister plus long-temps.

Voilà pour les anciens ; passons aux modernes.

Qui le croirait ? Le moderne praticien auquel on a voulu attribuer la découverte de notre formule est précisément M. le professeur Chomel, qui tant de fois s'est élevé contre elle. Il est vrai que M. Grisolle, tout en considérant M. Chomel comme un des médecins qui ont conseillé les saignées coup sur coup, reconnaît qu'il ne les conseille que dans *quelques cas exceptionnels*, cas exceptionnels qu'on ne précise d'ailleurs en aucune façon. On peut voir dans les *Recherches* de M. Louis sur *les effets de la saignée*, que jamais M. le professeur Chomel n'a pratiqué les trois saignées par jour dont parle M. Grisolle, et que les eût-il pratiquées, comme paraissent l'avoir fait Botal et quelques autres anciens peut-être, il n'aurait assurément aucun droit à revendiquer la formule des saignées coup sur coup, telle que nous l'avons exposée.

Au reste, que les lecteurs de bonne foi comparent ma formule avec toutes les méthodes jusqu'ici usitées, et ils reconnaîtront que je ne suis le plagiaire de qui que ce soit, ni de Botal, dont la méthode était, dit-on, *atroce*, ni de De Haën, qui, quoi qu'on en dise, n'a jamais *formulé exactement* sa méthode, ni surtout de M. Chomel. En supposant, ce qui n'est pas, que ma formule eût été proposée par nos prédécesseurs, je l'aurais inventée une seconde fois, car, je l'avoue en toute humilité, je n'avais lu ni Botal, ni même De Haën, à l'époque où je l'ai employée. Il y a, d'ailleurs, une excellente raison pour que ni Botal, ni De Haën n'aient pas formulé les saignées comme je l'ai fait : c'est que, pour en arriver là, il fallait pouvoir diagnostiquer avec une précision, une rigueur que ne comportait pas l'état de la science à l'époque où vivaient ces illustres praticiens.

Parmi les hommes dont il m'a été nécessaire de combattre certaines doctrines, il en est un avec lequel j'aurais bien désiré ne pas me trouver en opposition.

Dans mainte et mainte occasion, je me suis fait un plaisir à la fois et un devoir de signaler les services qu'il avait rendus à quelques parties de la science; je l'ai même placé parmi les *grands* observateurs, et certes mes éloges étaient bien désintéressés.

Il m'eût été doux d'avoir pour compagnon d'armes, si j'ose parler ainsi, un homme qui, comme moi, avait consacré de longues années aux durs travaux de l'observation, et qui avait apporté dans l'étude de la médecine des principes d'exactitude et de précision qui s'accordaient si bien avec ceux dont j'étais moi-même pénétré. Le sort en a décidé autrement... Je supplie le lecteur de ne pas prendre ce que je viens de dire ici pour une précaution oratoire ou pour une figure de rhétorique : oui, je le déclare sincèrement, c'eût été pour moi une véritable joie que de ne pas rencontrer parmi les hommes de l'école qui, à mon avis, s'est constamment opposée aux grands progrès de la médecine, l'auteur des *Recherches sur l'affection typhoïde et sur les effets de la saignée.*

Cette déclaration une fois faite, j'espère que les

lecteurs de cet ouvrage, fussent-ils les meilleurs amis
du célèbre auteur dont je veux parler, n'imputeront
qu'à la nécessité la plus impérieuse la discussion au
moyen de laquelle je me suis efforcé de faire justice
des erreurs d'un homme dont j'estime le talent, et qui
me semble né pour partager avec les hommes dont je
me glorifie de suivre les bannières, la pénible mission
de concourir au triomphe de la sainte cause du vrai
progrès, et de servir le nouveau *régime médical* contre
l'ancien.

§ V.

Épars dans les thèses et dans les journaux, les faits
que nous avons recueillis n'avaient pas assez de force.
Il fallait les réunir en faisceaux, les rassembler en
masses pour en accabler les mauvaises doctrines.
Ainsi rassemblés, et pour ainsi dire rangés en bataille,
ils parleront de manière à être entendus de loin et de
tout le monde. Les faits isolés sont, si j'ose me servir
de cette comparaison, comme de simples étincelles
électriques ; mais, condensés en grandes masses, leurs
décharges sont terribles comme celles de la foudre.
Puisse donc cet ouvrage, par les faits nombreux et
condensés dont il est pour ainsi dire chargé, foudroyer
des erreurs dont les conséquences seraient désormais
si funestes !

Quoi qu'il en soit, je recommande spécialement le
livre nouveau que je publie à ces jeunes praticiens qui,
purs de toute prévention, libres de tout préjugé d'école,
dépouillés de tout esprit de parti, recherchent de bonne

foi la vérité, et prennent au sérieux la santé et la vie des hommes. Qu'ils méditent bien nos consciencieuses et patientes recherches, qu'ils appliquent bien notre méthode dans des cas exactement déterminés, rigoureusement *diagnostiqués*, et les succès qu'ils obtiendront donneront à leur conviction une fermeté qui ne le cédera en rien à la nôtre. Je prédis cela avec la plus grande assurance ; car de plusieurs centaines d'élèves et d'un bon nombre de médecins français et étrangers, il n'en est aucun qui, après avoir assisté pendant quelques mois à notre clinique, ait conçu le moindre doute sur l'immense supériorité de notre pratique sur celle de nos adversaires.

J'ai rapporté dans tous leurs détails les observations recueillies pendant notre dernier cours de clinique sur les maladies aiguës les plus communes, afin que les jeunes praticiens trouvent dans cet ouvrage des cas semblables à ceux que pourra leur offrir leur pratique. Ils n'auront donc pas seulement pour les guider la formule générale et ses principales modifications, mais encore des exemples de la manière dont ils doivent l'appliquer dans chaque cas individuel (1).

(1) Les observations ont été recueillies jour par jour, sous ma dictée, au moment même de la visite. Je saisis cette occasion pour remercier M. Montault, chef de clinique, du zèle et de l'exactitude avec lesquels il a tenu les feuilles d'observations. J'ajoute que la description de l'état des malades, au moment de leur arrivée à l'hôpital, a été faite par M. Montault. Ce n'est donc qu'à partir de ma première visite que l'histoire des malades a été consignée sous ma dictée sur le registre d'observations.

Le diagnostic et le pronostic que l'on trouvera en tête de nos observa-

Cet ouvrage fera donc assister en quelque sorte un nouveau public à notre clinique. Je le répète, nous mettons sous les yeux notre service tel qu'il s'est passé pendant notre dernier cours de clinique (d'avril 1836 au mois de novembre suivant). Nous y avons seulement joint quelques cas importants que nous avons recueillis depuis cette époque jusqu'au moment où l'ouvrage que nous publions a été mis sous presse. Nous avons eu soin aussi d'y consigner les résultats obtenus les années précédentes dans le traitement des principales phlegmasies aiguës par la formule des saignées coup sur coup. Certains critiques continueront à s'écrier, jusqu'à extinction de voix, que ces derniers faits ne prouvent rien attendu qu'ils ne sont pas analysés. Qu'ils crient tant qu'ils voudront désormais : les fidèles amis de la vérité resteront sourds à leurs cris, et le moment n'est pas éloigné (du moins, nous aimons à le croire) où leurs clameurs se perdront dans le vaste désert qui commence à se former autour d'eux.

Si tous les faits dont nous n'offrons que le relevé eussent été exposés d'une manière analytique et raisonnée, ils auraient donné à notre travail une longueur démesurée. Vingt volumes de plus consacrés à l'exposition de tous les faits que nous avons recueillis depuis cinq

vations sont tels qu'ils ont été écrits sur le registre tenu par le chef de clinique, en présence de nombreux assistants, parmi lesquels se trouvaient des médecins distingués. Que nos adversaires publient comme nous un semestre entier de leur clinique, et nous verrons de quel côté le public éclairé, compétent, trouvera le plus d'exactitude, de bonne foi, de sincérité et d'habitude dans le pénible métier de l'observation.

ans, n'auraient rien ajouté, d'ailleurs, à la conviction de nos adversaires.

Tel qu'il est, cet ouvrage remplira le but principal que je me suis proposé, savoir la propagation d'une formule nouvelle qui a racheté pour ainsi dire d'une mort inévitable plus de la moitié des individus atteints d'une grave phlegmasie aiguë, telle que la pneumonie, l'entéro-mésenterite, etc.; en même temps, il contribuera à populariser la connaissance de cette endocardite et de cette péricardite dont nous avons parlé dans d'autres ouvrages, et il répandra quelques nouvelles lumières sur la plupart des autres maladies qui se sont présentées dans notre service.

Que nos antagonistes l'attaquent de toutes leurs forces, c'est une proie que je leur abandonne. J'ai seulement un bon conseil à leur donner. Il me semble que s'ils employaient à bien observer, à bien peser, à bien analyser, à bien compter les faits qu'ils auraient recueillis, le temps qu'ils consacrent à nous critiquer, la science y gagnerait un peu plus. Qu'ils n'oublient pas d'ailleurs que leurs dénégations, leurs insinuations, leurs gratuites accusations ne séduisent plus qu'un très petit nombre de personnes, et que les hommes de bien et de vérité commencent à croire que ces attaques éternelles contre un homme qui a consumé vingt années de sa vie dans des travaux d'observation exacte et d'expérimentation rigoureuse, pourraient bien être inspirées par autre chose qu'un amour sincère de la vérité et un dévouement désintéressé pour les progrès de la science et pour le bonheur de l'humanité.

Quant à moi, je ne me laisserai point abattre ni décourager par de tels adversaires, et le livre que je publie, ainsi que les travaux ultérieurs que je me propose d'exécuter, me vengeront suffisamment de leurs attaques. Qu'ils aiguisent donc contre nous la dent acérée de leur critique, tant qu'il en est encore temps peut-être; mais, sans être un grand prophète, on peut leur annoncer que la fin de leur règne approche, qu'ils seront forcés d'adopter les doctrines que nous défendons, et qu'après l'avoir bien combattue, ils seront réduits à profiter de cette salutaire formule des saignées coup sur coup, à laquelle ceux qui auront lu attentivement notre ouvrage appliqueront, si je ne me trompe, ces paroles de Botal: *His observatis, nemo rationis capax jure in his morbis vituperare missionem sanguinis potest, sed mirificè et tanquàm divinum auxilium commendare, extollere , et confidenter usurpare.*

CLINIQUE MÉDICALE

DE

L'HOPITAL DE LA CHARITÉ.

PREMIÈRE PARTIE.

EXPOSITION ET RÉSUMÉS STATISTIQUES DES FAITS
PARTICULIERS.

PREMIÈRE CLASSE.

PHLEGMASIES.

PREMIÈRE DIVISION.

PHLEGMASIES AIGUES.

CHAPITRE PREMIER.

Phlegmasies aiguës des intestins et de l'estomac, graves ou légères, maladies dans lesquelles se trouvent comprises les principales fièvres
essentielles continues de Pinel.

Considérations préliminaires.

En commençant cet ouvrage par l'exposition des faits qui
concernent les *diverses* phlegmasies aiguës des intestins et de
l'estomac, je me vois obligé de consacrer quelques considérations préliminaires à la démonstration du grand principe, en
vertu duquel j'ai rattaché à ces phlegmasies les principales

fièvres essentielles continues de Pinel(1). Ce principe est, comme on sait, la *désessentialisation* des fièvres indiquées, véritable révolution médicale qui s'est accomplie de nos jours, et dont la gloire immortelle appartient à M. Broussais.

Je vais jeter un coup d'œil rapide sur les travaux les plus célèbres qui ont précédé et pour ainsi dire préparé cette réforme radicale, et discuter les faits et les raisons de ceux qui s'en sont constitués les adversaires.

Cela fait, je rapporterai les observations que j'ai recueillies à partir du 1ᵉʳ avril 1836, jusqu'à la fin de novembre de la même année. J'en résumerai ensuite les points de vue les plus importants, et ce résumé confirmera les doctrines qui auront été développées dans ces considérations préliminaires.

§ I.

Les travaux de quelques observateurs des xvii⁰ et xviii⁰ siècles, ceux surtout des Rœderer et des Wagler, de Michel Sarcone, de Morgagni et de Baglivi, semblaient préparer une inévitable réforme dans la doctrine des *fièvres* dites *essentielles :* au fond, ils ne tendaient à rien moins qu'à faire rentrer ces maladies dans la vaste classe des phlegmasies. Cependant, vers la fin du xviii.ᵉ siècle, un illustre nosographe, Pinel, mit au jour sa fameuse classification des fièvres essentielles, laquelle consiste à séparer formellement cette classe de maladies de celle des phlegmasies. Il divise la classe des fièvres *essentielles* ou *primitives* en six ordres, savoir : 1° fièvres *inflammatoires* ou *angio-téniques ;* 2° fièvres *bilieuses* ou *méningo-gastriques ;* 3° fièvres *muqueuses* ou *adéno-méningées ;* 4° fièvres *putrides* ou *adynamiques ;* 5° fièvres *malignes* ou *ataxiques ;* 6° fièvres *adéno-nerveuses* ou *typhus* (typhus proprement dit et peste).

____

(1) *Nosographie philosophique,* 6ᵉ édition, Paris, 1818, 3 vol. in-8°.

Vainement, dans les premières années du xixe siècle, divers observateurs essayèrent quelques attaques contre ce système pyrétologique; celles de Prost lui-même vinrent se briser contre l'édifice que la puissante main de Pinel avait élevé.

L'ouvrage (1) de MM. Petit et Serres, publié en 1813, aurait dû, ce semble, être le promoteur d'une profonde révolution pyrétologique. Il n'en fut rien cependant, et, loin de porter atteinte à la doctrine régnante, notre vénérable confrère, M. Petit, n'osant pas décider si la maladie qu'il décrivait était *nouvelle* et *passagère* ou *constante* et *méconnue* jusqu'à lui, il la sépara positivement de la classe nombreuse et variée des fièvres adynamiques et ataxiques, avec lesquelles il l'avait jusqu'ici confondue par une erreur qui, dit-il, lui était sans doute commune avec tous les praticiens. M. Petit reconnut dans la fièvre entéro-mésentérique *une affection* sui generis, *distincte de toutes celles décrites jusqu'ici.*

§ II.

A l'auteur de l'*Examen de la doctrine généralement adoptée* (2) était réservée la gloire insigne d'accomplir le grand œuvre de la localisation, ou mieux de la *désessentialisation* des fièvres, et de renverser de fond en comble le système de Pinel. De l'époque de la publication de ce fameux ouvrage, date donc une ère pyrétologique nouvelle.

Cette révolution pyrétologique trouva de nombreux partisans. Comme toutes les grandes réformes, elle compta aussi des adversaires, et M. Chomel s'empressa de combattre pour les vieilles doctrines. Dans l'ouvrage qu'il fit paraî-

(1) *Traité de la fièvre entéro-mésentérique.* Paris, 1813, in-8°.

(2) *Examen de la doctrine médicale généralement adoptée*, par F. J. V. Broussais. Paris, 1816, in-8°. — 3e édition, augmentée. Paris, 1829-1834, 4 vol. in-8°.

tre en 1821, consacré à la défense de ce qu'on pourrait appeler l'*ancien régime* pyrétologique, on lit les propositions suivantes (1) : « *Dans l'examen des cadavres des individus qui succombent aux fièvres graves, on ne rencontre aucune altération appréciable chez quelques uns ; chez d'autres, on n'aperçoit qu'une rougeur légère et souvent bornée à un très petit espace du conduit digestif; chez le plus grand nombre, les trois quarts environ, on trouve des ulcères plus ou moins nombreux dans les intestins, vers la valvule iléo-cœcale; les glandes mésentériques correspondantes sont rouges et tuméfiées.*

« Considérant : 1° que les signes qui annoncent la formation des ulcères (météorisme, sensibilité du ventre, etc.) ne surviennent, chez la plupart des sujets, qu'à une époque assez avancée de la maladie; 2° que les ulcères occupent les parties du conduit intestinal où les matières séjournent davantage et où elles ont acquis des qualités plus irritantes, qu'ils n'occupent, en général, que leur partie déclive; 3° que des ulcérations analogues ont lieu dans diverses parties du corps, à une époque également éloignée de la maladie ; fondé sur de telles considérations, M. Chomel regarde *les ulcérations intestinales qui ont lieu fréquemment, mais non pas constamment dans le cours des fièvres graves*, COMME ÉTANT TRÈS SOUVENT L'EFFET, ET RAREMENT LA CAUSE DES SYMPTÔMES QU'ON OBSERVE (2).

§ III.

Dans la première édition de la *Clinique médicale*, M. le professeur Andral ne s'était pas encore nettement prononcé sur la grave question de la non-essentialité des fièvres ; mais dans les éditions postérieures de cet important ouvrage, il

____

(1) *Des fièvres et des maladies pestilentielles.* Paris, 1821, in-8°.

(2) Des ulcérations intestinales qui sont l'effet des symptômes qu'on observe !

déclare que *les progrès* de la science l'ont engagé à ne pas consacrer un volume spécial aux *fièvres*, et que, interprétant autrement qu'il ne l'avait fait les observations relatives à ces maladies, il les a rangées les unes parmi celles relatives aux phlegmasies aiguës des viscères abdominaux, les autres parmi celles des phlegmasies des centres nerveux. Telle était l'opinion que j'avais moi-même développée dans le *Traité clinique et expérimental des fièvres essentielles* que je publiai en 1826.

Il est juste de reconnaître hautement que l'autorité de M. Andral n'a pas peu contribué à populariser la doctrine de M. Broussais, sur la non-essentialité des fièvres. Comme les partisans de cette essentialité, auxquels j'aurai plus loin à répondre, n'ont pas jugé à propos de mentionner mon *Traité clinique et expérimental* des fièvres dites *essentielles* dans les ouvrages qu'ils ont publiés à une époque postérieure à celle où il parut, qu'il me soit permis d'en rappeler ici quelques passages, et de mettre ainsi les lecteurs de bonne foi à portée d'apprécier ce qu'il y a de réellement nouveau dans les livres de nos adversaires. Voyons d'abord comment je m'y exprimais sur la nouvelle doctrine pyrétologique de M. Broussais, qui à cette époque était loin d'être généralement adoptée, et contre laquelle réagissaient surtout les puissances médicales alors régnantes. « La révolution médicale dont M. Broussais jeta les fondements en 1816, est, sans contredit, la plus remarquable que la médecine ait éprouvée dans les temps modernes. Cet illustre auteur s'est acquis une gloire éternelle, en ralliant aux lésions des organes les groupes de symptômes qui, jusqu'à lui, avaient été considérés comme indépendants de ces lésions, et décrits comme constituant des maladies essentielles. C'est ainsi qu'il posa en principe que les fièvres *essentielles* des auteurs n'étaient réellement que des phlegmasies dont le siége n'avait pas encore été déterminé..... S'il est vrai que M. Broussais ait rendu un immense service à la science et à l'humanité , en démontrant qu'il n'existait point de fièvres *essentielles* , il ne s'ensuit pas que ce célèbre réformateur ait dissipé toutes les ténèbres dont la doctrine pyrétologique était enveloppée. L'auteur de l'*Examen des systèmes* soutient que toutes les fièvres *essentielles* ne sont autre chose qu'une phlegmasie plus ou moins intense de la membrane muqueuse gastro-intestinale ; cependant , il nous semble que cette opinion est trop exclusive ; car, comment expliquer par l'existence d'une seule et même maladie , l'existence de symptômes aussi essentiellement différents que ceux qui constituent les divers ordres de fièvres essentielles admis par les nosologistes ? Quelle identité trouve-t-on , par exemple , entre les phénomènes qui caractérisent la fièvre *angio-ténique* pure et simple , et ceux qui signalent la présence de la fièvre putride et des typhus ? Certainement des phénomènes d'une nature si évidemment différente ne reconnaissent pas de lésions organiques parfaitement identiques. Ce n'est pas que nous prétendions qu'il n'y ait rien de commun entre tel et tel ordre de fièvres dites essentielles ; mais , outre l'élément commun que l'on y rencontre , une saine analyse physiologique y constate des éléments particuliers , qui distinguent les unes des autres les diverses maladies décrites sous le nom impropre de *fièvres* essentielles, éléments dont M. Broussais et les élèves de son école ne nous paraissent pas avoir tenu assez de compte. Il faut avouer, d'ailleurs, que l'auteur de la *Nouvelle doctrine pyrétologique* , concentrant, pour ainsi dire , toute son attention sur les phlegmasies locales qui produisent la fièvre, a trop négligé les recherches sur la fièvre elle-même. C'est ainsi qu'il ne nous a rien appris sur les lésions matérielles ou organiques du système circulatoire correspondantes aux symptômes fébriles, système qui, de toute évidence , est le siége de la fièvre ; c'est ainsi qu'il a passé presque entièrement sous silence les altérations constantes que le sang éprouve dans quelques unes des maladies connues sous le nom de fièvres essentielles.

» C'est pour remplir, autant que nos faibles moyens nous
le permettront, ces lacunes, que nous publions cet ouvrage. »
(*Introduction.*)

Voici maintenant l'exposition des idées que j'ai émises
dans l'ouvrage indiqué (1) sur la localisation et la nature
de chacune des fièvres en particulier : « Le siége de la fièvre
inflammatoire pure et simple est dans le système du cœur
et des vaisseaux sanguins. Cette maladie consiste essentiellement en une inflammation, ou en une simple irritation de
l'appareil circulatoire; elle est à cet appareil en général, ce
qu'est une phlegmasie locale aux capillaires sanguins de l'organe où elle a son siége. Celle-ci n'est, pour ainsi dire,
qu'une fièvre locale, tandis que l'autre est une fièvre générale. Ce qui prouve bien que ce rapprochement est l'expression même des faits, c'est que la fièvre dite inflammatoire,
dans la majorité des cas, provient uniquement de l'extension, de la *généralisation* d'une phlegmasie locale, c'est-à-
dire qu'elle n'est autre chose que cette dernière devenue
générale, soit par l'intermédiaire des sympathies, soit
d'une autre manière. Ainsi donc, la fièvre inflammatoire
n'est en réalité que la fièvre proprement dite, considérée
d'une manière générale et abstraite; elle constitue l'élément commun des autres maladies désignées sous le nom
de fièvres essentielles. »

Après avoir rapporté sept observations de *fièvre* dite bilieuse terminée par la mort, et avoir noté que cette maladie ne se termine ainsi qu'après avoir revêtu la forme *adynamique* ou *ataxique*, voici comment je poursuis :

« Les sept observations que l'on vient de lire ne lais-

(1) *Traité clinique et expérimental des fièvres dites essentielles,* Paris,
1826, in-8°,

sent, à mon avis, aucune espèce de doute sur la véritable nature de l'affection gastro-intestinale qui détermine la fièvre dite bilieuse ou méningo-gastrique; cette affection èst bien réellement un état inflammatoire de la membrane muqueuse digestive. Pour nous en convaincre, il nous suffira de rappeler les principales altérations que cette membrane nous a présentées. Or, ces altérations sont : 1° l'injection, la rougeur, l'épaississement de son tissu; 2° le ramollissement, la *friabilité* de cette membrane, et la facilité avec laquelle on peut la détacher des membranes sous-jacentes, ce qui dépend de ce que le tissu cellulaire sous-muqueux, ayant participé lui-même à l'inflammation, a perdu sa force de cohésion; 3° des ulcérations plus ou moins nombreuses, plus ou moins étendues, et quelquefois même la gangrène de la membrane indiquée. »

Dans le chapitre consacré à la fièvre *muqueuse* ou *adéno-méningée*, je m'applique à démontrer que cette fièvre n'est qu'une forme de celle dite bilieuse putride, gastro-adynamique, et, passant ensuite à l'histoire des fièvres putrides ou adynamiques, je les distingue en celles qui ne sont qu'une transformation des fièvres *bilieuses* ou *méningogastriques*, et en celles qui sont indépendantes de toute inflammation primitive de la membrane folliculeuse des voies digestives, et qui se rattachent, par exemple, soit à une phlébite, soit à un érysipèle gangréneux, etc.

Je commence par rapporter dix observations de fièvre bilioso-putride ou gastro-adynamique, terminées par la mort, qui, réunies aux sept contenues dans le chapitre de la fièvre bilieuse, forment un total de dix-sept. Dans la description des caractères anatomiques de la maladie, j'étudie successivement : *l'injection, les altérations* de couleur, d'épaisseur, de cohésion et de densité de la membrane muqueuse gastro-intestinale, le développement des follicules muqueux, les pustules, les plaques ovalaires, elliptiques ou gaufrées, les ulcérations (1), l'infiltration sanguine, la gangrène (2).

Je termine l'article relatif à la description de ces altérations par les réflexions suivantes.

« Les altérations que nous venons de décrire se rencontrent chez tous les sujets qui succombent aux fièvres adynamiques, consécutives aux fièvres méningo-gastriques (bilieuses). Ce fait d'anatomie pathologique ne souffre aucune exception. S'il était possible de citer un seul cas *bien observé* de fièvre gastrique d'abord, puis adynamique, dans lequel l'autopsie cadavérique, *la plus scrupuleusement faite,* n'eût pas constaté l'existence des altérations dont nous venons de nous occuper, la doctrine pyrétologique nou-

(1) « Les ulcères varient en nombre, en étendue et en figure ; leur siége de prédilection est la partie inférieure de l'iléon et la valvule iléocœcale. Là, ils sont quelquefois tellement nombreux et confluents, qu'ils se touchent par leurs bords, et que plusieurs se réunissent pour former de vastes excavations ulcéreuses. Ils sont en général arrondis ou ellipsoïdes... Nous en avons rencontré qui avaient un pouce et demi et même plus de diamètre, tandis que nous en avons vu d'autres dont le plus grand diamètre avait à peine une demi-ligne ou une ligne. Ces derniers avaient la plus parfaite ressemblance avec des aphthes ou des chancres naissants, et il nous paraît probable que ces ulcérations rudimentaires ont pour siége les follicules muqueux, etc., etc. »

Dans la description des plaques ovalaires ou elliptiques, je faisais mention de l'opinion de Billard, qui leur avait donné le nom de *plexus agminés* (plaques de Peyer). J'avoue cependant qu'à cette époque, je n'étais pas encore suffisamment éclairé sur les conditions normales de ces plaques. J'avais noté que je ne es avais pas seulement rencontrées chez l'homme, mais chez presque tous les chiens que j'avais ouverts.

Plus tard, M. Louis a fait une étude approfondie de ce point d'anatomie pathologique ; toutefois, ce qu'il en a dit ne diffère pas essentiellement de ce qui avait déjà été signalé par ses devanciers.

(2) A la suite des altérations de la membrane muqueuse se trouvent placées celles des ganglions mésentériques, de la rate, des organes circulatoires et du sang. Nous reviendrons ailleurs sur l'altération constante du sang, méconnue par M. Chomel, comme tant d'autres choses que *l'exacte* observation nous a fait découvrir.

velle ne serait qu'une vaine chimère. D'ailleurs, les altérations que nous avons décrites sont évidemment le résultat d'une inflammation de la membrane muqueuse
gastro-intestinale. Sans doute il est permis de ne pas
prendre pour preuve irrécusable de gastro-entérite la
simple rougeur de la membrane muqueuse gastro-intestinale; mais lorsqu'à cette rougeur se joignent les pustules
furonculeuses, les plaques fongueuses, les ulcérations,
certes, si ces caractères ne sont pas ceux d'une véritable
phlegmasie gastro-intestinale, il ne sera plus possible d'a-
jouter foi à aucun des signes les plus positifs, les plus
palpables de l'inflammation en général.

» L'inflammation de la membrane muqueuse digestive ne
laisse pas des traces absolument semblables dans les diverses parties dont se compose le canal digestif. De toutes
ces parties, celle que l'on trouve constamment enflammée
au plus haut degré, dans les cas qui nous occupent, c'est
la portion inférieure de l'iléon : c'est là que les ulcérations
sont les plus nombreuses, les plus profondes, les plus
étendues. Il paraît probable que cette circonstance si remarquable tient à ce que les matières alimentaires deviennent de plus en plus fétides et irritantes, à mesure qu'on
s'approche du gros intestin; à ce qu'elles séjournent plus
long-temps dans les dernières circonvolutions de l'iléon,
et à ce qu'enfin c'est là que les plexus mucipares (follicules isolés et agminés) sont répandus en plus grand
nombre... »

Dans le chapitre consacré aux *fièvres ataxiques*, je distingue les cas dans lesquels les phénomènes ataxiques ont
éclaté d'emblée, et sont *primitifs* ou *idiopathiques*, de ceux
où ils ne se manifestent que consécutivement, et sont *sympathiques*, comme on le dit. Je rapporte trois cas de fièvre
gastro-ataxique ou bilieuse maligne; et des altérations rencontrées après la mort, comme des symptômes observés
pendant la vie, je conclus que les symptômes dits ataxiques

sont réellement les effets d'une irritation du cerveau et de ses membranes, consécutive à une phlegmasie gastro-intestinale (1). J'ai seulement soin de faire remarquer que cette irritation sympathique entraine, en général, des altérations anatomiques moins profondes que celle qui est primitive ou idiopathique.

§ IV.

Trois ans après la publication du *Traité clinique et expérimental des fièvres essentielles*, parut l'ouvrage de M. Louis (2).

Dans cet ouvrage, M. Louis désigne sous le nom d'*affection typhoïde* les fièvres continues en général (3). Après avoir exposé que la question relative au siége et à la nature des fièvres a été examinée et décidée de différentes manières, et que le doute sur ce sujet est encore aujourd'hui (1829) le partage de beaucoup de bons esprits, M. Louis annonce qu'il s'est décidé à publier ses propres recherches, dans l'espoir qu'elles seront utiles à la science.

Je vais consigner ici le résumé des recherches de M. Louis sur le siége des altérations caractéristiques de l'affection typhoïde, et l'on verra que l'opinion de cet observateur tou-

---

(1) On trouva dans le tube digestif de ces trois nouveaux malades, les mêmes altérations qui avaient été rencontrées dans le tube digestif des dix-sept malades dont l'observation avait été consignée dans les chapitres relatifs aux fièvres *bilieuses* et *adynamiques*. Ces vingt cas terminés par la mort furent recueillis par moi, en 1822, dans le service de M. Bertin, à l'hôpital Cochin, où j'étais interne.

(2) *Recherches anatomiques, pathologiques et thérapeutiques sur la maladie connue sous le nom de gastro-entérite, fièvre putride, adynamique, ataxique, typhoïde*, etc. Paris, 1829, 2 vol. in-8.

(3) La preuve de cette assertion se trouve dans la première phrase de l'*Avertissement* ; la voici : « Si les fièvres continues (affection typhoïde) » ont fixé l'attention des médecins dans tous les temps, elles l'ont, pour » ainsi dire, absorbée de nos jours. »

chant ce point de l'étude de l'affection typhoïde ne diffère pas au fond de celle que j'ai avancée moi-même, dans le chapitre où j'ai tracé l'histoire de la fièvre *bilieuse - adynamique* ou *ataxique* (affection typhoïde de M. Louis). « De toutes les lésions, dit M. Louis, une seule étant constante, ayant lieu chez tous les sujets, je veux parler de l'altération des plaques elliptiques de l'intestin grêle, à laquelle on pourrait ajouter l'altération des glandes mésentériques; je l'ai regardée comme inséparable de l'existence de l'affection qui nous occupe , comme en formant le caractère anatomique ; et comme elle était plus ou moins profonde chez quelques sujets morts au huitième jour de la maladie, que, chez le très grand nombre, les premiers symptômes indiquaient une lésion du canal intestinal, que les altérations de l'intestin grêle étaient plus profondes que celles du colon, qui était sain dans un assez grand nombre de cas, j'ai dû en conclure que l'altération des plaques elliptiques commençait au début de la maladie. »

D'accord avec M. Louis sur le siége de la lésion fondamentale, et pour ainsi dire *sine quâ non* de la maladie qu'il appelle *affection typhoïde*, et que j'appelle, moi, *entéro-mésentérite typhoïde*, je ne le suis plus sur quelques autres points de l'histoire des fièvres dites essentielles. Bien que, dans le passage cité, M. Louis ne se soit pas expliqué sur la nature de ce qu'il appelle *une altération spéciale des plaques elliptiques de l'iléum*, quelques autres endroits de son ouvrage montrent qu'il considère comme étant de nature inflammatoire l'altération *spéciale* dont il s'agit, vérité d'ailleurs bien évidente, bien *incontestable*, puisqu'elle a été adoptée par M. Chomel, dans ses Leçons sur la fièvre typhoïde dont nous parlerons plus loin. Or, étant généralement reconnu que l'altération des plaques de l'iléum est le résultat d'une inflammation, on a quelque peine à concevoir comment un observateur tel que M. Louis, loin de convenir que l'affection typhoïde constitue une *espèce d'entérite*, soutient qu'il *n'est pas possible d'établir de comparaison entre l'af-fection typhoïde et l'entérite proprement dite* (t. II, pag. 321). Je reviendrai plus bas sur cette question.

M. Louis a beaucoup insisté sur le peu d'importance des lésions de la membrane muqueuse de l'estomac dans la maladie qu'il appelle affection typhoïde. Je serais entière-ment de son avis, si M. Louis n'avait, à l'instar de M. Cho-mel, compris sous cette dénomination toutes les fièvres continues de Pinel. En effet, la membrane folliculeuse de l'iléum et surtout les plaques elliptiques peuvent s'en-flammer, sans que la membrane muqueuse de l'estomac soit sérieusement affectée (bien qu'il n'en soit pas néan-moins toujours ainsi). Mais il est évident que rapporter à *l'altération spéciale des plaques de l'iléum*, pour parler comme M. Louis, et le simple embarras gastrique, et le choléra sporadique, et la peste, etc., toutes maladies que Pinel avait placées dans sa classe des fièvres, ce serait com-mettre une erreur vraiment énorme. C'est pour cette raison que, dans le *Traité clinique et expérimental des fièvres* et dans mes travaux ultérieurs, je me suis appliqué de toutes mes forces à bien analyser les différentes espèces morbides comprises dans la vaste classe des fièvres dites *essentielles*.

S'il est vrai que l'intestin iléon puisse s'enflammer seul, il ne l'est pas moins que l'estomac, le duodénum et le jéju-num peuvent aussi s'enflammer isolément. Ces phlegmasies auront des symptômes différents de ceux de l'inflammation de l'iléon, et constitueront des maladies désignées autrefois sous le nom de fièvres gastriques ou bilieuses simples; et comme, d'un autre côté, il est des cas où les parties supé-rieures et inférieures de l'intestin grêle s'enflamment simul-tanément ou successivement et conjointement avec l'esto-mac, il en résulte ces fièvres mixtes désignées sous les noms de *bilioso-putrides*, *gastro-adynamiques*, etc. Encore une fois, c'est pour n'avoir étudié que certaines formes des fièvres essentielles que M. Louis me paraît avoir attaché si peu d'importance à l'estomac. J'en appelle à ceux qui ont suivi ma Clinique; ils savent que je n'admets point à la légère les phlegmasies de ce viscère, que je ne leur fais jouer qu'un rô'e assez secondaire dans la production des maladies dites fièvres essentielles; mais, encore une fois, ce serait une grave erreur d'observation et de raisonnement (je parle du raisonnement le plus exact) que de ne pas localiser, avec M. Broussais et Pinel lui-même, les symptômes *gastriques ou bilieux* dans l'*estomac* et ses annexes. Je suis tellement dégagé de toute prévention, de tout préjugé, de toute in-fluence d'école en parlant ainsi, que je ne doute point que tous les observateurs éclairés et de bonne foi ne se rangent à l'opinion que je soutiens ici.

Au reste, dans les *Leçons* de M. Chomel nous allons voir se reproduire, sous des formes plus tranchées, les erreurs de doctrine qui avaient pu se glisser dans l'ouvrage de M. Louis, ouvrage d'ailleurs si remarquable sous le rap-port du travail qu'il a dû coûter à son auteur.

§ V.

Dans son nouvel ouvrage, M. Chomel débute ainsi (1):

« Les maladies décrites par les auteurs, celles dont nous avons nous-même tracé l'histoire dans notre *Traité des fièvres*, sous le nom de fièvres continues graves, quelle que soit la forme sous laquelle elles se montrent, inflamma-toire, bilieuse, muqueuse, adynamique, ataxique, lente-nerveuse, ne sont toutes que des variétés d'une même affection qui a reçu diverses dénominations; nous la dési-gnerons préférablement par le nom de fièvre ou maladie typhoïde, à raison de l'analogie qu'elle offre dans ses symptômes avec le typhus des camps. Les fièvres inflam-matoires, bilieuses, muqueuses, adynamiques, ne sont donc que des variétés de la même maladie...

(1) *Leçons de clinique médicale*, t. Ier, FIÈVRE TYPHOÏDE, Paris, 1834, in-8°.

» La transformation si souvent observée des symptômes inflammatoires ou bilieux en adynamiques ou en ataxiques, l'existence simultanée chez le même sujet des symptômes appartenant à plusieurs ordres des fièvres de Pinel, sont dès lors aussi faciles à concevoir qu'elles étaient précédemment inexplicables...

» Ces affections (les fièvres continues graves), si diverses dans leur apparence, nous dirions volontiers dans leur écorce, sont au fond et dans leur nature des maladies identiques; elles ne constituent qu'une seule affection, se montrant, suivant les circonstances, sous des formes variées. *L'affection typhoïde occupera donc en nosologie un rang d'une grande importance, puisqu'elle remplace presque, à elle seule, une classe entière de maladies.* »

Voilà par quelles réflexions commence M. Chomel dans ses *Leçons sur la fièvre typhoïde*, publiées en 1834. A l'article IV des *Leçons* dont il s'agit, avant de décrire les formes *inflammatoire, bilieuse, muqueuse, nerveuse ou ataxique, adynamique*, de la fièvre typhoïde, M. Chomel dit : « Tous les symptômes de la fièvre typhoïde ne se rencontrent point à la fois chez le même malade; il en est qui s'excluent mutuellement, comme il en est d'autres qui se trouvent constamment réunis. Ces divers symptômes constituent certaines formes qui représentent *toutes* les fièvres continues des auteurs, c'est-à-dire toutes celles auxquelles ce terme convient réellement, toutes celles qui, dans l'état actuel de nos connaissances, ne peuvent être rattachées aux autres classes du cadre nosologique. »

A la suite de la description des formes de la fièvre typhoïde, M. Chomel ajoute ce qui suit : « Il est d'autres formes de la même maladie qui, n'ayant point fixé l'attention des nosologistes d'une manière spéciale, probablement parce qu'elles ont été moins fréquemment observées, ou n'ont pas régné épidémiquement comme la plupart de celles que nous venons d'étudier, n'ont pas reçu de noms particuliers. Ces variétés elles-mêmes sont le plus souvent moins tranchées qu'on ne le pense peut-être communément; il est beaucoup de cas qui semblent n'appartenir pas plus à l'une qu'à l'autre : très souvent, par exemple, on observe simultanément des symptômes inflammatoires et bilieux, bilieux et muqueux, inflammatoires et ataxiques, bilieux et adynamiques, etc. *Il nous suffit d'avoir démontré que les fièvres admises par Pinel ne sont toutes que des variétés de la maladie typhoïde, pour que la même démonstration s'étende à leurs diverses complications* (1). »

Après avoir dit qu'il a *cherché à expliquer les formes de la maladie typhoïde par la différence des constitutions et des circonstances extérieures qui avaient précédé le début de la maladie*, M. Chomel examine *si les diverses formes que présente la lésion organique ne pourraient pas rendre compte de la variété des symptômes.* Il conclut par la négative, et il ajoute :

« Si l'affection typhoïde se présente sous des formes *en apparence* si différentes, ce n'est point un motif pour y voir des affections *réellement* distinctes; la plupart des maladies aiguës offrent aussi, dans leurs phénomènes généraux, des variétés non moins remarquables. La pneumonie, l'une des phlegmasies internes où la lésion est le mieux connue et où il est le plus facile de rattacher les symptômes au développement de l'altération, la pneumonie elle-même offre des variétés non moins nombreuses et non moins tranchées peut-être que celles de l'affection typhoïde. Il nous serait facile de rapporter ici des exemples de pneumonies bilieuses, de pneumonies adynamiques, de pneumonies ataxiques. On pourrait en dire autant de

____

(1) A la page 465, M. Chomel dit encore que, dans un certain nombre de cas, *l'appareil fébrile qu'elle présente (la maladie typhoïde) n'offre aucun des caractères distinctifs des ordres des fièvres de Pinel.*

la péritonite, de l'érysipèle, et du plus grand nombre des phlegmasies aiguës (page 397). »

Dans l'article second, consacré aux *lésions anatomiques* de sa *fièvre ou maladie typhoïde*, M. Chomel admet comme *constantes ou presque constantes*, celles qui occupent les follicules de l'intestin et les ganglions mésentériques, et qui sont : 1° *la tuméfaction de ces parties*, 2° *l'ulcération des follicules*, 3° *les escarres jaunes des plaques*, 4° *les plaques à surface réticulée* (*plaques molles de M. Louis*), 5° *les ulcères intestinaux, soit simples, soit avec hypertrophie des tissus séro-muqueux et musculeux, soit avec perforation intestinale*.

Après avoir décrit les altérations constantes ou presque constantes, M. Chomel est, dit-il, amené à examiner, autant qu'il est possible de le faire, s'il existe un rapport constant de temps et de développement entre les principaux symptômes de la maladie et les différentes variétés de la lésion des follicules, pendant la vie, chez les sujets atteints de fièvre typhoïde, ou, en d'autres termes, si l'on peut reconnaître pendant la vie, par quelques symptômes particuliers, les différentes modifications qu'éprouvent les lésions des follicules et des ganglions. Il conclut de cet examen que la *céphalalgie*, la *stupeur*, le *délire aigu*, la *diarrhée*, etc., *n'ont aucun rapport constant avec les différentes modifications de l'altération des follicules et des ganglions lymphatiques ; que les variétés de la lésion anatomique des follicules et des ganglions ne se dévoilent à nous par aucun phénomène particulier, et que tous les symptômes, en exceptant peut-être la diarrhée, la douleur abdominale et le gargouillement, sont l'expression de l'influence de la maladie sur l'économie tout entière, des désordres qu'elle porte dans les principales fonctions, et appartiennent plutôt à la maladie elle-même qu'ils ne sont les effets de la lésion des follicules.* » (Page 231.)

Dans son dernier article, consacré à la NATURE *de la ma-*

ladie typhoïde, on lit les assertions et réflexions suivantes :

« 1° *Aucun médecin observateur, aucun homme versé dans l'étude de l'anatomie pathologique, ne regarde aujourd'hui la maladie typhoïde comme une gastrite ou une* GASTRO-ENTÉRITE.

» 2° *La lésion des follicules intestinaux offre les caractères évidents d'une inflammation.*

» 3° *Il est démontré que, dans un grand nombre de cas, il n'y a pas proportion entre la gravité de la maladie et celle des lésions anatomiques.*

» 4° *Dans quelques cas, fort rares à la vérité, mais d'une authenticité que personne ne contestera, la lésion des follicules a complétement manqué chez des sujets qui avaient offert pendant la vie* TOUS *les symptômes de l'affection typhoïde.*

» 5° *Tout porte à croire que l'inflammation des follicules intestinaux, par cela seul qu'elle est disséminée, n'est qu'un des phénomènes secondaires de la maladie; qu'elle ne constitue pas le phénomène primitif, le point de départ de tous les symptômes.*

» 6° *Si de nouvelles observations venaient à démontrer la contagion, jusqu'à présent incertaine, de la maladie typhoïde, on trouverait dans ce fait l'explication facile, la liaison naturelle de la plupart des phénomènes observés, comme le développement de la maladie à une période déterminée de la vie, sa non-reproduction chez ceux qui en ont été atteints, le défaut de proportion entre la lésion des follicules et les symptômes, l'absence de lésion anatomique chez quelques sujets, le peu d'influence du traitement antiphlogistique.* »

Nous demanderons à M. Chomel la permission de discuter ses bizarres doctrines, et de montrer qu'elles sont en contradiction à la fois, et avec les faits *bien observés*, et avec la saine logique. Quoi! *les fièvres admises par Pinel ne seraient toutes que des variétés d'une seule et même maladie que vous appelez fièvre typhoïde!* Quoi! l'embarras gastrique ou intestinal et la peste ne seraient que deux variétés d'une seule et même maladie? Quoi! les nausées, les vomissements, la teinte jaune de la face, la douleur épigastrique, etc., sont la même chose que la diarrhée, le gargouillement de la région iléo-cœcale, la tension et le météorisme de la région sous-ombilicale? Autant vaudrait dire que l'estomac et ses annexes sont la même chose que l'intestin grêle, le cœcum et leurs annexes (1)!

Qu'est-ce que la forme inflammatoire de la fièvre typhoïde? S'il existe une forme inflammatoire, il en existe donc une qui n'est pas inflammatoire; et, si cela est, comment admettre une identité de fond entre deux états essentiellement contradictoires, diamétralement opposés? Com-

(1) C'est déjà quelque chose de singulier, je l'avoue, que d'avoir rapporté à une seule et même maladie la peste et l'embarras gastrique. Ce n'était pas assez cependant; pour couronner l'œuvre, il ne vous manquait plus que de rapporter aussi à la même maladie, c'est-à-dire à la fièvre ou affection typhoïde, c'est à-dire encore à votre *lésion des plaques de Peyer*, les fièvres intermittentes! Vous allez vous récrier peut-être, et affirmer que jamais rien de pareil n'est sorti de votre bouche ni de votre plume.

Cependant, pouvez-vous ignorer, vous, disciple de Pinel, vous qui avez lu au moins le premier volume de sa *Nosographie*, pouvez-vous ignorer que, par le plus malheureux des rapprochements, cet illustre maître n'a fait qu'une seule et même classe des fièvres continues essentielles et des fièvres intermittentes? Si vous ne l'ignorez pas, et que vous ayez néanmoins rapporté à votre fièvre typhoïde toutes les maladies comprises par Pinel dans la classe des fièvres essentielles, n'est-il pas aussi clair que le jour que vous avez rapporté, implicitement, j'en conviens, à la fièvre typhoïde les fièvres intermittentes (*) ?

(*) Par conséquent aussi vous avez fait la même chose pour les fièvres rémittentes. Que si vous reculez devant cette conséquence vraiment étrange de votre doctrine, reconnaissez au moins qu'en proclamant, comme vous l'avez fait, que votre fièvre typhoïde *remplaçait presque, à elle seule, une classe entière de maladies*, vous vous êtes exposé à porter quelque atteinte à votre réputation d'homme grave, mesuré, prudent, réfléchi, circonspect. Au reste, nous ne signalons qu'en passant cette inconséquence, et comme nous n'aimons point les *arguties*, nous nous hâtons de passer outre.

ment une seule et même maladie peut-elle ainsi revêtir des formes qui annoncent tantôt une différence de siége et tantôt une différence de nature ?

Qu'est-ce que la forme nerveuse ou ataxique de la fièvre typhoïde ? Est-ce que le délire a le même siége que la diarrhée ? Les soubresauts des tendons et le gargouillement iléocœcal ne sont-ils que l'expression d'une lésion dont la localisation est la même ? Quoi! c'est ainsi que vous analysez les phénomènes morbides, que vous étudiez leur filiation, leurs diverses combinaisons !

Pourquoi ne nous indiquez-vous pas les symptômes qui s'excluent? et s'il est vrai, comme vous le déclarez, qu'on observe simultanément des symptômes inflammatoires et bilieux, bilieux et muqueux, bilieux et adynamiques, inflammatoires et ataxiques, qu'est-ce à dire, sinon que réellement ces symptômes annoncent des lésions de siége différent, et même de nature différente? car vous ne ferez croire à personne que vos phénomènes bilieux purs et simples soient absolument identiques aux phénomènes adynamiques et ataxiques.

Mais, répondez-vous, la pneumonie, l'érysipèle, etc., peuvent revêtir aussi la forme bilieuse, adynamique, ataxique ; cependant la maladie n'en reste pas moins toujours la même. A merveille ; mais alors, pourquoi n'admettez-vous pas, de bonne grâce, que votre fièvre typhoïde n'est autre chose qu'une entéro-mésentérite, qui, tout en restant la même, peut revêtir les formes adynamiques, ataxiques, etc.? D'un autre côté, ce n'est pas une chose de peu de poids, que de déterminer les conditions en vertu desquelles une phlegmasie donnée peut ainsi revêtir les formes indiquées, car ces formes elles-mêmes tiennent à des états morbides particuliers, sur-ajoutés à la maladie principale. C'est ainsi, par exemple, qu'il y a dans toutes les phlegmasies vraiment adynamiques, typhoïdes ou putrides, un élément très important qui ne se trouve pas dans les phlegmasies simples, pures, franches, *légitimes*, comme on le dit, et cet élément consiste en une infection spéciale de la masse sanguine, sur laquelle nous aurons à nous expliquer plus loin.

M. Chomel aurait bien dû nous apprendre aussi quelle différence il établit entre la forme adynamique et la forme typhoïde d'une seule et même maladie? En effet, il est des auteurs qui considèrent comme synonymes les mots *adynamique*, *typhoïde*, *putride*, dans les cas dont traite ce médecin. Or, s'il en est ainsi, qu'est-ce que la forme *typhoïde* de la fièvre *typhoïde?*

Que signifie cette hérésie qui consiste à admettre que *l'affection typhoïde* peut exister tantôt avec un effroyable lésion des follicules intestinaux et des ganglions mésentériques, tantôt avec l'état le plus sain de ces parties? Certes, s'il en est ainsi, vous conviendrez, je pense, que dans les deux cas la maladie n'est pas seulement d'écorce différente; car assurément ce n'est pas une chose entièrement indifférente et de pure forme, que l'existence ou la non-existence d'une inflammation aiguë de quatre ou cinq pieds d'étendue et plus, occupant spécialement l'appareil folliculeux de la fin de l'iléon, et accompagnée d'un gonflement également inflammatoire des ganglions mésentériques! Et les varioles sans varioles! allez-vous nous répondre. Je ne vous dirai point que c'est là ce qu'on appelait jadis *argumentum per obscurius*, bien que j'y fusse suffisamment autorisé; je me contenterai de vous faire observer que, quand l'existence des *variolæ sine variolis* serait aussi certaine qu'elle est douteuse, avant de vous servir d'un pareil argument, il n'aurait fallu rien moins que démontrer l'identité d'une maladie aussi essentiellement contagieuse que la variole avec votre fièvre typhoïde, dont vous n'osez pas vous-même admettre formellement encore le caractère contagieux.

Au reste, n'est-il pas admirable que M. Chomel ait aujourd'hui recours aux faits de MM. Andral et Louis pour soutenir que la fièvre typhoïde ou entéro-mésentérique peut exister sans lésion de l'intestin grêle et des ganglions mésentériques (faits qui, d'ailleurs, ne sont pas absolument tels que les suppose M. Chomel), et qu'il passe entièrement sous silence ceux à lui appartenant qu'il avait allégués dans son *Traité des fièvres* de 1821? Est-ce que M. Chomel accorderait aujourd'hui à ces derniers faits moins de confiance qu'il ne le faisait à l'époque où il les publia? Quoi qu'il en soit, il demeure bien entendu qu'en cette occasion M. Chomel a invoqué à tort l'autorité de MM. Andral et Louis, puisque, comme nous l'avions fait nous-même, ils se sont bornés à rapporter des cas de phénomènes adynamiques et ataxiques, chez des individus qui n'avaient point une lésion des plaques de Peyer. La seule conclusion légitime qui découle de ces faits, c'est que des maladies autres que cette lésion peuvent produire ces phénomènes, vérité admise par tout le monde aujourd'hui, même par M. Chomel, qui, ainsi que nous l'avons vu un peu plus haut, admet que l'érysipèle, la pneumonie, etc., peuvent revêtir les formes adynamiques et ataxiques. C'est donc une erreur exclusivement personnelle à M. Chomel que d'enseigner que dans la fièvre typhoïde bien caractérisée, et qui alors n'est autre chose que la fièvre entéro-mésentérique ou l'entéro-mésentérite, tous les symptômes de cette maladie peuvent avoir existé en l'absence de la lésion de l'intestin et des ganglions mésentériques. Autant vaudrait dire que *tous* les symptômes d'une luxation, d'une fracture ou d'une pneumonie peuvent avoir existé, sans qu'il existât dans les articulations, dans les os, dans le poumon, les caractères anatomiques qui constituent une luxation, une fracture, une pneumonie. Quand donc il arrivera à M. Chomel de ne pas rencontrer la lésion des plaques de Peyer chez un individu qui aura succombé à une maladie qu'il avait reconnue pour une vraie fièvre typhoïde ou entéro-mésentérique, il devra en conclure franchement qu'il avait commis une erreur de diagnostic, plutôt que d'en conclure que cette fièvre peut exister indépendamment de la lésion indiquée ; car c'est là une logique tout-à-fait digne de celle qui admet *un effet sans sa cause* ; en un mot, une logique qui viole les lois mêmes de la raison.

Nous avons vu précédemment que, sur ce dernier point, les résultats publiés par M. Louis étaient opposés aux opinions de M. Chomel, son ami. Nous ne pouvons mieux faire qu'en montrant au lecteur que cet illustre Pinel, dont M. Chomel se glorifie d'avoir été l'élève, a précisément jugé comme nous venons de le faire l'opinion qui consiste à ne pas reconnaître une entérite dans les altérations de l'intestin grêle chez les sujets qui succombent à la fièvre entéro-mésentérique, laquelle est absolument la même que la fièvre typhoïde de M. Chomel : « D'après la description de cette maladie, dit Pinel (1), *on ne peut méconnaître une inflammation violente de la membrane muqueuse des intestins grêles vers leur terminaison* (2). »

Si M. Chomel est ainsi condamné par ses maîtres et ses meilleurs amis, il nous excusera facilement de n'être pas tout-à-fait de son avis.

Et puisque ce passage de Pinel nous en fournit une nouvelle occasion, revenons donc une bonne fois pour toutes sur cette opinion de MM. Louis et Chomel, savoir que les altérations rencontrées dans l'intestin grêle de ceux qui succombent à *l'affection typhoïde* ne constituent pas des caractères anatomiques d'une entérite. Mais ne jouons pas sur les mots, je vous prie, et commençons par bien établir qu'il s'agit ici d'une entérite de la fin de l'intestin grêle, et que, par ce mot *entérite*, il faut comprendre toutes les espèces anatomiques d'inflammation de la membrane muqueuse ou foiliculeuse de l'intestin indiqué. Rappelons

(1) *Nosog. philos.*, 6e édition, tome I, page 416.

(2) Ainsi donc Pinel lui-même ne mérite pas, d'après son élève, M. Chomel, le nom de *médecin observateur*, car il a commis l'énorme erreur de considérer les lésions de l'intestin grêle dans la fièvre typhoïde comme caractérisant une violente inflammation de la membrane muqueuse de cet intestin.

d'abord les propres paroles de MM. Louis et Chomel : « *Il y a réellement* , dit le premier de ces auteurs , *il y a réellement peu de maladies plus distinctes par leur siège et leur nature que celles qui nous occupent* (l'affection typhoïde et l'entérite proprement dite) (1).

«*Aucun médecin observateur, aucun homme versé dans l'anatomie pathologique,* dit M. Chomel, *ne regarde aujourd'hui la maladie qui nous occupe comme une gastrite ou une gastro-entérite.* IL EST MAINTENANT AUSSI CLAIR QUE LA LUMIÈRE QUE CE N'EST PAS DANS LA MEMBRANE MUQUEUSE *de l'estomac ou* DES INTESTINS , QUE RÉSIDE L'ALTÉRATION ANATOMIQUE QUI EST CARACTÉRISTIQUE DE CETTE AFFECTION (2).»

M. Louis n'aura sans doute pas de peine à convenir que l'entérite de l'intestin grêle, même celle qu'il appelle l'entérite proprement dite, sans la définir, réside dans cet intestin ; il admettra, je pense, avec la même facilité, que la lésion qui constitue le caractère anatomique de l'affection typhoïde réside aussi dans le même intestin ; or, cela étant admis et ne pouvant pas ne pas l'être, comment le concilier avec cette assertion, savoir: *qu'il y a peu de maladies plus distinctes par leur siège que l'entérite proprement dite et l'affection typhoïde?* Et comme M. Louis ne nie pas non plus, je crois, la nature inflammatoire des altérations qui constituent le caractère anatomique de l'affection typhoïde, et qu'il reconnaît , sans doute, également la nature inflammatoire de l'entérite proprement dite, de quelle manière prouvera-t-il *qu'il y a peu de maladies plus distinctes par leur nature que l'affection typhoïde et l'entérite proprement dite?*

De son côté, M. Chomel ne peut s'empêcher de convenir que les altérations rencontrées dans l'intestin grêle sont les caractères anatomiques d'une inflammation. Or, que

(1) Ouvrage cité, tome II, page 319.

(2) Ouvrage cité, page 524.

M. Chomel nous dise comment les caractères anatomiques
d'une inflammation siégeant dans l'intestin grêle, ne seraient
pas les caractères anatomiques d'une entérite de cet intestin. Mais, dira-t-il, cette inflammation ne réside pas dans la
membrane muqueuse des intestins. Est-ce que, par hasard,
la membrane muqueuse ou folliculeuse de l'intestin grêle
ne comprend pas les follicules et les plaques qui sont le
siége principal de l'inflammation qui nous occupe? et parce
que, de toutes les formes d'entérite que l'on pourrait admettre, celle que nous étudions est précisément la forme
dont les caractères anatomiques peuvent être le moins con-
testés, faudrait-il donc lui refuser le nom d'entérite? Spéci-
fiez-la le plus exactement qu'il vous sera possible, ainsi que
nous avons essayé de le faire nous-même, à la bonne
heure; nous applaudirons sincèrement à vos efforts. Mais
cessez de vous défendre par les plus malheureuses de toutes
les disputes, c'est-à-dire par des disputes de mots. N'oubliez
pas surtout que s'il appartient à quelqu'un de nous refuser le
titre de *médecins observateurs et d'hommes versés dans l'a-
natomie pathologique*, ce n'est pas à ceux qui, dans un précédent ouvrage, soutenaient que : *dans l'examen des cadavres de quelques individus qui succombent aux fièvres
graves, on ne rencontre aucune altération appréciable;* car,
certes, une telle assertion ne suppose rien moins qu'un talent supérieur d'observation, et une profonde habileté en
matière d'anatomie pathologique.

Je reviens au parallèle établi par M. Louis entre l'entérite
proprement dite et la maladie *dont le caractère anatomique
consiste dans une altération spéciale des plaques elliptiques
de l'iléum.* M. Louis, je le répète, s'est singulièrement
écarté du sentier de l'exactitude et de la précision, en donnant le nom d'entérite proprement dite à une entérite aiguë
qu'il n'a observée que chez ceux qui succombent à d'autres
affections aiguës, et chez lesquels *les membranes muqueuses
du gros intestin et de l'intestin grêle étaient fréquemment*

altérées, ramollies, rouges ou pâles, épaissies ou non épais-
sies à divers degrés; mais dont les plaques elliptiques étaient
ou saines, ou avaient seulement partagé en partie la lésion
de la muqueuse environnante, et n'offraient d'altération
spéciale dans aucun cas; tandis que chez TOUS *les sujets*
morts après avoir éprouvé les symptômes de l'affection ty-
phoïde, les mêmes plaques étaient plus ou moins profondé-
ment altérées, ramollies, épaissies, rouges ou bleuâtres,
ulcérées ou non ulcérées (1); *que, chez plusieurs d'entre eux,*
il n'y avait pas d'autre lésion du canal intestinal.

Ainsi donc, par une manière de parler assez peu conforme aux principes de la saine logique grammaticale, M. Louis appelle entérite aiguë proprement dite une maladie dans laquelle *les membranes muqueuses du gros intes-*
tin et de l'intestin grêle étaient rouges ou pâles, épaissies ou
non épaissies, etc.; et il refuse même le simple nom d'entérite à la maladie dans laquelle on rencontre les follicules isolés ou agminés de la membrane folliculeuse de l'intestin grêle gonflés, ramollis, ulcérés, etc. Il m'eût semblé plus naturel, je l'avoue, et plus conforme au principe qui consiste à procéder du plus connu au moins connu, de donner le nom d'entérite proprement dite à cette dernière forme d'altération de la membrane folliculeuse de l'intestin grêle, et de considérer comme au moins fort douteuse l'existence d'une entérite proprement dite et *à forme aiguë* (expression de M. Louis) chez des sujets qui, ayant succombé à

____

(1) On le voit. M. Louis déclare avoir rencontré la lésion des plaques de Peyer chez *tous* (le mot est souligné par M. Louis lui-même) les sujets morts après avoir éprouvé les symptômes de l'affection typhoïde. Hé bien, M. Chomel a écrit ce qui suit : *Plusieurs observations rapportées par M. Louis démontrent que, dans quelques cas ou, pendant la vie, les symptômes avaient été exactement ceux qu'on observe dans la maladie typhoïde, l'ouver-ture du corps n'a présenté dans le conduit intestinal aucune des altérations propres à cette affection* (*Leç. sur la fièv. typh.*, page 528). C'est précisément le contraire de ce qu'a dit M. Louis.

d'autres affections aiguës, avaient *les membranes muqueuses du gros intestin et de l'intestin grêle rouges ou pâles*, etc.

Comme il importe aussi de ne pas embrouiller les questions qui, grâce à quelques auteurs, ne le sont déjà que trop, M. Louis aurait bien dû séparer ce qui regarde *les membranes muqueuses du gros intestin* de ce qui concerne *les membranes muqueuses de l'intestin grêle*, attendu que, sous le point de vue médical, il ne serait pas plus exact de confondre ensemble l'entérite du gros intestin et l'entérite de l'intestin grêle, qu'il ne le serait, sous le point de vue anatomique, de confondre le gros intestin avec l'intestin grêle; et aussi parce que, depuis Pinel jusqu'à nous, tous ceux qui ont rapporté la fièvre entéro-mésentérique de MM. Petit et Serre, ou l'affection typhoïde de M. Louis, à une *violente entérite aiguë*, ont bien eu le soin de dire que cette inflammation sévissait spécialement dans les dernières circonvolutions de l'intestin grêle, et y occupait spécialement aussi les plaques.

Cela bien entendu, poursuivons.

D'après la singulière idée que M. Louis s'est formée de l'entérite aiguë proprement dite (improprement dite, selon nous), il n'est pas étonnant que, sous le rapport de la gravité et des symptômes, il ait trouvé une différence extrême entre cette maladie et l'affection typhoïde; mais il est évident, pour quiconque est de bonne foi, que ce n'est pas d'une pareille entérite qu'ont voulu parler ceux qui, comme le dit M. Louis, *ont cru et croient encore à l'identité de l'entérite et de l'affection typhoïde.* En effet, ceux qui ont cru à cette identité, ceux surtout qui l'ont démontrée, cette identité, sont précisément les personnes qui avaient donné le nom d'entérite à ce que M. Louis a mieux aimé désigner plus tard sous le nom d'UNE ALTÉRATION SPÉCIALE DES PLAQUES ELLIPTIQUES DE L'ILÉUM; en sorte que la chose étant la même pour les premiers et pour le second, la seule question est de savoir si le mot *affection typhoïde*, par lequel M. Louis a désigné une inflammation affectant spécialement, quoique pas exclusivement, les plaques de Peyer, est plus exact, plus précis et plus significatif, que celui de violente entérite employé par Pinel, ou d'entéro-mésentérite, d'iléo-mésentérite typhoïde dont se sert aujourd'hui l'auteur de cet ouvrage (1). Voilà positivement où gît la question, et toutes les subtilités, tous les stratagèmes imaginables, ne sauraient faire une question de chose d'une question de mot. Or, sans attacher beaucoup de prix à la dénomination que j'ai adoptée pour mon compte, et que je serai toujours prêt à changer pour une meilleure, j'avoue que je n'aurais jamais pensé que de toutes les dénominations par lesquelles on puisse désigner une forme incontestable d'inflammation de l'intestin grêle et des ganglions mésentériques, la plus heureuse et la plus claire fût celle d'*affection typhoïde*. Je regrette de n'être point ici de l'avis de M. Louis; mais, encore une fois, ce n'est là qu'une dispute de mots, et en voilà trop pour si peu de chose.

Que la forme d'entérite qui nous occupe se développe chez les jeunes sujets, dans des circonstances particulières, etc., etc., c'est ce que nous savons très bien, ce que nous avons même dit avant M. Louis, et ce que les faits rapportés dans notre *Traité des fièvres*, comme ceux rapportés dans le présent ouvrage, ne permettent pas de mettre en doute. Mais cela n'empêche pas, encore une fois, que ce ne soit une forme d'entérite, et une forme un peu mieux caractérisée que celle à laquelle M. Louis a donné le nom d'entérite proprement dite.

A quoi se réduisent donc, en dernière analyse, les objections de MM. Chomel et Louis, et, abstraction faite du point de vue purement logomachique, quelle est leur véritable

____

(1) M. Broussais s'est servi du mot gastro-entérite intense. Je sais aussi bien que M. Louis que la gastrite joue un rôle tout-à-fait secondaire ou nul dans la fièvre entéro-mésentérique proprement dite. Toutefois, je suis bien loin de croire qu'il en soit ainsi dans toutes les espèces de fièvres admises par Pinel, et surtout dans la fièvre gastrique pure et simple.

valeur? Certes, après les explications et les développements dans lesquels je suis entré, lesquels se trouvent dans tout ce que j'ai dit et écrit sur le même sujet depuis dix ans que mon *Traité clinique et expérimental des fièvres* a paru, on a quelque peine à concevoir comment M. Louis a pu sérieusement écrire : qu'*il n'est pas possible d'établir de comparaison entre l'affection typhoïde et l'entérite proprement dite, et qu'il ne serait pas plus raisonnable de confondre entre elles toutes les maladies aiguës de l'intestin, parce qu'elles s'accompagnent de diarrhée, que de réunir sous une même dénomination toutes celles des poumons, parce que toutes sont accompagnées de plus ou de moins de dyspnée.* (Ouvrage cité, t. II, pag 321.)

En effet, je le demande à M. Louis, *où sont ceux qui ont confondu entre elles toutes les maladies aiguës de l'intestin, parce qu'elles s'accompagnent de diarrhée?* Si cette imputation ne s'adresse à personne (et elle ne saurait réellement s'adresser à quiconque est doué du simple sens commun), à quoi bon la mettre en avant? Et pour prouver bien clairement à tout le monde que M. Louis a toujours éludé la question, et qu'au lieu de démontrer les différences qui existent entre ce qu'il appelle une affection typhoïde et une entérite vraiment aiguë de l'intestin grêle et de la fin de l'iléon principalement, avec engorgement inflammatoire des ganglions mésentériques, cet observateur a mis à peu près complétement de côté cette espèce d'entérite, la seule dont il eût cependant fallu s'occuper; pour bien prouver, dis-je, ce point important, il me suffira de signaler ici la seule observation qu'il rapporte d'une *entérite aiguë proprement dite* (obs. xl.ᵉ de son ouvrage), et de consigner une des réflexions placées à la suite de cette observation.

Après avoir dit que, dans le fait qu'il vient de rapporter, sorte de type de la plupart des cas *d'entérite aiguë,* les symptômes n'ont pas été ceux de l'affection typhoïde, M. Louis ajoute : *Il suffit de considérer l'état des organes*

pour voir que le gros intestin fut le siége primitif de la ma-
ladie.

Ainsi, vous le voyez, l'entérite proprement dite de M. Louis, c'est une entérite du gros intestin, une *colite*; or, qui jamais a songé à considérer l'entérite du gros intestin, ou la *colite*, comme étant identique à l'affection typhoïde, c'est-à-dire à la fièvre entéro-mésentérique, c'est-à-dire encore à l'entéro-mésentérite? En vérité, M. Louis aurait-il dû déplacer ainsi la question, combattre des chimères, et n'est-il pas évident pour quiconque lira son livre, avec la même attention que je l'ai fait, qu'il n'est au fond que le développement et la démonstration de cette vérité, savoir, que la fièvre, ou affection typhoïde bien conditionnée, n'est réellement autre chose qu'une entérite aiguë de l'intestin grêle, caractérisée surtout par le gonflement, le ramollissement, l'ulcération des plaques de cet intestin? Or, c'est là précisément ce que je m'étais efforcé moi-même de démontrer, trois ans auparavant, dans le *Traité clinique et expérimental des fièvres essentielles.*

Quelle que soit donc, d'ailleurs, la différence qui existe entre cet ouvrage et celui de M. Louis, je ne crains pas de le dire, tous les deux prouvent au fond la même chose; tous les deux concourent à démontrer que les fièvres essentielles dites *gastrique, muqueuse, gastro-adynamique, bilioso-putride, gastro-ataxique,* ou *bilieuse maligne,* peuvent être localisées dans le tube digestif, et que, partant, ils déposent, chacun à leur manière, en faveur du principe fondamental de la *désessentialisation* des fièvres, cette grande réforme de M. Broussais (1).

---

(1) Quelques lecteurs trouveront assez plaisant, peut-être, de me voir ainsi rapprocher deux ouvrages qu'on est habitué à considérer comme sortis de deux écoles différentes, et placer M. Louis parmi les hommes qui ont travaillé en faveur du principe fondamental du nouveau système pyrétologique. Il m'importe fort peu de savoir si l'on trouvera plaisant ou non ce que je viens de faire. Ce qu'il y a de certain, c'est que j'ai dit ici

De ce que, selon moi, l'inflammation aiguë et ulcérative de l'intestin grêle, avec gonflement inflammatoire des ganglions mésentériques, joue un rôle si important dans les fièvres ci-dessus désignées, lorsqu'elles sont accompagnées d'un état typhoïde bien caractérisé, on se tromperait beaucoup si l'on en concluait que je ne tiens aucun compte de l'inflammation de l'estomac dans l'histoire *complète* de ces maladies. J'ai déjà déclaré plus haut, et je m'empresse de le répéter ici, que les symptômes gastriques proprement dits, quand ils sont bien prononcés, me semblent l'expression d'un véritable état inflammatoire de la membrane muqueuse de l'estomac, soit simple, soit combiné à un pareil état de la partie supérieure de l'intestin grêle, avec réaction sur l'appareil biliaire.

Au reste, l'opinion de M. Louis ne diffère pas essentiellement de la mienne, si ce n'est qu'au lieu de se servir des mots état inflammatoire, inflammation de l'estomac, il se sert des mots lésion, altération de la membrane muqueuse de l'estomac, de même que, pour désigner l'affection de l'iléon, dont nous parlions plus haut, il s'est servi des mots *altération spéciale des plaques de l'iléum*, et non des mots *inflammation spéciale de l'iléon*, bien que ceux-ci soient plus précis que les autres : « En *résumé*, dit M. Louis, sur 3o sujets (parmi ceux qui ont succombé), chez lesquels j'ai pu aller à la recherche des symptômes gastriques, 2o ont éprouvé des vomissements, des nausées ou des douleurs à l'épigastre ; et de ces 2o sujets, 11 seulement offraient une altération plus ou moins profonde de l'estomac. Dans 5 cas, où il existait des douleurs épigastriques et des vomissements de bile, la membrane muqueuse de l'estomac était plus ou

la vérité, avec ma franchise et mon indépendance ordinaires, et que le rapprochement dont il s'agit, s'il ne flatte pas la fierté de M. Louis, flatte peut-être encore moins la mienne. Au reste, qu'on ne l'oublie pas : d'accord, MM. Broussais, Louis et moi, sur le principe fondamental ci-dessus indiqué, chacun de nous peut avoir des idées différentes sur les questions de détail.

moins profondément altérée... » Quant aux sujets qui
ont guéri, M. Louis admet aussi une *altération* de l'estomac
chez un certain nombre d'entre eux, et formule son opinion
en disant finalement « que près de la troisième partie des
sujets qui guérissent d'une affection typhoïde plus ou
moins grave, éprouve une *altération quelconque*, faible ou
forte, mais appréciable, de la membrane muqueuse de
l'estomac (1). »

Les faits que j'ai observés en très grand nombre ne me
permettent pas de penser, avec M. Louis, que la lésion de
l'estomac se développe toujours à une époque plus ou
moins éloignée du début de la maladie principale ; mais
mon intention n'est pas de discuter ici cette question.

Les considérations précédentes me justifient suffisamment, si je ne me trompe, d'avoir, conformément à la nouvelle révolution pyrétologique faite par M. Broussais, rattaché ici les fièvres gastrique, muqueuse, adynamique,
gastro-adynamique, gastro-ataxique, à certaines formes des
phlegmasies du tube digestif.

Il est temps d'entrer maintenant en matière.

(1) M. Louis déclare, au surplus, que le diagnostic de la gastrite lui paraît laisser beaucoup à désirer. « Je ne puis d'ailleurs, dit-il, mieux faire
comprendre les doutes où je suis relativement au diagnostic de la gastrite, qu'en disant que sur le point de faire l'analyse de deux longues
séries d'observations intitulées, les unes Gastrites aiguës, les autres Embarras gastriques, j'y ai renoncé, du moins pour le moment, dans la
crainte de confondre fréquemment ces deux cas, n'ayant d'ailleurs
aucune opinion arrêtée sur la valeur du groupe de symptômes désignés
par le mot embarras gastrique. »

Quoi qu'il en soit, une remarque de M. Louis, qui est tout-à-fait conforme aux faits que j'ai observés, c'est que *la gastrite simple ou du moins
telle primitivement, et qui conduit à la mort, est une affection très rare.*
M. Louis ajoute que, sur près de 3,000 sujets dont il a recueilli l'histoire,
dans un intervalle de plus de six années, et dont plus de 500 ont succombé, il ne croit pas avoir vu un seul exemple de gastrite mortelle. Au
reste, de ce que la gastrite aiguë, de cause non vénéneuse, est très rarement mortelle, on ne saurait en conclure rigoureusement, comme
M. Louis l'avouera sans peine, que cette maladie n'est pas très fréquente.

PREMIÈRE SECTION.

Relation de 71 observations particulières de phlegmasies aiguës ou sub-aiguës des intestins et de l'estomac, recueillies à la clinique de la Charité, depuis le 1er avril 1836 jusqu'au mois de novembre suivant.

Je diviserai ces observations en deux séries : la première comprendra les cas relatifs à l'entéro ou iléo-mésentérite typhoïde proprement dite, et à l'inflammation de l'estomac et de la partie supérieure de l'intestin grêle sans symptômes typhoïdes bien caractérisés ; dans la seconde, se trouveront les cas désignés vulgairement sous le nom d'embarras ou d'irritation gastrique, de colite ou d'entéro-colite. Le total de ces diverses observations est de 71.

PREMIÈRE SÉRIE.

Cette série comprend 50 observations, que je partagerai en trois catégories, d'après la gravité plus ou moins considérable de la maladie.

PREMIÈRE CATÉGORIE.

Cas très graves.

Cette catégorie se compose de 14 cas ; elle est la seule qui contienne des cas de mort. Ces derniers sont au nombre de 3, et c'est par eux que je commencerai.

PREMIER GROUPE.

Cas terminés par la mort.

—

OBSERVATION 1.

Salle des hommes, n. 8. — Le nommé Meinard , âgé de 33 ans , maçon, demeurant rue de l'Hôtel-de-Ville , 95, né à Albec (Creuse , malade depuis 8 jours surtout , indisposé depuis 21 jours, entré le 21 juin 1836, mort le 13 juillet 1836, à 5 h. du soir.

Diagnostic. — ENTÉRO-MÉSENTÉRITE TYPHOÏDE, *précédée de l'état désigné sous le nom d'embarras gastrique prolongé : maladie qui s'est aggravée après l'emploi de deux médecines.* (Au moment de l'entrée, engouement du poumon droit.) CAS TRÈS GRAVE.

Marié ; constitution plutôt délicate que forte ; cheveux châtain foncé ; taille petite ; bien vacciné.

A Paris depuis trois mois pour la dernière fois. Il y était venu l'année dernière et s'y était bien porté. Indisposé depuis 21 jours, il a cessé de travailler depuis environ 8 jours. D'abord ; dévoiement, perte d'appétit. (Chicorée sauvage.)

Depuis huit jours qu'il est plus malade, voici ce qu'il dit avoir éprouvé : appétit perdu ; l'affaiblissement a beaucoup augmenté, ainsi que le dévoiement. Aucune douleur dans la poitrine ni gêne de la respiration dans les premiers temps.

Il a pris deux médecines depuis douze jours ; il y a quatre jours seulement que la dernière a été prise. Elles ont fait aller beaucoup le malade, et il déclare qu'il s'est senti plus mal qu'auparavant.

Point d'épistaxis jusqu'ici.

21 *juin*, jour de l'entrée. — Céphalalgie frontale très forte ; visage rouge et injecté , surtout aux pommettes ; couleur jaunâtre légère du pourtour de la bouche, qui contraste avec la rougeur des pommettes ; langue sèche et d'un rouge vif ; salive acide ; bouche amère, soif intense ; ni nausées ni vomissements ; ventre douloureux à la pression,

à l'épigastre, dans la région du foie (surtout à la partie antérieure de l'avant-dernière fausse côte droite), et dans la région iléo-cœcale, où il y a du gargouillement; deux selles liquides depuis ce matin, sans colique ni ténesme; taches rouges sur plusieurs endroits du ventre, de la poitrine et des membres, taches qui ne sont point les taches rosées de l'affection typhoïde.

Point de toux, ni d'expectoration; résonnance bonne en avant.des côtes (à droite, la matité, due à la présence du foie, commence à un demi-pouce au-dessous du sein). Respiration sèche en avant, ainsi qu'en arrière à gauche, un peu sifflante en arrière à droite, surtout dans la fosse sous-épineuse; résonnance assez bonne en arrière.

Premier bruit du cœur un peu sourd et étouffé; pouls à 85-90, fort, dur et développé; peau chaude et sèche.

Urine jaune et épaisse; douleur dans les membres.

Le malade a été porté sur un brancard au Bureau central et à l'hôpital; étourdissements et extrême faiblesse, tintements d'oreilles lorsque le malade est debout.

Prescription : Saignée, 3 palettes; 30 sangsues à l'épigastre; diète.

22. — Prostration; même teinte du visage, dont l'expression est un peu triste; insomnie; quand le malade se lève, la tête lui tourne; le mal de tête a diminué, mais les bourdonnements et les tintements d'oreilles persistent.

Soif intense; langue d'un rouge vif, sèche, à demi grillée dans sa partie moyenne; salive acide; haleine d'une fétidité médiocre; ni nausée ni vomissement; une selle liquide cette nuit; ventre généralement un peu tendu; douleur à la pression et gargouillement diffus dans la région iléo-cœcale, ainsi que dans la région iliaque gauche; résonnance tympanique partout; pouls à 100, mou, redoublé; sécheresse et chaleur de la peau (38o centig. à l'abdomen).

Sang de la saignée. —Sérosité peu abondante, jaune clair, déposée à la surface du caillot, qui est sans couenne, d'un rouge vif à sa surface supérieure , et ne peut supporter son poids sans se rompre.

Respiration suspirieuse, fréquente (à 36) : le malade dit cependant qu'il n'éprouve pas d'oppression ; deux ou trois crachats spumeux, adhérents au vase ; résonnance et respiration bonnes en avant ; à droite en arrière , à partir de l'angle de l'omoplate jusqu'en bas , résonnance faible , en comparaison de celle du côté opposé, si ce n'est au bas de ce dernier côté , où la résonnance est aussi presque nulle ; respiration vésiculaire faible , sans râle crépitant distinct , sans souffle, sans bronchophonie, sans égophonie ; à droite en arrière , le sifflement qui se faisait entendre hier , à la fin de l'inspiration , dans la fosse sous-épineuse droite , n'existe plus.

Urine du matin claire, jaune, avec odeur de pain d'épice prononcée.

Saig. deux palet. et demie; vent. scarif. abdom. , trois palet. ; foment. et aspers. chlorur. ; lavem. amilacés ; catap. poit. — Solut. , sir. de gomm. trois pots, avec chlor. de soude, vingt gout. par pot.; solut. sir. gros. deux p.; diète; gilet de laine.

23. — Point de sommeil la nuit ; cependant le malade se dit mieux. Une seule selle depuis hier ; envie de vomir cette nuit sans vomissement. Pouls à 104-108, mou, *bis feriens,* médiocrement développé ; peau d'une chaleur moindre qu'hier.

Respiration à 28-32.

Langue moins rouge et un peu sèche ; salive encore un peu acide, haleine un peu aigrelette ; même état du ventre, si ce n'est qu'il y a moins de douleur et de gargouillement dans le flanc droit.

Sueur générale hier.

Sang des saignées : Sérosité assez abondante, colorée en rouge ; caillot avec couenne mince, azurée, se déchirant comme une toile d'araignée ; ce caillot est d'une consistance médiocre. — Le caillot des ventouses est aussi de consistance médiocre; la surface des rondelles est d'un rouge rutilant.

Saignée deux p.; vent. scarif. deux p. et demie côté droit de la poitrine; diète, même boisson.

24. — Mieux; il a bien dormi et a sué beaucoup; deux selles depuis hier; respiration à 20-24, assez libre; pouls 100-104, mou, s'effaçant sous le doigt; langue toujours rouge, un peu moins sèche; ventre affaissé; point de gargouillement dans le flanc droit; visage meilleur; réponses plus faciles.

Sang de la saignée et des ventouses. — Le sang de la saignée offre un caillot mou, recouvert d'une croûte rougeâtre assez épaisse.

Rondelles du sang des ventouses rouges à leur surface, un peu molles; sérosité assez claire.

Mêmes moyens, moins les saignées.

25. — Beaucoup de sueur cette nuit; selle par lavement; quelques crachats spumeux; urine du soir et du matin exhalant une odeur de cerneaux, d'un jaune clair et transparente; chaleur modérée de la peau; respiration à 24; pouls à 100, un peu plus développé, redoublé.

Ventre indolent, un peu plus tendu qu'hier, rendant partout un son tympanique; langue moins rouge, un peu humectée.

Retour de la respiration à droite; à gauche, en bas et en dehors, râle muqueux.

Bain chloruré; id. du reste.

26. — Peu de sommeil cette nuit; le malade dit qu'il a eu comme froid dans son lit; pouls à 108; un peu de gargouillement dans la région du flanc droit, sans douleur; une selle par lavement.

Mêmes moyens, moins le bain.

27. — Insomnie cette nuit, à cause de la sueur, dit le malade; pouls à 112, peu développé; ventre tendu dans la région sous-ombilicale; météorisme sans gargouillement dans la région iléo-cœcale.

Glace sur l'hypogastre, mêmes moyens d'ailleurs.

28. — Urine du matin claire, jaune, avec légère odeur de pain d'épice ; le malade se dit bien ; dents couvertes d'un enduit brunâtre ; pouls à 96-100 ; peau chaude et sèche ; ventre moins tendu, avec gargouillement dans la fosse iliaque droite (circonférence du ventre, au-dessus de l'épine antérieure et supérieure de l'os des iles, 25 pouces et demi). Langue sèche et grillée ; point de selle, un peu de sommeil cette nuit ; respiration plus libre.

Continuat. de la glace sur le ventre.

29. — Urine un peu jaune et transparente avec odeur de pain d'épice, acide ; visage terne, affaissé ; dents encroûtées ; langue sèche et ligneuse.

Circonférence du ventre au-dessus de l'épine antérieure et supérieure des os des iles, 25 pouces 3 lignes. Gargouillement dans le flanc droit, météorisme ailleurs. — Chaleur assez modérée ; pouls à 104, redoublé, mou.

Vessie pleine de glace sur le ventre, glace à l'intérieur ; bain chloruré, lavements, diète ; le reste idem.

30. — Langue humide, dents moins brunes ; une seule selle depuis hier ; un peu de gargouillement dans la région du flanc droit et un peu au-dessus (circonférence du ventre, 24 pouces 4 à 5 lignes). — Peau d'une chaleur modérée ; pouls à 100, mou, un peu redoublé encore.

Solut. sir. g. chlor., solut. sir. limon ; glace à l'ext. et à l'int., comme hier ; fom.. et asp. chlorur., lavem. ém., diète.

1er *juillet.* — Insomnie, langue encore sèche, dents un peu brunâtres. (Circonférence du ventre, 23 pouces 8 lignes.)

Le malade urine un peu sous lui ; abattement, yeux fixes, décubitus en supination ; pouls à 100, mou, un peu moins redoublé.

Même traitement.

2. — Langue sèche et ligneuse, dents un peu encroûtées, prostration, décubitus en supination ; pouls à 100 ;

ventre affaissé, indolent, avec gargouillement dans la fosse iliaque droite (circonférence du ventre, 24 pouces 7 à 8 lignes). —Insomnie, plaintes.

Vésicat. volant région iléo-cœcale, glace à l'intérieur; une tasse de bouillon coupé (1); *reste idem.*

3. — Langue lisse, sèche et ligneuse, sueur au visage, expression d'abattement; le malade n'a pas senti le vésicatoire du ventre; gargouillement dans la fosse iliaque droite; pas de garde-robe; pouls à 104, mou.

Biscuit avec eau rougie sucrée; le reste idem.

4. — Peau d'une chaleur médiocre, dents croûteuses; pas de selle depuis hier; pouls à 108-112; un peu de moiteur à la peau; même état de prostration; réponses justes; dents encroûtées, langue desséchée (le malade respire la bouche ouverte).

Bain chloruré; le reste idem.

5. — Le malade exhale une odeur d'urine ammoniacale; commencement d'ulcération en arrière par suite du décubitus dorsal; yeux chassieux; adynamie profonde; pouls à 96-100; tremblotement des membres supérieurs; plaintes; dents encroûtées, langue sèche et racornie.

Bain chloruré, affus. fr. à la téte, oxycrat au front; eau rougie sucrée et tasse de lait coupé.

6. — Il urine toujours sous lui; langue sèche et grillée; même prostration; une selle par le lavement; pouls à 100; surface vermeille du vésicatoire du ventre.

Bain, affus. froides; le reste, idem.

7. — Deux selles depuis hier; il a encore uriné sous lui; langue sèche et grillée; pouls à 104.

Bain, aff. froides, glace à l'intérieur; le reste idem.

8. — Abattement, indifférence, prostration, stupeur plus que jamais; amaigrissement du visage; pouls à 104;

______

(1) L'extrême faiblesse du malade nous permettait-elle d'insister plus long-temps sur la diète absolue?

quelques tremblements dans les tendons des poignets; ventre non sensible et tendu ; point d'éruption sur le ventre; langue sèche, dents encroûtées ; haleine médiocrement fétide. — Le malade rend sous lui les matières fécales et les urines.

Même trait. moins le bain et les affusions.

9. — Il a fait deux fois sous lui depuis hier ; pouls à 104; dents encroûtées, langue rouge, sèche et raboteuse.

Un nouveau bain chloruré.

10. — Langue plus humide et plus molle, excrétion involontaire des selles et des urines. (Hier le malade s'est trouvé mal dans le bain.)

11. — Langue humide, assez molle; le malade a été trois fois sous lui depuis hier; pouls à 108; gaz accumulés dans le flanc et la région iliaque gauche.

Demi-lavements avec charbon ℈ j dans chaque; idem du reste.

12. — Pouls à 156 ; ventre ballonné; selles involontaires.

Glace au ventre, bain chloruré.

13. — Face hippocratique ; secousses dans les tendons; tremblotement des bras, état semi-comateux, dilatation des pupilles ; réponses assez justes, mais lentes, difficiles, courtes. — Pouls à 160, *filiforme*; langue sèche et grillée ; respiration précipitée (56 à 60).

Demi-lav. musc, gr. 6.

J'insiste à la visite sur les accidents dyspnéiques et ataxiques, qui ont éclaté depuis trois ou quatre jours, avec un redoublement si considérable de l'état fébrile. Le malade assure n'avoir fait aucune imprudence. Il ne tousse pas, ne se plaint d'aucune douleur à la poitrine. Dans l'extrême prostration où il se trouve, dans l'état désespéré qu'il présente (on annonce sa fin pour la journée), on n'a pas cru devoir percuter et ausculter la poitrine , ce qui eût nécessité des mouvements que le malade aurait difficilement supportés. L'extrême fréquence, la petitesse du pouls, la dyspnée nous firent annoncer que probablement il était survenu une pneumonie, et que des caillots se formaient dans le cœur.

13. — Mort à cinq heures du soir.

AUTOPSIE CADAVÉRIQUE, 19 heures après la mort.

1° *Habit. extér.* — Marasme; larges *escarres*; pas de traces de décomposition.

2° *Org. digest. et annexes.* — On trouve dans le jéjunum et la partie supérieure de l'iléon, d'abord une bile jaune, puis une matière analogue à une purée très claire. En divers points de l'intestin grêle et du gros intestin, on constate un notable ramollissement de la membrane muqueuse. Membrane muqueuse de l'estomac, blanche, un peu molle et un peu amincie dans le grand cul-de-sac, un peu rose et injectée dans la région pylorique, où elle est plissée, ridée. Dans le cinquième inférieur de l'iléon, amincissement, chiffonnement des parois de l'intestin. A l'intérieur, vers la partie moyenne, de simples arborisations; et ailleurs deux ulcérations peu profondes, dont les bords se confondent presque avec la surface intestinale. Ces deux ulcérations, en grande partie cicatrisées, l'inférieure surtout, ont un diamètre de 2 lignes environ; elles sont arrondies. Une seule plaque de Peyer, oblongue, sans notable saillie, sans altération de couleur, a été rencontrée dans toute la longueur de l'intestin grêle. Tout-à-fait à la fin de l'iléon, et dans l'étendue de quatre à cinq travers de doigt, immédiatement avant le cœcum, couleur rouge foncé, violacé, avec épaississement, boursouflement de la muqueuse, qui présente là un grand nombre (huit à dix) d'ulcérations, comme chancreuses ou aphtheuses, fongueuses, arrondies, à bords saillants et relevés et à fond grisâtre ou coloré par les matières fécales. La rougeur et l'injection sont uniformes, et occupent toute la trame de la membrane muqueuse (il a été évident pour tout le monde que cette membrane était là altérée dans sa totalité). Comme la fin de l'iléon, le cœcum est rouge et arborisé, ainsi que la première moitié du colon ascendant, sans aucune ulcération ni éruption. Vers le milieu du colon transverse, un grand nombre de petites ulcérations fongueuses avec rougeur et boursouflement de la muqueuse, ulcérations dont le fond est jaunâtre et comme imprégné de matières fécales (cette dernière altération a une étendue d'environ trois pouces). A quelque distance de là, mêmes ulcérations confluentes dans l'étendue d'un demi-pied, vraiment innombrables, par centaines; quelques unes se réunissent pour former des ulcérations de la largeur de l'ongle, à fond gris, à bords épais, un peu déchiquetés; pâleur dans l'intervalle qui sépare les portions de l'intestin ainsi altérées. Cette pâleur existe aussi dans le colon descendant, entrecoupée seulement par quelques plaques de rougeur et d'injection.

Rate petite et un peu ramollie.

Le foie n'offre rien d'anormal; bile liquide et noirâtre; petite tumeur, de consistance calcaire, le long des conduits biliaires; caillot fibrineux, en partie blanc, en partie noirâtre, de la longueur de 5 à 6 pouces, dans la veine porte.

3° *Organes respirat. et circulat.* — Poumon gauche, souple, léger, à peine rosé, peu engoué, même en arrière. Poumon droit offrant des adhérences anciennes dans les deux tiers supérieurs, et des adhérences récentes, molles, albumineuses, anorganiques, dans son tiers inférieur, qui est hépatisé en arrière, friable, lie de vin (pneumonie au 2° et 3° degré). Environ une cuillerée de liquide épanché, et traces de pleurésie aiguë de ce côté à la partie externe et inférieure ainsi qu'à la face correspondante du diaphragme.

Cavités du cœur remplies de caillots, dont quelques uns commençaient à s'organiser dans le ventricule droit; valvules d'un rouge vermeil, surtout celles des cavités gauches (il n'y a rien qui annonce une imbibition cadavérique).

4° *Org. sensor.* — Quantité considérable de liquide séreux dans les ventricules, mais surtout à la base et autour des circonvolutions du cerveau, qui, à sa face convexe, est comme macéré et plongé dans un bain de sérosité; substance cérébrale saine.

Réflexions.

Dans ce cas, si grave au moment de l'arrivée, et qui n'était tel que par l'effet d'un mauvais traitement, peut-être aurions-nous été assez heureux pour obtenir une lente guérison, s'il n'était survenu inopinément une pleuro-pneumonie à l'époque où les escarres, le marasme, la faiblesse, l'infection encore persistante de la masse sanguine, ne laissaient plus aucun moyen de réaction contre un tel accident. Il est plus que probable que les derniers bains et la glace ont été les causes provocatrices et déterminantes de l'accident qui a décidé du sort du malade (1).

Au reste, dans ce cas si tranché de fièvre ou affection typhoïde, il est encore évident que les plaques de Peyer n'ont pas été exclusivement affectées; que toute la membrane muqueuse avait été enflammée dans la fin de l'iléon; que le gros intestin l'avait été avec ou sans ulcérations (sans ulcérations dans le cœcum et le commencement du colon, avec ulcérations dans deux portions de la fin du colon transverse)... C'est là, d'ailleurs, un fait qui se reproduit souvent, et il faudrait pousser bien loin l'esprit d'opposition mal entendue, pour le nier (2).

Vers les derniers jours, éclatent des phénomènes ataxiques, comateux, et un abondant épanchement par irritation sécrétoire s'opère dans les membranes cérébrales.

Vers les derniers jours aussi, la respiration s'embarrasse,

(1) Il ne faut pas confondre cette véritable pneumonie de la fin de la maladie avec le simple engouement noté à l'entrée du malade.

(2) *Voy.* des faits semblables dans mon *Traité clinique et expérimental des fièvres essentielles.*

la fièvre se ranime avec violence, sans que le malade tousse, sans qu'il accuse de douleur à la poitrine ; et on trouve une pneumonie déjà parvenue à la période de suppuration naissante dans la moitié postérieure et inférieure de l'un des poumons.

OBSERVATION II.

Salle des hommes, n. 3. — Le nommé Demichel, âgé de 19 ans, tailleur, demeurant rue Saint-Germain-l'Auxerrois, 23 , né au Puy (Haute - Loire), malade depuis 4 jours, entré le 16 mai 1836 , mort le 12 juin, à 1 h. 1/2 du matin.

Diagnostic. — Entéro - mésentérite typhoïde. (*Fièvre typhoïde de quelques auteurs*. — *Bronchite générale;* engouement pneumonique.

Cas grave.

Constitution un peu grêle ; tempérament lymphatico-nerveux ; cheveux châtains ; bonne santé habituelle ; bien vacciné ; non variolé ; à Paris depuis un mois. Il a travaillé dès en arrivant, et n'a pas eu de chagrin. Il se nourrit à la gargote, de veau, de bœuf, de mouton, boit peu de vin. Ce régime lui paraît moins bon que celui auquel il était habitué chez lui. Point d'excès de régime depuis un mois; jamais d'épistaxis avant la maladie.

Il y a quatre jours (jeudi 12 mai), à deux heures après midi, malaise général, étourdissements, éblouissements, douleurs d'estomac, nausées sans vomissement. Il avait déjeuné comme à l'ordinaire, et se promenait alors aux Tuileries; il est allé à la barrière et n'a pu manger. En revenant chez lui, à pied, il a pris du vin chaud sucré (un verre) et s'est couché. Le vendredi 13 , il n'a pu travailler le matin, et s'est recouché à neuf heures ; il a repris un verre de vin chaud sucré, du café au lait (demi-tasse) avec du pain, puis du bouillon : la fièvre augmenta le soir. Le samedi 14 , il a pris du café : ni vomissement ni diarrhée jusque là. Dimanche 15, après avoir pris son café au lait, le dévoiement s'est déclaré. Lundi, ni lait ni café , mais une panade.

16 mai soir, jour de l'entrée. — Céphalalgie générale, face

rouge, injectée, très chaude ; le malade ne peut ni se tenir debout, ni marcher, parce qu'alors il tremble sur ses jambes : il lui semble, dit-il, que tout tourne autour de lui, comme s'il était ivre. Yeux lourds et obscurcis comme par une espèce de brouillard ; épistaxis aujourd'hui même ; peu de sommeil ; agitation la nuit ; pourtour de la bouche jaunâtre ; langue rouge à la pointe et aux bords, humide, couverte d'un enduit jaunâtre au milieu ; bouche amère ; soif considérable ; salive non acide ; déglutition facile ; nausées sans vomissements ; ventre très chaud, tendu géné-ralement, un peu douloureux, mais surtout dans le flanc droit ; un peu de gargouillement dans le flanc gauche ; il n'en existe pas pour le moment dans le droit ; point d'*é-ruption sur le ventre* ; sept à huit selles dans la journée, jaunes et liquides comme de l'eau, rendues avec ténesme ; pouls à 108, médiocrement développé ; peau brûlante et sèche. — Impulsion forte du cœur ; premier bruit un· peu sourd.

Peu de toux ; résonnance et respiration vésiculaire bon-nes en avant des deux côtes ; résonnance faible à la partie inférieure de la région postérieure de la poitrine ; râle mu-queux dans presque toute l'étendue de cette cavité ; vers le milieu du côté gauche en arrière, on entend un cri plain-tif très marqué dans l'inspiration et l'expiration ; crachats muqueux, opaques, assez abondants, contenant du sang venant du nez.

Saignée, trois pal.

17. — Crachats contenant encore du sang venant du nez.

Sang de la saignée. — Le caillot de la saignée est concave à sa face supérieure, qui est recouverte d'une petite quan-tité de sérosité d'un jaune clair, et limpide ; couenne demi-transparente, gélatiniforme, mince (demi-ligne à une ligne d'épaisseur sur les bords), facile à déchirer ; caillot volumi-neux, de consistance médiocre, *supportant le quart de son poids environ.*

Pas de sommeil cette nuit ; décubitus en supination ; visage empreint de stupeur ; teinte jaune de sa partie inférieure ; lèvres sèches et *hâlées* ; langue rouge, lancéolée, enduit jaunâtre au milieu ; salive non acide ; haleine fétide ; soif, inappétence.

Pas d'éruption sur le ventre, qui est tendu, tuméfié dans sa région sous ombilicale, douloureux dans la région iléo-cœcale, plus que dans le flanc gauche ; gargouillement dans le flanc droit ; résonnance tympanique dans toute la région sous-ombilicale ; selles pendant toute la nuit (la chemise en est teinte et exhale une odeur fétide) ; pas de douleur à l'épigastre.

Peau sèche et chaude ; pouls à 104-108, assez large, un peu mou, légèrement redoublé.

Peu de céphalalgie, mais tournoiement de tête en se levant ; pas d'épistaxis depuis hier (cependant un peu de sang dans le crachoir, venu par reniflement).

Râle muqueux fin, presque sous-crépitant en bas et en arrière des deux côtes, surtout à gauche ; en haut, râle plus gros ; point de toux.

Le malade n'a pas sué.

Saignée 3 pal., vent. scarif. (3 pal.) hypogastre ; solut. sir. gom. ter avec chlorure 10 gouttes dans chaque pot, solut. sir. gros. bis ; foment. chlor. ventre ; aspersions chlor., deux demi-lavements amilacés, diète (1).

18. — Sommeil cette nuit ; somnolence ce matin ; le malade *se sent mieux* ; moiteur de la peau, pouls à 108 ; depuis hier, quatre selles ; urine foncée en couleur, assez claire, exhalant une odeur de nougat.

Sang de la saignée et des ventouses. — Le caillot de la saignée est concave ; la sérosité est peu abondante ; caillot volumineux, soutenant la moitié de son poids, se cassant

____

(1) Une saignée conditionnelle prescrite pour le soir ne fut pas jugée nécessaire.

assez net , plus consistant qu'hier , mais sans couenne ; sang des ventouses noir comme de l'encre , mollasse.

Pas d'épistaxis.

Un peu de tension à l'hypogastre , sans douleur à la pression ; gargouillement profond dans la région iléo-cœcale ; langue assez humide , rouge à la pointe , avec couche saburrale.

Saignée 5 pal. , vent. scar. 2 pal. à l'hypogastre ; le reste, idem ; diète.

19. — Mieux ; sommeil de quatre ou cinq heures ; visage bon , légère moiteur et chaleur moins forte, moins ardente ; pouls à 96-100 ; langue moins rouge, assez humide, un peu saburrale ; une selle depuis hier après le lavement ; ventre ballonné dans sa partie sous-ombilicale ; gargouillement fort dans la région iléo-cœcale , où il n'existe plus de douleur ; point d'éruption. — Crachats muqueux, quelques uns mêlés de sang venant des fosses nasales.

Le sang de la saignée contient une quantité de sérosité transparente , quadruple de celle de la précédente saignée ; caillot sans couenne , *mais assez ferme pour soutenir son poids.* — Le sang des ventouses est plus séreux qu'hier ; les rondelles forment une masse moins mollasse qu'hier, d'un rouge vif à sa surface.

Gilet de laine, reste idem, sauf les saignées ; diète.

20. — Le malade se trouve bien ; trois à quatre heures de sommeil cette nuit ; une selle par le lavement ; point d'épistaxis , ni d'éruption sur le ventre ; chaleur de la peau toujours augmentée, moiteur en quelques points (au ventre et à l'avant-bras); pouls à 100 , assez grand, souple, développé, à peine redoublé ; langue assez humide , un peu rouge à la pointe ; ventre souple, un peu ballonné , avec gargouillement très fort dans la région iléo-cœcale.

Urine de la veille d'un jaune doré, transparente, *avec odeur de brou de noix ou de cerneaux.*

Vent. scarif., 1 pal. 1/2 rég. iléo-cœcale ; reste idem.

21. — Peau moite ; depuis hier, cinq selles ; pouls à 100, développé ; langue un peu rouge à sa pointe, passablement humide, saburrale ; léger gargouillement dans la région iléo-cœcale ; ventre indolent, un peu ballonné.

Le sang des ventouses offre un caillot rouge, un peu glutineux.

Urine transparente, un peu jaune, *avec odeur de cerneaux très prononcée.*

Trois à quatre heures de sommeil cette nuit.

Même prescription, moins les ventouses.

22. — Pas de selle depuis hier, si ce n'est par le lavement. Somnolence continuelle ; ventre ballonné, indolent ; très peu de gargouillement dans le flanc droit ; pouls à 112-116-120, un peu redoublé ; râle muqueux en arrière, des deux côtés, à la base ; la chaleur de la peau n'est pas en rapport avec la fréquence du pouls (le malade a sué et s'est peut-être refroidi ensuite).

Vésicatoire aux mollets ; reste idem.

23. — Sommeil tranquille cette nuit; pouls à 112 ; peau chaude et sèche ; stupeur très prononcée ; épistaxis dans la nuit ; réponses brèves ; langue sèche ; plusieurs selles depuis hier ; fort gargouillement dans tout le ventre, surtout dans le flanc droit ; haleine plus fétide (à la visite même, selle liquide, fétide, un peu jaunâtre).

Vent. scarif., 2 p. sur la région iléo-cœcale. Faire sécher le vésicat. ; oxycrat au front ; diète ; le reste idem.

24. — Le malade a été assez tranquille cette nuit; selles presque continuelles dans la journée d'hier ; pouls à 112 ; peau moins chaude et moins sèche, langue plus rouge à la pointe ; couche jaune-verdâtre au milieu, moins sèche qu'hier matin ; ventre un peu affaissé, non douloureux ; un peu de gargouillement dans les deux flancs ; *sudamina sur les parties latérales du cou* où la sueur a été abondante ; haleine fétide ; narines pulvérulentes ; réponses brèves, pas toujours bien justes.

Le caillot du sang des ventouses est assez glutineux; la sérosité est abondante.

Même prescription, moins les ventouses.

25. — Le malade a dormi cette nuit; sueur, surtout au visage; tendance à l'assoupissement; pouls à 112-116, plus développé qu'hier; langue sèche, tremblotante, grillée; soif; quatre selles hier, fétides, jaunes, liquides; ventre ballonné en bas; gargouillement assez fort dans la région iléo-cœcale, où le malade ne paraît pas souffrir.

Dans le cinquième inférieur des deux côtes du thorax, en arrière, résonnance mauvaise, râle ronflant, respiration vésiculaire presque nulle (engouement pneumonique).

Sudamina sur les parties latérales du cou.

Urine d'hier exhalant une odeur qui tient à la fois et de l'odeur de souris et de l'odeur de brou de noix.

Ventouses scarif. des deux côtés en arrière 1 p. 1/2 à 2 p.; solut. sir. limon; solut. sir. gom. chlorur.; fom. et aspers. chlorur.; 1 1/2 lav. avec amidon; diète.

26. — Caillot du sang des ventouses de consistance médiocre.

Langue un peu moins sèche; chaleur douce de la peau, avec moiteur générale; de temps en temps quelques secousses dans les tendons (dès hier il y en avait); pouls à 112; deux selles depuis hier; le malade exhale l'odeur d'urine; peu de gargouillement dans la région iléo-cœcale, beaucoup dans le flanc gauche; pustule contenant un liquide blanchâtre au-dessous de l'hypochondre gauche.

Somnolence continuelle.

Solut. sir. gom. chlorur. ; solut. sir. groseill. ; demi-lav. avec amidon et musc, gr. iv. dans chaque.; fom. et aspers. chlorurées; diète.

27. — Tendance à l'assoupissement; soubresauts des tendons; chaleur moins forte; trois selles hier dans la journée (aucune cette nuit); pouls à 104-108; langue sèche et grillée; ventre affaissé (le malade rend dans son lit les selles et les

urines, mais il s'en aperçoit) ; peu de gargouillement ; la pustule d'hier, non ombiliquée, contient du véritable pus.

Tremblotement des lèvres et des muscles de la face.

Demi-lav. musc. gr. 4 dans chaque ; oxycrat (1) *front ; le soir, catapl. synap. pieds ; reste idem ; diète.*

28. — Hier soir et cette nuit agitation, délire, selles et urines rendues dans les draps ; tremblotement des lèvres et des tendons ; pouls à 112-116 ; langue sèche et ligneuse ; yeux chassieux ; un peu de difficulté à avaler ; ventre affaissé, sans gargouillement ; la pustule du ventre est desséchée.

Bain tiède ; affus. tièdes tête (1 *quart d'heure*) ; *reste idem.*

29. — Pouls à 112-116 ; soubresauts des tendons peu fréquents ; tremblotement des muscles du visage ; ventre affaissé ; respiration à 36, laborieuse ; yeux chassieux ; langue moins sèche, avec couche saburrale blanchâtre.

Même prescription, moins le bain et les affus.

30. — Langue assez molle, avec enduit épais, jaunâtre ; soif vive ; pouls à 108-112 ; chaleur un peu moins vive (temp. du ventre 32 à 35° centig. ; de la bouche 36° centig.) ; assez de tranquillité depuis hier ; respiration accélérée, difficile ; ventre affaissé ; réponses assez justes ; narines lanugineuses.

Catapl. poitrine en arrière ; lav. musc. gr. 8 ; reste idem.

31. — Des escarres commencent à se former sur les trochanters ; état de somnolence depuis hier ; pouls à 108-112, un peu plus développé ; temp. abd. à 34-35° (2) ; visage un peu moins *stupéfié* ; yeux moins chassieux et moins ternes ; réponses par monosyllabes, mais justes ; langue tirée diffici-

---

(1) Dans cette observation et dans les autres où se trouvera le mot *oxycrat*, le lecteur est prévenu que ce mot a été employé abréviativement pour indiquer des lotions et des applications d'eau vinaigrée.

(2) Je dirai ici une fois pour toutes, que dans le cas où le thermomètre a été employé, nous avons toujours indiqué les degrés d'après l'échelle centigrade.

lement, sèche et racornie, enduit jaunâtre au milieu, rouge à la pointe et aux bords; respiration à 56-40; haleine pas très fétide.

Même prescription, plus bain chloruré, avec affus. tièdes.

1er juin. Un peu agité hier, le malade est tombé de son lit cette nuit; pouls à 116; temp. abd. à 35"; difficulté à avaler; langue rouge à la pointe et aux bords, jaunâtre au milieu et à la base, sèche; deux selles.

Catapl. sinap. dans le dos ; musc. gr. 10 dans lav. ; oxycrat front, reste idem, sauf le bain.

2. — Visage moins mauvais; soubresauts des tendons; pouls à 108-112; temp. abd. 34-35°; langue tremblotante, assez humide; une selle copieuse depuis hier; ventre aplati, très peu de gargouillement dans la région iléo-cœcale; quelques sudamina sur les parties latérales du cou. — Le soir, pouls à 120.

3. — Rigidité des bras; mouvements convulsifs des tendons des doigts; pouls à 116; langue plus sèche (le malade ne peut la tirer hors de la bouche, et va sous lui).

Solut. sir. gom.; solut. sir. gr.; demi-tasse de bouill. de poulet et un peu d'hydrogalat.

4. — Chaleur et sueur; temp. abd. 55°; tremblotement général des muscles; assoupissement; langue humide, enduit blanc-jaunâtre au milieu; pouls à 112; resp. à 28-32; un peu de gargouillement dans le flanc droit (journée d'hier très agitée).

Foment. et aspersions chlorurées ; oxycrat front. ; le reste idem.

5. — Langue blanchâtre; pouls à 96; température abdominale 34°; soubresauts des tendons et tremblements moins prononcés; pas de gargouillement; réponses justes et visage meilleur; lèvres non agitées (hier le malade a été assez tranquille); une selle seulement; respiration à 24.

Même prescription.

6.—Langue molle, humide, un peu moins saburrale; le malade a fait sous lui plusieurs fois; pouls à 108-112; température abdominale 37" (le thermomètre est resté plus long-temps appliqué que les jours précédents); moins de tremblotement dans les poignets.

Lotions avec oxycrat sur les bras et les jambes; le reste, *idem.*

7.—Le malade a été tranquille hier; il a été encore sous lui, mais moins abondamment que précédemment; somnolence dont on a peine à le retirer, stupeur, tremblement de la mâchoire inférieure; peau moite et chaude; température abdominale 37°; pouls à 112, assez ample et résistant; langue moins sèche, un peu rouge à la pointe, oubliée entre les dents; agrandissement des ulcérations au sacrum et aux trochanters; urines rendues sous le malade; gargouillement dans le flanc droit.

Presc. *ut suprà.*

8.—Hier, calme; une selle presque naturelle; ce matin le malade est plus réveillé, répond mieux; légère moiteur à la peau et au visage; pouls à 108, température abdominale 35°; toux avec quelques crachats; soubresauts des tendons rares; quelques gémissements de temps en temps.

En somme, depuis quelques jours, amélioration incontestable : la langue est maintenant tirée facilement, elle est un peu sèche et blanche à la partie postérieure de sa face supérieure, rouge à la pointe; haleine un peu fade, mais non fétide; le corps n'exhale pas non plus de fétidité; réponses assez justes.

Deux tass. bouill. et 1 tass. lait, six asperges sauce blanche, orange, reste idem.

9.— Mouvement continuel des lèvres; sorte de marmottement; parole plus libre; quelques soubresauts des tendons; langue moins sèche et moins tremblotante qu'hier; pouls à 108-112; température abdominale 36°; peau ni sèche ni humide; le malade a fait une fois sous lui, et est tombé ce matin de son lit; il ne répond pas toujours juste et complètement aux questions.

Deux tass. bouill. et lait, orange, pomme cuite.

10.—Hier, le malade a vu son frère, l'a reconnu avec une vive émotion, et a voulu s'en aller avec lui; réponses justes et brèves; pouls à 124; température abdominale 35°; tremblotement des membres, des lèvres et des muscles en général; deux selles hier, une cette nuit; ventre affaissé, souple, sans gargouillement; langue humectée (le malade dit avoir de l'appétit); respiration toujours un peu embarrassée; le malade déraisonne encore lorsqu'il parle seul.

Décoct. et poudre quinquina pour pansement, reste idem.

11. — Hier et ce matin, agitation considérable ; pouls à 120; chaleur de la peau très forte; soubresauts des tendons; peu de résonnance à la partie postérieure du côté droit de la poitrine; loquacité, délire alternant avec des réponses justes.

Mort dans la journée du 12.

Autopsie cadavérique, trente-deux heures après la mort.

1° *Org. dig. et annexes.* La membrane muqueuse de l'estomac n'offre aucune altération bien notable : elle est seulement un peu mamelonnée. Rien de notable non plus dans le duodénum et la première portion de l'intestin grêle ; on y voit seulement une plaque de Peyer qui ne forme pas de saillie. En s'approchant de l'iléon, la membrane muqueuse offre de l'injection sans amincissement; elle est extrêmement mince et pâle vers la fin, où l'on voit des plaques non altérées, ne dépassant pas le niveau de la muqueuse ; on trouve plus bas une plaque déprimée au centre, à bords relevés, et dans un état de véritable cicatrisation. D'autres traces d'ulcères cicatrisés existent dans les deux derniers pouces de l'iléon. Rien à la valvule iléo-cœcale qui est seulement un peu ardoisée; le cœcum, le colon ascendant, transverse et descendant sont pâles, décolorés, si ce n'est en quelques points où l'on aperçoit des arborisations rouges. La rate est normale; le foie est de couleur verdâtre, un peu mou, de volume normal; la veine-porte et ses principales divisions n'offrent pas de rougeur.

2° *Org. respir. et circulat.* — *Poumon gauche.* Dans la scissure, fausse membrane récente ; engouement dans les quatre cinquièmes postérieurs de cet organe, qui donne, quand on le presse, la sensation d'un corps plein et solide comme la rate (il ne contient pas d'air) ; il est friable, un peu grenu, et contient un liquide couleur lie de vin, qui en ruisselle à la pression.

Poumon droit. — Dans les deux scissures, fausses membranes comme à gauche ; engouement dans les lobes inférieur et moyen ; le lobe supérieur seul est souple, élastique; le liquide qui s'écoule des deux autres lobes paraît être un mélange de pus et de sang.

Le cœur est petit, mou, flasque, affaissé, et contient dans ses cavités droites un caillot blanc jaunâtre, solide, formé avant la mort ; rien de notable sur la membrane interne et sur les valvules droites, qui sont minces comme une toile d'araignée (les valvules aortiques sont un peu moins minces que les pulmonaires) ; dans l'oreillette gauche, caillot analogue à celui des cavités droites ; la valvule mitrale est un peu rougeâtre, inégale et épaissie vers son bord libre.

3° *Org. sensor.* — En enlevant le cerveau, il s'est écoulé beaucoup de sérosité, et il en est resté dans les fosses occipitales ; le cerveau est imbibé de sérosité, rouge et généralement injecté ; la substance cérébrale est pointillée de sang ; les ventricules latéraux et moyen contiennent une grande quantité de sérosité limpide, un peu plus épaisse qu'à l'état normal.

4° *Habit. extér.* — Des escarres très étendues existent à la partie postérieure du bassin,

Réflexions.

Plusieurs des remarques faites à l'occasion du cas précédent sont applicables à celui-ci. Après les premières émissions sanguines, il survint un soulagement qui nous fit espérer de sauver le malade; mais l'inflammation pulmonaire qui compliquait l'affection intestinale fit des progrès, les phénomènes ataxiques éclatèrent avec intensité (le malade était triste et chagrin au moment de son entrée), et la terminaison fatale eut lieu.

Ce n'était point une vaine illusion que le notable amendement que nous avions noté du côté du ventre, après les émissions sanguines. Voyez, en effet, les résultats de l'autopsie cadavérique : les altérations intestinales se réduisaient alors à peu de chose, et des cicatrices bien évidentes existaient à la place des ulcérations. (Ces cicatrices furent constatées, en présence de nombreux élèves, non seulement par moi et le chef de clinique, M. Montault, mais aussi par plusieurs confrères fort exercés à l'observation.)

Comme le précédent malade, celui-ci a donc été emporté par les complications pulmonaire et cérébrale. Nous allons voir également dans le cas suivant une bronchite générale et une pneumonie rendre impuissants tous nos moyens (on saura, d'ailleurs, que le malade ne fut conduit à l'hôpital que vers le douzième jour après le début). Toutefois, ces complications, quoique toujours très graves, ne sont pas nécessairement mortelles, comme des faits le prouveront plus loin.

OBSERVATION III.

Salle des hommes, n. 19. — Le nommé Boucher, âgé de 24 ans, épicier, demeurant impasse Saint-Martial, 6, né à Valcort (Eure), malade depuis 12 jours, entré le 2 novembre 1836, mort le 20 novembre 1836, à 9 h. du matin.

Diagnostic. — ENTÉRO-MÉSENTÉRITE TYPHOÏDE. — *Angine, bronchite générale avec engorgement péripneumonique à droite.*
CASUS GRAVISSIMUS.

Constitution de force moyenne ; châtain foncé ; à Paris depuis 11 ans.

Il y a douze jours, frisson, fièvre, malaise général, mal de gorge, difficulté à avaler. Le malade s'alite. Quatre à cinq jours avant son entrée, il a toussé sans douleur de côté ni gêne de la respiration, à ce qu'il dit ; depuis trois jours, il a commencé à cracher du sang. Il dit n'avoir eu ni dévoiement ni vomissements. Il a bu de la tisane, s'est gargarisé, et a mangé dans les premiers jours seulement. Il a pris du bouillon aux herbes et des lavements.

Il a bu aussi une bouteille de vin chaud sucré d'un seul coup, dans les premiers temps de son indisposition, s'est couché ensuite, et est retourné travailller le lendemain matin.

Il ne sait à quoi attribuer sa maladie et répond d'ailleurs assez mal aux questions qu'on lui adresse. Il n'a point eu de chagrin, et ne fait pas de ribotes ; il habite une chambre au cinquième, mal aérée, et située dans une impasse (il y demeure depuis sept mois).

2 novembre soir. — Lèvres sèches et croûteuses, langue humide, un peu jaunâtre, bouche pâteuse ; douleur à la gorge en avalant ; ni nausées ni vomissements ; soif vive, haleine fétide ; fond de la gorge rouge : il y a quelques grumeaux de sang sur le pilier gauche du voile du palais ; salive visqueuse et collante ; pas de selle depuis cinq à six jours. — Point de douleur dans la poitrine ; crachats visqueux, peu adhérents, quelques uns teints de sang non combiné ; trente respirations par minute ; résonnance bonne en avant ; respiration un peu sèche et sifflante sous la clavicule gauche ; à droite, en arrière, matité dans les trois cinquièmes inférieurs, souffle bronchique avec râle crépitant et bronchophonie faible dans les points correspondants à la matité ; respiration sifflante à gauche, en arrière.

Pouls peu résistant, médiocrement développé, à 95 ; bruits du cœur normaux.

Étourdissements, éblouissements (épistaxis il y a cinq à

six jours) , douleurs dans tous les membres : le malade est venu en voiture à l'hôpital.

Saignée, 3 pal., le soir.

3 *au matin.* — Crachats albumineux, visqueux, contenant du sang mal combiné ; persistance de la stupeur ; langue sèche, jaunâtre ; rougeur vive, foncée, du fond de la bouche avec sécheresse et gonflement médiocre des amygdales ; sécheresse des dents et des lèvres ; *éruption typhoïde sur le ventre,* qui est souple ; léger gargouillement dans le flanc droit ; pouls à 96-100, mou, faible ; à droite, en arrière, matité depuis la fosse sous-épineuse jusqu'en bas, râle crépitant en tirant vers l'aisselle, et craquements secs dans les autres points ; oppression et prostration extrêmes.

Sang de la saignée : Sérosité d'un jaune foncé, assez transparente ; caillot mou, sans couenne.

Saignée, 3 pal. ; vent. scarif. , 3 pal. côté droit de la poitrine, catapl. côté droit. Viol. guim. sir. gom. ; solut. sir. gom. chlorurée ; diète.

Le 3 au soir, souffle bronchique avec bronchophonie médiocre, à droite, en arrière, au-dessous de l'angle inférieur de l'omoplate.

4 *au matin.* — Faiblesse considérable ; mieux du reste, au dire du malade ; lèvres sèches, langue jaunâtre ; le mal de gorge persiste ; ventre souple et indolent ; gargouillement dans le flanc droit, quelques taches typhoïdes sur le ventre et le bas de la poitrine ; deux selles depuis hier ; crachats plus visqueux, semblables à une solution de gomme arabique épaisse, quelques uns ayant une teinte rouillée faible ; matité à droite , en arrière, depuis la fosse sous-épineuse jusqu'en bas ; la respiration s'entend dans la fosse sous-épineuse, mêlée de râle crépitant, sec, entre le rachis et le point correspondant de l'angle inférieur de l'omoplate ; râle crépitant, mêlé de craquements secs, sans souffle ni bronchophonie, ni égophonie, depuis l'angle inférieur de l'omoplate jusqu'en bas ; pouls petit, faible, très fréquent.

Vésic. côté droit ; le reste idem.

5. —Crachats plus rouillés que la veille ; chaleur et sécheresse de la peau ; pouls à 84, très mou; stupeur et teinte
jaune foncée du visage ; langue un peu jaune; excrétion
urinaire difficile; 32 respirations; à droite pas de souffle ;
râles sibilant, muqueux et un peu crépitant, depuis la fosse
sous-épineuse jusqu'en bas.

Saignée 2 pal., le reste idem.

6. —Mal à la gorge ; encore soif; toux, crachats adhérents, visqueux, avec teinte jus de réglisse dans quelques
points, et odeur fade, spermatique; respiration à 24-28 ;
moiteur avec nombreux sudamina sur les parties latérales
du ventre (le malade sue beaucoup la nuit) ; pouls à 92-96,
souple, moins mou que la veille, régulier, redoublé ; langue sèche et râpeuse, dents sèches, luisantes ; pas de selles
depuis hier.

Sang de la saignée: — Sérosité peu abondante à la surface du caillot, qui est concave et adhérent aux parois
du vase ; surface du caillot polie, sans couenne, rouge ;
caillot de consistance assez bonne et se cassant net.

Saignée 2 pal., le reste idem.

7. — Faiblesse; sens émoussés (l'ouïe en particulier) ;
expression de stupeur moins prononcée; réponses justes;
oppression; peu de crachats dans le crachoir; 24 à 28
inspirations; chaleur modérée et sécheresse de la peau ;
pouls à 88-92, redoublé, assez développé, très mou; langue
encore sèche et rouge ; soif vive; ventre indolent, assez plat.

Sang de la saignée:—Sérosité assez abondante, claire ;
couenne mince, transparente, facile à déchirer comme
une mousseline; caillot un peu mou dans sa couche inférieure.

Il y a évidemment du mieux, mais le pronostic est toujours très grave.

Vésicat. camphrés aux mollets, reste idem.

8. — Crachats visqueux, adhérents, spumeux, légèrement striés de sang; deux heures de sommeil cette nuit;

toujours de la faiblesse ; chaleur modérée ; pouls redoublé , à 88 ; un peu moins de stupeur ; langue à demi grillée, nette ; cessation du mal de gorge ; une seule selle par lavement ; ventre souple et indolent.

Même prescr. , moins les vésic.

9. — Un peu moins de faiblesse ; très peu de crachats, adhérents, spumeux ; 20 à 24 inspirations ; langue humide ; lèvres et dents moins croûteuses ; une selle par lavement depuis hier ; ventre souple et affaissé ; gargouillement dans la région iléo-cœcale ; moins de stupeur ; pouls à 84, un peu redoublé.

10.— Crachats visqueux, adhérents et spumeux, contenant à peine de sang ; le malade a eu un peu de délire cette nuit ; pouls à 84 ; ventre affaissé, souple, sans gargouillement ; langue sèche, âpre, rouge à sa partie antérieure.

11.—Crachats d'un mucus glutineux, adhérents ; le malade a déliré encore cette nuit sans chercher à se lever ; langue moins sèche ; visage meilleur ; gargouillement dans le flanc droit ; chaleur modérée et sécheresse de la peau ; commencement d'escarre au sacrum et commencement d'ulcération du vésicatoire de la partie postérieure de la poitrine ; pouls à 88 , faible ; 24 à 28 inspirations.

Une tasse de bouillon coupé.

12. — Crachats muqueux, sans trace de sang ; une selle depuis hier ; délire cette nuit ; pouls à 108 , faible et mou, un peu redoublé ; langue sèche, rouge, nette ; ventre plat, sans gargouillement ni éruption ; haleine fétide ; peau sèche et aride ; le premier bruit du cœur est obscur.

Demi lavem. ém. musc. ; 1 tass. bouill. poulet.

13.—Le malade a eu cette nuit, sur les cinq à six heures du matin, du frisson ; délire toute la nuit ; chaleur modérée de la peau ; pouls à 88 , un peu plus ferme ; langue moins sèche ; lèvres et dents croûteuses ; 20 à 24 inspirations.

Même prescription.

14.—Délire cette nuit; pouls à 104, mou et faible; lèvres sèches; langue molle, assez humide; visage terreux; trois selles depuis hier.

Subdelirium au moment de la visite, le malade dit qu'il a monté du sel toute la matinée (il est garçon épicier).

Une tass. bouill. poul., orange.

15. — Délire la nuit; crachats *puriformes avec teinte sale d'ocre dans quelques points*; langue assez humide; salive un peu acide; pouls à 92.

2 lav. musqués; 2 bouil.; orange.

16. — Chaleur de la peau qui est violacée (le malade a un frisson avec claquement des dents, qui a duré presque toute la nuit); *crachats puriformes; pouls à* 128-132, petit; langue plus sèche.

Catapl. sinap. aux mollets; demi-lavement avec musc et sulfate de quinine gr. 4.

17. — Hier, le frisson observé pendant la visite s'est prolongé encore une heure, et n'a pas été suivi de sueur; cette nuit, délire jusque sur les deux à trois heures du matin langue belle ce matin; chaleur modérée; pouls à 96, redoublé; deux à trois crachats diffluents, toujours puriformes.

2 bouill.; orange; 6 pruneaux; le reste idem.

18. — Le frisson n'est pas revenu, cependant agitation encore cette nuit et délire; trois selles depuis hier; ce matin, réponses justes; pouls à 96; langue rosée, humide et nette; respiration accélérée (à 24-28); deux à trois crachats spumeux, *diffluents*.

Urine rendue à l'instant même, claire, acide, de couleur foncée, exhalant l'odeur de bouc.

19. — Toute la nuit, délire très fort (le malade a voulu se lever); le délire continue ce matin; l'urine rendue, à l'instant même, exhale une odeur fade, nauséabonde, comme celle de bouillon qui se décompose; langue humide, rosée et nette; pouls à 96; chaleur modérée de la peau; maigreur de phthisique.

Pronostic très mauvais.

20. — Râle trachéal des agonisants; état comateux, sueur froide (1). — Mort à neuf heures du matin.

Autopsie cadavérique, vingt-quatre heures après la mort.

1° *Habitude extérieure.* — Marasme très avancé; vastes escarres au sacrum et aux trochanters; point de décomposition cadavérique; ventre affaissé, à peine verdâtre, sans météorisme notable; les muscles sont poisseux, bruns.

2° *Org. digestifs et annexes.* —La membrane muqueuse de l'estomac est généralement assez blanche, plissée sur elle-même; en quelques points seulement, on aperçoit de l'injection.

La membrane muqueuse de l'iléon, dans les quatre à cinq pieds situés au-dessus du dernier pied de cet intestin, offre une rougeur uniforme, foncée, lie de vin, occupant toute la circonférence de l'intestin, avec admirable injection des vaisseaux capillaires; la membrane muqueuse, ainsi rouge et injectée, est ramollie au point qu'elle s'enlève par le moindre rèclement avec l'ongle, sans épaississement ni amincissement notable. Cette rougeur disparaît dans le dernier pied environ de l'iléon, sa portion la plus déclive, pour reparaître dans toute la surface interne du cœcu m, avec ramollissement de la membrane muqueuse. Les quatre à cinq derniers pieds de l'iléon sont parsemés d'ulcérati ons, les unes arrondies, les autres elliptiques, les unes petites et occupant les follicules isolés, les autres plus étendues et affectant les plaques de Peyer, confluentes vers la valvule iléo-cœcale, qui elle-même est profondément ulcérée. Les ulcérations du dernier pied de l'iléon

(1) Le râle est si fort qu'il ne permet guère de distinguer les bruits du cœur; il m'a semblé cependant que ces bruits étaient presque entièrement effacés, quoique l'impulsion du cœur fût très distincte, ce qui, joint à quelques autres circonstances, me fit soupçonner la formation de caillots dans le cœur.

sont pâles, décolorées, ainsi que la membrane muqueuse, tandis qu'elles sont rouges à leur bord et à leur fond, dans les autres points où la membrane muqueuse elle-même offre la rougeur indiquée **plus haut.**

Les anses intestinales ainsi altérées contenaient un liquide sale, brunâtre, fétide.

Les ganglions mésentériques, voisins de la fin de l'iléon et du cœcum, étaient tuméfiés, violets, un peu ramollis.

Il était facile de voir qu'un travail de résolution et même de cicatrisation s'était opéré vers la fin de l'intestin grêle, tandis que l'inflammation régnait encore avec intensité plus haut (1).

Rate augmentée de volume, plus facile à déchirer que dans son état normal.

Foie un peu brun, d'ailleurs sain.

3° *Organes respir. et circul.* — Les deux poumons adhèrent au péricarde par des productions celluleuses, bien organisées, anciennes. Un peu plus loin à droite, la plèvre pulmonaire offre çà et là des plaques pseudo-membraneuses, molles, récentes, à peine élevées au-dessus du niveau de la membrane séreuse et à surface polie. Épanchement d'un verre environ d'un liquide séreux, un peu trouble dans la gouttière vertébrale droite. Lobe inférieur du poumon droit *hépatisé* dans toute son étendue, facile à déchirer, offrant çà et là de petits foyers grisâtres de pus à demi concret, infiltré partout ailleurs d'un liquide lie de vin, mélange de pus et de sang, et exhalant une odeur fétide, comme *gangréneuse.*

A la partie postérieure du lobe inférieur du poumon

(1) Les personnes qui assistaient à cette ouverture ne purent s'empêcher de reconnaître avec moi que, pour nier ici une inflammation combinée et des plaques de Peyer et de la membrane muqueuse dont elles font partie, il ne fallait rien moins qu'être observateur et anatomo-pathologiste à la manière de ceux dont nous avons précédemment discuté les *théories.*

gauche, splénisation d'une masse de lobules du volume d'un œuf d'oie.

Les dernières ramifications bronchiques sont tapissées par une fausse membrane grisâtre, adhérente, qui en rétrécit le calibre. Les bronches secondaires et les grosses bronches offrent une rougeur violette générale, et un épaississement manifeste de la membrane muqueuse. La rougeur de ces canaux tranche sur la couleur blanche ou gris-blanchâtre des vaisseaux sanguins du poumon. A la bifurcation des bronches existait une tumeur formant une espèce d'éperon, du volume et de la forme du bout de la luette, d'aspect fongueux à sa surface et de consistance lardacée intérieurement : la coupe offrait une surface blanche, comme si on eût coupé une châtaigne ou un navet.

Le péricarde est libre à l'intérieur et contient une très petite quantité de sérosité claire. Le cœur est plutôt petit que gros, un peu brun; il présente quelques plaques laiteuses, anciennes comme les adhérences du péricarde avec la plèvre; ses quatre cavités, mais surtout les droites, sont remplies par des caillots ambrés, polypiformes, se prolongeant dans les gros vaisseaux. Les caillots des cavités droites avaient le volume d'un gros œuf, et adhéraient assez intimement à la surface interne du cœur. La membrane interne de cet organe et les valvules étaient saines, sans rougeur aucune.

SECOND GROUPE.

Cas terminés par la guérison.

OBSERVATION IV.

Salle des hommes, n. 7. — Le nommé Erbischoff, âgé de 19 ans, sommelier, demeurant rue de Verneuil, 54, né à Petite-Bierre (Bas-Rhin), malade depuis 8 jours, entré le 16 mai 1836, sorti le 18 juillet 1836.

Diagnostic. — ENTÉRO-MÉSENTÉRITE TYPHOÏDE. (*Forme ataxique de la fievre typhoïde de quelques auteurs*). CAS TRÈS GRAVE.

Tempérament lymphatico - nerveux ; cheveux châtains ; taille assez élevée , mais constitution assez grêle ; bien vacciné ; bonne santé habituelle ; à Paris depuis deux mois ; il a travaillé dès en arrivant ; il mange chez son maître, où il ne se trouve pas aussi bien nourri que chez lui.

Il y a huit jours, tout-à-coup , frissons suivis de chaleur; mal à la tête , mal à la gorge ; toux en revenant de la cave ; il a continué à travailler pendant trois jours, n'ayant pas alors de dévoiement.

Du thé, du bouillon, et moins de nourriture qu'à l'ordinaire durant ces trois jours ; le troisième jour , ℥ j de sulfate de magnésie dans un verre d'eau ; depuis, le dévoiement n'a pas cessé (avant , le malade était resté trois jours sans aller à la selle).

Le quatrième jour, il a continué à travailler malgré le dévoiement ; il a pris du thé et du bouillon jusqu'à son arrivée à l'hôpital (il a pris le thé comme boisson ordinaire, quelquefois 10 tasses par jour) ; il n'a pas eu de coliques; il avait dix selles environ par jour ; douleur sus - orbitaire ; lassitudes.

16 *mai soir.* — Céphalalgie générale, surtout frontale, étourdissements, faiblesse dans les jambes, lorsque le malade est debout (il est venu en voiture à l'hôpital, ainsi qu'au bureau central) ; point de bourdonnements d'oreilles ; point de sommeil ; agitation la nuit ; face rouge, un peu jaunâtre autour de la bouche ; langue d'un rouge vif à la pointe et aux bords , blanchâtre et pointillée de rouge au milieu ; salive non acide ; bouche amère ; soif intense ; inappétence ; envie de vomir sans vomissements ; ventre généralement douloureux à la pression , surtout dans les régions iliaque droite et épigastrique ; ni éruption, ni gargouillement ; trois selles liquides cette nuit et autant aujourd'hui ; ces selles étaient de c ouleur verdâtre, fétides , très liquides et rendues sans ténesme ; pouls à 120, fort ; peau brûlante et sèche ; respiration assez libre, accélérée ; picotement au

larynx dans la toux ; résonnance généralement bonne ; un peu de râle muqueux en arrière, dans les fortes inspirations; battements du cœur accélérés, forts comme le pouls.

Saignée, 3 pal. et demie.

17. *Sang de la saignée :* — Sérosité jaune-clair, transparente, déposée à la surface du caillot, qui est légèrement concave ; couenne gélatiniforme, d'une ligne d'épaisseur sur les bords, infiltrée, facile à déchirer, ainsi que le caillot, qui a une consistance moindre qu'à l'état normal.

Peu de soulagement ; insomnie ; peau chaude, aride ; chaleur ardente ; visage empreint de stupeur ; décubitus en supination ; teinte jaune du bas de la face; haleine fétide; langue sèche et visqueuse ; soif, inappétence ; ventre médiocrement tendu, assez plat, douloureux à la pression, surtout dans le flanc droit, sans gargouillement ; foie et rate à l'état ordinaire ; point d'éruption sur le ventre ; chemise tachée de matière jaune fétide ; le malade ne peut se tenir sur ses jambes ; pouls à 108, mou, assez développé, un peu redoublé ; bruits du cœur un peu obscurs ; résonnance bonne en avant et en arrière ; à peine quelque râle muqueux, en arrière ; deux à trois crachats muqueux, mêlés de grumeaux de sang noirâtre, venant des fosses nasales.

Saignée, 3 pal. matin et soir ; vent. scar. hypog. 3 pal.; solut. sir. gom. chlor. 10 gouttes par pot ; solut. sir. gr. ; fom. chlor. ventre ; aspersions chlorurées ; demi-lavement avec amidon ; diète.

18. — Depuis ce matin, et même dès hier soir, envie de vomir, et crachats de liquide séro-muqueux, qui paraissent avoir été expectorés à la suite des efforts de vomissement ; sommeil jusqu'à minuit, insomnie depuis ; peau, généralement refroidie ; pouls rapetissé, facile à déprimer, à 120; beaucoup d'oppression ; respiration haletante.

Saignée du matin. — Caillot très volumineux ; couenne mince et transparente par points ; le caillot est de consistance médiocre.

Saignée du soir. — Couenne mince, molle, générale ; caillot de consistance médiocre.

Sang des ventouses noir, avec rondelles molles, en magma.

Langue rosée, humide ; huit à dix selles hier dans la journée, aucune depuis hier soir ; ventre souple, indolent, sans gargouillement.

Vésicat. à chaque mollet ; reste idem, sauf les émissions sanguines.

19. — L'état nerveux et demi-syncopal d'hier à la visite s'est promptement dissipé, et hier soir à quatre heures le malade se trouvait bien ; sur les deux à trois heures, épistaxis très abondante ; ce matin le mieux continue ; sommeil assez long et tranquille ; la chaleur de la peau est modérée ; point de sueur ; pouls 108-112 , développé , souple, très sensiblement redoublé ; moins de toux que les jours passés.

Langue rosée, assez humide, avec couche saburrale mince ; salive non acide ; une seule selle avec le lavement ; ventre plat, assez souple, indolent, même dans la région iléo-cœcale , où il n'y a pas de gargouillement notable ; point d'éruption sur le ventre ; urine claire , acide (un peu de douleur à la fin de l'émission de l'urine , suite probable des vésicatoires).

Mêmes boissons ; diète.

20. — Deux selles à la suite du lavement , sans coliques ; chaleur modérée ; pouls 120 ; langue rosée, humide , assez nette ; ventre affaissé, sans gargouillement, ni douleur, ni taches ; urine du matin et de la veille claire, avec énéorème léger ; le sommeil a été souvent interrompu ; il y a eu de l'agitation , le malade s'est levé dans un état de délire , et a marché pieds nus.

Huit sang. derrière chaque oreille, le matin ; compresse vinaigrée front. ; diète ; le soir, saignée de 5 pal.

21. — *Sang de la saignée.* — Caillot volumineux ; sérosité

transparente à la surface du caillot, qui a partout une teinte rutilante, sans couenne ; sa consistance est moyenne (il supporte le quart de son poids, environ).

Le malade a encore déliré cette nuit, sans se lever ; ce matin peau moins chaude, plutôt sèche qu'humide ; visage bon ; yeux non injectés ; légère somnolence ; pouls 104-108, passablement développé ; réponses justes ; langue assez humide, à peine rosée, peu saburrale.

Vers minuit, on a retiré, par la sonde, deux à trois verres d'urine (ce matin le malade urine spontanément) ; ventre souple, indolent, sans ballonnement, offrant la même chaleur que le reste du corps ; le malade n'est allé à la selle que par le lavement.

Compr. oxycrat.; idem d'ailleurs.

22. — Le malade dit que rien ne lui fait mal ; une selle par le lavement ; nuit plus tranquille que la veille ; léger gargouillement dans le flanc droit ; point de taches typhoïdes ; expression du visage assez bonne ; yeux non injectés ; pouls à 112 ; urine d'aujourd'hui un peu trouble, avec nuage assez épais au centre et au fond du verre ; elle exhale l'odeur fade du bouillon qui se décompose.

Bain illicò avec affusions tièdes sur la tête pendant dix minutes; le reste ut suprà.

23. — Mieux ; il a dormi hier toute la journée ; chaleur de la peau assez douce ; visage bon ; pouls 96-100 ; langue développée, large, humide, rosée, jaunâtre au milieu ; gargouillement dans les deux flancs ; plusieurs selles depuis hier soir ; le malade exhale l'odeur d'urine ; point d'éruption typhoïde.

Bain tiède, aff. tièdes pendant 10 minutes; reste idem.

24. — Urine de ce matin jaune d'or, transparente, avec énéorème blanchâtre, acide, exhalant un peu l'odeur de cerneaux.

Langue rosée, assez nette ; deux selles depuis hier, dont une par lavement ; le malade se trouve mieux ; son appétit revient; pouls 96 ; peau de chaleur modérée; ventre tout-à-fait affaissé , indolent ; très faible gargouillement dans la région iléo-cœcale.

Mêmes moyens , moins le bain et les affusions.

25. — Pas de selles cette nuit ; langue rosée , humide , assez nette ; bon sommeil cette nuit; ventre souple , affaissé ; léger gargouillement dans le flanc gauche , nul à droite ; pouls 96; température abdom. à 34° cent.; aisselle gauche 34-35° c.

Une tasse d'eau de poulet en deux fois; le reste ut suprà.

26. — Nuage blanchâtre suspendu au milieu de l'urine ; langue un peu sèche ; pouls 88-92 ; chaleur modérée de la peau ; plusieurs selles hier, et le malade a été sous lui cette nuit.

Même prescrip. qu'hier.

27. — Sommeil cette nuit; ventre indolent ; deux selles depuis hier, dont une par le lavement ; un peu de gargouillement à gauche seulement; pouls à 96; encore un peu de chaleur à la peau.

Bain chloruré ; 2 t. bouil. ; gelée de groseille ; 6 asperges.

28. — Plusieurs selles depuis hier , dont une par lavement; ventre souple ; un peu de gargouillement dans le flanc gauche ; chaleur modérée; langue rosée , humide , assez nette ; visage bon ; pouls 80-84.

Riz sir. coing; lav. amilacé, catapl. laud. ventre, bouillon, crème de riz, pomme cuite.

29. — Ventre souple et sans gargouillement; le malade demande à sortir , il a eu une huitaine de selles.

Même prescription.

30. — Pouls à 104 , petit; température abdominale 34° ; gargouillement fort dans la région iléo-cœcale; le dévoiement persiste.

Urine un peu foncée en couleur, avec nuage blanchâtre à la partie inférieure du verre; salive un peu acide; haleine aigrelette; un peu de dureté dans l'ouïe; réponses lentes et quelquefois peu exactes.

Diète; le reste ut suprà.

31. — Hier, le malade a battu la campagne; surdit'; air de stupeur, réponses inexactes ou nulles; pouls à 108, développé; température de l'abdomen à 35°; gargouillement dans le flanc gauche; ventre un peu plus tendu, avec résonnance tympanique; langue rosée, humide.

Bain tiède, affus. tête; le reste comme hier.

1er *juin.* — Trois selles depuis hier; pouls à 100; température abdominale 35°; toujours un peu de surdité; langue humide, un peu blanchâtre; urine exhalant l'odeur de bouillon qui se gâte.

Lotions du visage avec eau vinaigrée, le reste ut suprà.

2. — Sécheresse de la peau; température abdominale 35°; pouls à 100; assez de tranquillité hier (les voisins disent que le malade a parlé toute la nuit); très léger gargouillement dans la région iléo-cœcale.

Bain tiède et affus. tête; le reste idem; diète.

3. — Langue rosée, humide; visage meilleur; deux selles depuis hier; agitation et loquacité dans la nuit; ouïe un peu moins dure; température abdominale 35°; température de la bouche 38°.

Idem, sauf le bain et les affusions; demi-tasse de lait dans un pot de solut. sir. de gomme.

4. — Toujours un peu de surdité; trois selles depuis hier; le malade a été assez tranquille; pouls 100-104; gargouillement dans la région iléo-cœcale; peau sèche; température abdominale 35°; un peu de somnolence et de stupeur; respiration libre.

Même prescription.

5. — Il a passablement dormi (cependant il s'est un peu agité et a voulu se lever); langue humide, rosée; pas de selles depuis hier; surdité un peu moins forte; pouls à 106, mou, peu développé; température abd. 35-36°.

4 ou 5 tasses bouillon coupé, 1/2 lav. av. amidon.

6. — Une seule selle liquide depuis hier; pouls 104;

température abd. 57° (thermomètre plus long-temps appliqué que précédemment); toujours un peu de surdité.

Une tasse de bouillon, gelée de gros.; reste ut suprà.

7. — Délire et agitation cette nuit; ventre sans gargouillement; peau d'une chaleur modérée; pouls à 96-100; toujours un peu de surdité et de stupeur; le malade ne se croit pas à l'hôpital, et répond mal aux questions.

Glace renouvelée sur la tête, glace à l'intérieur, une tasse de bouillon.

8. — Une selle seulement depuis hier; pouls 104; température abd. 35°; somnolence, stupeur; toujours un peu de surdité; il répond assez juste; commencement d'ulcération au sacrum.

Glace à la tête et à l'intér., 1 bouil., 12 pruneaux.

9. — Pouls 112; 3 selles depuis hier dans son lit; assez tranquille le jour et la nuit.

Bouillon, pomme cuite, gelée de groseilles.

10. — Ventre affaissé; toujours un peu de surdité; pouls à 92-96.

Bain chloruré avec aff. tièdes; même régime, plus 6 asperges.

11.—L'assoupissement continue; pouls à 84-88 ; chaleur plus modérée; peu d'appétit; langue bonne.

Convalescence commençante.

Oxycrat front.; 2 t. b., cr. riz, gelée de groseille, quelques asperges.

12. — Sommeil cette nuit; toujours un peu de somnolence dans la journée; pouls à 84.

13. — *Bon sommeil*; pouls à 76; langue rosée, humide; un peu de somnolence encore.

Bain chloruré; asperges et pain; eau rougie.

14. — Langue humide et nette; air étonné; pouls 88; température abd. 54°; toujours un peu de surdité.

1/8 d'alim., eau rougie.

15. — Un peu d'agitation la nuit; pouls à 84; température modérée.

Même prescription.

16. — La convalescence continue.

Même prescription.

19. — Fort bien ; température abd. 34°; appétit bon ; la surdité a cessé; visage bon; le malade dort bien.

Même prescription.

24. — Le malade est guéri, il se lève et se promène.

Bain, 1/4 maigre.

18 *juillet.* — *Sortie :* les forces sont bien revenues; le malade a repris son embonpoint accoutumé.

Réflexions.

Ce malade entra le même jour que celui de l'observation 2ᵉ. Les phénomènes ataxiques qui se manifestèrent dès les premiers jours de l'entrée, l'état d'affaissement profond, la tendance lipothymique, tout nous fit porter d'abord un pronostic plus grave sur ce cas que sur le cas du malade de l'observation 2ᵉ. Cependant, il se termina heureusement, tandis que l'autre fut mortel. Mais la complication pulmonaire qui se rencontra dans ce dernier n'existait pas dans l'autre, et les phénomènes ataxiques furent aussi plus prononcés dans le cas qui se termina d'une manière funeste, que dans celui qui eut une heureuse terminaison.

On ne saurait trop insister sur la gravité de cet *enchiffrènement* général des bronches et sur ces *pneumonies bâtardes* qui viennent ainsi se sur-ajouter à l'affection intestinale. Le cas suivant nous offrira un bel exemple de cette complication, terminé par la guérison (1).

(1) Dans un certain nombre de cas, je crois que cette espèce de pneumonie peut être rapprochée de celle qui a lieu à la suite des phlébites, et surtout chez les sujets qui ont subi de grandes opérations chirurgicales. Toutefois, il est des cas où la pneumonie est franche, légitime, bien que modifiée par l'état général des sujets.

Les phénomènes ataxiques constituent aussi une très fâcheuse forme de la maladie lorsque ces phénomènes sont portés fort loin. J'ose affirmer, sur la foi d'un très grand nombre de faits, que les accidents ataxiques de ce genre apparaissent très rarement quand la maladie abdominale est traitée dans les huit premiers jours par la méthode que nous avons adoptée, et c'est là incontestablement un de ses plus grands avantages ; car, les accidents ataxiques une fois développés avec violence, la mortalité de la maladie s'en accroît dans une proportion considérable.

OBSERVATION V.

Salle des hommes, **n.** 15. — Le nommé Huet, âgé de 20 ans, marchand d'habits, demeurant rue des Vieilles-Étuves, 6 ; né au Champ-Debout Calvados ; malade depuis 8 jours ; entré le 5 août 1836 ; sorti le 23 septembre 1836.

Diagnostic. — ENTÉRO - MÉSENTÉRITE TYPHOÏDE PARFAITEMENT CARACTÉRISÉE, *accompagnée d'une bronchite générale avec engouement pulmonaire, chez un sujet déjà atteint d'une blennorrhagie et de chancres.* CAS TRÈS GRAVE.

Assez forte constitution ; tempérament lymphatico-sanguin ; cheveux châtains ; variolé ; bonne santé habituelle ; à Paris depuis 6 ans.

Il y a deux ans, il est venu dans la même salle où il est resté dix jours pour une *affect. gastro-intestinale grave,* traitée par une saignée et 72 sangsues sur le ventre.

Il s'est bien porté ensuite jusqu'à la maladie actuelle.

Il a perdu complétement l'appétit, et il est tombé véritablement malade il y a huit jours ; mais déjà, quelques jours auparavant, il se sentait indisposé ; étourdissements ; mal à la tête ; mal au ventre, dans le flanc droit surtout ; lassitudes ; faiblesse ; pas d'épistaxis ; frisson qui l'obligeait à chercher des endroits chauds ; il a eu du dévoiement les trois premiers jours seulement ; il a eu aussi des nausées, mais il n'a pas vomi.

Il n'a rien fait depuis huit jours (il a bu de la solution de gomme arabique sucrée, de la tisanne de réglisse ; il a pris deux ou trois cuillerées de vin chaud sucré, et du lait chaud tous les matins).

Il ne sait à quoi attribuer sa maladie : il est bien logé, et se nourrit assez bien.

Il a, depuis quinze jours, une blennorrhagie avec forte inflammation du prépuce et du gland, maladie pour laquelle il n'a rien fait non plus.

5 août soir. — Céphalalgie forte et générale ; langue rouge à la pointe et sur les bords, sèche ; papilles développées, avec couche saburrale partielle ; salive non acide ; soif vive ; inappétence ; douleur dans tout le ventre, surtout dans la région sous-ombilicale, augmentant par la pression ; ventre légèrement tendu ; point de selles depuis trois jours ; sur les parties latérales de l'abdomen et de la poitrine, quelques taches rosées, diminuant par la pression sans disparaître complétement, formant une légère saillie au-dessus de la peau ; il existe quelques taches semblables à la partie postérieure du tronc, et notamment sur l'épaule gauche ; pouls régulier, fort et développé, à 80-85 ; bruits du cœur normaux.

Un peu de douleur derrière le sternum dans les fortes inspirations ; toux sèche et fréquente sans expectoration ; résonnance bonne en avant des deux côtes, beaucoup plus faible à droite qu'à gauche, en arrière ; râle sibilant dans toute l'étendue de la poitrine, avec respiration sèche, surtout à droite en arrière.

Chaleur vive de la peau, qui est moite.

Insomnie à cause de la douleur de tête et du ventre ; douleurs dans tous les membres ; faiblesse générale (le malade est venu à pied à l'hôpital, mais très difficilement ; il a mis plus de deux heures pour faire le trajet du bureau central à la Charité) ; étourdissements, bourdonnements d'oreilles et un peu d'affaiblissement de l'ouïe ; point d'épistaxis ; intelligence intacte.

Balanite avec blennorrhagie ; excoriation de la muqueuse

du gland et du prépuce ; excrétion de l'urine difficile, douloureuse.

Saignée, 3 pal ; *3o sangsues vent. et catapl.*

6. — L'aspect du malade annonce un état typhoïde des
plus prononcés : lèvres sèches ; expression de stupeur sur
le visage ; teinte un peu jaune de l'ovale inferieur de cette
partie ; peau chaude et sudorale ; température abdominale
à 36° c. (sueur du visage fortement acide) ; quelques taches typhoïdes à la région inférieure de la poitrine et sur
le ventre ; haleine exhalant une odeur fétide, tout-à-fait typhoïde ; l'urine du matin, rendue depuis deux heures, exhale
une odeur ammoniacale , et offre un précipité muqueux
assez abondant.

Sang de la saignée:—Sérosité jaune, transparente; caillot
déprimé , concave, adhérant légèrement aux parois du vase,
avec couenne d'un gris verdâtre , très molle , se rompant
au moindre effort; caillot sous-jacent mou , se déchirant
aussi au plus léger effort.

Langue rouge , sèche , grillée , raboteuse , ligneuse; dents
encroutées; soif vive ; salive non acide; ventre généralement
ballonné, mais surtout dans la région sous-ombilicale, avec
gargouillement et douleur dans la région iléo-cœcale (le
malade dit n'avoir pas eu de selle depuis trois jours) ; la tête
lui tourne en se mettant sur son séant; le sommeil a été
moins mauvais que la nuit précédente ; cependant , il y a eu
encore du *transport* cette nuit.

A droite en arrière , peu de résonnance depuis l'angle du
scapulum jusqu'à la base ; respiration âpre, rude et faible
dans le point correspondant à la matité ; respiration
avec sifflement vers la partie moyenne à gauche en arrière ;
enrouement; toux sèche, âpre, sans expectoration ; un
peu d'enchiffrènement; respiration à 28; sentiment d'oppression.

Pouls à 92 , passablement développé, redoublé, d'une
résistance médiocre.

Le malade se dit soulagé de la tête et du ventre depuis la saignée d'hier.

Saignée, 3 pal.; vent. scarif. ventre 3 pal.; solut. sir. g. chlorurée; solut. sir. gros.; lavement huileux; aspersions et fom. chlorurées; bain chloruré; diète.

Lotions d'eau de guimauve pour la verge.

7. — Le malade se trouve mieux du ventre et de la tête; il a bien dormi cette nuit sans agitation; expression du visage bonne; langue sèche et dure; soif vive; bouche mauvaise; haleine très fétide; salive non acide; ventre tendu, ballonné (sa circonférence, prise à un pouce au-dessus de l'ombilic, a 28 pouces); température abdominale 36-37°; gargouillement profond dans le flanc droit; pas de selle depuis hier (il n'a pas rendu son lavement).

Légère moiteur de la peau; toux sèche, presque continuelle; pouls à 96, toujours redoublé, d'une résistance médiocre.

Le malade n'a pu rendre qu'une cuillerée à café d'urine trouble, fétide, piquante, ne rougissant point le papier de tournesol.

Sang de la saignée: — Sérosité un peu trouble, rougie par la matière colorante du sang; vestiges de couenne mince et verdâtre sur le caillot, qui est mou, un peu moins qu'hier cependant.

Sang des ventouses: — Sérosité rougie par la matière colorante du sang; rondelles en magma, mollasses.

Saignée, 3 pal.; vent. scarif. en arrière de la poitrine, 3 pal; reste idem.

8. — *Sang de la saignée:* — Peu de sérosité; caillot à surface concave, adhérant partout aux parois du vase, sans trace de couenne, de consistance faible, supportant à peu près le huitième de son poids, à cassure assez nette.

9. — *Sang des ventouses:* — Sérosité abondante, assez claire; caillot mou.

Le mieux continue; assez bon sommeil cette nuit; sueur

et salive non acides; urine très peu abondante (il ne peut en rendre le matin pour être examinée) ; sudamina et légère éruption miliaire dans les deux régions sus-claviculaires; haleine très fétide; langue sèche, à demi-grillée; ventre un peu moins ballonné (sa circonférence n'offre plus que 27 p. 9 l.) ; une seule selle depuis hier ; gargouillement peu sensible; résonnance tympanique du ventre; toux sans expectoration; respiration fréquente, sans oppression bien prononcée.

Pouls 96-100, onduleux, encore redoublé ; peau chaude et couverte de sueur, surtout au tronc et au visage.

Vent. scarif. région iléo-cœcale, 3 pal.

9. — *Sang des ventouses* : — Sérosité teinte par la matière colorante du caillot; rondelles molles.

Le malade se trouve de mieux en mieux; expression du visage bonne (sueur sur cette partie) : chaleur douce et modérée; pouls 96-100, un peu mou, moins redoublé; salive non acide ; la langue s'amollit un peu; beaucoup de soif; le malade est allé cette nuit très souvent à la garde-robe (il dit 14 à 15 fois) ; ventre affaissé, souple, sans gargouillement.

Prépuce dégonflé; suppuration diminuée.

Urine rendue depuis environ 6 heures, un peu trouble, d'un jaune clair, avec faible odeur miellée, légèrement acide.

Lav. guim. et pavots bis; aspersions et bain chlorurés ; mêmes boiss. ; diète.

10. —La toux persiste, point de sentiment d'oppression; un peu d'agitation ; le malade va sous lui, cependant il ne délire pas (ses réponses sont justes, il ne se plaint plus du mal de tête).

Salive non acide; langue humide, assez molle; léger gargouillement dans la région iléo-cœcale; ventre moins volumineux (27 pouces de circonférence); toux sèche et rauque.

Diminution nouvelle du gonflement et de la suppuration du prépuce.

Pouls à 100, bien développé, un peu mou, non redoublé.

Catapl. huile de croton 40 g. sur la poitrine **en** *arrière;
2 vésicat. camphrés volants, aux mollets.*

11. — Nuit calme; langue humide; ventre un peu tendu, avec un léger gargouillement dans la région iléo-cœcale, plus chaud qu'à l'état normal; sécheresse de la peau.

Prépuce et gland dégonflés; toujours encore un peu de sécrétion purulente et ulcération à la surface du gland.

Pouls 96; urine du matin claire, jaune, avec odeur de pain d'épice, ne rougissant pas le papier de tournesol.

Haleine moins fétide, fade.

Le malade s'étant agité, l'un des vésicatoires a pris dans plusieurs endroits de la jambe et de la main droite.

Bain chloruré; diète.

12. — Surdité qui va en augmentant, surtout depuis deux jours; pouls 108, un peu mou; ventre un peu ballonné, rendant un son tympanique; chaleur modérée et sécheresse de la peau (température abdominale 33-34°); langue sèche et fendillée au milieu, un peu humide sur les bords.

Lavement amilacé; 1 t. b. poulet.

13. — Augmentation de la chaleur et de la sécheresse de la peau; pouls 104; langue d'un rouge vif et fendillée; lèvres et dents sèches; toujours un peu de surdité; haleine très fétide; salive non acide; une seule selle; ventre un peu ballonné, sans gargouillement notable.

Guérison de la blennorrhagie et de la balanite.

Urine du matin claire, limpide, jaune, d'odeur fade, à peine acide.

Le cataplasme avec l'huile de croton a fait l'office de vésicatoire en arrière de la poitrine.

On remet le malade à la diète.

14. — Toujours un peu de surdité; point de délire ni de dévoiement depuis hier; toux sèche et rauque; pouls à 112, mou.

Urine du matin exhalant l'odeur vireuse de brou de noix, assez claire, commençant à rougir le papier de tournesol; langue moins ligneuse; ventre moins ballonné.

15. — Surdité plus forte; bon sommeil cette nuit; pouls à 96; langue fendillée, sèche au milieu, s'humectant sur les bords; salive non acide; ventre un peu ballonné, sans gargouillement; pas de selles depuis deux jours; chaleur moins forte qu'hier (température abdominale 35°); réponses justes; expression du visage bonne.

Urine du matin jaune, assez foncée, avec un nuage au centre; odeur un peu moins vireuse, plus acide que précédemment.

Quelques sudamina sur la région du sternum.

16. — Chaleur douce avec moiteur de la peau; point de dévoiement ni de gargouillement; toujours de la surdité; pouls 96; haleine moins fétide; moins de toux; respiration moins fréquente; langue un peu moins sèche et croûteuse; urine jaune foncé, assez claire, sans nuage, légère odeur de brou de noix, faiblement acide aujourd'hui.

Bain chloruré dans la salle; toujours des fom. et des aspersions chlorurées et la diète.

17. — Ventre affaissé, sans gargouillement; langue sèche, fendillée et rouge à sa partie moyenne; peu de soif; toujours de la surdité; pouls 76; ventre affaissé (sa circonférence a 26 pouces); pas de selles depuis hier; urine du matin claire, jaune léger, odeur presque nulle, faiblement acide; le malade demande à manger; expression du visage bonne; respiration assez libre, à 28.

18. — Surdité presque complète; une selle depuis hier; beaucoup de sueur hier; point d'escharres; la toux persiste; pouls 88-92; chaleur assez modérée; ventre applati; langue un peu grillée au milieu, assez humide sur les bords.

L'urine du matin exhale l'odeur fétide de bouillon qui commence à se décomposer : cette odeur fétide n'est point ammoniacale, et d'ailleurs l'urine est un peu acide.

19. — Respiration à 24-28; toux forte, sans expectoration; sudamina en desquamation sur la partie latérale droite du cou; rangée de sudamina récents dans tout le creux du sternum; peau encore un peu chaude; visage bon; langue un peu plus humectée; surdité un peu moins forte; point de dévoiement; ventre souple, sans gargouillement.

Léger tremblottement dans les doigts; pouls à 96.

20. — Surdité diminuée; ventre affaissé, presque plat; à peine quelque trace de gargouillement dans le flanc droit; température abdominale 34-35°.

Voix un peu rauque; pouls à 88.

Urine transparente, rougeâtre, fortement acide, odeur de pain d'épice; langue humectée sur ses bords, assez molle à la partie moyenne; bon sommeil; toujours un peu de toux rauque.

Convalescence commençante.

Une t. b. poulet; gelée de groseilles.

21. — Langue à peu près comme hier; salive non acide; ventre souple, affaissé (sa circonférence est de 25 pouces 4 lignes); pouls 92-96; un peu de chaleur et de sécheresse de la peau; l'urine rendue depuis deux heures est trouble, jaunâtre, analogue à du moût de raisin; elle exhale une odeur légère de nougat, et est fortement acide; assoupissement ce matin; un peu de râle sibilant en arrière de la poitrine (*on remet le malade à la diète*).

22. — Un peu de sécheresse de la langue au milieu; point de dévoiement depuis hier; pouls à 96; ventre souple; peau un peu sèche et chaude.

Bain chloruré.

23. — L'urine du matin exhale l'odeur de nougat; elle est trouble comme du moût de raisin, fortement acide; langue un peu sèche au milieu; ventre affaissé, avec un peu de chaleur et de sécheresse; pouls à 96-100; le malade dit ne pas être allé à la selle depuis hier.

24. — Langue moins sèche et moins rouge; pouls 96; léger gargouillement dans le flanc droit.

Une tasse de lait coupé avec la décoct. d'orge.

25. — Pouls à 100; un peu de chaleur et d'aridité de la peau; langue assez humide sur ses bords, un peu sèche au milieu; urine du matin jaune et transparente, presque inodore, acide.

Le malade se sent assez bien; il a toujours de la toux.

Lait orge, demi-tasse de bouill. coupé.

26. — Langue moins sèche au milieu; ni dévoiement ni mal au ventre; moins d'aridité et moins de chaleur à la peau; urine transparente, presque inodore; surdité beaucoup moindre; pouls à 92.

Une tasse de bouill., crème de riz.

27. — La langue continue à s'humecter; pouls 84-88. Convalescence nouvelle.

Deux tasses de bouill., un potage, un peu de raisin.

28 et 29. — Visage plus gai, plus animé; langue plus humide; voix moins rauque; surdité presque nulle; chaleur normale de la peau; pouls 84-88; ventre souple, sans gargouillement; toux sans expectoration.

Deux tasses de bouill., raisin, biscuit, eau rougie.

3o. — Urine rendue depuis une heure, trouble comme du moût de raisin, sans fétidité, acide.

Langue humide; point de dévoiement ni de mal au ventre; pouls 88.

Bain chloruré; bouill., potages, artichaut avec un peu de pain, eau rougie, raisin.

51. — Ventre souple, affaissé; langue molle, complétement dérougie; toujours un peu de toux; pouls 76 à 8o; urine rendue depuis une heure, d'un jaune foncé, transparente, avec légère odeur vireuse.

Un huitième d'aliments; demi-tasse de vin.

1er et 2 septembre. — La convalescence se maintient.

3. — Le malade s'est levé ce matin; pouls 68; langue

humide, température abdominale 34-35°; sommeil bon; toux presque nulle; ventre souple et affaissé; surdité nulle.

La demie.

23. — Sortie; guérison parfaite.

Réflexions.

C'est là un de nos beaux cas de guérison. Nous n'avons sauvé le malade qu'en insistant avec une grande persévérance sur la méthode *thérapeutique et diététique* que nous avons adoptée. Ce malade fut condamné à une mort inévitable par plusieurs des personnes qui assistaient à la clinique. Ces sinistres prédictions ne s'accomplirent pas; mais elles se fussent à peu près certainement accomplies si la méthode la plus ordinaire de traiter la maladie qui nous occupe eût été mise en usage.

Ces réflexions s'appliquent à la plupart des observations suivantes.

OBSERVATION VI.

Salle des hommes, n. 14. — Le nommé Mollard, âgé de 22 ans, imprimeur lithographe, demeurant rue de l'Ancienne-Comédie, né à Pellegrey (Côte-d'Or), malade depuis 7 jours, alité depuis 4 jours; entré le 3 juillet 1836, sorti le 4 août 1836.

Diagnostic. — ENTÉRO-MÉSENTÉRITE TYPHOÏDE BIEN CARACTÉRISÉE. CAS TRÈS GRAVE.

Constitution moyenne, cheveux châtains.

A Paris depuis quatre mois pour la première fois.

Il y a 18 mois, il fut traité pendant un mois à l'hôpital de Dijon, pour une affection qu'il dit avoir été semblable à celle qui l'amène ici.

Il y a un an, il a eu un écoulement *vénérien* qui a duré pendant 3 à 4 mois, et dont il a été traité à Dijon.

Dévoiement pendant quelques jours, un mois après son arrivée à Paris ; non sujet à l'épistaxis (il en a eu une seul il y a 1 mois).

Il y a 7 jours, dévoiement, coliques, mal à la tête, bourdonnements d'oreilles, rougeur et pesanteur des yeux ; ces accidents ont continué, et il s'est alité depuis vendredi dernier. Il a pris du thé ce jour-là, puis de l'orge et du chiendent ; lavements et cataplasme. — Il a mangé et bu un peu jusqu'à son alitement.

Il a fait des excès de travail, mais non de régime, à ce qu'il dit : il se nourrit à la gargote, et assez mal ; il a mangé beaucoup de cerises avant de tomber malade.

Entré le 3 juillet soir.

Saignée 3 pal. ; 2 pots de solut. sir. gom. et catapl. ventre, diète.

4 juillet matin. — Nuit agitée ; insomnie ; céphalalgie moindre que précédemment ; les étourdissements persistent ; yeux injectés, brillants, un peu humides ; visage abattu ; air de stupeur ; lèvres et narines sèches ; teinte jaune du bas du visage ; pommettes d'un rouge un peu terne ; langue rouge-vif à la pointe et aux bords, humide, couche saburrale blanche au milieu ; soif très vive ; bouche pâteuse et mauvaise, inappétence ; salive à peine acide ; haleine un peu fade ; nausées sans vomissement (cependant la chemise est salie par de la matière bilieuse) ; déglutition facile ; ventre un peu tendu dans la région sous-ombilicale et surtout dans le flanc droit, d'une chaleur forte et sèche ; point d'éruption typhoïde ; douleur dans la région iliaque droite pendant une forte inspiration ; la pression augmente cette douleur qui est accompagnée d'un gargouillement diffus ; une dizaine de selles depuis hier soir ; il est tombé, dit-il, toutes les fois qu'il s'est levé ; bruit humorique dans le flanc droit ; son tympanique dans le colon ascendant ; matité dans le flanc gauche ; foie et rate ne débordant pas leur siége accoutumé.

Le malade ne peut uriner que debout, étant trop faible dans la supination.

Prostration; immobilité; douleur contusive des lombes; titubation quand le malade est debout; parole un peu faible; un peu d'hébétude dans les sensations, et l'intelligence; chaleur générale âcre et sèche depuis hier (avant il a beaucoup sué); températ. abdom. 40°; température de la bouche 41°; pouls à 100-104, mou, assez développé, légèrement redoublé, facile à déprimer; impulsion du cœur assez forte; les deux bruits sourds.

Sang de la saignée :—Sérosité transparente, citrine (un demi-verre); couenne mince sur le caillot, qui est d'un rouge rutilant au-dessous de cette couenne; celle-ci se déchire comme une toile d'araignée; caillot de moyenne consistance, se rompant assez net.

Respiration libre et facile, à 20; ni toux, ni expectoration; résonnance et respiration vésiculaire bonnes en avant et en arrière, sans râle.

Saignée 3 pal.; vent. scarif. 3 pal. rég. iléo-cœcale; solut. sir. de gom. chlorur; solut. sir. gros.; foment. et aspers. chlor. ; glace pilée sur le ventre et glace en morceaux à l'intérieur; lavem. amil.; diète.

4 juillet au soir. —Pouls petit, mou, facile à déprimer, à 105-110; le malade se dit mieux, surtout du ventre; grande faiblesse, tout le corps est inondé de sueur.

5. Sang de la saignée : —Peu de sérosité, jaune-clair, déposée à la surface du caillot qui est sans couenne, remplit presque tout le vase, et est de médiocre consistance, un peu noir. — Caillot du sang des ventouses formé de rondelles molles et diffluentes.

Le malade a peu dormi; point de céphalalgie; yeux moins injectés et moins brillants; une seule selle par le lavement depuis hier; langue rosée, humide, un peu saburrale à la partie moyenne et postérieure; ventre affaissé, moins chaud; douleur au flanc droit moins forte; moins de gargouillement; chaleur générale moins élevée (38° sur l'abdomen, 38-39 dans la bouche); ni sécheresse, ni sueurs; pouls 92-96, souple, mou, assez développé; quelques nausées sans vomissements; soif la même; bâillements.

Saignée 3 pal.; vent. scarif. 2 pal. région iléo-cœcale; reste idem.

6. *Sang de la saignée :* — Très peu de sérosité, jaune, déposée à la surface du caillot, qui est concave; quelques vestiges de couenne à sa surface; il soutient à peu près le quart de son poids.

Sang des ventouses: — Rondelles un peu moins mollasses que la veille; quelques unes même un peu glutineuses.

Nuit plus calme; *amélioration sensible*; yeux moins rouges; pas de céphalalgie; ventre affaissé, souple, sans douleur ni gargouillement, ni météorisme (un peu de bruit humorique dans le flanc droit); point de selles depuis hier; point d'éruption sur le ventre; température abdominale 37°, pouls 88; langue humide, rosée; hier, après la saignée et l'application des ventouses, vomissements de la tisane; sueur dans la soirée et la nuit; papules miliaires dans la région des clavicules.

Même prescription, moins les saignées.

7. — Le malade se trouve moins bien qu'hier.

L'urine du matin, à 5 heures, ramène au bleu le papier de tournesol rougi par l'urine acide d'un autre malade; sueur abondante, acide; pouls 88, souple, assez développé; langue humide, molle, rosée; salive un peu acide; ventre affaissé, souple, indolent; sourd gargouillement dans le flanc droit, avec léger bruit humorique; une seule selle depuis hier, par le lavement; pas d'éruption sur le ventre; un peu d'éruption miliaire dans les régions sus-claviculaires, sans sudamina bien caractérisés; pas de bon sommeil; rêves pénibles; les autres fonctions n'offrent rien à noter.

Même prescription, plus des applicat. d'eau vinaig. sur le front.

8. —Il se plaint de faiblesse depuis hier; point de sommeil cette nuit; une seule selle par le lavement depuis hier, beaucoup de sueur, la nuit surtout; ventre souple, affaissé, sans gargouillement; chaleur de la peau modérée; pouls 84, assez développé, très mou; un peu de douleur en urinant; l'urine, rendue à cinq heures du matin, est claire, jaune, et exhale une odeur de miel; elle est tout-à-fait *neutre*; langue humide, rosée; expression du visage bonne.

Sifflement musical dans la carotide gauche, par instants seulement.

Éruption miliaire peu nombreuse sur les clavicules; quelques taches rouges, disparaissant à la pression, au-devant du sternum.

Même prescr., plus quelques tranches d'orange.

9. —Faiblesse; insomnie; sueur cette nuit; pouls 80-84; peau d'une chaleur douce et halitueuse; langue molle, rosée, humide; une selle depuis hier; ventre souple, affaissé, un peu de gargouillement dans le flanc gauche; le malade se plaint seulement de faiblesse.

Même prescription.

10. —Moiteur de la peau et chaleur modérée; expression du visage calme; pouls à 80-84, langue humide, molle, rosée; une seule selle sans douleur depuis hier; salive faiblement acide; ventre affaissé, souple, avec faible gargouillement vers la région iléo-cœcale gauche.

Urine claire, avec odeur miellée agréable, légèrement acide.

Même prescription, plus une tasse b. poulet.

11. — Langue rosée, humide; pouls à 72-76; peau moite et chaleur modérée; léger gargouillement dans le flanc gauche; quatre à cinq selles depuis hier.

Glace à l'intérieur; reste idem.

12. —Ventre affaissé; éruption miliaire sur le ventre

et sur la poitrine; sudamina nombreux dans le flanc droit (le malade, depuis 2 jours, est toujours couvert d'une sueur copieuse); langue toujours bonne; 4 selles liquides depuis hier; pouls 76-80; peau d'une chaleur modérée; température abdominale 37°.

Presc. , bain chloruré.

13. — Trois selles depuis hier; pouls 80; température abdominale 35°; sueur acide; salive non acide ; urine rendue à quatre heures du matin, jaune, crue, bien transparente, faiblement acide; un peu de gargouillement dans le flanc gauche.

Bain chloruré; diète.

14. — Nuit agitée, rêves pénibles, effrayants, et sueur; une selle depuis hier; pouls 76-80; ce matin, peau plutôt sèche qu'humide; un peu de gargouillement dans les flancs, surtout à gauche ; ventre affaissé; langue rosée, humide.

Même prescr., moins le bain.

15. — Faiblesse; beaucoup de sueur; un peu de sommeil ce matin; deux selles depuis hier; pouls à 76; peau d'une chaleur modérée; urine claire, limpide, jaune, faiblement acide; peu de soif; visage meilleur; mélange de sudamina et de miliaire sur le ventre, qui est affaissé, sans gargouillement.

Convalescence commençante.

Même prescr., plus une tasse de bouil. et quelques cerises.

16. — Il se trouve bien; urine du matin sans dépôt, foncée en couleur, acide; pouls 76; chaleur modérée de la peau, ni sèche ni humide.

Deux tasses de bouill. ; un potage clair; cerises cuites.

17. — Deux selles depuis hier; pouls 72; abattement ; ventre souple et sans gargouillement.

Deux potages; un biscuit avec eau rougie; cerises cuites.

18. — Le mieux continue; sueur dans la nuit; deux selles depuis hier, avec lavement; pouls 72; mélange de sudamina, de miliaire et de petits clous sur l'abdomen;

rougeur foncée, sans excoriation, à la partie postérieure du tronc, sur le sacrum particulièrement.

Empl. diachylon sur le sacrum ; reste, idem.

19. — Convalescence confirmée ; pouls 68-72 ; urine exhalant une odeur qui tire sur celle de la violette ; sueur cette nuit ; point de bruit de diable dans les carotides, malgré l'état de légère anémie.

Solut. sir. gom. ; solut. sir. limon ; un huitième d'alim. (artichaut), eau vineuse.

20 et 21. — Pouls à 64 ; langue bonne ; le visage s'épanouit ; quelques rêves peu pénibles.

Même prescription.

22. — Urine du matin exhalant une odeur suave ; elle est d'un jaune foncé, bien claire ; bon sommeil cette nuit, et sueur à changer deux fois de chemise ; pouls à 52-56.

Le quart d'aliments.

23. — Urine du matin comme celle d'hier, *neutre* ; moiteur à la peau ; la convalescence se soutient.

24. — L'urine, rendue à l'instant même de la visite, est un peu plus colorée en jaune que celle de la veille, et légèrement acide ; le malade va très bien. Il existe une légère écorchure au coccyx.

25. — Langue humide, rosée ; bon sommeil ; aucune douleur ; visage bon ; urine claire, exhalant une légère odeur pe pain d'épice, un peu acide.

26. — Pouls à 48-52 ; guérison confirmée.

28. — Cinq à six petits clous à la paroi antérieure de l'abdomen ; pouls 44-48.

29. — Le malade mange la demie.

4 août. — Le malade sort bien guéri.

Urine du matin, rendue depuis trois heures, d'un jaune doré, transparente, ayant recouvré son odeur normale, rougissant le papier de tournesol plus fortement que celle de deux autres malades atteints de la même maladie et entrant seulement en convalescence,

OBSERVATION VII.

Salle des hommes , n. 8. — Le nommé Périnard, âgé de 25 ans, scieur de pierres, demeurant rue de la Mortellerie , 33 , né à Dun (Creuse), malade depuis 8 jours, entré le 8 octobre 1836, sorti le 5 novembre 1836.

Diagnostic. — ENTÉRO-MÉSENTÉRITE TYPHOÏDE BIEN CARACTÉRISÉE *au neuvième jour , avec engouement général des bronches.*

CAS TRÈS GRAVE.

Marié ; variolé ; constitution un peu grêle ; brun ; tempérament nervoso-bilieux.

A Paris depuis sept mois , qu'il y est venu pour la troisième fois.

Jamais de maladie grave autre que la variole ; fièvre intermittente qui a duré très long-temps. Malade pour la première fois à Paris.

Il loge avec trois camarades dans la même chambre ; il dit se nourrir assez bien , et fait quelquefois des *ribotes.*

Il y a huit jours , frisson suivi de chaleur ; céphalalgie sus-orbitaire ; inappétence ; le lendemain le malade a eu de la diarrhée sans colique ; faiblesse ; persistance de la céphalalgie ; étourdissements ; rêvasseries.

Il a été saigné du bras le cinquième jour ; a pris de la tisane et des bains de pieds (il a essayé de prendre du bouillon à l'oseille , qui n'a pas passé) ; dès le deuxième jour, il a pris du lait mêlé à du bouillon pour toute nourriture.

Il est venu en voiture à l'hôpital et au bureau central.

Le 8 au soir, jour d'entrée , *une saignée de 3 palettes.*

9 *au matin.* — Faiblesse générale ; décubitus en supination ; air d'étonnement et de stupeur ; teinte jaune de l'ovale inférieur de la face ; pommettes un peu ternes ; sécheresse des dents et des lèvres ; céphalalgie bien diminuée depuis la saignée d'hier.

Langue rouge, sèche, avec papilles développées , et une

légère couche saburrale dans la partie moyenne ; salive acide ; haleine fétide , un peu alliacée ; quelques taches rosées mal dessinées sur le ventre, et à la partie postérieure du tronc : ventre indolent , tendu dans la région sous-ombilicale ; point de gargouillement sensible , et résonnance tympanique partout ; dévoiement nul depuis hier.

Chaleur et sécheresse de la peau ; pouls à 120 , redoublé, médiocrement développé , un peu mou.

Bruits du cœur un peu sourds, avec tintement métallique clair dans la systole ; toux ; crachats glaireux et muqueux, adhérents ; râle ronflant à droite en avant ; râle sibilant et muqueux des deux côtés en arrière ; respiration vésiculaire faible ; résonnance bonne en arrière.

Sang de la saignée : — Sérosité jaune-verdâtre , transparente ; caillot parsemé de vestiges de couenne mince et transparente , mou.

Saignée 3 pal. ; vent. scar. abdom. 3 p. ; fom. et asp. chlorurées ; catapl. poitrine ; solut. sir. g. chlorurée ; solut. sir. gros ; lav. émol. ; diète.

10. — Une seule selle depuis hier , par le lavement , sans coliques ; langue rouge, sèche : salive acide ; soif vive ; haleine aigrelette ; papules et taches typhoïdes mieux dessinées sur le ventre ; tuméfaction considérable de la rate (1); gargouillement dans le flanc droit.

Stupeur très marquée sur le visage ; peu de sommeil.

Quelques crachats adhérents et visqueux ; râle ronflant et sibilant dans les deux côtés en arrière; enchifrènement (le malade respire par la bouche) ; 24 inspirations par minute.

Peau sèche et aride ; pouls à 120, mou, petit, redoublé.

Sang de la saignée : — Caillot caillebotté , diffluent, recouvert d'une couenne mollasse, infiltrée, gélatiniforme, semblable à de la graisse qui commence à se figer.

(1) Ce gonflement est très probablement le reliquat de l'ancienne fièvre intermittente.

Sang des ventouses : — Noir comme de l'encre, en magma analogue à du résiné, très mou.

Urine du matin un peu trouble, peu acide.

Vent. scarif. sur le ventre et sur la part. postér. de la poitr. 4 pal. ; le reste idem.

11. — Le malade continue à respirer avec peine (24 inspirations); râle sifflant et muqueux en avant de la poitrine; crachats visqueux et adhérents, un peu teints de sang en un point; sueur cette nuit; plusieurs taches typhoïdes sur le ventre et la poitrine; rate toujours gonflée; ballonnement modéré du ventre qui est indolent; gargouillement moindre; stupeur et découragement; réponses lentes; une selle par le lavement; pouls à 116, très mou; langue moins rouge et plus humide.

Sang des ventouses : — Moins noir et moins mou que la veille.

Vésicat. camphrés aux jambes; le reste idem.

12. — Expression du visage meilleure (trois heures de sommeil cette nuit); point de selles depuis hier; les taches typhoïdes pâlissent; ventre affaissé, souple, sans gargouillement; chaleur modérée de la peau et légère moiteur en quelques points; pouls à 108, moins mou qu'hier, redoublé; sentiment de faiblesse et d'abattement; crachats muqueux, toujours collants, moins transparents; 16 à 20 inspirations.

Urine du matin un peu foncée en couleur, assez transparente, avec odeur de violette.

Même prescr., moins les vésicat.

13. — Crachats muqueux et collants; sentiment de gêne de la respiration (24 inspirations); sueur générale, mais surtout au visage; *sudamina* sur les parties latérales du cou, taches rosées, *typhoïdes* sur la poitrine.

Deux selles depuis hier; soif vive; langue rouge à sa pointe et aux bords, humide, avec une couche saburrale au milieu; pouls à 108, mou et redoublé.

Urine du matin assez claire, sans dépôt, acide, avec odeur légère de nougat.

Même prescr.

14. — Rêvasseries cette nuit; céphalalgie occipitale; langue rosée et humide; ventre affaissé, sans gargouillement; peau un peu moite (sudamina sur les parties latérales du cou); les taches typhoïdes pâlissent; pouls moins mou que les jours précédents, à 104; chaleur presque naturelle; bon aspect du visage; crachats moins visqueux; urine foncée en couleur, bien transparente, acide.

Lav. laudanisé; le reste idem.

15. — Sommeil meilleur que les nuits précédentes; chaleur modérée; pouls plus consistant, à 104; les taches typhoïdes du ventre et de la poitrine s'effacent de plus en plus; langue rosée, humide; ventre souple, avec gargouillement léger dans la région iléo-cœcale.

Urine du matin claire, avec odeur de nougat plus prononcée.

Râle muqueux, sibilant ou ronflant, en arrière, des deux côtés, avec léger frémissement vibratoire des parois pectorales dans les fortes inspirations.

Demi-lav. amilacé; idem d'ailleurs.

16. — Respiration plus libre; bonne expression du visage; langue humide, se nettoyant; commencement d'appétit; salive un peu acide; ventre affaissé et plat; chaleur normale de la peau; pouls à 96; crachats muqueux, abondants, quelques uns un peu tachés de sang.

Urine claire, acide, avec odeur moins forte que la veille.

Même prescript.

17. — Mieux encore que la veille; le malade dit que ses forces lui semblent revenir; respiration de plus en plus libre; expression du visage très bonne; pouls à 104-108; un peu de chaleur et de sécheresse de la peau; éruption miliaire à la partie inférieure de la poitrine et supérieure du ventre; peu de soif; appétit; ventre affaissé, souple

(rate toujours très volumineuse) ; point de gargouillement; une selle par le lavement seulement.

Urine du matin trouble, avec odeur de bouc, acide.

Crachats muqueux avec quelques stries de sang.

Même prescription.

18. —Pouls à 104; peau moins chaude et moins sèche qu'hier; ventre souple et affaissé; crachats gluants, albumineux, abondants, toujours tachés de sang dans quelques points; ronflement sibilant et râle muqueux dans les deux côtes en arrière, râle presque sous-crépitant en bas, en arrière, à droite, où il existe un peu de matité jusqu'à un pouce de la pointe du scapulum ; 20 à 24 inspirations.

Pot. diacode; catapl. poitrine ; idem du reste.

16. — Crachats séro-albumineux avec quelques stries de sang; pouls à 96, plus résistant; langue humide et rosée; gargouillement dans le flanc droit; râle ronflant à droite en avant, avec frémissement vibratoire des parois pectorales pendant l'inspiration.

Urine du matin d'un jaune foncé, claire, presque sans odeur, acide.

Catapl. émétisé poitrine; une tasse bouillon de poulet.

20. — Le mieux continue; un peu de rêvasseries cette nuit ; chaleur modérée ; pouls à 96 ; respiration plus libre ; expectoration plus facile ; langue rosée et humide, un peu saburrale au milieu.

Convalescence commençante.

Catapl. émétisé; une t. bouil. ; potage; raisin.

21.—Bien en tout (rate toujours tuméfiée); pouls à 84, plus ferme ; ventre souple ; léger gargouillement dans le flanc droit; langue humide; quelques crachats muqueux avec râle muqueux en arrière; convalescence bien décidée.

Un huitième d'aliments ; continuer l'emplât. émétisé.

22. — Quelques crachats muqueux; l'urine du matin exhale une odeur de violette ou de réséda; le malade se trouve bien en tout; ses yeux reprennent leur premier éclat, son visage s'anime, son teint s'éclaircit.

24. — Ventre souple; peau d'une bonne chaleur; pouls 80-84.

Le quart d'aliments.

25. — Pouls à 76-80; bien en tout.

28. — Les forces reviennent, le malade se lève, se promène, et mange la *demie.*

2 *novembre.* — La respiration est parfaitement pure partout.

5 *novembre. — Sortie. — Guérison parfaite.*

Réflexions.

Ce cas est un des plus graves que nous ayons eu à traiter, et la guérison du malade a surpris bien des personnes. La complication du côté des bronches et du poumon a résisté plus encore que l'entéro-mésentérite, et ce n'est que vers le douzième jour après l'entrée, vingtième de la maladie, que le mouvement fébrile a cédé définitivement et que la convalescence a commencé. Il y a cent à parier contre un que, traité par la méthode ordinaire, ce malade eût succombé.

Il s'est présenté chez lui une circonstance sur laquelle je reviendrai un instant : je veux dire l'énorme gonflement de la rate (elle descendait jusque vers la crête de l'os des îles et s'avançait jusque vers le nombril). C'est après avoir constaté ce gonflement que nous demandâmes au malade s'il n'avait point été atteint de fièvre intermittente, et qu'il nous répondit, comme nous l'avions prévu, qu'il en avait effectivement été atteint. D'ailleurs, ce gonflement ne l'incommodait nullement, et bien qu'il persistât au moment de la sortie du malade, la santé n'en était pas moins pleine et entière.

OBSERVATION VIII.

Salle des hommes, n. 8. — Le nommé Scheitlein, âgé de 21 ans, menuisier, demeurant à Charonne (banlieue, né à Saint-Gall (Suisse); malade depuis 8 jours, entré le 2 août 1836, sorti le 27 août 1836.

Diagnostic. — ENTÉRO-MÉSENTÉRITE TYPHOÏDE MODÈLE *(fièvre ou affection typhoïde, exaspérée après l'emploi des purgatifs).* CAS FORT GRAVE.

Forte constitution; tempérament sanguin; vacciné; à Paris depuis trois mois; bonne santé habituelle.

Il y a huit jours, faiblesse générale, perte d'appétit, mal au ventre. A partir du second jour (poudre de rhubarbe d'abord, puis une potion avec sulfate de soude demi-once, séné 2 gros, racine de jalap 30 gr., eau 4 onces). Il a été fortement purgé, et sa faiblesse a été en augmentant. Malgré la perte de l'appétit, il s'est efforcé de prendre des aliments; mais depuis six jours, il a cessé toute espèce d'occupation, et la fièvre ne l'a pas quitté depuis cette époque.

Il a été saigné du bras gauche le 29 juillet, il y a cinq jours.

Il ne sait à quelle cause rapporter sa maladie, et en général il ne répond qu'avec difficulté aux questions qui lui sont adressées, ce qui tient en partie à ce qu'il ne comprend pas bien le français, et aussi à une certaine lourdeur d'intelligence.

2 août soir. — Pommettes d'un rouge vif; pourtour de la bouche et surtout sillons naso-labiaux offrant une couleur jaunâtre qui contraste avec la rougeur vive des pommettes; langue blanchâtre, humide; lèvres sèches; soif vive; point d'appétit; salive non acide; haleine aigrelette; ni nausées, ni vomissements; le malade dit ressentir continuellement de la colique au niveau de l'ombilic : la pression n'augmente point la douleur; léger gargouillement dans les deux flancs; point de selles depuis deux jours, mais avant-hier le malade a eu une dizaine de selles à la suite d'une nouvelle potion purgative ; on aperçoit sur l'abdomen et sur la partie inférieure de la poitrine quelques petites taches rosées, disparaissant à la pression.

Pouls à 90, large, souple, peu résistant ; bruits du cœur normaux ; peau chaude et sèche.

Toux sèche ; résonnance et respiration bonnes.

Urine jaunâtre.

Point de céphalalgie notable ; faiblesse ; bourdonnements d'oreilles lorsque le malade est debout ; il est venu à pied à l'hôpital et a marché difficilement ; légère épistaxis avant-hier.

Saignée 3 pal.

3. — *Sang de la saignée :* — Sérosité jaune foncé, déposée à la surface du caillot, qui est concave ; une petite croûte rouge à la place de la couenne ; le caillot soutient à peu près le quart de son poids.

Urine du matin jaune foncé, transparente, odeur de pain d'épice, faiblement acide.

Un peu de mieux depuis hier ; moins de fièvre et de soif ; teinte jaune du visage ; sécheresse des lèvres la même qu'hier ; langue pointue, rouge à la pointe et aux bords, un peu saburrale au milieu, un peu sèche ; point d'appétit ; salive non acide.

Outre les petites taches du ventre observées la veille, on voit une papule d'un rouge cuivré, un peu aplatie, à la partie externe supérieure de la fesse droite. Gargouillement à flot dans la région du cœcum et dans celle du colon ascendant ; point de douleur à la pression dans la région du cœcum ; coliques dans la région de l'ombilic ; point de selles depuis trois jours ; peau d'une chaleur assez modérée au toucher, avec sécheresse et un peu d'aridité (tempér. abdom., à 36°). — Pouls à 88, un peu mou, médiocrement développé, un peu redoublé. Pas de céphalalgie, point d'éblouissements ni d'étourdissements, mais expression du visage un peu étonnée ; réponses justes ; intelligence bonne ; décubitus sur le dos : sentiment de faiblesse et de prostration ; peu de sommeil la nuit dernière.

L'auscultation et la percussion donnent de bons résultats (seulement la respiration vésiculaire est faible partout, à cause de la faiblesse des mouvements respiratoires).

Saign., 3 pal. ; vent. scarif. abdom. 3 pal. ; demi-lavement huil. ; solut. sir. gom. chlor., solut. sir. gros. ; fom. et aspers. chlor. ; diète.

4. — *Mieux qu'hier* : langue rouge à la pointe et aux bords, blanchâtre au milieu, sèche ; une selle hier dans la journée ; gargouillement très fort dans le flanc droit ; la douleur ombilicale a cessé ; ventre moins tendu dans sa portion sous - ombilicale ; peau d'une chaleur modérée, moins sèche ; pouls 88-92 , un peu mou ; haleine fade et fétide.

Sang de la saignée : — Sérosité d'un jaune foncé, mêlée d'un peu de matière colorante ; caillot plus mou qu'hier, de consistance de gelée de groseille très molle (la saignée a coulé en bavant).

Mollesse diffluente du coagulum du sang des ventouses, et sérosité fortement mêlée de matière colorante du sang.

Point de céphalalgie ; la faiblesse générale et la teinte jaune du visage persistent.

Vent. scarif. rég. iléo-cœcale 3 pal. ; lavem. émoll. ; le reste ut suprà.

5. — Le malade se trouve mieux qu'hier : pouls à 92 ; peau de chaleur modérée ; l'urine du matin est d'un jaune assez foncé : elle exhale l'odeur miellée et est acide ; visage moins rouge ; langue rosée ; ventre affaissé, souple ; le gargouillement a considérablement diminué, ainsi que la douleur dans le flanc droit.

Sang des ventouses : — Sérosité un peu moins rougie ; caillot diffluent comme la veille.

En somme, très notable soulagement.

Bain chloruré ; diète ; reste idem.

6. —Deux à trois heures de sommeil cette nuit; un peu de moiteur sans sueur; ventre souple, affaissé, avec un peu de gargouillement à droite, sans douleur. — Pouls à 80-84; peau de chaleur modérée.

L'urine du matin (rendue depuis trois ou quatre heures au plus) est *trouble comme du moût de raisin;* elle exhale une odeur fétide, légèrement piquante, et ramène au bleu le papier de tournesol rougi par l'urine d'un autre malade.

Faiblesse, éblouissements, étourdissements en se levant.

Bain chlor.; diète; lav. ém.; le reste ut suprà.

7. — L'urine rendue depuis deux ou trois heures est d'un jaune foncé, bien transparente aujourd'hui, sans dépôt, d'une odeur agréable de pain d'épice; elle ne rougit pas sensiblement le papier de tournesol.

Visage bon; teinte jaune un peu moins foncée; peau d'une chaleur modérée. — Pouls à 92, assez ferme, bien développé, non redoublé.

Langue humide; une selle depuis hier, sans douleur de ventre; faible gargouillement à droite; un peu plus de chaleur du ventre qu'à l'état normal.

Bain chloruré; reste idem.

8. — Le malade se trouve de mieux en mieux; douce moiteur et chaleur modérée de la peau; pouls à 80-84, souple, bien développé; langue humide, nette, encore un peu rouge; un peu de gargouillement sans douleur dans le flanc droit; cinq à six heures de sommeil cette nuit.

L'urine, rendue depuis deux heures et demie à trois heures, est d'un jaune doré, un peu acide, et exhale l'odeur de pain d'épice.

Convalescence commençante.

Une tass. bouil. poulet.

9. — Le mieux continue; le malade a pris son bouillon avec plaisir.

Urine faiblement acide.

Langue rosée, humide; gargouillement fort dans le flanc droit, faible dans le gauche; une selle depuis hier; peau d'une chaleur modérée, un peu moite; pouls à 72; un peu de sommeil cette nuit.

2 t. bouil.; une crème de riz.

10. — Une seule selle depuis hier, sans douleur; léger gargouillement dans le flanc droit; bon sommeil; pouls à 72-76; langue humide.

L'urine, rendue depuis trois heures et demie, est d'un jaune doré, avec odeur de pain d'épice, un peu acide.

Point de mal à la tête; bon sommeil cette nuit.

2 t. b.; 2 potages; œuf avec mouillettes, et eau rougie sucrée.

11. — Langue bonne; visage bon; ventre souple; léger gargouillement à droite; pouls à 72; la convalescence est bien décidée.

L'urine, rendue depuis trois heures, est claire, jaune, et d'une odeur de pain d'épice.

Fom. ém., asp. chlorurées; bain chloruré; un huitième côtelette; demi-verre de vin.

12. — Le mieux continue.

13. — Hier le malade s'est levé et continue à bien aller. L'urine du matin est plus acide.

Léger gargouillement dans la région iléo-cœcale; une seule selle depuis hier.

Un quart d'aliments.

14. — La convalescence continue bien.

16. — Deux selles depuis hier; point de gargouillement notable.

Urine jaune, d'une odeur agréable.

27 août. — Le malade sort parfaitement guéri.

Réflexions.

Voici un cas fort grave où la maladie, grâce à l'énergique méthode des émissions sanguines, secondée par les autres m... exposés dans ces observations, cède avec une telle pr...titude, que la convalescence se déclare au septième jour du traitement, quinze jours après le début.

Un tel résultat n'eût été obtenu par aucune autre méthode. Que si l'on nous objecte qu'il n'y a cependant rien de bien étonnant à voir la maladie se terminer au quinzième jour, nous répondrons qu'elle se fût terminée en bien moins de temps, si le malade était entré dès les premiers jours à l'hôpital. Il ne faut pas s'imaginer, en effet, que la convalescence s'est déclarée après sept jours de traitement, parce que la maladie datait déjà de huit jours au moment de l'entrée ; il serait plus exact de dire qu'elle ne s'est terminée qu'au septième jour de traitement, parce qu'elle avait déjà huit jours de durée au moment de l'entrée. En effet, cette maladie, comme tant d'autres, est d'autant plus rapidement guérie par la méthode qui nous est propre, qu'elle est attaquée à une époque plus voisine de son début, de telle sorte qu'on peut réellement la *juguler* ou la faire *avorter*, quand on la combat dès les premiers jours de son début, comme le démontreront, d'ailleurs, plusieurs des observations subséquentes.

Je sais que cette assertion est en contradiction avec les opinions assez généralement adoptées ; mais ce n'est pas là le seul préjugé dont nous ayons fait justice à l'aide des faits ; il n'y a point d'autorité qui ne doive s'abaisser devant celle de l'expérience, et point de maîtres dont l'éloquence égale celle des faits : le suivant nous paraît digne d'attention.

OBSERVATION IX.

Salle des hommes, n. 2. — Le nommé Roger, âgé de 17 ans, maçon, demeurant rue de l'Hôtel-de-Ville, 100, né à Limoges (Haute-Vienne); malade depuis 5 jours, entré le 19 octobre 1836, sorti le 3 décembre.

Diagnostic. — GASTRO - ENTÉRO-MÉSENTÉRITE AVEC PHÉNOMÈNES TYPHOÏDES *très prononcés, et un peu d'ataxie.*

CASUS GRAVISSIMUS.

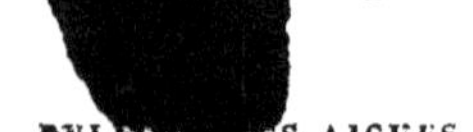

Constitution un peu délicate; brun, un peu maigre; à Paris depuis huit mois; vacciné.

Il y a deux ans environ, il a eu, dans son pays, une *fièvre* qui a duré un mois, et dont il ne se rappelle pas bien les symptômes.

Trois jours après son arrivée à Paris, il a eu un dévoiement qui a, dit-il, duré une demi-journée seulement.

Il est sujet à quelques indigestions. Il y a cinq jours, il en a éprouvé une très forte (selles et vomissements nombreux), après avoir été *riboter* à la barrière. Il est resté couché depuis. Tête lourde, faiblesse générale; soif; fièvre; céphalalgie; le dévoiement a continué ainsi que les vomissements.

Il a bu de l'eau de riz et de l'eau sucrée; il a fait diète depuis samedi.

19 au soir. — Lèvres et dents sèches; pourtour de la bouche jaune; soif vive; inappétence; vomissement de bile verdâtre; bouche mauvaise; langue blanchâtre, humide, un peu rouge à la pointe; ventre douloureux autour de l'ombilic, surtout par la pression; la pression détermine aussi de la douleur à l'épigastre et dans le flanc droit où il existe un peu de gargouillement; huit à dix selles la nuit dernière, claires, jaunes, avec coliques; point d'éruption sur le ventre; pouls à 100, petit, mou, peu développé; cœur normal; un peu de toux; respiration un peu sèche et sifflante en avant des deux côtés; chaleur modérée avec sécheresse de la peau.

Le malade est venu en voiture à l'hôpital et au bureau central; faiblesse générale; douleurs dans tous les membres; tournoiement de tête; rêvasseries et insomnie; réponses justes.

Saignée, 5 pal., le soir.

20. — *Sang de la saignée :* — Sérosité en petite quantité à la surface du caillot qui offre quelques rudiments de couenne sur ses bords, et est d'une médiocre consistance.

Prostration ; visage abattu, exprimant la stupeur et l'étonnement ; narines pulvérulentes ; sécheresse des dents et des lèvres ; regard triste ; yeux chassieux ; le malade ne peut se tenir assis, ni soutenir sa tête ; céphalalgie frontale et étourdissements ; demi assoupissement ; réponses lentes, assez justes, quelquefois interrompues, comme celles d'un homme à demi endormi et qui se sent fatigué ; la nuit, délire (le malade a voulu se lever) ; langue blanche au milieu, rouge à la pointe, un peu sèche ; soif vive, inappétence ; envie de vomir ; haleine fétide ; salive *acide* ; point d'éruption sur le ventre qui est généralement douloureux, surtout dans le flanc droit où il y a un peu de gargouillement et d'empâtement ; léger gargouillement dans le flanc gauche aussi ; peu de météorisme ; le malade dit avoir vomi et fait sous lui cette nuit.

Chaleur et aridité de la peau ; pouls à 120, mou, redoublé ; battements du cœur avec médiocre impulsion (les deux bruits clairs) ; rien d'anormal pour la respiration, si ce n'est la faiblesse du bruit respiratoire, due à la faiblesse des mouvements d'inspiration.

Saig. 2 pal. ; vent. scarif. ventre 1 pal. ; 20 sangs., derrière les oreilles ; solut. sir. gom. chlorur. ; solut. sir. gros. ; comp. vinaig. front. ; catapl. et aspersions chlorur. ; lavem. amid. pav. ; diète.

21. — Agitation et cris dans la nuit (on a été obligé de mettre le gilet de force).

Sang de la saignée : — La sérosité ramène au bleu le papier de tournesol rougi par un acide ; elle est claire, en petite quantité ; caillot peu consistant, avec couenne mince et molle.

Le sang des ventouses est en grumeaux noirs et mous.

Le délire persiste ce matin, mais le malade est plus tranquille (quand on fixe son attention, ses réponses sont assez nettes, et il dit se sentir très mal partout) ; tendance à l'assoupissement ; haleine très fétide ; langue *grillée et fendil-*

lée, brune, ainsi que les dents; ventre un peu affaissé, douloureux à la pression dans la région iléo-cœcale surtout, où il y a un peu de bruit humorique sans gargouillement; point d'éruption sur le ventre; point de selles depuis hier; le malade n'a presque pas bu de tisane parce qu'il vomissait presque aussitôt; peau chaude, sèche et aride; pouls à 116, faible, redoublé; toux sèche, enchiffrènement.

Vent. scarif. 2 pal. ventre ; glace à l'intérieur ; reste idem.

22. — Dans la nuit, agitation (le malade s'est levé); ce matin, visage plus réveillé qu'hier; le malade répond mais difficilement, et dit qu'il ne peut parler; céphalalgie diminuée; langue moins sèche, saburrale; salive légèrement acide; haleine moins fétide; pouls médiocrement développé, à 112-116, mou et fuyant sous le doigt, un peu redoublé; ventre assez affaissé, presque plat; le malade peut se lever seul dans son lit, et urine copieusement en notre présence : l'urine est claire, jaune, et exhale une légère odeur de bouc.

Le sang des ventouses, encore noir et diffluent, l'est moins cependant que la veille.

Continuat. de la glace et des boissons indiq.

23. — Moins d'assoupissement; visage moins abattu; réponses justes; pas de céphalalgie (cette nuit a été calme); langue rosée, assez humide, fendillée au milieu; salive un peu acide; narines lanugineuses; dents sèches; ventre affaissé, douloureux, seulement pendant la toux, sans gargouillement; météorisme; pas de selles; pas d'éruption; peau de chaleur modérée, pas trop aride; pouls à 108, petit, mou, redoublé.

Même prescription.

24. — Mieux; il a été visité hier et a reconnu ses amis; chaleur peu élevée, avec aridité de la peau; pouls à 100, souple, plus développé et plus résistant; langue humide et molle, un peu fendillée au milieu; salive un peu acide; ventre affaissé, souple et indolent, sans gargouillement; point de selles depuis hier.

Même prescription.

25. — Langue sèche et un peu collante; enchifrènement plus marqué; ventre affaissé, sans gargouillement, sans éruption; point de selles depuis hier; chaleur modérée et sécheresse de la peau; pouls à 96, mou, à peine redoublé (encore un peu d'agitation cette nuit).

Vésicatoires vol. et camphrés aux jambes.

26. —Chaleur modérée; parole embarrassée par la sécheresse de la langue; dents encroûtées; pouls à 92-96, un peu redoublé; pas de selles même par le lavement.

L'urine du matin est claire, d'odeur de pain d'épice acide.

L'haleine n'est plus fétide, et la salive à peine acide.

27. — Pouls à 88, chaleur modérée; langue sèche et grillée; point d'éruption sur le ventre; visage un peu abattu, yeux un peu injectés.

28.—Pouls à 84-88, un peu relevé, redoublé; point de selles depuis hier; langue sèche et grillée; dents fortement encroûtées, noires.

29. —Pas de selles depuis hier; ce matin même, le malade a vomi sa tisane; langue plus molle; dents toujours encroûtées et narines lanugineuses; météorisme de la région sous-ombilicale; *deux petites taches rosées, typhoïdes, sur chaque flanc;* un peu moins d'aridité de la peau; pouls à 80-84.

Commencement de convalescence.

Idem en tout; plus une tasse bouil. poulet.

30.—Pouls à 84, plus développé et redoublé; chaleur modérée de la peau; peu de soif; ventre plus souple; l'urine du matin est acide.

Potage et bouill.

31. —Depuis hier soir, céphalalgie très forte; pouls à 76-80; peau un peu chaude et aride; langue grillée; un peu de météorisme et d'empâtement dans la région iléo-cœcale; l'urine du matin est acide.

6 *sangs. à chaque tempe; glace à l'intérieur; diète.*

1ᵉʳ *novembre.* — Sommeil cette nuit; visage non injecté; point de mal à la tête; pouls à 84-88, assez ferme; langue un peu croûteuse, point de gargouillement.

Glace à l'intérieur; catapl. chloruré; lait coupé avec décoct. d'orge; une tasse de bouill.; grappe de raisin.

2. — Le mieux continue; un peu de chaleur et de sécheresse de la peau; pouls à 88; langue croûteuse et raboteuse au milieu, humide; une selle depuis hier; un peu de ballonnement sous-ombilical; l'urine du matin est un peu trouble et exhale l'odeur de pain d'épice.

Même prescription.

3. — Langue moins croûteuse; pouls à 84-88; la convalescence se soutient.

4. — Le mieux continue.

5. — Un peu de dévoiement depuis hier (*diète*).

6. — Rechute : insomnie; stupeur; dents et langue sèches, fuligineuses; le malade va sous lui; ventre plus ballonné; un peu de gargouillement; peau sèche et chaude; pouls à 84, assez développé.

Solut. sir. gom. et gros.; pot. laud. 6 gouttes; deux demi-lav. amidon et pavots; catapl. laud. ventre; diète.

7. — Dents et langue moins sèches; ventre un peu ballonné; chaleur sèche de la peau; langue moins embarrassée; pouls à 88; narines désobstruées.

Même prescription.

8. — Langue à peu près nette et moins sèche; ventre souple, moins ballonné, sans gargouillement ni douleur (le malade a été une fois sous lui); pouls à 84, développé, assez résistant, redoublé.

Convalescence nouvelle.

Pomme cuite.

9. — Pouls à 76-80; langue un peu sèche et encore fendillée au milieu.

1 *tasse bouillon, raisin; 1 pomme cuite.*

10. — Il se trouve bien en tout ; pouls à 80 ; ventre affaissé.

Même prescription.

11. — Bien, si ce n'est un peu de dévoiement.

Potion laudanisée ; biscuit avec eau rougie sucrée.

12. — Météorisme et gargouillement médiocre dans la région iléo-cœcale ; deux à trois selles depuis hier ; pouls 80-84, redoublé.

Cataplasme chloruré ; crème de riz ; échaudé ou biscuit et eau rougie.

13. — Deux selles depuis hier ; pouls à 84 ; dents et langue sèches ; le malade a vomi ce qu'il a essayé de manger hier.

Diète ; riz gommé ; catapl. ventre.

15. — Deux selles depuis hier ; ventre affaissé ; gargouillement profond dans la région iléo-cœcale ; pouls à 80.

Continuation de la diète.

16. — Langue plus humide et moins écailleuse ; pouls à 76 ; ventre affaissé.

1 tasse bouillon poulet.

17. — Langue encore moins sèche ; chaleur modérée de la peau ; pouls à 76-80.

Bouil. , 1 soupe grasse.

18. — La langue et les dents se nettoyent ; pouls à 68 ; ventre affaissé , sans chaleur ni gargouillement ; une selle depuis hier.

2 potages ; œuf, mouillettes ; eau rougie.

19. — Convalescence bien décidée : la langue est humectée ; très bon sommeil cette nuit ; point de dévoiement ; pouls à 68.

Huitième d'aliments.

20. — Très bien ; apyrexie complète ; le teint s'éclaircit ; le visage , qui était triste , prend un air de gaieté.

Quart d'aliments.

21. — La guérison se consolide de plus en plus ; les forces commencent à revenir.

Du 21 au 3o , le malade se lève , mange la demie , reprend des couleurs et de l'embonpoint ; il est gai, et nous remercie maintenant d'une sévérité de régime qui lui avait été si pénible ; son pouls est tombé à 6o.

3 *décembre.* — Sortie. Parfaitement guéri ; il mangeait les trois quarts.

OBSERVATION X.

Salle des hommes , n. 7. — Le nommé Loiseau, âgé de 3o ans, domestique, demeurant rue Rousselet, 27, né à St-Charles (Mayenne), malade depuis 8 jours , entré le 16 octobre 1836, sorti le 24 novembre 1836.	*Diagnostic.* — ENTÉRO-MÉSENTÉRITE *(forme gastrique).* CAS LÉGER, PRESQUE DOUTEUX *pour quelques personnes, à l'entrée.* *Méthode expectante d'abord.* — *Sous l'influence de cette méthode, le cas est devenu d'une extrême gravité, mais il a cédé néanmoins aux saignées coup sur coup.*

Très forte constitution ; brun, vacciné, bonne santé habituelle ; à Paris depuis quatre mois.

Un mois après son arrivée à Paris, il a eu , dit-il , une *indigestion* (il a vomi et a eu le dévoiement pendant huit à dix jours).

Il y a huit jours , malaise , inappétence ; fièvre ; lassitude , lourdeur dans les membres , tendance à l'assoupissement, éblouissements , étourdissements ; point d'épistaxis, pas de dévoiement.

Il a bu de l'eau d'orge miellée ; a pris du lait , du bouillon , des fruits , des potages.

Il ne sait à quoi attribuer sa maladie.

17 *octobre.* — État actuel : *stupeur* et abattement ; faiblesse ; lourdeur de tête ; marche difficile ; céphalalgie sus-orbitaire ; sommeil pénible ; rêvasseries ; hébétude dans le regard ; point de traces d'éruption typhoïde ; teinte jaune générale du visage , surtout de l'ovale inférieur ; lèvres et narines sèches ; langue rouge à la pointe , blanchâtre à la base ; soif modérée ; haleine fétide ; salive un peu acide ;

éructations ; ventre généralement un peu douloureux, surtout à l'épigastre , sans tension bien prononcée (la douleur augmente à la pression) ; pas de gargouillement sensible ; résonnance tympanique dans la région iléo-cœcale surtout ; un peu de dévoiement cette nuit ; rien d'anormal pour la respiration et le cœur ; chaleur modérée et sécheresse de la peau ; pouls à 84 , peu développé , un peu redoublé.

Solut. sir. gom. et gros. ; lav. ; catapl. ; diète.

18. — Faiblesse ; rêvasseries ; sueur cette nuit ; deux selles depuis hier ; peau chaude et sèche ; pouls à 84, médiocrement développé , un peu redoublé ; urine du matin un peu foncée ; langue blanche au milieu , rosée aux bords , assez humide ; ventre médiocrement tendu , sans gargouillement, moins douloureux ; point d'épistaxis ni d'éruption cutanée.

Même prescription.

19. — Point d'amélioration ; chaleur et moiteur de la peau modérées ; pouls à 92 , un peu redoublé , de force médiocre ; langue blanche au milieu , rosée à la pointe et aux bords ; il existe un aphthe au fond de la bouche à gauche ; haleine fétide ; *quelques taches rosées, typhoïdes , sur le ventre*; un peu de gargouillement dans le flanc droit, ou la région iléo-cœcale, qui est un peu douloureuse à la pression ; trois selles depuis hier ; urine du matin foncée en couleur, claire.

Voyant que le mal empire chaque jour, j'ai enfin recours à une méthode active.

Saignée 4 pal. ; vent. scarif. 3 pal. ventre ; solut. sir. gom. chlorurée ; solut. sir. gros. ; demi-lav. amidon ; catapl. et asp. chlorurés ; diète.

20. — Un peu de faiblesse et de tournoiement de tête ; pouls à 96, très développé, très mou ; chaleur modérée ; langue humide et saburrale au milieu , un peu rouge à sa circonférence ; ventre affaissé, souple, sans gargouillement, avec un peu de météorisme dans le flanc droit.

Sang de la saignée : — Caillot volumineux, un peu affaissé sur ses bords, sans couenne, facile à rompre et à cassure assez nette.

Le sang des ventouses est un peu noirâtre; les rondelles, comme hachées ou coupées en petits morceaux, forment une sorte de magma.

Vent. scarif. 5 pal. ventre ; reste idem.

21. — Le malade se sent faible et a un peu dormi; chaleur assez forte de la peau, qui est sèche et aride; pouls à 104; langue rosée et humide à sa pointe et à sa circonférence; salive non acide; quelques nouvelles taches rosées, typhoïdes; ventre assez affaissé, sans gargouillement notable, plus tendu dans la région du flanc droit.

Sang des ventouses : — Sérosité rougie par la matière colorante; rondelles un peu moins molles.

Vent. scarif. 5 pal. flanc droit.; reste idem.

22. — Tête lourde; sommeil assez tranquille; une selle par lavement depuis hier; chaleur modérée de la peau, avec sécheresse; pouls à 88-92; langue humide, rouge à la pointe et aux bords, blanche au milieu; haleine un peu piquante; salive acide; ventre souple, sans gargouillement; éruption typhoïde, la même.

Sang des ventouses : — Sérosité moins rougie par la matière colorante; rondelles rouges à la surface, sans couenne, un peu glutineuses.

Même presc., sauf les ventouses.

23. — Rêves pénibles cette nuit; une selle liquide; les taches typhoïdes sont plus nombreuses sur les hypochondres et parfaitement caractérisées; pouls à 88-92; chaleur modérée de la peau; ventre souple et affaissé; pas de sueur.

Même prescript.

24. — Faiblesse et prostration; pouls à 84, chaleur modérée et un peu d'aridité de la peau; l'éruption typhoïde persiste dans les hypochondres et s'étend au dos et à la

région lombaire ; ventre souple, sans douleur, sans gargouillement.

Même prescript.

25. — Bouche et haleine plus mauvaises, pouls à 96 ;
peau sèche et chaude ; langue rosée et humide à la pointe ;
sèche et râpeuse au milieu ; salive un peu acide ; les taches
typhoïdes sont encore plus nombreuses (1) et plus appa-
rentes ; une selle par lavement ; ventre indolent, sans gargouillement ; parole faible et basse ; abattement et découragement extrêmes ; état très alarmant.

Vésic. camphrés aux jambes; le reste idem.

26. — Deux selles abondantes ; langue rosée, un peu
sèche au milieu ; chaleur et sécheresse de la peau médio-
cres ; pouls à 96 ; quelques unes des taches typhoïdes ont
pâli et quelques *papules* font une saillie assez forte au-dessus du niveau de la peau.

27. — Taches nouvelles en haut et en devant de la poitrine ; langue un peu sèche et papilleuse au milieu, ventre
souple, affaissé, sans gargouillement ; une seule selle depuis hier ; chaleur modérée et sécheresse de la peau ; pouls
à 92, mou, faible, redoublé ; somnolence ; parole faible ;
intelligence nette.

28. — Le malade a uriné sous lui cette nuit ; nez effilé ;
air de tristesse profonde ; yeux et joues injectées ; ventre
assez affaissé, sans gargouillement ; l'éruption typhoïde a
un peu pâli ; pouls à 92, redoublé ; langue un peu sèche
au milieu.

Compress. vinaigr. front; le reste idem.

29. — Le malade a un peu dormi cette nuit ; chaleur
modérée de la peau ; pouls à 96 ; la langue s'humecte et est
rosée ; ventre affaissé, sans gargouillement ; éruption toujours abondante ; prostration ; visage injecté.

(1) Les deux côtés de la poitrine, le ventre, le dos en sont parsemés :
elles sont d'un rouge assez vif, s'effacent à la pression, puis reviennent.

Lav. avec musc gr. 6; le reste idem.

3o. — Marmottement; tremblement des lèvres et des mâchoires; soubresauts des tendons; peau plus chaude; pouls à 100, un peu étroit et redoublé; haleine très fétide; les taches typhoïdes sont plus abondantes encore; gargouillement à droite; le malade exhale une odeur diarrhéique et de souris (urine et matières fécales rendues involontairement).

10 sangs. derrière chaque oreille; lav. musc. gr. 6; le reste idem.

31. — Visage meilleur; moins de soubresauts des tendons; chaleur modérée de la peau; pouls à 88; langue humide et rosée; l'éruption est moins apparente; le malade a uriné sous lui; ventre souple; un peu de moiteur.

Même prescr., moins les sangsues.

1ᵉʳ novembre. — Tête moins lourde; un peu moins de prostration; l'urine est rendue involontairement; chaleur modérée; pas trop de sécheresse; pouls à 76-80, sans redoublement; ventre assoupli, un peu affaissé dans la région iléo-cœcale; éruption typhoïde un peu diminuée.

2. — L'urine précipite en blanc par l'acide nitrique, et le précipité se dissout dans un excès d'ammoniaque (1). Chaleur de la peau moins forte; pouls à 84, étroit; langue rosée et humide.

1 tasse bouill. coupé.

3. — Faiblesse générale; empâtement de la langue; pouls à 84; les taches typhoïdes s'effacent peu à peu.

L'urine exhale une odeur fétide; elle est acide.

1 tasse bouill.; raisin.

4 et 5. — Le mieux continue, et la convalescence se déclare; l'éruption est presque complètement disparue; dents et langue nettes; cessation de la stupeur.

---

(1) A cette époque, nous traitions les urines de plusieurs de nos malades par l'acide nitrique, à l'occasion d'un malade chez lequel on soupçonnait la maladie de Bright. Nous reviendrons ailleurs sur ces expériences.

2 tasses bouill.

6. — Le malade se trouve bien en tout; pouls à 72; sueur cette nuit; chaleur modérée; langue humide et rosée.

2 tasses bouill., cr. de riz, raisin; gelée de groseilles.

7. — Ventre souple et affaissé; l'éruption abdominale et thoracique s'est dissipée sans aucune desquamation; pouls à 60-64; visage bon; dents et langue nettes.

Œuf et mouillettes, eau rougie.

8. — Chaleur normale; pouls à 68; langue nette.

1/8 poulet.

9. — Le mieux se soutient; pouls à 60-64; chaleur normale.

10. — Visage excellent; peau fraîche; pouls à 60.

Quart d'aliments.

Les jours suivants, le teint s'anime, le visage devient riant de triste qu'il était; le malade se lève et se promène; il mange successivement la demie et les trois quarts (le 21, il est mis aux trois quarts).

24. — Il sort parfaitement bien portant.

Réflexions.

Quel beau cas que celui-ci, et combien il est instructif! Un malade jeune, fort, vigoureux, nous arrive dans un état de fièvre typhoïde si léger, que si nous l'eussions attaqué énergiquement, en quatre à cinq jours la convalescence se fût déclarée. Au lieu de cela, nous attendons que la maladie se dessine mieux, et elle se dessine, en effet, si bien, que, malgré le traitement le plus actif, nous avons presque désespéré de pouvoir sauver le malade. Jamais nous n'avions vu plus belle éruption typhoïde, plus profonde prostration, et pour comble de gravité, des accidents ataxiques viennent encore compliquer l'état du sujet.

A la même époque, nous avions voulu essayer aussi le

traitement par les saignées ordinaires chez un homme atteint d'un érysipèle en apparence assez peu grave; ce malade tomba dans un état d'assoupissement et de congestion cérébrale qui finit par l'emporter. On ne pouvait être plus malheureux en revenant ainsi pour un moment à la pratique vulgaire. Aussi, je ne recommencerai plus de si périlleuses expériences.

Tous ceux qui ont suivi le malade de la présente observation avaient tremblé comme moi pour sa vie, et nous avons tous ressenti une joie bien vive lorsque enfin nous avons eu vaincu la maladie. Quelle leçon, encore une fois, pour les vrais amis de la saine observation et de la saine pratique !

OBSERVATION XI.

Salle des hommes, n. 6. — Le nommé Prudhomme, âgé de 20 ans, maçon, demeurant rue Perdue, 3 , né à Notte (Creuse), malade depuis 2 jours, entré le 26 octobre 1836, sorti le 25 novembre 1836.

Diagnostic. — Entéro-mésentérite typhoïde bien caractérisée (*forme ataxo-adynamique*).
Légère pneumonie intercurrente.
Casus gravissimus.

Constitution de force moyenne ; brun , bilieux, variolé ; à Paris depuis deux ans.

L'année dernière, il a eu une *fièvre* qui a duré huit jours (elle était tierce).

Il est sujet à la colique, aux maux d'estomac et aux saignements de nez.

Il a éprouvé, il y a deux jours, de la céphalalgie, avec mal d'estomac, et une agitation se rapprochant du délire ; du dévoiement s'est déclaré le lendemain, avec faiblesse et étourdissements.

Le malade a été amené à l'hôpital en voiture (1).

____

(1) Il paraît que la maladie s'est bien déclarée tout-à-coup sans prodromes. J'ai interrogé le malade encore une fois après sa guérison , et il assure de nouveau qu'il a été pris tout-à-coup de frissons, de fièvre, etc.

Une saignée le matin avant l'entrée; quinze à vingt sangsues avaient déjà été appliquées aussi à l'épigastre.

Le malade ne sait à quoi attribuer sa maladie.

26 octobre. — Prostration très considérable; le malade ne répond pas aux questions qu'on lui adresse; il tourne la tête de divers côtés, et agite aussi ses membres en différents sens; il est comme plongé dans un profond assoupissement; bâillements fréquents; bas du visage jaune; lèvres et dents sèches; on ne peut faire tirer la langue au malade (elle paraît assez humide); vomissement glaireux; épigastre douloureux; gargouillement dans les deux flancs; point d'éruption typhoïde; pouls petit, presque insensible à 120; bruits du cœur normaux; peau chaude et sèche.

Une saignée 3 pal. le soir; 3o sangs. au ventre; lav. émoll.; sinap. aux pieds.

27. — *Sang de la saignée :* — Sérosité peu abondante, alcaline; caillot sans couenne, de consistance moyenne.

Décubitus en supination; stupeur très prononcée; abattement; intelligence engourdie; réponses entrecoupées par défaut de mémoire; yeux animés et larmoyants; nez effilé; narines et lèvres sèches; bas du visage jaune; haleine fétide à distance; langue humide et comme dépouillée à sa partie antérieure, saburrale en arrière, fendillée à sa partie moyenne; salive non acide; pas de vomissement depuis hier; pas d'éruption typhoïde; douleur générale de l'abdomen augmentant par la pression, avec gargouillement dans la région iléo-cœcale où la douleur est plus vive qu'ailleurs; une selle hier; chaleur modérée et aridité de la peau; pouls à 116-120, faible, étroit, redoublé, mou; douleur et chaleur de la tête.

La faiblesse, la prostration et la stupeur sont telles, que le malade a éprouvé une défaillance, quand on l'a fait asseoir pour l'ausculter en arrière.

Vent. scarif. 2 pal. région iléo-cœcale; solut. sir. gom.

chlor. ; solut. sir. gros. ; catapl. chloruré; demi-lav. pavots et amidon ; asp. chlorurées ; diète.

28. — Moins de mal à l'estomac et au ventre; toujours de la céphalalgie ; une selle par le lavement; langue rosée, lisse, un peu fendillée et sèche au milieu, avec papilles développées ; ventre affaissé; gargouillement dans la région iléo-cœcale ; chaleur et sécheresse de la peau; pouls à 104-108, redoublé, moins faible; la stupeur et l'assoupissement sont diminués ; réponses plus justes.

Sang des ventouses : Rondelles de consistance moyenne; sérosité teinte par la matière colorante.

Saignée 2 pal.; vent. scarif. 2 pal. flanc droit; le reste idem.

29. — Mieux : sommeil tranquille cette nuit; céphalalgie moindre ; chaleur modérée de la peau ; pouls à 100, mou, *fluctuant*, redoublé ; moins de soif ; langue lisse, comme *dépouillée*, rosée ; ventre affaissé, indolent dans la région cœcale, où il y a un léger gargouillement ; une selle cette nuit; stupeur et teinte jaune du visage moindres.

Sang des ventouses : Vestiges de couenne sur les rondelles qui sont glutineuses.

Sang de la saignée : Sérosité d'une teinte opaline, non rougie par la matière colorante; caillot avec vestiges de couenne, assez ferme et glutineuse.

Vésicat. volants aux jambes; le reste idem, moins les saignées.

30. — Abattement; pouls redoublé, mou, à 112; point d'éruption ; gargouillement diffus dans le flanc droit, peu de météorisme ; trois selles depuis hier.

Crachats rouillés, visqueux et adhérents; 36 inspirations; matité dans les deux tiers inférieurs et postérieurs de la poitrine avec respiration bronchique et râle crépitant rare (1).

(1) Ces phénomènes du côté de la poitrine n'existaient point les jours précédents (l'exploration attentive à laquelle le malade a été soumis

L'urine exhale une odeur de bouse de vache très prononcée; elle n'est ni acide ni alcaline.

Saignée 3 pal.; vent. scarif. 2 pal. en arrière de la poitrine; viol. guim. sir. gom.; solut. sir. gom. chlorurée; catapl.; lav.émol.; sécher les vésicat.; diète.

31. — Hier, le malade s'est encore levé et a marché sur le carreau (on a été obligé de lui mettre le gilet de force); deux à trois crachats rouillés et visqueux; pouls à 104; peau moins sèche et moins chaude ; 32 inspirations ; ventre aplati, affaissé ; léger gargouillement dans la région iléo-cœcale; langue un peu sèche au milieu; un peu moins de stupeur et d'assoupissement.

Sang de la saignée : — Sérosité claire; caillot concave à sa face supérieure, sans couenne, à surface d'un rouge rutilant; le caillot se casse net.

Sang des ventouses : — Sérosité à peine teinte en rouge; rondelles glutineuses, assez fermes.

L'urine est acide et donne un précipité albumineux abondant par l'acide nitrique.

Catapl. vent. et poitr.; le reste idem.

1er novembre. — Pouls à 96, mou et *fluctuant*; respiration 32-36; assoupissement; langue grillée; réponses justes; un peu de gargouillement dans la région iléo-cœcale.

L'urine continue à précipiter en blanc par l'acide nitrique et par l'action de la chaleur.

2. — Crachats muqueux, adhérents, avec râle crépitant et un peu de souffle dans les trois cinquièmes inférieurs de la partie postérieure du thorax.

Urine claire, acide; précipité albumineux, abondant, par l'acide nitrique, précipité qui se redissout par l'ammoniaque.

chaque matin nous permet de l'affirmer). Dans son agitation, le malade s'est levé et a marché nu-pieds ; il est extrêmement probable que c'est là la cause déterminante de la pneumonie intercurrente. Cet accident nous fit porter un pronostic très grave.

Le malade est à demi assoupi ; il se plaint de partout ; langue sèche et raboteuse ; un peu de gargouillement dans le flanc gauche ; empâtement dans la région sous-ombilicale ; pouls à 92, assez résistant ; 30 inspirations ; en arrière à gauche, la résonnance et la respiration sont assez bonnes ; à droite en arrière, la résonnance est faible.

Ventouses scar. 2 pal. à droite en arrière de la poitrine ; diète.

3. — Le malade a parlé cette nuit, s'est agité, mais sans chercher à se lever ; pouls à 80-84 ; langue moins sèche ; deux selles depuis hier ; ventre plat,

Sang des ventouses : Rondelles en grumeaux, noirâtres et mollasses.

Respiration à 24.

L'urine est acide et exhale une odeur aromatique agréable.

Commencement de convalescence.

Demi-tasse de bouillon poulet.

4. — Le mieux continue.

5. — Le mieux se soutient ; pouls à 72 ; chaleur normale ; peu de stupeur.

6. — Point de crachats ; respiration à 24, libre ; chaleur modérée de la peau ; pouls à 72, assez développé ; langue un peu sèche au milieu ; un peu de gargouillement dans le flanc droit.

1 t. bouil. ; raisin ; reste idem.

7. — Peu de sommeil cette nuit ; deux selles depuis hier ; point d'expectoration ni de toux (seize à vingt inspirations) ; pouls à 72, redoublé ; langue moins sèche ; ventre affaissé.

Catapl. poitrine ; lavem. ; 2 potages, raisin, biscuit et eau rougie.

8. — Chaleur normale ; pouls à 60-64 ; visage et langue bons ; le malade semble ressuscité.

Franche convalescence.

Un huitième d'aliment.

9. — Pouls à 60 ; langue humide ; le malade se sent très bien.

Un huitième, demi-tasse de vin.

10. — Langue tout-à-fait nette et rosée ; point de chaleur à la peau ; pouls à 60.

Quart.

11. — Trois selles depuis hier ; langue rosée, nette et humide ; peu de sommeil cette nuit.

Solution sirop de gomme et catapl. laud. ; un huitième seulement d'aliments.

12. — Langue bonne et humide ; pas de dévoiement ; pouls 56-60.

Quart.

17. — Guérison complète.

Demie.

Les jours suivants, le malade reprend de plus en plus ses forces et mange les trois quarts. La rapidité de sa guérison, surtout après l'explosion imprévue d'une pneumonie greffée sur un entéro - mésentérite , parut presque merveilleuse à toutes les personnes qui suivaient la clinique.

25. — Sortie.

OBSERVATION XII.

Salle des hommes, n. 19. — Le nommé Liot, âgé de 19 ans, garçon restaurateur, demeurant boulevard des Italiens, 1, né à Dnigreville (Manche) , malade depuis 8 jours, entré le 4 septembre 1836, sorti le 20 novembre 1836.

Diagnostic. — ENTÉRO - MÉSENTÉRITE TYPHOÏDE, *qui paraît s'être aggravée à la suite de l'usage de l'eau de Sedlitz.*

CAS TRÈS GRAVE.

Bonne constitution, châtain-foncé, variolé ; à Paris depuis trois ans, habituellement bien portant, ne faisant, dit-il, d'excès en aucun genre.

La maladie a débuté, il y a huit à dix jours, par des étourdissements , de la céphalalgie, des lassitudes et de la faiblesse dans les membres, et des vomissements sans dévoiement. Le malade prit une bouteille d'eau de Sedlitz du deuxième au troisième jour ; il n'en résulta pas d'évacuations bien copieuses ; une deuxième bouteille fut prise (pour rappeler l'appétit qui était complètement perdu) : pas de soulagement ; quatre ou cinq selles. Depuis la deuxième bouteille, le malade est resté alité, et il n'a bu que de la limonade. Dans le premier jour, il mangea de la soupe, de la tête de veau et des haricots ; il prit aussi un peu de vin. Le malade est venu au bureau central, et de là à l'hôpital en voiture.

5. — Peu de sommeil cette nuit ; pas d'épistaxis ; faiblesse générale très considérable ; la physionomie exprime la stupeur ; le bas du visage est jaune ; la langue d'un rouge écarlate, sèche, comme grillée en quelques points ; soif continuelle ; anorexie, bouche pâteuse (la sécheresse de la bouche est telle, que le malade ne peut bien humecter le papier de tournesol auquel il donne cependant une légère teinte rouge) ; ventre indolent, assez bien conformé, un peu douloureux dans le flanc droit, où il y a un léger gargouillement et une résonnance tympanique ; point de douleur ni de tension à l'épigastre, pas de selles depuis deux jours ; taches rosées vers la partie supérieure du côté droit de l'abdomen et sur la partie inférieure de la poitrine. Chaleur générale de la peau, qui est sèche, brûlante (temp. du ventre, 36 à 37°) ; haleine fade, un peu fétide.

Pas de toux ; résonnance bonne dans toute la poitrine ; bruits du cœur un peu obscurs ; pouls à 92, légèrement redoublé, souple, un peu mou.

Saign., 3 palett. matin et soir ; vent. scarif. sur le ventre, 3 pal. ; sol. sir. gom. avec chlor. ; lavem., catapl., et aspersions chlor.; diète.

6. — Mieux : pas de mal à la tête ; peu de sommeil, agitation, rêvasseries, visage abattu ; tête lourde, grande faiblesse ; langue sèche, fendillée et râpeuse ; ventre un peu moins développé dans la région sous-ombilicale ; douleur à la pression dans la région iléo-cœcale, avec gar-

gouillement profond et léger météorisme ; une selle par le lavement ; chaleur assez douce au toucher ; persistance des taches rosées ; pas de sueur ni de sudamina.

Pouls à 96, souple, redoublé.

Sang de la première saignée : — Sérosité d'un jaune foncé, claire ; absence de couenne ; mollesse du caillot. — *Deuxième saignée :* — Sérosité plus abondante, mêlée de matière colorante du sang, caillot moins mou.

Sang des ventouses : — Sérosité noircie par la matière colorante ; caillot diffluent et noirâtre.

Saig. 3 pal. ; vent. scarif. 3 pal. rég. sous-ombilicale ; lav. huil. ; reste idem (1).

7.—Pas de selles ; gargouillement dans le flanc gauche, pas dans le flanc droit ; ventre encore tendu et résistant dans la région sous-ombilicale ; langue assez sèche ; pas de céphalalgie et quelques éblouissements avec étourdissements ; peau chaude et moite ; pouls à 100, mou, peu développé.

Sang de la saignée : — Pas de couenne ; caillot mou, rouge à sa surface ; sérosité abondante.

Sang des ventouses : — La sérosité est mêlée de matière colorante ; les rondelles forment un magma noirâtre.

Saignée de 2 pal. ; 15 sangs. à l'anus. ; le reste idem.

8. — Bon sommeil ; pas de céphalalgie ni de bourdonnements d'oreilles ; grande faiblesse ; langue sèche et rouge, pas de nausées ; pas de selles ; pouls à 110-120.

Sang de la saignée : — La sérosité est à peine teinte de sang ; caillot sans couenne, mais plus consistant que celui de la veille.

Solut. sir. gom. et sir. gros. ; asp. et foment. chlorurées ; lavement émoll. ; sinapismes ; diète.

9.—La langue est toujours rouge, mais elle s'humecte ;

____

(1) A dater de cette époque, j'ai été absent de Paris jusqu'à la fin de septembre, et c'est M. Montault qui a traité le malade, et qui a recueilli le reste de l'observation jusqu'à mon retour.

pas de douleur dans le ventre, qui est toujours tendu dans la région sous-ombilicale, sans gargouillement (l'éruption du ventre a disparu, mais on observe quelques taches rouges sur la poitrine); deux selles liquides depuis hier; pouls petit; *bruit de diable dans la carotide droite.*

Même prescript.

10. — Face encore un peu pâle; langue sèche; pas de douleur dans le ventre ni à l'épigastre, pas de gargouillement; un peu de tension et de rénitence; chaleur abdominale encore assez forte; deux selles depuis hier; pouls à 100 environ, peu développé, mou, redoublé (même bruit de diable); pas de bourdonnements ni de tintements d'oreilles.

Même prescript.

11. — Langue chargée d'un enduit visqueux, gluant; ventre indolent, généralement un peu ballonné; trois selles liquides; gargouillement dans le flanc droit; pouls à 100-105, toujours un peu redoublé.

Eau de seltz; pot. gomm.; le reste idem.

12. — Bon sommeil; langue encore sèche et grillée; ventre indolent; plusieurs selles depuis hier, et gargouillement dans les deux flancs; toujours du ballonnement; pouls à 95-100.

Bronchite générale (râle muqueux dans toute l'étendue de la poitrine, en avant et en arrière); peau chaude et sèche.

Même prescript., moins l'eau de Seltz.

13. — Bon sommeil; abattement; stupeur sur le visage; langue rouge, fendillée, cependant moins sèche qu'hier; gargouillement à flot dans la région iléo-cœcale; le ventre très tendu, ballonné; le malade dit avoir été quatre fois à la selle sans coliques; peau chaude et sèche; pouls petit, à 95-100; respiration un peu gênée; râle sifflant.

Emplâtre de poix de Bourg. émétisé en avant de la poitrine; 1 tasse bouill. de poulet.

14. — Prostration; décubitus en supination; trois selles involontaires; langue un peu moins croûteuse; gargouillement considérable dans le flanc droit; météorisme; son tympanique dans toute l'étendue du ventre; nouvelles taches rosées, typhoïdes, sur l'abdomen et la poitrine; râle muqueux et sibilant général; pouls plus petit, moins redoublé, très fréquent.

Deux emplâtres saupoudrés de 25 grains d'émétique sur les côtés du thorax.

15. — Assez bon sommeil; deux selles liquides; la langue est un peu moins sèche; persistance du météorisme et du gargouillement; pouls un peu moins fréquent, toujours petit, mou; grande faiblesse; prostration; respiration moins sifflante, mais plus facile.

Bouill. de poulet; d'ailleurs même prescription.

16. — Face pâle; terreuse; langue rugueuse, rouge; *mâchonnement continuel;* le malade va sous lui; ventre indolent, tendu, fortement ballonné, rendant partout un son tympanique; gargouillement bien manifeste; pouls petit, fréquent, mou; râle muqueux, sibilant et ronflant dans toute la poitrine.

17. — Même dévoiement; langue sèche, fendillée; ventre météorisé sans gargouillement appréciable; peau sèche; chaude; *persistance des taches rosées sur le ventre et la poitrine;* râle muqueux très fort en avant et aux côtés; en arrière, râle sous-crépitant partout dans l'inspiration; pouls fréquent; prostration.

Oxym. scillit. dans pot. gom.; huile de cacao camphré en foment. sur le ventre; lav. avec pavot.

18. — Grande prostration; selles involontaires, moins abondantes; langue rugueuse; météorisme considérable; pouls plus développé, fréquent, mou, un peu redoublé; peau sèche.

Même prescription.

19. — Le malade dit se trouver mieux qu'hier (cette

nuit, agitation et délire) ; selles involontaires beaucoup diminuées ; la langue s'humecte ; le ventre est toujours ballonné, rénitent, sans gargouillement ; encore quelques taches rosées ; râle muqueux considérable ; le pouls est plus fort, plus développé ; peau chaude et sèche.

Même prescription.

20. — *Rougeur et excoriations si r lesacrum ;* deux selles hier en dévoiement, et sous le malade ; le visage est cependant meilleur ; langue sèche, râpeuse ; pas de douleur à l'épigastre ni dans le ventre ; moins de tension du ventre qui rend encore un son tympanique ; peau sèche, pouls plus développé ; même râle muqueux et sifflant.

Bouill. de poulet; le reste idem.

21. — Pas de selles depuis hier ; peu de sommeil, mais pas d'agitation ; la langue est moins sèche, le ventre beaucoup moins météorisé ; peau chaude et sèche ; grande fréquence du pouls qui est plus développé que les jours précédents ; même râle en arrière (de plus, à la base du poumon gauche, râle crépitant).

Vent. scarif. à la partie inf. et post. de la poitrine 1 palette de chaque côté.

22. — Pas de selles depuis hier ; agitation et délire cette nuit ; la langue est plus humide (encore un peu râpeuse) ; le visage est meilleur ; ventre affaissé ; encore quelques taches rosées, lenticulaires ; peau moins sèche, pouls mou, moins développé, moins fréquent ; la respiration est plus facile.

Sang des ventouses : — La sérosité est teinte par la matière colorante du caillot ; les rondelles forment un magma recouvert d'une croûte rouge.

On s'aperçoit ce matin que le malade porte dans la saignée du bras gauche une tumeur qui paraît être la suite d'une ancienne saignée. Il s'en est écoulé à l'ouverture environ deux à trois gros de pus.

Vésicat. à un mollet; idem pour le reste.

23. — Le malade va beaucoup mieux; (le vésicatoire a bien pris); râle muqueux ou sous-crépitant à la base des poumons; la faiblesse est toujours très grande.

Vent. scarif. poitr. en arr., 2 palettes; le reste idem.

24. — *Sang des ventouses :* — Pas de couenne sur les rondelles qui sont réunies en un magma diffluent.

Deux selles; moins de prostration; le visage bien meilleur; pouls à 85; langue sèche; pas d'agitation cette nuit qui a été bonne; même persistance des symptòmes sthétoscopiques, mais la respiration est plus libre.

Même prescrip. sauf les vent. ; toujours du bouill. de poulet.

25 et 26. — Deux selles; ventre indolent; langue rouge, lisse, un peu humide; le pouls est comme hier; moins de toux.

Même prescription.

27. — Escarres très profondes au sacrum; deux selles; langue humide; pouls un peu plus développé.

28. — Deux selles; langue très bonne; ventre indolent; respiration beaucoup plus libre; visage bon.

Convalescence.

2 bouill., 1 potage, 1 biscuit, eau rougie.

29. —Le pouls est plus fréquent; langue blanchâtre; une selle; ventre plus ballonné; peau chaude et sèche.

1 tasse bouill. poulet seulement.

30. — Langue humide; ventre non douloureux, moins ballonné.

Bouill. , potag.

3 octobre. — Le mieux continue ; les escarres se sèchent un peu.

Un huitième d'aliments.

9. —Les escarres sont guéries.

La demie d'aliments.

18. —Diarrhée et colique hier.

Solut. sir. gom.; lav. amilac.

19. — Encore du dévoiement; pouls à 100-104; peau chaude et aride; légère rechute.

Fom. émoll.; riz, sir. coing; catapl. laud.; diète.

20. — Mieux; deux selles hier seulement; pouls à 96.

1 t. bouil.; raisin.

21, 22, 23. — Toujours du dévoiement; langue sèche, grillée; fièvre assez vive.

1 t. b.; raisin.

24. — Ventre gonflé comme un tambour dans la région sous-ombilicale; langue encore sèche, moins brune; pouls à 96; une seule selle depuis hier.

2 t. b.; biscuit avec eau rougie; raisin.

25. — Plusieurs petites pustules ou boutons sur les parois latérales du ventre; langue sèche, râpeuse, et un peu fendillée; pouls à 92; chaleur modérée et aridité de la peau.

Nouvelle convalescence bien décidée.

Un huitième d'aliments.

Les jours suivants, le dévoiement ne revient pas; le visage s'anime et le malade reprend de l'embonpoint et des forces (il mangela de mie, puis les trois quarts).

20 *novembre.* — Le malade quitte l'hôpital dans un état de santé parfaite.

Réflexions.

Voilà un exemple de la résistance opiniâtre de la maladie, résistance moins opiniâtre toutefois que si l'on eût employé une méthode moins énergique.

La complication pulmonaire a été pour beaucoup dans la gravité de la maladie; les escarres ont aussi contribué à rendre laborieuse la convalescence.

La diarrhée qui est survenue à une époque où le malade, parfaitement guéri, mangeait déjà la demie, cette diarrhée a fini par se changer en une véritable rechute à laquelle le malade aurait pu succomber, sans la sévérité avec laquelle nous sommes revenus à la diète et aux émollients. A travers tous ces orages, le malade est enfin arrivé au port. Il est à peu près certain que ce cas eût été mortel s'il eût été traité par la méthode de quelques praticiens dont la prudence est cependant devenue proverbiale.

OBSERVATION XIII.

Salle des hommes, n. 11. — Le nommé Labillé, âgé de 25 ans, commissionnaire, demeurant rue du Petit-Lion - Saint-Sulpice, né à Saint-Nicolas - Lachapelle (Savoie), malade depuis 6 jours, entré le 26 octobre 1836, sorti le 2 décembre 1836.

Diagnostic. —Entéro-mésentérite typhoïde *avec engouement péripneumonique à la base des deux poumons.*

Casus gravissimus.

Constitution moyenne; châtain; peau pâle et mince; à Paris depuis deux ans; sujet aux épistaxis.

Il y a six jours, céphalalgie, fatigue dans les membres, faiblesse, dévoiement, toux; le malade a travaillé les deux premiers jours, et s'est couché ensuite; épistaxis les quatrième et cinquième jours.

Il est venu en voiture à l'hôpital.

Il ne sait à quoi attribuer sa maladie, si ce n'est aux fatigues.

Le deuxième jour, vin chaud sucré (demi-chopine); il s'est appliqué trois sangsues à chaque jambe pour diminuer la céphalalgie.

26 octobre, soir. —Couleur jaune du bas du visage; lèvres un peu sèches; langue sèche et rouge à la pointe, blanche-jaunâtre à la base; épigastre douloureux; ventre un peu ballonné (1); trois selles liquides aujourd'hui; *quelques taches rosées, typhoïdes sur le ventre et la poitrine;* peau très chaude et sèche; pouls à 105, mou, un peu redoublé,

(1) Une vaste cicatrice, suite de brûlure, bride tellement la moitié droite de l'hypogastre, qu'on ne peut exercer une pression suffisante pour déterminer le gargouillement.

assez développé; cœur normal; toux sans douleur dans la poitrine; crachats séro-muqueux, peu abondants; râle muqueux à gauche en arrière; douleur dans les membres; faiblesse générale; étourdissements; céphalalgie; bourdonnements dans les oreilles; intelligence un peu obtuse; tristesse, morosité; réponses brèves, monosyllabiques; insomnie et rêvasseries.

Le soir, saignée 3 palettes.

27.—*Sang de la saignée :*—Sérosité d'une teinte opaline, un peu louche ; couenne infiltrée, gélatiniforme, sur le caillot, lequel est très mollasse (quelques fragments de couenne ressemblent à une masse polypiforme très molle).

Prostration considérable ; réponses toujours brèves; stupeur; langue pointue, rouge, sèche en avant, blanche en arrière; trois à quatre selles depuis hier ; quelques taches typhoïdes rares au bas et en devant de la poitrine; ventre tendu et ballonné.

Pouls à 120, mou, redoublé; état normal de la respiration en avant; *râle crépitant* et diminution de la résonnance dans le quart inférieur, à droite et à gauche, en arrière (surtout à droite).

Saignée 3 pal.; solut. sir. gom. chlorurée; viol. guim. sir. gom. ; solut. sir. gr; catapl. chloruré ventre; catapl. poitrine; lavem. émoll. ; diète.

28. — Le malade se trouve un peu mieux; la tête est dégagée, mais il se plaint encore du ventre ; langue rouge à la pointe et sur les bords, blanche et sèche au milieu; salive non acide; réponses un peu moins brèves; pouls à 104; le malade a vomi deux fois depuis hier, et il a eu trois garde robes.

Toux sèche; la respiration vésiculaire et la résonnance reviennent dans le tiers inférieur et postérieur des deux côtés; encore un peu de râle muqueux, mêlé de râle crépitant à droite.

Sang de la saignée : —*Sérosité un peu trouble* et opaline,

alcaline (elle ramène au bleu le papier rougi par du vinaigre) ; couenne incomplète, molle ; caillot presque diffluent.

*Saignée 5 palettes; vent. scarif. 2 pal. poitrine; reste
idem.*

29. — Réponses encore moins brèves ; visage meilleur ;
chaleur peu élevée et moiteur de la peau ; pouls à 104 ;
24 à 28 inspirations ; crachats albumineux ; langue rouge
à la pointe et sur ses bords, un peu saburrale au milieu ;
une seule selle par le lavement ; une demi-douzaine de taches typhoïdes bien dessinées, lenticulaires , sur le ventre.

Sang de la saignée : — Teinte jaune-verdâtre de la sérosité
qui est encore un peu louche ; caillot sans couenne, de consistance moyenne.

Sang des ventouses : — Sérosité un peu teinte par la matière
colorante , rondelles sans couenne , de consistance médiocre.

Saignée 2 pal.; reste idem; diète.

30. — Le malade a de la peine à uriner ; la vessie est
distendue par l'urine qu'on retire immédiatement par le cathétérisme ; crachats séro-muqueux ; pouls à 100 , souple.

Sang de la saignée : — Sérosité louche ; couenne mince et
friable ; caillot mou (la sérosité est neutre, et précipite
abondamment par l'acide nitrique).

Cathétérisme; le reste idem , moins la saignée.

31. — Hier le malade a été sondé une fois, et il a uriné
seul depuis ; quelques crachats *demi-transparents et d'une
teinte abricot*; respiration à 24-28 ; pouls à 104 , un peu
redoublé ; deux selles depuis hier ; langue rouge à sa circonférence, un peu humide.

Emplâtre stibié (gr. 25) dans le dos; idem d'ailleurs.

1ᵉʳ *novembre.* — Teinte encore un peu jaune des crachats ;
respiration libre (à 16-20); chaleur de la peau augmentée,
sans trop de sécheresse ; pouls à 96 , redoublé, un peu mou ;
langue rouge à la pointe , lisse au milieu.

Même prescription.

2. — Quelques crachats demi-transparents , avec teinte abricot.

Urine trouble, fétide, acide : traitée par l'acide nitrique , elle donne un précipité blanc; la solution de sublimé produit le même précipité.

Chaleur modérée de la peau ; pouls à 88-92 , assez développé, *fluctuant;* râle sibilant à droite en arrière ; langue rosée , assez humide ; une seule selle depuis hier.
Même prescription.

3. — Moiteur générale et sueur au visage , avec chaleur modérée de la peau ; pouls à 96-100 ; insomnie cette nuit ; soif vive ; pas d'appétit.
Même prescription.

4. — Fièvre encore forte ; assez bien du reste.
Idem.

5. — Pouls à 88-92 ; quelques crachats safranés.
Saignée 2 pal.; catapl. poitrine; 1 tasse bouillon poulet.

6. — Urine de la veille bourbeuse , odeur de souris , acide.

Sang de la saignée : — Sérosité claire; caillot peu volumineux , en champignon ; couenne mince, lisse et bien organisée; caillot de consistance moyenne.

Langue rosée, un peu saburrale, humide ; dévoiement avec ventre un peu ballonné; chaleur assez modérée de la peau; pouls à 92-96, peu développé; respiration 20-24.

Riz sir. coing ; catapl. laudan. ; lavem. amidon et pavot; diète.

7. — Sueur générale depuis ce matin; crachats un peu jaunes-safrané, ne petite quantité; pouls à 92, un peu redoublé, assez résistant; une selle depuis hier; langue jaunâtre, assez humide.

Une tasse de bouill.; le reste idem.

8. — Peau chaude et sèche; crachats albumineux, en petite quantité, encore un peu jaunes; pouls à 88, assez résistant et redoublé; 20 à 24 inspirations; langue un peu sèche et jaune.

Une tasse de bouill. ; 6 prun.

9. — Visage bon ; chaleur modérée de la peau, sans sé-cheresse ; pouls à 84.

Convalescence décidée.

10. —Pouls à 68-72 ; langue un peu rouge et sale ; le dévoiement, qui avait toujours un peu continué les jours précédents, est nul aujourd'hui.

Deux bouill. ; deux pot. ; biscuit et eau rougie.

11. — Le malade se trouve très bien ; pas de crachats safranés ; chaleur modérée ; pouls à 72, non redoublé.

Un huitième d'aliments.

12. —Chaleur modérée, normale ; pouls à 68-72, non redoublé ; respiration bonne en arrière, avec quelques bulles de râle humide, seulement dans les fortes inspirations.

13. — Bien en tout.

14. — Deux à trois crachats glaireux, incolores ; pouls à 6 4, sans redoublement ; chaleur normale.

Un quart d'aliments.

15. — Il ne reste qu'un peu de faiblesse.

Les jours suivants, la convalescence fait de rapides pro-grès ; le malade n'est pour ainsi dire plus reconnaissable : de triste et morose qu'il était, son visage est devenu gai, épanoui. Il se lève et est employé au service de la salle. Il mange les trois quarts (1).

2 *décembre.* — Sortie. La guérison est parfaite. — Le pouls est à 56 (2).

(1) Il fut pris de dévoiement dans les derniers jours de novembre, ce qui nous obligea de suspendre les aliments d'abord, puis d'en dimi-nuer la quantité. Heureusement la fièvre ne se ralluma pas. Le dévoie-ment était arrêté le 28, et le pouls battait 60.

(2) J'ai revu ce malade quelques semaines après sa sortie, et il conti-nuait à se porter très bien.

Réflexions.

Voilà encore une bien belle guérison. La complication pulmonaire a été vaincue à la longue; mais si nous eussions moins insisté sur les émissions sanguines et la diète, il est infiniment probable que le malade eût succombé. Quelques uns pourront croire que la saignée du 5 novembre n'était pas nécessaire. Cependant, jusque là, nous n'avions pu maîtriser complétement le mouvement fébrile, qui tomba immédiatement après cette saignée.

Le pouls, qui était à 120 à ma première visite, est descendu à 64 pendant la convalescence.

OBSERVATION XIV.

Salle des femmes, n. 4. — La nommée Joyau, âgé de 17 ans, domestique, demeurant rue Geoffroy - Lasnier, 22, née à Léger (Côte-d'Or), malade depuis 8 jours, entrée le 9 novembre 1836, sortie le 18 décembre suivant.

Diagnostic. — ENTÉRO-MÉSENTÉRITE BIEN CARACTÉRISÉE (*forme bilieuse grave de la fièvre typhoïde de certains auteurs*). CAS FORT GRAVE.

Forte constitution; sanguine; beaucoup d'embonpoint; vaccinée; elle dit avoir eu la petite-vérole volante; à Paris depuis dix mois; bonne santé habituelle; réglée à quinze ans.

Il y a huit jours, sans cause connue, douleur dans les jambes; malaise général; céphalalgie; étourdissements et éblouissements; frisson, suivi de chaleur (elle s'est alitée); douleur dans le ventre. Ces symptômes ont été en s'aggravant, et il est survenu un léger dévoiement qui a été augmenté par un purgatif donné la veille de l'entrée de la malade (2 onces d'huile de ricin). Elle a pris deux bouillons, l'un au commencement, l'autre dans les derniers jours; elle a été saignée, le troisième jour de la maladie.

9 novembre soir. — Pas de douleur dans les membres;

peau très chaude et sèche ; pouls à 96-100, fort, plein, dur ;
résonnance du thorax et respiration vésiculaire bonnes; soif
vive , inappétence ; langue rouge à la pointe et aux bords,
blanchâtre au milieu ; pourtour de la bouche jaunâtre ;
pommettes rouges ; ventre généralement ballonné et volumineux, douloureux à la pression dans l'épigastre et dans
sa partie moyenne ; point de gargouillement dans les fosses
iliaques ; coliques ; épreintes et dévoiement depuis la médecine prise hier ; point d'éruption sur le ventre; céphalalgie,
étourdissements, éblouissements, tournoiements de tête
étant debout (elle a été apportée à l'hôpital) ; intelligence
intacte ; hier la malade a mouché un peu de sang.

Saignée 3 p. et demie le soir de l'entrée.

10. — *Sang de la saignée :* — Sérosité peu abondante ;
caillot concave, adhérent au vase par sa circonférence,
mou ; point de couenne.

Céphalalgie moins forte ; peu de sommeil ; six selles environ cette nuit, avec un peu moins d'épreintes et de coliques;
sueur au visage ; un peu de stupeur ; étourdissements ;
teinte jaune du bas du visage ; haleine d'une fétidité vraiment typhoïde ; lèvres et narines sèches ; langue rouge à la
pointe et aux bords, ayant ses papilles développées, blanchâtre au milieu ; bouche pâteuse ; salive non acide ; ventre
assez souple, non douloureux, avec léger gargouillement
dans la région iléo-cœcale ; pouls à 112-116, un peu redoublé, plutôt mou que dur ; chaleur modérée. ·

*Saignée 3 pal.; 30 sangs. à l'hypogastre et dans le flanc
droit; catapl. ventre; solut. sir. g. chlorurée; solut. sir.
gros.; 1/2 lav. amid. pavots; foment. et aspers. chlorurées;
diète.*

11. — Les sangsues ont coulé presque toute la nuit, et la
malade a été agitée; sept à huit selles depuis hier; céphalalgie
moindre; couleur jaune du pourtour de la bouche; langue
moins rouge à la pointe, toujours sèche et blanchâtre au
milieu; *salive acide;* haleine aigrelette, alliacée; nausées

sans vomissement ; un peu de douleur par la pression dans la région iléo-cœcale, sans gargouillement notable; chaleur modérée ; pouls à 112.

Sang de la saignée : — Caillot adhérent, concave, sans couenne, mou, avec une croûte rouge.

Urine acide, claire.

Saignée 3 pal.; 3o sang. à l'anus; le reste idem.

12. — Céphalalgie moindre ; dévoiement toute la nuit ; hier dans la journée, plaintes, agitation ; ce matin, langue blanchâtre, pâle ; bouche pâteuse ; *salive acide :* haleine d'odeur toujours un peu alliacée ; ventre plus affaissé, **sans** gargouillement; chaleur modérée; peau un peu sèche; pouls 108-112, peu redoublé.

Sang de la saignée : — Caillot sans couenne, avec une croûte rouge, de consistance moyenne.

15 sang. à l'épigastre et à l'anus.

13. — Mieux; dévoiement diminué; couleur jaune de tout le bas du visage; pouls à 116-120, plus fort qu'hier; un peu redoublé; *salive acide;* langue moins rouge, un peu sèche; la malade a souvent de l'agitation et ne dort pas.

Catapl. laud. ventre ; le reste idem.

14. — Tête dégagée; dévoiement diminué (les selles ont lieu avec coliques) ; pouls à 108, un peu *fluctuant; salive fortement acide;* point de gargouillement ; langue sèche et râpeuse ; peau sèche, aride, chaude ; visage jaune.

Vent. scarif. 2 pal. ventre; le reste idem.

15. — Mieux; diminution du mal de tête, du dévoiement et de la douleur du ventre ; visage moins triste et moins abattu ; pouls à 108, *fluctuant;* langue humide, blanchâtre ; ventre souple et affaissé; salive acide; quelques nausées; haleine moins fétide; chaleur sèche de la peau.

Sang des ventouses : — Sérosité abondante ; rondelles de consistance moyenne.

Urine acide, claire.

Même prescript. , moins les ventouses.

16. — Faiblesse ; pas de dévoiement ; peau toujours aride, de chaleur modérée ; pouls à 104-108 ; langue sèche, lisse, luisante ; salive acide ; ventre sans gargouillement, affaissé, souple.

17. — Peu de dévoiement ; point de céphalalgie ; un peu de sommeil cette nuit ; chaleur modérée de la peau, pouls 92-96 ; langue sèche, lisse, luisante et rouge ; point de gargouillement dans le ventre.

L'urine, flairée au moment même où elle vient d'être rendue, exhale une odeur du lait sortant du pis de la vache ; elle est acide.

18. — Pas de garde-robes cette nuit ; un peu de sommeil ; pouls à 100 , un peu fluctuant, avec des intermittences rares ; langue lisse et luisante ; *salive un peu moins acide.*

Bruit de diable, un peu sibilant, dans les deux carotides (hydrémie commençante).

1 *tasse de bouillon.*

19. — Point de dévoiement , ni de coliques ; pouls à 96-100, fluctuant comme chez certaines chlorotiques ; langue lisse , rosée et un peu luisante encore.

1 *t. bouillon ; gelée de groseilles.*

20. — Langue humectée ; salive moins acide ; visage bon ; sommeil tranquille ; pouls à 85.

L'urine rendue au moment même est toujours acide.

2 *bouillons.*

21. — Salive plus acide que la veille ; pouls toujours fluctuant, et bruit de diable dans les carotides.

Même prescription.

22, 23, 24. — Langue belle , humectée ; salive encore acide ; haleine non fétide ; selle par le lavement seulement ; pouls à 96.

2 *potages ; 1 pomme cuite.*

25. — Toux ; râle sibilant et roucoulant à droite en avant ; un peu de râle muqueux en arrière ; pouls à 104.

26. — Hier, six selles dans la journée; pouls à 96; sueur au visage; langue comme dépouillée et rouge; salive acide; eux papules sur le côté gauche de l'abdomen.

Aspers. chlorurées; demi-lavem. avec pavots; catapl. aud. ventre; diète.

27. — Pouls à 104, fluctuant; salive toujours acide; un peu de surdité; dix à douze selles depuis hier.

Pot. laudanisée; diète.

28. — La malade se trouve bien; bon sommeil; appétit faible; salive acide; langue humide, rosée; pourtour de la bouche un peu jaune; la malade n'est allée à la selle que pour rendre son lavement; persistance de la surdité qui date de quatre à cinq jours; pouls à 96-100; *bruit de diable dans la carotide droite.*

Même prescription.

29. — Pouls à 96; chaleur douce de la peau, avec sueur au visage; langue assez humide et rosée; salive acide; bon appétit; cessation du dévoiement.

1. tass. bouill.; 1 crème de riz.

30. — Pouls à 108; salive acide; deux selles depuis hier par lavement; bien.

2 bouil.; 2 potages.

1er *décembre*—Pouls à 84; trois selles cette nuit; chaleur normale.

Même prescription.

2. — Pouls à 84-88; salive moins acide.

2 bouill. 1 cr. de riz; un échaudé avec eau rougie sucrée.

3. — Cinq à six selles; la salive ne rougit plus le papier bleu de tournesol; langue rosée, humide, nette; pouls à 80-84.

Solut. sir. gom.; lav. amilacé; fom. narcotico-émoll.; biscuit avec eau vineuse sucrée; 1 pomme cuite.

4. — Salive un peu acide; pouls à 96; trois selles depuis hier.

Même prescription.

5. — Langue humide, rosée et nette ; salive à peine acide ; le malade a commencé à se lever hier; pouls à 80-84.

6. — Chaleur normale ; pas de selle depuis hier ; pouls à 80 ; salive encore un peu acide.

Bain chloruré ; le reste idem.

7 et 8. — Salive à peine acide.

Convalescence confirmée.

1/8 *d'aliments.*

9 et 10. —Point de retour du dévoiement ; salive à peine acide.

Les jours suivants, on augmente les aliments ; la malade reprend des forces ; ses couleurs et son embonpoint reviennent.

18. Sortie ; guérison bien confirmée.

Réflexions.

Ce cas est un de ceux qui se sont montrés le plus long-temps rebelles à notre méthode. Toutefois, la maladie avait cédé complétement du neuvième au dixième jour après l'entrée, lorsqu'une bronchite et le retour du dévoiement nous forcèrent à suspendre les aliments dont la malade avait commencé l'usage.

La nouvelle convalescence marcha avec assez de lenteur, et, comme nous l'avons noté, la salive a conservé une acidité très marquée pendant environ trois semaines (1). Nous avons aussi noté le pouls *fluctuant* et le *bruit de diable,* phénomènes produits par l'état de liquidité du sang que les saignées répétées entraînent à leur suite.

Je ne sais si le purgatif que la malade avait pris la veille de son entrée n'a pas été pour quelque chose dans la forme

______

(1) Chez aucun de nos autres malades, la salive n'a présenté une acidité aussi forte pendant un temps aussi long. Il est digne de remarque que cette acidité n'existait pas à la première visite.

un peu insolite que la maladie a présentée, et surtout dans la persistance du dévoiement.

Sans la sévérité avec laquelle nous avons dirigé le régime, et la longue persévérance que nous avons mise dans l'administration de la méthode antiphlogistique, il est plus que probable que cette jeune fille aurait succombé. Cependant, au moment de son entrée, elle ne nous parut affectée qu'à un degré moyen. La suite nous apprit que nous avions affaire à un cas fort grave.

SECONDE CATÉGORIE.

Cas de moyenne gravité.

Cette catégorie renferme treize cas, qui tous se sont terminés par la guérison.

Je recommande aux hommes de bonne foi, aux sincères amis de la vérité, la lecture attentive de ces cas. Ils y verront comment, par la méthode que nous avons employée, on peut réellement enrayer la marche d'une maladie qui, de l'aveu de toute l'école dont nous discutons les doctrines au lit du malade, parcourait nécessairement, et en quelque sorte fatalement, en dépit de tous les moyens qu'on lui opposait, les longues périodes qui lui ont été assignées. Au reste, dans notre résumé, nous reviendrons sur cette grave question.

OBSERVATION XV.

Salle des hommes, n. 18. — Le nommé Corbin, âgé de 22 ans, charcutier, demeurant rue Mâcon, 6, né à Alençon (Orne), malade depuis 14 jours, entré le 3 octobre 1836, sorti le 10 novembre 1836.	*Diagnostic.* — ENTÉRO-MÉSENTÉRITE SIMPLE BIEN CARACTÉRISÉE *dans les conditions d'une guérison assez prompte.* CAS DE MOYENNE GRAVITÉ.

Assez forte constitution ; brun ; tempérament bilieux ; à Paris depuis huit ans ; malade pour la première fois. — Il y a quatre jours; étourdissements; chaleur à la tête; faiblesse et lassitudes; inappétence; céphalalgie; légère épistaxis. Le malade s'est alité le lendemain du début; augmentation de la faiblesse; douleur au ventre; dévoiement; fièvre.

Le quatrième jour, le malade est venu à l'hôpital à pied.

Il a bu du vin chaud sucré le deuxième jour (un bon verre); il a pris aussi de la soupe, de l'eau pour boisson les jours suivants.

Il attribue sa maladie à l'excès de fatigue (il travaille jusqu'à deux heures du matin); il dit ne point faire d'excès de régime; il loge dans une chambre malsaine, petite, sombre, humide.

13 *octobre soir.* — Décubitus en supination; lourdeur de tête; un peu d'étourdissement lorsqu'il est debout; réponses justes; assez bon sommeil la nuit dernière.

Pourtour de la bouche un peu jaune; lèvres sèches et hâlées; langue humide, blanchâtre au milieu, un peu rouge à la pointe et sur les bords; peu de soif; inappétence; ni nausées ni vomissements; salive un peu acide; bouche mauvaise; haleine aigrelette; ventre peu ballonné, indolent, avec un peu de gargouillement dans le flanc droit; une seule tache rosée, lenticulaire, s'effaçant à la pression, sur l'hypochondre droit; foie et rate non tuméfiés; une selle liquide, jaune, claire comme de l'eau, rendue avec coliques, sans ténesme ni cuisson au fondement.

Peau chaude et sèche; pouls à 100, fort, large, assez résistant, un peu redoublé; bruits du cœur normaux; rien d'anormal pour la respiration.

Saignée 3 pal. soir.

Sang de la saignée : — Sérosité jaune-verdâtre, *un peu rougie* par la matière colorante du sang; caillot affaissé, soutenant à peine la huitième partie de son poids, avec quelques traces de couenne molle et mince.

14. — Tête un peu dégagée; une selle liquide ce matin,

sans coliques; l'état du malade est le même à peu près que la veille ; un peu d'étonnement sur le visage ; langue un peu sèche et rouge; soif ; haleine d'une *fétidité typhoïde* ; une seule tache rosée comme la veille sur l'hypochondre droit; ventre tendu et rénitent; résonnance tympanique; peau chaude et sèche ; pouls à 100, assez fort et développé , redoublé.

Le malade marche d'une manière moins assurée que dans l'état normal , mais sans trop chanceler.

Saignée 3 pal. ; vent. scarif. ventre 3 pal. ; solut. sir. g. chlor. ; solut. sir. groseilles ; catapl. et asp. chlorurés; lavem. émol. ; diète.

15. — Mieux ; encore de la faiblesse ; deux selles depuis hier (y compris le lavement); bon sommeil ; tête dégagée ; expression du visage meilleure ; lèvres sèches; langue humide , rouge à la pointe, saburrale au milieu ; haleine aigrelette , moins fétide ; salive à peine acide ; bouche moins mauvaise; ventre un peu moins tendu , sans gargouillement; chaleur modérée et moiteur ; pouls à 92 , bien développé , assez ferme , un peu redoublé ; une tache rosée, *typhoïde* dans l'hypochondre gauche.

Urine du matin huileuse, foncée en couleur, d'odeur miellée.

Sang des ventouses : — Noir comme de l'encre, en magma diffluent comme du résiné.

Sang de la saignée : — Sérosité jaune-verdâtre, limpide, couenne mince et demi-transparente; caillot très mou, de consistance de gelée de groseilles mal prise.

Saign. 3 pal.; le reste idem.

16. — *Sang de la saignée :* — Pas de couenne; caillot mou avec une croûte rouge assez épaisse à sa surface; la sérosité de la saignée a ramené au bleu le papier de tournesol rougi par du vinaigre.

Chaleur générale de la peau assez forte ; pouls à 88, redoublé, mou; langue rouge, assez nette et humide; haleine non fétide ; tension du ventre, sans gargouillement ; ni étourdissements, ni éblouissements ; soulagement notable.

Vent. scarif. 3 pal. ventre ; le reste idem.

17. — Faiblesse ; peau chaude, sèche et aride ; pouls à 92, assez développé, un peu mou, redoublé ; langue un peu rouge, nette et râpeuse ; haleine un peu aigrelette ; ventre un peu tendu dans sa région épigastrique, gargouillement dans la fosse iliaque droite ; trois selles depuis hier (y compris le lavement).

Sang des ventouses : — Moins noir ; sérosité plus abondante ; rondelles rouges et mollasses.

Urine rendue à l'instant même, légèrement trouble, acide.

Même prescr., moins les ventouses.

18. — Nuit bonne ; trois selles depuis hier, avec émission de gaz, sans fortes coliques : sueur au visage, moins de stupeur ; langue humide sur les bords, un peu sèche et rouge au milieu ; haleine un peu fade ; ventre *aplati*, indolent, sans gargouillement ; point d'éruption nouvelle ; moins de faiblesse qu'hier ; pouls à 88, bien développé, assez tendu, redoublé.

Urine assez claire, avec légère odeur de pain d'épice.

Même prescr.

19. — Le malade se sent très bien ; ni dévoiement, ni céphalalgie ; chaleur modérée et moiteur légère de la peau ; pouls à 88-92, peu redoublé ; langue moins sèche, un peu rouge ; haleine fade et un peu fétide ; ventre excavé, sans douleur ni gargouillement, ni taches ; urine du matin trouble, d'une couleur un peu foncée, *avec odeur de raffinerie de sucre.*

Bain chloruré ; reste idem.

20. — Bien en tout ; chaleur modérée de la peau ; pouls à 84-88, un peu fluctuant et mou : langue un peu sèche au milieu et rouge sur ses bords ; urine du matin claire, jaune, avec odeur miellée ; salive acide.

Même prescr. , moins le bain.

21. — Le mieux continue; la langue s'humecte; point de dévoiement; pouls à 84-88, redoublé d'une manière plus notable que la veille.

Une tasse de bouill. de poul. ; grappe de raisin.

22. — Convalescence commençante : pouls à 72, à peine redoublé; langue encore rouge; ventre assez affaissé; un peu de gargouillement dans le flanc droit; urine exhalant l'odeur de violette.

Bouill., crème de riz; raisin.

23 et 24. — La convalescence marche bien; urine du matin faiblement acide, d'une odeur agréable; langue rosée et humide; salive non acide; pouls à 76-80, moins redoublé.

Un huitième maigre.

25. — Pouls à 68-72, redoublé.

29. — Un peu de dévoiement hier; langue nette; pouls à 72.

Pot. gom. sir. diacode; catapl. laud.; un huitième d'alim.

Les jours suivants, le dévoiement est arrêté, et le malade est mis successivement au quart et à la demie. Il reprend des forces, et son teint se colore.

10 novembre. — Sortie. Belle guérison; peau fraîche; le pouls est tombé à 60-64, et n'est plus redoublé. Les forces sont bien revenues.

OBSERVATION XVI.

Salle des femmes, n. 5. — La nommée Dussac, âgée de 15 ans, religieuse, demeurant rue de Bièvre, 8, née à Gacé (Orne), malade depuis 6 jours, entrée le 15 octobre 1836, sortie le 13 décembre suivant.

Diagnostic. — ENTÉRO-MÉSENTÉRITE SIMPLE BIEN CARACTÉRISÉE, *dans les conditions d'une guérison assez prompte.*

CAS DE MOYENNE GRAVITÉ.

Vaccinée; constitution de force moyenne; blonde; lymphatico-sanguine; à Paris depuis près d'un an; non encore réglée.

Elle a eu autrefois une angine forte et une maladie cérébrale qu'elle caractérise mal.

Il y a six jours (8 courant), céphalalgie, étourdissements, faiblesse, brisement dans les membres, sécheresse de la gorge, fièvre, perte d'appétit. Elle s'est néanmoins efforcée de travailler jusqu'à son entrée à l'hôpital.

Elle a eu mal au ventre, et a vomi de la bile le troisième jour; le dévoiement s'est déclaré les trois derniers jours; il y a eu un saignement de nez le quatrième jour; elle n'a pas pu manger depuis le début, et elle a bu de l'eau pour tisane.

Elle ne sait à quoi attribuer sa maladie.

Elle est venue à pied à l'hôpital, soutenue par son père. *Saignée de 2 p. le soir de l'entrée.*

14. — *Sang de la saignée:* — Sérosité à la surface du caillot, mêlée de quelques gouttes de matière colorante; caillot concave, se cassant assez net, sans couenne.

Tête un peu dégagée; point de selles depuis hier; décubitus en supination; lèvres et narines sèches; air d'étonnement; langue rouge, un peu villeuse, avec couche saburrale et jaunâtre à sa partie moyenne et postérieure; haleine aigrelette; salive non acide; bouche sèche; ni nausées, ni vomissements; point d'éruption sur le ventre, qui est un peu tendu dans la région sous-ombilicale; douleur à la pression partout, mais surtout dans la région iléo-cœcale, où il y a un gargouillement sourd et profond; chaleur et sécheresse de la peau; pouls à 92-96, assez développé, redoublé; cœur normal; rien d'anormal pour la respiration.

La malade s'est sentie faible sur ses jambes lorsqu'elle s'est levée pour uriner.

Saig. 2 pal., vent. scarif. 2 pal. ventre; solut. sir. gom. chlor., solut. sir. gros.; catapl. et aspers. chlorur.; lav. émoll.; diète.

15. — Tête un peu plus dégagée; visage bon; teinte jaune de l'ovale inférieur; langue assez humide, blanchâtre; bou-

che amère et pâteuse ; ventre peu développé, assez souple, douloureux à la pression dans la région iléo-cœcale, sans gargouillement ; point de selles depuis hier ; point d'éruption ; sueur cette nuit ; pouls à 88-92, sans redoublement, assez consistant ; faiblesse et tournoiement de tête en se levant ce matin.

Sang de la saignée et des ventouses : — Caillot concave à sa face supérieure où s'est déposée la sérosité, adhérent par ses bords, sans couenne, mais avec une croûte rouge assez épaisse ; le caillot se casse net ; la sérosité est claire ; le sang des ventouses forme une sorte de magma diffluent, noirâtre.

20 *sangs. flanc droit ; lav. émoll. ; diète ; le reste idem.*

16. — Mieux en tout ; visage bon ; pas de selle depuis hier ; chaleur modérée et douce moiteur ; pouls à 96, mou.

Urine de la veille trouble, avec un dépôt furfuracé abondant, rougissant faiblement le papier de tournesol.

Même prescription, moins les sangsues.

17. — Pouls à 96, assez développé, peu redoublé ; chaleur modérée et sécheresse de la peau ; faiblesse (la malade est tombée en voulant se lever) ; langue rosée, humide, ventre assez souple.

Urine du matin claire, exhalant une odeur miellée.

Même prescr.

18. — Hier dans la soirée, deux vomissements ; étourdissements et éblouissements ; visage pâle, jaune en bas ; langue un peu saburrale, un peu rosée et sèche à sa pointe et au milieu ; ventre souple et affaissé ; une selle depuis hier ; chaleur modérée : pouls à 92-96, un peu mou, presque pas redoublé. (*Même prescr.*)

19. — Vomissement cette nuit ; bouche mauvaise ; langue blanche, assez humide, rosée sur ses bords ; haleine non fétide ; salive non acide ; inappétence ; ventre affaissé, aplati ; un peu de gargouillement dans le flanc droit, où la pression détermine un peu de douleur ; urine du matin

claire, jaune, un peu acide, d'odeur de miel; douce chaleur de la peau, avec un peu d'aridité; pouls à 96; les forces de la malade sont un peu revenues; un peu de sommeil.

Bain chloruré; le reste idem.

20. — Chaleur modérée de la peau; pouls à 92-96; langue blanche, assez humide; bouche pâteuse; envie de vomir.

21. — Langue blanche, assez humide; chaleur modérée de la peau; ventre souple, affaissé, sans gargouillement; pouls à 96; urine du matin acide, claire.

22. — Ventre souple; pas de gargouillement; pouls à 84, assez ferme et développé; langue blanche, assez humide.

Convalescence commençante.

Deux tasses de bouill. de poul.

23. — Visage bon; ventre souple; selles nombreuses hier; langue pâle, assez humide; pouls à 84, non redoublé.

Deux tasses de bouill.; crème de riz; raisin.

24. — Convalescence décidée.

Un huitième d'aliments.

25, 26, 27, 28. — Sueur la nuit; un peu de colique; d'ailleurs bien.

29. — Un peu de dévoiement.

Pot. laudanisée.

30 et 31. — Le dévoiement persiste.

Pot. diac.; lavem. amil. et laudan.; diète.

2 novembre. — Sueur générale; pouls à 80-84; un vomissement bilieux ce matin; salive non acide.

Solut. sir. gom. et gros.; catapl. et lav. émoll.; deux tass. de bouill.; une soupe.

3 et 4. — Bouillonnement dans le ventre; du reste mieux.

Deux tass. bouill.; soupe et potage; lav. et catapl. laud.

5 et 6. — Pouls à 72-76; langue humide et rosée; bruit de diable dans la carotide droite (la malade est dans un état sémi-anémique).

1/8 *de poul.; biscuit; demi-tass.' de vin.*

7. — Point de fièvre, ni de dévoiement.

Elle mange le quart et la demie les jours suivants.

Il survient plus tard du dévoiement, qui nécessite la diminution des aliments et même une diète absolue pendant une journée seulement. La fièvre ne s'est d'ailleurs pas rallumée.

Sur la fin de novembre, elle se plaint d'une douleur vers la région de l'aine droite, et le membre correspondant est un peu infiltré. On sent un cordon dur dans la région de la veine crurale, qui sans doute est oblitérée. Du reste, point de fièvre (le pouls est à 60, la peau est assez fraîche).

Cataplasme sur la cuisse.

13 *décembre* 1836. — Sortie. Guérison complète. Il n'existe plus de dévoiement, ni de gonflement de la cuisse, ni de *bruit de diable dans les carotides.*

OBSERVATION XVII.

Salle des hommes, n. 20. — Le nommé Guyonnet, âgé de 20 ans, tourneur en cuivre, demeurant rue Grenatat, 40, né à Mollincourt (Vosges), malade depuis 6 jours, entré le 16 août 1836, sorti le 12 septembre 1836.

Diagnostic. — ENTÉRO - MÉSENTÉRITE BIEN CARACTÉRISÉE, *asset récente pour pouvoir être arrêtée dans sa marche.*

Tempérament lymphatique ; sujet assez fort ; blond ; peau fine ; ni vacciné, ni variolé ; à Paris depuis quatre ans ; bonne santé avant son arrivée ; bien portant depuis jusqu'à la maladie actuelle.

Il y a six jours, après dîner, mal de tête, coliques avec dévoiement, faiblesse, lassitudes et malaise général ; fièvre ; le malade s'est couché d'abord, et les symptômes ont été en augmentant ; il s'est ensuite levé et s'est efforcé de se promener dans l'espoir de se soulager ; mais la faiblesse l'a bientôt empêché de continuer, et il est rentré chez lui pour ne plus quitter le lit. Continuation de la céphalalgie, de la diarrhée et des étourdissements (épistaxis du deuxième au troisième jour après l'invasion).

De la tisane de riz gommée et du lait ont été les seuls moyens employés.

Le malade, croyant avoir la colique de cuivre, avait pris du lait dans l'intention de combattre cette maladie.

17 août matin. — Décubitus en supination; visage abattu, avec teinte jaune de l'ovale inférieur; lèvres et narines sèches; le reste du visage abreuvé de sueur, ainsi que toutes les autres parties du corps.

La prostration est plus forte que jamais; cependant le malade est venu à pied à l'hôpital, mais très lentement (il a mis trois heures pour venir de la rue Grenétat à l'hôpital); il a éprouvé des tournoiements de tête, et a été obligé de s'asseoir; intelligence et sensations affaiblies, mais saines d'ailleurs; céphalalgie sus-orbitaire; quelques taches sur le ventre et sur la poitrine, ne s'effaçant pas par la pression; une granulation miliaire et une vésicule de sudamina à droite de l'ombilic.

Langue d'un rouge vif à la pointe et sur ses bords, pointue, recouverte d'une couche d'un blanc-jaunâtre à sa partie moyenne, sèche; soif vive; point d'appétit; haleine fade et un peu fétide; salive légèrement acide; sueur du visage non acide (1); ventre généralement un peu tuméfié les coliques ont cessé; gargouillement à flot dans la région iléo-cœcale; point de douleur à la pression dans le ventre (sa circonférence est de vingt-six pouces et demi, prise à un pouce au-dessous du nombril); depuis vingt-quatre heures, une dizaine de selles liquides.

Pouls 84-88, bien développé, assez mou, un peu redou-

(1) A l'état normal et dans les inflammations *simples* ; la sueur est ordinairement acide.

blé ; chaleur de la peau augmentée (température abdominale 36° , temperature du dos 37°) ; peu de sommeil à cause des coliques , qui ont duré jusqu'à ce matin ; bruits du cœur normaux ; respiration et résonnance bonnes partout.

Saignée 5 pal. ; vent. scarif. au ventre 3 pal. ; solut. sir. gom. ; lavem. guim. pav. et amid. , catapl. et aspers. chlor.

18. — Mieux que la veille.

Sang de la saignée : — Sérosité d'un jaune doré , très abondante, transparente, déposée à la surface du caillot qui est concave ; ce caillot adhère au vase par sa circonférence, n'offre pas de couenne et est facile à déchirer (croûte rouge assez épaisse à la surface du caillot).

Sang des ventouses : — Sérosité mêlée de matière colorante, et par suite d'un rouge noir; rondelles formant un magma noirâtre , diffluent.

L'urine, rendue depuis une heure, est d'un jaune foncé, transparente, exhale une légère odeur de pain d'épice et rougit le papier de tournesol; pas d'épistaxis; moins de mal à la tête et dans les membres; le malade a dormi un peu cette nuit; pouls à 80, sans redoublement bien marqué; chaleur de la peau douce (température abdominale 35°), halitueuse; teinte jaune du visage moindre; langue moins rouge; soif moindre; cinq à six selles depuis hier; point de douleur ni de coliques; ventre un peu moins tendu, sans gargouillement notable. (Circonférence du ventre, 25 pouces 4 lignes.)

Saignée 2 pal.; vent. scarif. ventre 2 pal.; le reste idem.

19. — Le malade se trouve bien ; il a dormi dans la matinée; dix selles environ depuis hier (y compris les deux lavements) ; point de coliques; peau de chaleur modérée, un peu sèche en ce moment (il dit avoir sué avant la visite); langue assez humide, blanchâtre , un peu rouge à sa circonférence et à sa pointe; salive un peu acide (hier soir,

nausées sans vomissement); ventre assez souple sans gargouillement; pouls à 80, bien développé, légèrement redoublé; presque plus de mal à la tête.

Sang de la saignée : — Sérosité jaunâtre et transparente à la surface du caillot qui est concave, sans couenne, facile à déchirer.

Sang des ventouses : — Caillot mollasse.

Urine de la veille et de la matinée un peu trouble, avec un nuage au fond, jaune, exhalant une odeur légère de nougat, acide.

20 sang. à l'anus; le reste idem.

20. — Trois selles seulement depuis hier (y compris les deux lavements qu'il a rendus) ; bon sommeil; point de céphalalgie; chaleur de la peau douce et normale, sans sueur ni sécheresse; pouls à 72; visage moins jaune; langue assez humide, encore rouge à la pointe; salive neutre; un peu d'appétit; ventre souple, sans douleur, affaissé (sa circonférence a 24 pouces 4 lignes).

Urine du matin jaune, transparente, avec légère odeur de *coco*, acide.

Bain chloruré; le reste idem.

21. — Le mieux continue; trois à quatre selles depuis hier (y compris le lavement qu'il a rendu) ; point de coliques; bon sommeil cette nuit; langue humide, moins sale et un peu moins rouge; ventre souple, léger gargouillement, sans douleur dans le flanc droit; chaleur de la peau modérée; pouls à 68-72.

Convalescence commençante.

1 tass. b. poulet.

22. — Sommeil toute la nuit; une selle avec le lavement depuis hier; plusieurs taches lenticulaires, rosées, bien dessinées, s'effaçant à la pression, sur les côtés du ventre et à la base de la poitrine; chaleur de la peau normale; pouls à 64; langue assez humide, plus nette, encore un peu rouge.

2 *t. bouil.*; *potage gras*; 1 *biscuit avec eau rougie sucrée.*

23.—Convalescence confirmée; *appétit*; pouls à 64-68. *Un huitième d'alim.*

24.—Le malade va très bien; pouls à 64; urine jaune claire, avec odeur de violette, acide;

25.—La convalescence continue; le malade s'est levé et s'est promené. *Un quart d'aliments.*

26. — Un peu de mal à la tête; langue un peu dépouillée; éruption typhoïde nombreuse et sudamina sur le ventre et la poitrine. *Bain chloruré; un huitième maigre.*

27.—Dix selles environ dans la journée hier; ce matin, langue lisse; sèche, rouge, à papilles développées; peu de soif, léger gargouillement du ventre; toujours des taches, des papules et des sudamina sur le ventre et la partie antérieure et inférieure de la poitrine; peau fraîche; céphalalgie presque nulle; pouls à 72; on attribue le retour de la diarrhée à ce que le malade a un peu trop mangé. *Lavem. amid.; riz sir. coing; 2 bouill. seulement.*

28 et 29. — *Quatre selles*; un léger gargouillement dans le flanc droit; peau fraîche; salive non acide. *Bain chloruré; 2 t. bouill.; biscuit; eau rougie.*

30.—La diarrhée a cessé; pouls à 72. *Un huitième maigre.*

31. — Langue dérougie, moins lisse; point de dévoiement; flétrissure des sudamina; le malade va très bien. *Un quart d'aliments.*

12 *septembre.* — Sortie; guérison parfaite.

Réflexions.

La maladie était on ne peut mieux caractérisée, à l'entrée du malade. Elle fut jugulée, comme je l'avais annoncé, par la méthode active mise en usage. Il est digne de remarque que les taches rosées ne se montrèrent qu'au moment de la convalescence, c'est-à-dire à une époque où la fièvre avait cessé, et lorsque le malade prenait déjà quelques aliments. Le dévoiement qui survint quelques jours après la convalescence fut immédiatement arrêté par la diète et les boissons gommeuses légèrement astringentes.

OBSERVATION XVIII.

Salle des hommes, n. 13. — Le nommé Gauthier, âgé de 35 ans, passementier, demeurant rue de l'Hôtel-de-ville, 28 ; né à Paris, malade depuis 7 jours, entré le 26 juillet 1836, sorti le 20 août 1836.

Diagnostic. — ENTÉRO - MÉSENTÉRITE TYPHOÏDE.

Forte constitution ; tempérament bilieux ; cheveux et barbe noirs ; variolé ; militaire pendant douze ans ; sujet à quelques excès de régime ; bien portant habituellement.

Il y a sept jours, après deux jours de courbature, de malaise, il est tout-à-fait tombé malade : fièvre ; mal à la tête ; soif vive ; douleur dans la région abdominale, sous-ombilicale surtout, sans dévoiement ni vomissement.

Tisane de chicorée sauvage ; pédiluve sinap ; lavement.
Depuis cinq jours, il a pris une fois seulement du bouillon.

Il ne sait à quoi attribuer sa maladie ; il habite un cabinet mal aéré, avoisinant, sans séparation distincte, une chambre où vingt camarades couchent réunis. Il dit n'avoir pas fait d'excès de régime depuis six semaines.

26 *juillet soir.* — Céphalalgie générale, surtout dans la région du front ; point de douleur dans les membres (le malade est venu à pied à l'hôpital, mais assez difficilement) ; sommeil agité ; langue rosée, humide, avec couche blanchâtre légère, à la base ; soif vive ; presque pas d'appétit ; mauvais goût à la bouche ; salive non acide ; nausées ; douleur dans toute la région épigastrique (la pression ne l'augmente pas notablement) ; pas de selles

depuis avant-hier; le foie et la rate ne débordent pas les fausses côtes; pouls à 80, fort, assez développé; bruits du cœur normaux; peau d'une chaleur assez vive, et sèche; rien de notable pour la respiration,

20 *sangs. à l'épigastre.*

27. — Nuit agitée; stupeur légère au visage; tremblotement des lèvres; lèvres et narines sèches; langue rouge à la pointe, couche saburrale blanchâtre ailleurs; haleine *typhoïde*; salive non acide; ventre tendu, chaud, douloureux à la pression, sans gargouillement, ballonné; point de selles; sur les parois abdominales existent des taches rosées, lenticulaires, s'effaçant à la pression et reparaissant ensuite; depuis trois jours, prostration; parole libre; réponses nettes; la céphalalgie persiste, accompagnée d'étourdissements.

Pouls à 76, assez développé, plutôt mou que dur.

Respiration bonne partout.

Saignée 3 p. et demie; vent. scarif. vent. 3 p.; solut. sir. gros.; solut. sir. gom.; fom. chlorurées; demi-lavements huileux; diète.

28. — *Sang de la saignée :* — Sérosité jaune, transparente; caillot concave, adhérent par ses bords, d'une consistance au-dessous de la moyenne, avec des vestiges de couenne, et une croûte rouge d'une ligne d'épaisseur.

Sang des ventouses : — Rondelles prises en un magma noir, analogue à du raisinet mal cuit.

Urine rendue à une heure 1/2 du matin, transparente, d'un jaune citron, peu odorante, peu acide.

Le malade se sent mieux de la tête; les taches rosées du ventre et de la poitrine sont presque entièrement effacées.

Langue moins rouge, humide, nette; salive non acide; haleine un peu moins fétide; moins de soif; deux selles après le lavement; ventre affaissé, souple, indolent, sans gargouillement; peau d'une chaleur modérée, avec moiteur dans quelques points; pouls à 68, un peu mou, médiocrement développé; bon sommeil.

Bain chloruré ; foment. chlorurées ; solut. sir. gom. chlor.; diète.

29. — Taches rosées à peu près complétement disparues (une seule dans la région du flanc droit); langue presque nettoyée, rosée, humide; inappétence; une seule selle avec le lavement; ventre affaissé, souple, indolent, sans gargouillement; peau de chaleur modérée (température abdominale 35°) sans sécheresse; haleine fade; pouls à 64-68, souple, assez développé.

Même prescr., moins le bain.

30. — Urine claire, jaune, sans odeur bien prononcée, ne rougissant pas sensiblement le papier bleu de tournesol.

Nulle douleur; langue humide, molle, rosée; un peu d'appétit; ventre souple, affaissé, avec chaleur normale; pouls à 60, un peu mou; il existe encore quelques taches rosées.

Convalescence commençante.

2 tasses bouil. de poulet; le reste idem.

31. — Urine, rendue à trois heures du matin, jaune citron, transparente, acide.

Langue rosée, humide et nette; hier, le malade est descendu au jardin et a eu des bourdonnements d'oreilles; pouls à 56-60; peau d'une chaleur modérée; ventre souple, indolent; l'appétit revient; moins de soif.

2 tasses bouil., 2 potages, 12 pruneaux; le reste idem.

1er *août.* — Urine du matin, à quatre heures un quart, jaune-citron, transparente, rougissant faiblement le papier de tournesol; pouls à 56; température abdominale 34°.

1/8 maigre, 1/2 tass. vin.

2. — Le mieux se soutient; urine claire, sans odeur, à peine acide; bon sommeil; pouls à 52-56.

1/4 d'alim.

3. — Urine claire et transparente, presque sans odeur, un peu acide.

4. — Le malade va très bien; il s'est levé hier et s'est promené.

L'urine limpide, légèrement colorée en jaune, est toujours très faiblement acide.

1/2 *côtelette.*

6. — L'urine est plus acide.

8. — Constipation depuis deux jours.

Eau de Sedlitz, un pot.

9. — Hier, cinq garderobes par l'eau de Sedlitz; d'ailleurs bien.

Les jours suivants il ne survient point de rechute.

20. Sortie.

OBSERVATION XIX.

Salle des hommes, n. 17. — Le nommé Payaud, âgé de 28 ans, maçon, demeurant rue Bourtibourg, 21, né à Limoges, malade depuis 6 semaines, entré le 31 août 1836, sorti le 22 septembre 1836.

Diagnostic. — GASTRO-ENTÉRO-MÉSENTÉRITE, *probablement très légère à son origine, s'aggravant pendant le cours d'un traitement malheureux.*

Marié depuis deux ans; d'une constitution moyenne; brun; à Paris depuis treize à quatorze ans; bien vacciné.

Il y a huit ans, douleur dans toutes les articulations qui ont duré un an.

Il y a deux ans, quinze jours environ après son mariage, il a fait une forte maladie qui fut considérée comme un rhumatisme. (Des cataplasmes aux mains et au ventre, et des frictions sur les reins avec le baume tranquille; bien guéri au bout de deux mois, il a recommencé à travailler après.)

Le malade a été adressé à M. Montault, par un médecin qui l'a jugé atteint de fièvre typhoïde.

Il y a six semaines, douleur dans les lombes, dans les côtés, avec des frissons et de la fièvre; le malade s'est alité au bout de quatre jours ; depuis lors, il n'a pas eu de dévoiement ; mais il a eu de la faiblesse, des étourdissements, des épistaxis, des tintements d'oreilles, et souvent des frissons. Ces symptômes, auxquels il faut ajouter des nausées et des vomissements, ont continué depuis le début indiqué plus haut (toujours le malade s'est plaint particulièrement du ventre).

Tisane de mauve, solution de gomme ; des vésicatoires aux jambes et au côté ; des cataplasmes et des frictions huileuses sur le ventre ; 10 sangsues sur le ventre dans les premiers jours ; il y a 5 jours, 6 nouvelles sangsues à l'anus qui n'ont pas pris ; des lavements. — Un peu de viande et des fruits cuits ont surtout constitué le régime.

Le malade a beaucoup maigri.

Il ne sait à quoi attribuer sa maladie.

31 *août matin.* — Grande faiblesse, prostration, amaigrissement ; peau du visage un peu terne, narines teintes de sang ; langue rouge à la pointe et aux bords, saburrale au milieu, un peu humide ; bouche pâteuse ; soif modérée ; pas d'appétit ; salive non acide ; ventre généralement développé, surtout dans la région sous-ombilicale, douloureux à la pression ; pustules miliaires (8 à 12) sur les parois antérieure et latérales du ventre, et sur les parties latérales du cou ; pas de gargouillement notable ; résonnance tympanique surtout dans la région iléo-cœcale ; pas de selles depuis cinq jours.

Point de toux (éruption de petits furoncles en arrière de la poitrine, dans la région du scapulum en particulier) ; résonnance bonne en avant et en arrière ; un peu de râle muqueux en arrière et à gauche ; bruits du cœur normaux.

Peau d'une chaleur modérée, un peu sèche ; pouls à 88, mou, assez développé.

Céphalalgie, surtout le soir ; expression des traits assez bonne ; réponses justes ; intégrité de l'intelligence ; le malade ne peut se soutenir debout à cause des étourdissements et de la faiblesse (il est venu en voiture à l'hôpital) ; peu de sommeil ; quelques soupirs plaintifs de temps en temps ; tous les soirs, frissons avec un peu de chaleur et de sueur.

Vent. scar. abdom. 2 pal. ; lavem. amil. ; solut. sir. gom. chlor. ; solut. sir. de gros. ; foment. chlorurées ; bain chloruré ; diète.

1er *septembre.* — Mieux ; bon sommeil ; ventre ballonné sans gargouillement ; langue assez humide , un peu rouge ; salive non acide ; pouls 80-84, redoublé.

Le caillot du sang des ventouses un peu mou ; la sérosité assez abondante, mêlée de matière colorante du sang.

Urine trouble , avec dépôt et odeur de bouse de vache très marquée , non acide (1).

Idem en tout, moins le bain et les ventouses.

2. — Urine jaune-rougeâtre, claire, avec odeur de bouc pure.

Un peu de mieux ; chaleur modérée et moiteur de la peau ; une selle seulement par le lavement ; pouls à 76.

Bain simple ; le reste idem.

3. — Le malade a vomi ce matin une gorgée de bile jaunâtre ; salive non acide ; ventre un peu tendu , sans gargouillement ; une seule selle par le lavement ; pouls 76-80, un peu redoublé ; chaleur douce de la peau.

Deux tasses de bouillon.

4. — Pouls à 72 ; convalescence.

2 bouillons ; 2 crèmes de riz ; raisin.

5 et 6. — Pouls à 72 ; langue humide , encore rouge à la pointe ; ventre souple ; pas de dévoiement ; appétit.

1/8 d'aliment.

7. — Une selle ; langue rosée , nette ; pas de dévoiement ; pas de gargouillement.

---

(1) Il faut noter que cette urine a été rendue dans l'urinal et versée ensuite dans le verre où nous recommandons aux malades de lâcher l'urine que nous voulons examiner. Or l'urine rendue dans l'urinal se décompose très rapidement.

Bain, le quart.

Le malade est sorti bien guéri, le 22 septembre.

OBSERVATION XX.

Salle des hommes, n. 16. — Le nommé Holland, âgé de 28 ans, porteur d'eau, demeurant rue de l'École-de-Médecine, 29, né à Châteauneuf (Loire), malade depuis 2 jours, entré le 18 mai 1836, sorti le 28 mai 1836.

Diagnostic. — ENTÉRO-MÉSENTÉRITE TYPHOÏDE CAS ASSEZ GRAVE. *La maladie a été vraiment jugulée.*

Constitution assez robuste ; tempérament lymphatico-sanguin ; vacciné ; à Paris depuis six ans.

Il y a quatre ans, affection fébrile, pour laquelle il fut traité à la Charité (il porte la trace de sangsues sur le ventre); non sujet au saignement de nez ni aux hémorroïdes.

Lundi dernier (16 mai), entre midi et une heure, faiblesse, mal à la tête, lassitudes générales, frisson, tremblement suivi de chaleur. Le malade a suspendu son travail et a bu de l'eau rougie ; il a pris du vin chaud sucré (une chopine) ; le mardi (17), il continue à boire de l'eau rougie (un litre) et de l'eau pure ensuite ; il reste couché, et éprouve de l'agitation dans la nuit ; il survient du dévoiement (trois à quatre selles liquides, sans coliques ni vomissements).

18 *mai* (jour d'entrée). — Décubitus en supination; légère expression d'abattement et de stupeur ; chaleur générale de la peau ; soupirs plaintifs ; la faiblesse et la lassitude générale persistent ; vertiges et étourdissements étant debout ; pouls à 96, développé, un peu mou ; céphalalgie sus-orbitaire depuis le commencement de la maladie ; teinte jaune de l'ovale inférieur de la face ; lèvres sèches ainsi que les dents ; langue assez humide, rouge à la pointe et aux bords, un peu saburrale au milieu ; salive non sensiblement acide ; haleine fétide, aigrelette ; soif ; inappétence ; point

d'envie de vomir ni de vomissement; point d'éruption sur le ventre, qui est un peu développé dans la région de l'épigastre, avec son tympanique; gargouillement considérable dans la région iléo-cœcale, où il n'existe pas de douleur, même à la pression (pas de douleur dans le reste du ventre); une selle liquide ce matin, sans ténesme; résonnance et respiration bonnes en avant et en arrière (16 inspirations par minute); le malade est venu à pied à l'hôpital, soutenu par un camarade.

Saignée 4 pal. le matin; vent. scarif. ventre 3 pal.; saignée 3 pal. le soir; solut. sir. gom. avec chlor. 10 g. dans chaque pot; solut. sir. gros., limon. citrique; foment. et aspers. chlorurées; lavem. amidon; diète.

19. — Point de sommeil cette nuit, cependant le malade se sent un peu moins agité, et a moins de mal à la tête; il a eu des nausées sans vomissements; il continue à se plaindre et à s'agiter dans son lit; soif intense; sept à huit selles liquides, sans coliques, depuis hier; gargouillement dans la région iléo-cœcale, avec chaleur et tension du ventre, qui donne une résonnance tympanique à la percussion; chaleur générale; pouls à 104; crachats glaireux, dont quelques uns teints de sang venant des fosses nasales.

Sang de la saignée du matin: — Caillot affaissé, noirâtre, sans couenne, mollasse comme de la gelée de groseilles mal prise; sérosité teinte par la matière colorante du sang.

Saignée du soir, ventouses: — Peu de sérosité; caillot tremblotant comme une gelée, d'une très faible consistance, un peu plus rouge que celui de la saignée du matin.

Le caillot des ventouses est ramassé en petits grumeaux, mais comme délayé dans la sérosité; cette masse coule comme un sirop épais.

Haleine fétide; langue sèche et demi grillée; salive non acide; étourdissements; tournoiement de tête en se levant; la maladie offre une tendance à la forme ataxo-adynamique.

Saig. 3. p. et demie; 3o sangs. à l'anus (1); *le reste idem.*

20. — Il se trouve mieux; il a dormi cette nuit; peau d'une chaleur douce; pouls à 84, souple, bien développé; sept à huit selles depuis hier matin; langue humide, ro-

(1) Comme le sang de la veille était d'une mollesse diffluente et profondément altéré, on recueillit une certaine quantité de sang de la saignée de ce matin, au moment où il sortit de la veine, et on le remit à M. Donné pour l'examiner. Voici la note de M. Donné à ce sujet.

« Le sang qui m'a été remis par M. Montault m'a présenté les caractères suivants :

»Examiné sous le microscope à un grossissement de deux cents fois environ, les globules de ce liquide ont offert une altération qui me paraît digne d'attention, dans les circonstances où cet examen a été fait.

» On sait que le sang humain, observé au microscope peu de temps après sa sortie de la veine, et même pendant douze ou vingt-quatre heures, présente des globules lenticulaires parfaitement réguliers. Ceux qui ont une forme ovale apparaissent ainsi parce qu'ils sont vus de champ : on sent, en effet, que les globules sanguins n'étant pas véritablement globulaires, mais lenticulaires, aplatis, doivent présenter, en circulant sur la lame de verre, successivement toutes leurs phases ; mais ce qu'il faut surtout remarquer, c'est que les bords sont parfaitement nets et réguliers. — Du sang pris chez un cadavre, au contraire, contient presque toujours un certain nombre de globules déformés, frangés sur les bords, de même que le sang que l'on a laissé séjourner pendant plusieurs jours dans un vase et qui commence à se décomposer ; c'est pour cela qu'il n'est pas possible de tenir compte de ces altérations des globules sanguins après la mort, ainsi que je l'avais prétendu il y a plusieurs années. Il n'en est pas de même quand cette circonstance se présente chez le vivant, et je la regarde véritablement comme une preuve de l'altération du sang ; et c'est précisément ce que m'a présenté le sang dont il est ici question à un degré très marqué, quoique examiné peu d'heures après la sortie de la veine.

» J'ai déjà rencontré quelques cas analogues, mais pas aussi tranchés. Il serait peut-être nécessaire, dans des cas semblables, de soumettre le sang à l'examen immédiatement en sortant de la veine ; mais, en supposant que cette altération soit postérieure à la saignée, il n'est pas moins curieux de noter cette prompte et rare altération. J'ai vu quelque chose de tout-à-fait analogue chez un jeune chien atteint de la maladie particulière à ces animaux en bas âge. »

sée à la pointe et sur les bords, blanchâtre au milieu; pas autant de soif; salive un peu acide; haleine moins fétide; ventre souple, affaissé; ni douleur, ni gargouillement, ni éruption.

Sang de la saignée : — Sérosité peu abondante, déposée à la surface concave du caillot, qui est sans couenne, mais dont la surface offre une rutilance plus prononcée qu'hier; cependant, le caillot est mou, et supporte à peine le sei-zième de son poids (sa mollesse est un peu moindre qu'hier).

Même prescript., sauf la saignée.

21. — Pouls à 68; trois selles hier dans la journée; peau d'une température normale; langue humide, rosée, un peu sale en arrière et au milieu; ventre souple, indolent, sans gargouillement; l'appétit se fait sentir.

Urine claire, assez foncée en couleur, peu odorante; l'ha-leine n'est plus fétide; convalescence commençante.

Bain chloruré; 1 *t. b. poulet;* 6 *pruneaux.*

22. — Le mieux continue; pouls à 72; une selle depuis hier matin; soif modérée; l'appétit revient.

2 *t. b.;* 1 *potage;* 6 *asperges;* 12 *pruneaux.*

23. — Ventre souple, indolent, sans gargouillement, sans météorisme; la convalescence marche.

2 *t. b.;* 2 *potages;* 1 *œuf, mouillettes; eau rougie sucrée.*

24. — Très bien.

Un quart d'aliments.

28 *mai.* — Guérison parfaite : sortie.

Réflexions.

Ce cas nous parut, au premier abord, beaucoup plus grave qu'il ne le fut réellement. Les phénomènes typhoïdes étaient portés à un haut degré, ce qui nous frappa d'autant plus que le sujet affirmait n'être malade que depuis deux jours. Le sang était déjà aussi profondément altéré qu'on le trouve vers le deuxième septénaire de la maladie, quand elle a marché avec intensité dès les premiers jours. Les recherches faites par M. Donné confirmèrent nos propres observations : nous avions là réellement un beau sang *typhoïde*, c'est-à-dire altéré par une infection putride. La rapidité avec laquelle la maladie céda nous surprit, ainsi que toutes les personnes qui virent ce malade, et parmi lesquelles se trouvaient des médecins fort exercés à l'observation (1). C'est encore un bel exemple du pouvoir presque merveilleux de la formule des saignées coup sur coup, même dans les cas où la prostration et l'adynamie forment en quelque sorte le caractère dominant de la maladie.

OBSERVATION XXI.

Salle des hommes, n. 5. — Le nommé Valette, âgé de 21 ans, scieur de long, demeurant aux bains Vigier, né à Boissière (Cantal); malade depuis 11 jours, entré le 26 juillet 1836, sorti le 4 août 1836.

Diagnostic. — ENTÉRO-MÉSENTÉRITE TYPHOÏDE BIEN CARACTÉRISÉE (fièvre typhoïde au onzième jour). CAS DE MOYENNE GRAVITÉ.

Forte constitution; tempérament sanguin: cheveux roux; habituellement bien portant ; vacciné; à Paris depuis sept mois.

Trois mois après son arrivée à Paris , s'étant exposé au froid ayant chaud, ce malade fut indisposé pendant deux jours; il s'est bien porté depuis.

Il y a onze jours, mal de ventre ; mal au cou et à la tête; étourdissements, surtout en se baissant; lassitudes dans les membres ; pas de dévoiement ; le deuxième jour, saignement de nez très abondant.

(1) Mais le début récent de la maladie était une circonstance favorable à la prompte résolution de la maladie, vérité sur laquelle on ne saurait trop s'appesantir, puisqu'elle est méconnue par des observateurs dont le nom fait autorité. Nous avons vu déjà un cas fort grave (Observation XIe), attaqué énergiquement dès le troisième jour, céder avec une surprenante rapidité.

Il ne sait à quoi attribuer sa maladie ; il n'a pas commis d'excès ; il dit que, la veille de sa maladie, il avait bu avec un de ses camarades un litre de vin froid, après quoi il eut un vomissement de *matière amère.*

Il a pris un demi-setier de vin chaud le septième ou le huitième jour, ce qui fut suivi d'envie de vomir sans vomissement ; il a travaillé un peu jusqu'au jour même de son entrée ; il a continué son régime habituel, si ce n'est qu'il a mangé moins qu'à l'ordinaire.

26 *juillet soir.* — Céphalalgie frontale, étourdissements, tintements d'oreilles, éblouissements, douleurs dans tous les membres, faiblesse générale ; le malade est venu à pied à l'hôpital, mais très difficilement ; pourtour de la bouche jaunâtre ; langue rouge à la pointe et aux bords, enduit jaunâtre léger au milieu ; soif vive ; inappétence ; bouche mauvaise ; salive non acide ; ni nausées, ni vomissements ; ventre légèrement douloureux par la pression, dans la région épigastrique, et plus encore dans la région iliaque droite, sans gargouillement manifeste ; deux selles depuis ce matin.

Urine rouge.

Rien de notable pour la respiration ; pouls 65-70, développé, assez fort ; bruits du cœur normaux ; peau chaude et moite ; sueur au visage.

Saignée de 3 palettes.

27. — *Sang de la saignée :* — Assez de sérosité, d'un jaune foncé, transparente, déposée à la surface du caillot, qui est concave, adhérent au vase par ses bords, et recouvert d'une couenne mince, transparente, facile à déchirer ; le caillot soutient le tiers ou le quart de son poids, et se rompt assez net.

Yeux moins fatigués ; céphalalgie moindre ; sommeil assez tranquille ; sueur, surtout au visage et au cou ; décubitus en supination ; expression de stupeur modérée ; réponses lentes, mais justes ; faiblesse générale et prostration.

Pouls à 68, bien développé, d'une résistance moyenne; chaleur de la peau augmentée (température abdominale 36-37°) ; point d'éruption typhoïde (quelques clous sur la poitrine ; quelques sudamina à la partie inférieure de cette cavité, avec éruption miliaire dans les régions sus et sous-claviculaires).

Teinte bilieuse du visage ; pommettes un peu terreuses ; narines, lèvres et dents sèches ; langue recouverte d'une couche saburrale à la partie postérieure, avec papilles hérissées, rouge et sèche à la pointe ; ni nausées ni vomissements ; salive non acide ; haleine fade et fétide ; ventre un peu tendu, surtout dans la région sous-ombilicale; douleur dans le flanc droit, augmentant par la pression, avec léger gargouillement, et résonnance tympanique ; pas de selles depuis hier.

Rien de notable pour la respiration ; bruits du cœur un peu obscurs.

Urine de la veille au soir, d'un jaune foncé, claire, acide, odeur de brou de noix.

Saignée 4 pal. ; vent. scarif. rég. iléo-cœcale 3 p. 1/2 (1) ; foment. et aspers. chlorur.; solut. sir. gom. chlorur; solut. de sir. gros.; lavem. huil. ; diète.

28. — *Sang de la saignée :* — Sérosité d'un jaune doré, assez transparente; vestiges de couenne sur le caillot qui se rompt assez net, un peu plus ferme qu'hier.

Mieux; nuit assez bonne; langue blanche, molle, humide; gargouillement dans les deux flancs; ventre un peu moins ballonné; chaleur modérée; un peu de moiteur; pouls 56; bien développé, non redoublé.

Yeux un peu injectés ; teinte jaune du visage la même.

5o sang. dans les deux flancs; le reste idem.

29. — Il va bien; bon sommeil; chaleur modérée (température abdominale 35°) ; la langue se nettoie, est humide, ses papilles sont encore développées; soif moindre;

(1) On a retiré une palette environ seulement.

un peu d'appétit; ventre souple et affaissé; point de gargouillement dans la région iléo-cœcale; une tache rosée et une pustule plate sur l'abdomen; une seule selle depuis hier; pouls à 56-60, souple et bien développé; céphalalgie nulle; l'intelligence et les sensations en bon état.

Convalescence commençante.

1 t. de bouillon de poulet; bain chloruré; reste idem.

30. — Il se trouve mieux; il a bien dormi; chaleur modérée; pouls à 48; visage bon.

Urine jaune, très claire, avec légère odeur de pain d'épice; langue humide, assez nette, rosée; papilles moins développées; quelques taches rosées à la partie inférieure de l'hypocondre droit; ventre souple, affaissé, sans gargouillement; la convalescence se maintient.

2 tas. bouil. ; soupe aux herbes.

31.—Urine rendue immédiatement avant la visite, un peu trouble, avec l'odeur de raffinerie de sucre, acide; langue humide, moins rouge, à papilles moins hérissées; ventre souple, indolent; deux petites pustules sur le ventre; peau moite; pouls à 48-52.

2 t. bouill. ; 2 potages; 12 pruneaux.

1er *août.* —Pouls à 48-52; langue humide et rosée; bon sommeil; point de dévoiement.

Un huitième d'aliment; demi-t. vin; bain.

2.—Urine du matin un peu trouble, avec nuage assez épais, odeur légère de pain d'épice, faiblement acide; pouls à 48-52, quelques pustules nouvelles sur le ventre.

Un quart d'aliments.

3. — La guérison se soutient; nuage dans les urines du matin.

La demie d'alim.

4.—Le malade est tout-à-fait rétabli et obtient sa sortie.

Réflexions.

Ceux qui n'ont pas une connaissance approfondie des variétés que le pouls peut présenter sous le rapport de la fréquence, chez les sujets bien portants, auraient pu croire qu'un pouls à 68, tel qu'il existait chez notre malade, supposait l'absence de tout état fébrile. L'observation la plus répétée nous a appris qu'un mouvement fébrile bien caractérisé, quelquefois même assez intense, coïncidait assez souvent avec un pouls à 72 et au-dessous. Aussi m'arrive-t-il tous les jours d'annoncer, dans les cas de ce genre, que le pouls se ralentira chez les sujets, à mesure que la maladie fera des progrès vers la guérison. C'est ce qui est arrivé ici : le pouls est tombé de 68 à 48.

OBSERVATION XXII.

Salle des hommes, n. 15. — Le nommé Vaillant, âgé de 19 ans, menuisier, demeurant rue Grenier-Saint-Lazare, né à Brinville (Haute-Marne) ; malade depuis 9 jours, alité depuis 7 jours, entré le 11 avril 1836, sorti le 29 avril 1836.	*Diagnostic.* — ENTÉRO-MÉSENTÉRITE BIEN CARACTÉRISÉE (*simple*). CAS DE MOYENNE GRAVITÉ.

D'une constitution moyenne ; cheveux châtains ; vacciné ; à Paris depuis huit mois ; habituellement d'une bonne santé ; pas sujet aux épistaxis ; il y a deux à trois mois, dévoiement abondant qui a duré quatre à cinq jours ; quelques semaines après, la même maladie est revenue (le sujet guérit sans traitement actif, avec le secours de la diète).

Il y a neuf jours aujourd'hui qu'il est tombé malade : céphalalgie, courbature, faiblesse ; deux jours après l'invasion, la maladie a beaucoup augmenté ; le dévoiement s'est manifesté, et le malade s'est alité ; douleur vague dans le ventre ; sept à huit selles liquides sans ténesme ; le dé voiement avait cessé depuis deux jours, quand le malade est venu à l'hôpital; inappétence, bouche mauvaise.

Le malade prenait de la soupe deux fois par jour; il a consulté un herboriste qui lui a prescrit de la tisane de chicorée avec du citron, et des cataplasmes sur le ventre; un bain de pieds pour calmer le mal de tête.

12 *avril.* — Le malade est venu au bureau central et à l'hôpital à pied, marchant lentement et éprouvant des éblouissements en marchant.

Céphalalgie sus-orbitaire; teinte jaune de la face, surtout de l'ovale inférieur de cette partie; lèvres sèches et un peu croûteuses; langue pointue, rouge à sa pointe et sur ses bords; couche saburrale au milieu; papilles développées; bouche pâteuse; salive visqueuse, acide; haleine fétide, alliacée; soif; déglutition facile; ventre un peu tendu partout, surtout dans la région sous-ombilicale, douleur seulement à la pression dans le flanc droit qui est assez résistant, plus tendu que le gauche; sourd et obscur gargouillement dans la région du cœcum; pas de selles depuis le 9 de ce mois.

Peau chaude, sèche, aride; sur la région abdominale, deux taches d'un rouge cuivreux, et une petite élevure contenant du pus (les deux taches sont des papules); pouls à 84-88, développé, plein, assez dur, non redoublé.

Crachats muqueux; respiration calme, à l'état normal.

Rêvasseries dans le sommeil, plusieurs réveils, réponses justes et exactes; air d'hébétude et de légère stupeur.

Saignée 4 p.; vent. scarif. 3 p. ventre; solut. sir. gros.; solut. sir. g. chlorurée; catapl. chloruré; lav. émol; diète.

13. — Mieux; pas de céphalalgie; sommeil plus calme; langue humide, rosée, un peu blanche au milieu; bouche moins sèche; une seule selle par le lavement; région iliaque droite moins douloureuse et sans gargouillement à la pression; ventre souple, moins chaud, la pustule et les papules sont flétries.

Urine jaune, claire, transparente, odeur de violette très agréable.

Un peu de sueur ; peau moite.

Pouls à 76, plein, un peu tendu.

Sang de la saignée : — Sérosité pas très claire, abondante ; caillot sans couenne, de moyenne consistance, se cassant assez net.

Sang des ventouses : — Rondelles un peu molles, sans couenne, d'une teinte un peu noire à la surface.

Saignée 3 pal. ; solut. sir. g. chlorurée 10 gouttes par pot ; solut. sir. groseilles ; catapl. chloruré ; gilet de laine ; diète.

14. — *Sang de la saignée :* — Sérosité plus claire que celle d'hier ; caillot de couleur rosée vive à sa surface, volumineux, de consistance à peu près normale, sans couenne.

Sommeil tranquille cette nuit ; une selle seulement par lavement ; langue rosée, humide, plus nette ; un peu de sueur cette nuit ; teinte jaune du visage moins prononcée ; pouls à 80-84, plein, souple ; peau un peu chaude ; nulle trace de la pustule et des deux papules qui existaient sur le ventre ; un peu de tension et de douleur à la pression, sans gargouillement, dans la région iléo-cœcale.

Catapl. chloruré ; bain chloruré ; diète.

15. — Urine de ce matin claire, odeur agréable ; visage bon ; pouls 72 ; peau de chaleur normale ; langue rosée, assez humide ; appétit.

Convalescence.

1 t. bouillon de poulet ; bain chloruré.

16. — Bien ; langue humide et rosée ; convalescence confirmée ; le malade est revenu à pied de son bain.

Lim. citriq. gom. ; 2 t. bouillon ; 1 crème riz ; demi-pomme cuite.

17 et 18. — Le malade se trouve toujours bien.

Bouillon, potages ; biscuit avec eau rougie sucrée.

19. — Hier le malade a marché en allant prendre un bain ; ventre souple, sans gargouillement.

Un huitième d'aliment, demi-tasse de vin.

20. — Guérison décidée.

Un quart côtelette.

22. — Le malade est mis à la demie d'aliments.

29, — Ses forces sont revenues. — Sortie.

Réflexions.

Chez ce malade, la convalescence a commencé dès le cinquième jour après l'entrée; nul accident n'est venu la traverser, et elle a marché avec une grande rapidité. Rien ne fut fait au malade le jour même de son entrée. Le lendemain, je prescrivis une saignée de quatre palettes et des ventouses scarifiées de trois palettes; le surlendemain, une nouvelle saignée de trois palettes. Ainsi deux jours d'un traitement énergique ont suffi pour enlever une maladie qui avait tenu le malade alité pendant sept jours avant son entrée, et qui, si l'on en croyait la doctrine régnante, se joue de tous les traitements, des saignées en particulier, ce qui, par un jeu de mots assez connu, faisait dire à Corvisart que dans les fièvres *continues*, on avait beau faire, elles *continuaient* toujours. Cela est très vrai, appliqué aux résultats des méthodes alors usitées, et de celles usitées encore aujourd'hui par la plupart des praticiens. Mais j'ose affirmer comme un fait démontré par l'expérience, que cette sentence est fausse si on l'applique à la méthode par laquelle nous combattons les fièvres continues. Je ne dis pas qu'on les empêche de *continuer* toutes, quelle que soit l'époque à laquelle on les combatte, et quelle que soit la forme des altérations de l'appareil folliculaire de l'intestin grêle ; je dis uniquement que dans leur première période, ces maladies, attaquées à notre manière, cèdent pour la plupart et avortent pour ainsi dire, ou ne parcourent pas toutes les périodes qui leur ont été assignées: le fait actuel, le suivant et tant d'autres qu'on va lire ne permettent aucun doute à cet égard aux personnes éclairées e bonne foi.

OBSERVATION XXIII.

Salle des hommes, n. 25. — Le nommé Dupré, âgé de 17 ans, garçon marchand de vin, demeurant rue du Temple, 24, né à Zénizeul (Haute - Marne); malade depuis 2 jours; entré le 7 avril 1836, sorti le 22 avril 1836.

Diagnostic. — ENTÉRO - MÉSENTÉRITE TYPHOÏDE *de moyenne intensité et récente*.

Constitution faible; tempérament lymphatico-nerveux; cheveux blonds; ordinairement bien portant; vacciné; arrivé à Paris depuis un mois.

Ce jeune homme a été pris, il y a deux jours, de céphalalgie, mal à l'estomac, douleur dans les reins, sans autre symptôme plus grave. Il n'a pas eu d'épistaxis. Il ne sait à quoi attribuer ce malaise; il habite une chambre bien aérée, et ne se rappelle pas avoir fait d'excès de régime; il n'a rien fait depuis deux jours contre sa maladie.

7 avril soir.—Céphalalgie sus-orbitaire; léger étourdissement quand le malade est debout; face légèrement rouge; langue humide, un peu rouge à la pointe et sur les bords, blanchâtre au milieu; soif; mauvais goût à la bouche; appétit diminué; pas de nausées ni de vomissements; ventre souple, généralement un peu douloureux à la pression, surtout dans la fosse iliaque droite, où il y a du gargouillement; constipation depuis trois jours; sonoréité de la poitrine bonne; murmure respiratoire normal; point de toux; point d'éruption sur le ventre ni sur la poitrine.

8 avril.—Pouls à 68, développé; peau chaude et sèche, lèvres sèches; langue rouge et sèche, surtout à la circonférence; céphalalgie; sommeil agité par des rêves; ventre un peu gros, surtout dans la région sous-ombilicale; gargouillement et douleur dans la région iléo-cœcale; la salive rougit un peu le papier de tournesol; haleine fade.

Saig 5 pal; vent. scarif. ventre 2 pal.; solut. sir. gom. chlor.; lim. citrique; lav. émoll.; gilet de laine; diète.

5 heures du soir. — Le malade a eu un étourdissement en voulant se lever pour uriner, on a été obligé de le replacer sur son lit.

9 avril. — Le ventre est mieux ; douleur à la partie moyenne du sternum ; enchifrènement ; peau chaude et moite surtout dans les aisselles ; pouls 64-68, souple, développé.

Sang de la saignée : — Caillot volumineux, un peu excavé à sa surface, adhérent par ses bords aux parois du vase, sans couenne, facile à déchirer.

Sang des ventouses : — Caillot mollasse, diffluent.

Urine de ce matin à six heures, trouble, avec dépôt ; odeur fade comme celle du bouillon de veau qui commence à se gâter.

Pas de selles depuis hier ; léger gargouillement dans la région iléo-cœcale (le malade fait une expression de douleur quand on presse cette région) ; lèvres sèches ; langue sèche et rouge ; salive acide.

L'urine rougit faiblement le papier de tournesol.

Sommeil dans la nuit ; réponses justes ; la céphalalgie n'a pas diminué.

Saignée 3 pal.; vent. scarif. ventre 3 pal.; sol. sir. gom., chlor. 15 gouttes par pot; catapl. chloruré bis.

10 avril. — Urine du matin trouble, dépôt furfuracé au fond, avec odeur fade, médiocrement acide.

Sang de la saignée : — Caillot sans couenne, facile à déchirer.

Sang des ventouses : — Rondelles à peine formées ; le caillot coule comme une gelée de groseilles mal prise ; pas de selles depuis hier ; visage moins jaune ; lèvres, dents et langue moins sèches ; salive peu acide ; ventre plus affaissé, sans gargouillement, non douloureux, excepté aux points sur lesquels les ventouses ont été appliquées ; un peu de sommeil mêlé de rêves ; peau d'une chaleur douce ; pouls à 68.

Convalescence commençante.

Solut. sir. g. chlorurée; solut. sir. g.; catapl.; lav.; diète.

11 *avril.* — Urine trouble comme du moût de raisin , avec odeur de nougat, acide.

La salive n'est plus acide ; haleine sans fétidité ; face meilleure ; langue rosée , humectée ; appétit ; moins de soif ; une seule selle ; pouls 60, plein , développé ; chaleur normale de la peau.

Bain chloruré; une tasse de bouillon de poulet ; orange sucrée.

12. — Urine transparente.

Langue humide ; sommeil bon dans la nuit ; pouls à peine à 60 ; peau fraîche.

Deux bouillons; deux potages; 1 pomme cuite ; eau rougie sucrée.

13. — Langue molle , humide et rosée ; peau à température normale ; pouls à 44-48 , souple , assez plein.

Un huitième œuf; demi-tasse de vin.

14. — De mieux en mieux ; le malade demande à manger ; pouls 44.

Huitième poulet ; demi-tasse vin; 1 biscuit.

15. — *Pouls à 40.* — Guérison complète.

Quart poulet.

17. — Le malade demande la demie ; il s'est levé hier, et s'est promené dans le jardin.

Demie (poulet).

18. — Tout-à-fait bien ; même lenteur du pouls; peau fraîche ; sommeil bon ; les forces sont revenues,

22. — Sortie.

OBSERVATION XXIV.

Salle des hommes, n. 1. — Le nommé Pilondon, âgé de 32 ans, terrassier, demeurant rue du Delta, 5, né à Morcille (Puy-de-Dôme); malade depuis 7 jours, indisposé depuis 15, entré le 5 octobre 1856, sorti le 26 octobre 1856.

Diagnostic. — ENTÉRO-MÉSENTÉRITE TYPHOÏDE (*forme bilieuse*) *de la fièvre typhoïde.*
CAS D'INTENSITÉ MOYENNE.

Marié; assez bonne constitution; variolé, brun; à Paris depuis trois ans.

En arrivant à Paris, il y a trois ans, il avait une fièvre quarte qui durait depuis sept mois (elle avait été *coupée* et s'était renouvelée à plusieurs reprises). Cette fièvre fut guérie à l'hôpital Saint-Antoine.

Depuis 15 jours, céphalalgie; courbature; depuis sept jours, augmentation du malaise; perte d'appétit; dévoiement pendant une journée; coliques; vomissements plusieurs fois; fièvre; étourdissements.

Cet homme se livre parfois à quelques excès de boisson; il se nourrit bien, et est logé commodément; il ne sait à quoi attribuer sa maladie.

Trois jours avant son entrée, le malade a pris une médecine qui l'a fait aller cinq fois à la selle et vomir quatre fois; il a bu du thé et du tilleul avec du citron.

6 octobre. — Il est allé en voiture au bureau central, d'où il est venu à pied et difficilement à l'hôpital; faiblesse; éblouissements; décubitus en supination; teinte jaune du bas du visage; yeux un peu brillants; pommettes rouges, un peu ternes; céphalalgie; air d'étonnement sur le visage; insomnie; rêvasseries; intelligence intacte.

Lèvres, narines et dents sèches; langue sèche; papilles rouges, couche saburrale au milieu; envies de vomir; peu de soif; haleine fétide; salive acide; ventre indolent, si ce n'est à la pression dans le flanc droit, où il n'y a point de gargouillement, mais de l'empâtement ; point d'éruption typhoïde ; chaleur modérée du ventre et du reste du corps ; pouls à 72 , souple, assez développé.

Bruits du cœur normaux ; rien d'anormal pour la respiration.

Saignée 4 pal. ; vent. scarif. 3 pal. abd. ; solut. sir. groseilles ; cataplasme et aspersions chlorurés ; lav. émoll. ; diète (1).

7. — Le malade se trouve mieux ; le pouls est tombé à 60-64 ; langue humide, couverte d'un enduit blanchâtre ; salive acide ; haleine fade et un peu moins fétide ; ventre moins tendu, affaissé, surtout dans la région iléo-cœcale (moins de résonnance tympanique) ; cinq heures de sommeil cette nuit.

Urine claire, avec odeur de nougat.

Sang de la saignée : — Caillot volumineux, concave, avec vestige de couenne mince au centre ; le caillot se rompt facilement et assez net.

Sang des ventouses : — Rondelles mollasses, avec sérosité teinte par la matière colorante.

Même prescr., moins les saignées (2).

8. — Langue blanche, humide ; bouche mauvaise ; pouls à 60-64 ; salive acide ; ventre affaissé, sans gargouillement ni éruption ; le mieux se soutient.

Même prescr.

---

(1) M. le docteur Brière de Boismont assistait alors à nos visites. Comme ce médecin fréquente habituellement la clinique de M. Chomel, je le priai de nous dire comment ce professeur désignerait la maladie de ce sujet (je n'avais pas encore porté mon diagnostic). M. Brière répondit que M. Chomel diagnostiquerait ici une fièvre typhoïde. Ainsi donc, pour un élève distingué de M. Chomel comme pour nous, nous avions affaire à une fièvre dite typhoïde.

(2) J'avais prescrit une nouvelle application de ventouses de 3 palettes pour le soir, s'il survenait une récrudescence. Mais celle-ci n'ayant pas eu lieu, la saignée locale conditionnelle ne fut point pratiquée.

9. — Le mieux continue; pouls à 64; chaleur modérée; une seule selle depuis hier; salive acide; bouche mauvaise; cessation des étourdissements. Convalescence.

2 tasses bouill.

10. — Le malade s'est levé et a marché sans étourdissement ni bourdonnements d'oreilles; il se plaint de douleurs de reins; pouls à 60-64; peau d'une température normale; langue blanche, pâteuse; ventre souple et affaissé.

Bain chloruré; 2 bouill., potage, raisin.

11. — Langue blanchâtre; pouls à 56-60; un peu de céphalalgie hier soir; quelques nausées sans vomissement.

Un quart pruneaux.

12. — Le malade dit avoir eu quelques coliques sans dévoiement.

Un huitième (œuf).

13. — Le malade se sent fatigué; il a des coliques et des envies de vomir; langue saburrale; trois selles depuis hier; ventre sans ballonnement, sans gargouillement, couvert de *sudamina sur ses parties latérales*; teinte jaune du visage à sa partie inférieure; abattement; pouls à 60-64, tendu; haleine fétide; salive acide. Légère rechute.

20 sang. à l'anus; solut. sir. gom.; solut. sir. gros,; lav. émol. amilacé;.catapl. et aspers. chlorurés; diète.

14. — Soulagement notable, du côté du ventre surtout; moins de fatigue; langue blanche, saburrale; point de gargouillement ni de météorisme; une seule selle par le lavement; chaleur modérée de la peau; pouls à 52-56.

Idem en tout, plus bain chloruré.

15. — Chaleur modérée de la peau (le malade a mouillé hier deux chemises); pouls à 56-60; langue humide, un peu moins épaisse; salive acide; haleine fétide.

Lav. amilacé; catapl. et aspers. chlorurés; diète.

16. — Il a sué et mouillé deux chemises ce matin; toujours de nombreux sudamina sur la partie latérale de l'abdomen, qui est plat, affaissé, sans gargouillement; fétidité de l'haleine.

Un peu de mal à la tête ; assez bon sommeil.

Chaleur modérée ; pouls à 48, régulier et souple.

Nouvelle convalescence.

Catapl. ; 2 tasses bouill. de poulet.

17. — Langue humide et un peu blanchâtre ; douce chaleur de la peau.

2 tasses bouill. ; 1 crème de riz ; pruneaux ; raisin.

18. — Pouls à 48 ; langue humide (elle se nettoie) ; point de dévoiement.

Un huitième (œuf) ; raisin.

19. — Sueur copieuse (trois chemises ont été mouillées cette nuit) ; un peu de céphalalgie ; pouls à 48.

Un huitième ; 1 tasse de vin.

21. — Hier, le malade a continué de suer sans frisson, ni froid préliminaire, et il a mouillé plusieurs chemises.

Les jours suivants, bon appétit.

26. — Sortie ; guérison parfaite.

OBSERVATION XXV (1).

Salle des femmes, n. 9 — La nommée Mélard, âgée de 17 ans, domestique, malade depuis 5 jours. entrée le 13 septembre 1836, sortie le 12 octobre 1836.

Diagnostic. — ENTERO-MÉSENTÉRITE TYPHOÏDE DE MOYENNE INTENSITÉ (*sous forme bilieuse*).

Cette jeune fille, brune, d'une bonne constitution, à Paris depuis dix-huit mois, fut prise, le 8 septembre 1836, de mal au cœur sans vomissements, céphalalgie, bourdonnement dans les oreilles sans épistaxis, de fièvre assez forte. Ces symptômes, qui avaient été précédés la veille d'une violente contrariété, augmentant, la malade entra cinq jours après le début (le 13 septembre) à l'hôpital de la Charité,

(1) Je publie cette observation telle qu'elle a été recueillie en mon absence, par M. le docteur Montault. La malade était convalescente lorsque je repris le service, à mon retour d'un voyage que je fis pendant le mois de septembre.

et fut placée dans la salle Sainte-Madeleine, où elle occupa successivement les numéros 5 bis, 9 et 1. On lui appliqua le soir de son entrée 15 sangsues à l'hypogastre; voici ce qu'on observa ultérieurement:

14 *septembre.* — Céphalalgie; faiblesse générale; douleur dans tous les membres; insomnie la nuit dernière; soif vive; langue saburrale, pointillée de rouge à sa pointe et à la partie médiane de sa face supérieure; point d'envie de vomir; un peu de douleur par la pression exercée dans la région épigastrique ainsi que dans la fosse iliaque droite; absence de gargouillement dans les deux flancs; ventre tendu dans l'hypogastre; une seule selle depuis la veille; chaleur vive et sécheresse de la peau; pouls à 120, résistant et développé; la malade attend ses règles qui doivent venir dans deux jours.

Saignée de 3 pal.; vent. scarif. 3 pal. sur le ventre.; catapl. sur l'abdomen; violette et guimauve sir. de gom.; lav.; diète.

15. — La saignée n'a pu être faite, les veines du bras n'étant pas visibles. L'indocilité de la malade n'a permis de retirer par les ventouses qu'une palette et demie de sang, dont la sérosité est teinte par la matière colorante. Langue rouge sur ses bords, elle tend à se sécher; prostration considérable; teinte jaune du bas du visage; très vive douleur dans l'épigastre et autour de l'ombilic. La malade est allée la veille deux fois en dévoiement; forte chaleur de la peau; fièvre intense.

Saignée du pied; application de 30 sangsues sur l'abdomen; du reste même prescription.

16. — La saignée de pied faite la veille a été copieuse; la céphalalgie persiste; lèvres sèches; la coloration en jaune du bas du visage est diminuée; toujours soif vive, ventre un peu tympanisé; deux selles liquides depuis la veille; pouls très fréquent et moins développé que les jours précédents; le sang des règles coule très difficilement.

Fumigation chaude vers la vulve pour activer l'écoule-ment menstruel; 16 sangsues aux cuisses (8 de chaque côté) si les règles ne vont pas ; du reste même prescription.

17.—Les sangsues prescrites la veille conditionnellement ont été appliquées et ont fourni beaucoup de sang; bruit dans les oreilles ; faiblesse et abattement plus prononcés, enduit jaunâtre de la langue épais; coloration jaune de l'ovale inférieur du visage revenue ; ventre volumineux, ballonné ; deux selles liquides depuis la veille; persistance de la fièvre et de l'élévation de la chaleur de la peau.

Saignée du pied de 3 pal. ; 25 sangsues autour de l'om-bilic; solut. de sir. de groseilles; lav. et fum. émoll.; fumig. émoll. vers la vulve; diète.

18.—Les règles ne sont point venues (15 sangsues seule-ment sur 25 ont pris) ; un peu de sommeil la nuit dernière; teint du visage plus clair; enduit jaunâtre de la langue; ventre météorisé ; une seule selle depuis la veille; pouls toujours fréquent et petit

Solut. de sir. de gros.; solut. de sir. de gomm. chlor.; fom. et asp. chlor.; deux demi-lav. émol.; diète absolue.

19. — Langue lisse et rosée dans son milieu et en arrière, couverte en avant et sur les côtés d'un enduit jaune blan-châtre; ventre tympanisé ; point de traces d'éruption sur le ventre; absence de gargouillement; épigastre douloureux; deux à trois selles avec coliques depuis la veille; pouls fréquent, petit et peu résistant; rien d'anormal pour la res-piration; même état du reste; toujours absence de règles.

Viol. et guim. chlor.; 15 sangsues à l'anus ; les autres moyens les mêmes.

20. — Sept seulement des quinze sangsues prescrites la veille ont pris; trois selles liquides depuis la veille; la ma-lade se plaint plus que les jours précédents.

30 sang. sur le vent.; même prescription du reste.

21. — Soulagement; langue lisse et d'un rose pâle à sa partie moyenne; la malade n'a pas uriné depuis la veille;

son mat dans la région hypogastrique dû à à la distension de la vessie par l'urine ; point d'éruption sur le ventre ; fièvre toujours très forte ; deux selles depuis la veille.

Cathétérisme ; les autres moyens les mêmes.

22. — Un peu de sommeil la nuit ; deux selles depuis la veille ; langue lisse et rosée ; ventre moins tendu et moins ballonné ; la malade a uriné seule la nuit dernière.

Même prescr.

23. — La veille au soir il a fallu sonder de nouveau la malade ; une seule selle depuis la veille ; visage meilleur ; langue rosée et lisse partout ; ventre moins volumineux ; encore un peu tendu, sans gargouillement, un peu douloureux dans le flanc droit.

Une tasse de bouill. de poul.

24. — Même état et même prescription ; la veille au soir on a été obligé de sonder encore la malade.

25. — Hier la malade a pu uriner seule ; peu de chaleur à la peau ; langue humide ; pas de céphalalgie ; ventre indolent.

Convalescence.

Deux tasses de bouill.; un pot.

Les jours suivants, la convalescence se soutient ; la peau devient moite, l'appétit se fait sentir ; la malade mange le quart et la demie, et elle sort parfaitement bien guérie, le 12 octobre 1836.

Réflexions.

On aura sans doute été frappé de la résistance de la maladie dans le cas actuel, comparé à ceux qui précèdent. Comme je n'ai pas observé la malade, je ne me permettrai pas de déterminer bien positivement la cause de cette particularité. Toutefois, on remarquera que la saignée du bras prescrite à la première visite ne fut pas faite, que les ventouses ne fournirent que la moitié du sang voulu, et qu'ensuite des saignées du pied et des sangsues furent prescrites au lieu de nos saignées du bras et de nos ventouses. Or, je suis porté à croire que c'est là une des principales causes qui ont empêché que la convalescence ne se déclarât aussi promptement dans ce cas que dans les précédents.

OBSERVATION XXVI.

Salle des hommes, n. 12. — Le nommé Lébert, âgé de 17 ans, domestique, demeurant rue Popincourt, 74, né à Defontaine-le-Dijon, (Côte-d'Or) ; malade depuis 8 jours, entré le 26 juillet 1836, sorti le 11 août 1836.

Diagnostic. — GASTRO - ENTÉRO-MÉSENTÉRITE TYPHOÏDE. CAS DE MOYENNE GRAVITÉ.

Constitution un peu grêle; mince, maigre; vacciné; à Paris depuis quatre mois; toujours bien portant jusqu'ici.

Il y a deux mois, il s'est aperçu qu'il était un peu jaune; il a mangé et travaillé comme à l'ordinaire, jusqu'à il y a huit jours qu'il est tombé tout-à-fait malade : alors, mal à la tête, à l'estomac, faiblesse, courbature, perte d'appétit; point de dévoiement.

Il attribue sa maladie à l'air de Paris et à la mauvaise nourriture; il est resté sept jours sans rien faire, et a bu de l'eau de carotte (on lui donnait à manger comme à l'ordinaire, mais il ne pouvait rien prendre, si ce n'est du lait); il n'a eu jusqu'à présent ni diarrhée, ni vomissement.

26 juillet soir. —Teinte ictérique générale, mais plus prononcée au bas du visage, au front et au devant de la poitrine et aux conjonctives; peau d'une chaleur sèche; langue rosée, humide; soif vive; appétit diminué; bouche non mauvaise; ni nausées ni vomissements; ventre légèrement douloureux dans la région iliaque gauche, foie et rate ne débordant pas les fausses côtes; ventre légèrement proéminent dans la région sous-ombilicale; un peu de gargouillement dans différents points; céphalalgie qui empêche le sommeil; pouls de 65 à 70, médiocrement développé, peu résistant; bruits du cœur normaux (cependant le premier bruit est un peu prolongé à gauche, avec impulsion forte), matité précordiale, trois pouces verticalement, deux pouces et demi environ en travers; rien de particulier pour la respiration.

Le malade est venu en voiture à l'hôpital; il accuse une grande faiblesse, et il éprouve des étourdissements.

Saignée 3 pal.

27. — Faiblesse; vacillation quand le malade se lève; décubitus en supination, air de stupeur modérée; réponses brèves, mais justes; teinte jaune-terne, ictérique; un peu de moiteur et de sueur au visage, température abdominale 36-37°; le malade souffre moins de la tête depuis la saignée d'hier; taches typhoïdes en petit nombre sur le ventre et le bas de la poitrine; langue blanche au milieu, rouge à la pointe et aux bords; soif vive; inappétence; gargouillement dans les deux flancs; douleur dans la région sous-ombilicale, surtout dans la région iléo-cœcale, augmentant par la pression; résonnance tympanique du ventre; pas de selles depuis hier; pouls à 64, médiocrement développé; un peu mou.

Urine rousse, transparente, peu d'odeur, acide.

Sang de la saignée. — Sérosité d'un jaune assez foncé; caillot sans couenne, de consistance médiocre.

Vent. scarif. ventre 2 pal. et demie; solut. sir. gros. et sir. tartar.; catapl. chlorur.; lavem. huil.; diète.

28. — Mieux : tête dégagée; peu de sommeil cette nuit; teinte jaune du visage la même; langue blanchâtre, humide; ventre indolent; une selle à la suite du lavement; chaleur de la peau modérée; légère moiteur; pouls à 64-68, bien développé, souple; pas d'épistaxis.

20 sangs. ventre; bain simple.

29. — Urine d'un jaune-clair, presque inodore; peau

d'une douce chaleur; moiteur générale; persistance de la teinte jaune du visage; langue rosée, humide, presque nette; lèvres sèches ; deux selles depuis hier; ventre souple, affaissé; quelques restes de gargouillement léger dans les deux flancs; douleur légère dans le flanc gauche; pas de céphalalgie; rêvasseries; pouls à 52-56, médiocrement fort et développé, température abdominale 34-35°.

Bain chloruré; 1 *t. b. de poulet.*

30.—Urine d'un jaune foncé, transparente, presque sans odeur, rougissant le papier de tournesol; langue humide, rosée, presque nette; moins de soif; le malade a pris son bouillon avec plaisir; une selle après le lavement; 48 à 52 pulsations.

Convalescence.

2 *t. de b.* ; 2 *soupes aux herbes.*.

31. —Le malade se trouve bien.

Urine du matin jaunâtre, transparente, avec légère odeur de pain d'épice, acide.

Langue rosée; nette; ventre souple, indolent, sans gargouillement ni taches; chaleur normale de la peau avec douce moiteur; pouls à 44-48; point de céphalalgie; sommeil bon.

Convalescence décidée.

2 *t. b.*; 2 *potages;* 12 *pruneaux.*

1er *août.* —Ventre souple, indolent, sans gargouillement; pouls à 48-52; langue humide, rosée et nette.

Un huitième maigre; *demi-t. vin.*

2. — La couleur jaune du visage diminue; urine claire, à peine acide, température abdominale 34--35°.

Un quart de portion.

3. — Langue belle; le visage *déjaunit*; toujours peau de chaleur modérée; pouls à 48; l'urine est toujours bien claire, jaune, et exhale l'odeur de miel, à peine acide.

4.—Langue très bonne; la face devient rosée; urine du matin d'un jaune clair, transparente, rougissant un peu plus qu'hier le papier de tournesol ; guérison complète.

Demie (*côtelette*).

6. — L'urine est acide comme à l'état normal, et a repris sa couleur naturelle.

11. — Sortie.

OBSERVATION XXVII.

Salle des hommes, n. 7. — Le nommé Nadeau, âgé de 24 ans, profession de charpentier, demeurant rue du Petit-Bac, n. 12, né dans le département de la Creuse : malade depuis 4 jours : entré le 19 juillet 1836, sorti le 26 juillet 1836.	*Diagnostic.* — GASTRO-ENTÉRO-MÉSENTÉRITE. *Gonflement de la rate, suite probable d'ancienne fièvre intermittente.*

Constitution forte ; bien vacciné ; bonne santé habituelle ; à Paris depuis trois mois et demi.

Depuis quatre ans il a eu, dit-il, trois fluxions de poitrine (une chaque année); étant militaire, en 1832, il a éprouvé une dysenterie dont il a été traité dans un hôpital de Lyon ; au mois d'octobre dernier, fièvre en froid et en chaud tous les jours, puis tous les deux jours, coupée au bout de quinze jours par une poudre dans du vin blanc (il y a sept à huit ans, autre fièvre intermittente qui a duré toute une année).

Samedi dernier, 16 du courant, pesanteur de tête, céphalalgie frontale, malaise général, courbature, faiblesse générale ; le malade a continué à travailler, il s'est alité le lendemain, se sentant plus faible, et tous les symptômes ayant augmenté (perte de l'appétit, soif assez vive, et fièvre en chaud); le troisième jour, une douleur à l'épigastre s'est ajoutée aux symptômes qui précèdent.

Il ne sait à quoi attribuer sa maladie ; il vit à la gargote ; il a travaillé au soleil, dans les fortes chaleurs de jeudi et de vendredi, et, contre son habitude, il a pris du cassis et de l'absinthe ; depuis samedi, il a bu de la tisane de guimauve, n'a rien mangé depuis le deuxième jour, si ce n'est pour trois sous de café au lait (il dit n'en avoir pas été incommodé).

Le malade a été saigné le lundi.

19 *juillet*. — Le malade est venu en voiture à l'hôpital ; étourdissement, faiblesse en marchant ; décubitus en supination ; air de prostration et de stupeur légère ; pesanteur de tête ; céphalalgie sus-orbitaire ; pas d'épistaxis ; insomnie ; pommettes ternes ; teinte jaune du visage, et surtout de l'ovale inférieur ; lèvres et dents sèches ; langue rouge, lisse et râpeuse, à demi grillée à sa partie moyenne, un peu plus humide sur les bords, par-ci par-là quelques points blanchâtres ; papilles développées ; soif vive ; bouche mauvaise; inappétence ; pas de nausées; malaise épigastrique augmentant après que le malade a bu ; déglutition facile ; *salive faiblement acide* ; haleine fade, médiocrement fétide ; ventre un peu tendu dans la région épigastrique, et surtout dans l'hypocondre gauche, où la rate fait une saillie à un pouce et demi au-dessous du rebord des fausses-côtes (matité dans quatre pouces de hauteur) ; région sous-ombilicale souple, sans douleur notable ; une selle solide cette nuit; pas de dévoiement depuis le commencement de la maladie ; douleur à l'épigastre par la pression ; aucune éruption sur l'abdomen (température abdominale 37°; température de la bouche 36° ; la langue au toucher est aussi moins chaude que la peau de l'abdomen, ce qui peut dépendre de ce que le malade respire par la bouche).

Urine rougeâtre.

Pouls à 92, médiocrement développé ; peau sèche (dans la nuit du dimanche au lundi, le malade a sué et a imbibé deux chemises).

Saig. 3 pal. ; vent. scarif. abd. 3 pal. ; solut. sir. gom. chlorur. ; solut. sir. gros. ; lavem. huil. ; catapl. vent. ; diète.

20. — Il se sent mieux, point de douleur au ventre; bon sommeil cette nuit; pouls à 88.

Sang de la saignée et des ventouses : — Un peu de sérosité jaune à la surface du caillot qui est légèrement concave et adhérent partout au vase par ses bords; ce caillot supporte à peine le huitième de son poids, est mou, noirâtre, couvert d'une couenne mince , molle, incomplète. Le sang des ventouses est mollasse.

Langue lisse, encore sèche , beaucoup moins rouge que la veille; salive à peine acide; haleine fade; région épigastrique moins tendue; affaissement de la région sousombilicale, sans douleur, ni gargouillement ni éruption.

Bain chloruré; catapl. chloruré; lavem. émoll.; diète; même boisson.

21. — Mieux; deux selles depuis hier; langue encore lisse, et fendillée à sa partie moyenne, s'humectant sur ses bords; un peu d'appétit; point de douleur dans le ventre, ni gargouillement, ni ballonnement, ni éruption; peau d'une chaleur modérée, ni sèche ni humide; pouls à 84.

Convalescence commençante.

Bouill. coupé 2 tass.

22. — Il se trouve bien; langue rosée, nette, humide; pouls 68-72; point de chaleur anormale à la peau.

2 t. b.; 2 potages; 12 pruneaux.

23. — Urine rendue à six heures du matin, épaisse, jumenteuse, odeur de pissat de cheval; acide.

Pouls à 52 ; peau fraîche; ventre souple, affaissé; langue humide, nette, sans rougeur; trois selles depuis hier; bon appétit.

Un huitième (œuf); demi-t. vin.

24. — Même urine qu'hier, pour le trouble , l'odeur et l'acidité; pouls à 56-60; peau fraîche.

Le malade se trouve très bien.

Quart d'aliments.

26. — Guérison parfaite; sortie.

Réflexions.

La rapidité avec laquelle la guérison s'est opérée surprendra beaucoup ceux qui n'ont jamais été ou qui n'ont pas été assez long-temps témoins de la puissance des saignées coup sur coup bien dirigées. Osera-t-on nier l'existence de ce qu'on appelle fièvre typhoïde chez notre malade? Qu'on nous dise donc alors ce que c'est qu'une maladie fébrile, avec langue sèche, à demi grillée, avec prostration, stupeur, céphalalgie, etc.? Notons bien, d'ailleurs, que ceux-là mêmes qui nieraient l'existence d'une fièvre typhoïde précisément parce que la maladie a été *jugulée*, seraient obligés de nier également l'existence de toute phlegmasie un peu grave, puisqu'ils professent également qu'on ne peut juguler une phlegmasie. Pour qu'ils eussent raison, il ne faudrait rien moins qu'admettre une santé parfaite chez le sujet de cette observation au moment de son entrée. Mais pourquoi s'occuper plus long-temps de pareils adversaires? C'est parler à des sourds ou à des hommes qui se bouchent les oreilles pour ne pas entendre (et c'est là la pire espèce de sourds); c'est montrer la lumière à des aveugles ou à des hommes qui se ferment les yeux pour ne pas voir (et c'est là la pire espèce des aveugles).

TROISIÈME CATÉGORIE.

Cas légers.

Cette catégorie renferme vingt-trois cas, qui tous ont eu une heureuse terminaison.

Réflexions préliminaires.

Avant de rapporter les observations comprises dans cette catégorie, j'ai besoin de m'expliquer à leur sujet. Elles sont incontestablement des exemples des fièvres que Pinel a désignées sous le nom de *gastriques muqueuses*, (*adéno-méningées*), etc. ; et dans plusieurs des cas appartenant à la forme gastrique ou muqueuse, la fièvre aurait certainement revêtu d'une manière évidente la forme adynamique, typhoïde, putride, si le traitement qui a été employé n'y eût en quelque sorte mis bon ordre. Toutefois, dans ces cas, que je distingue de ceux des deux catégories précédentes en les appelant légers, l'entéro-mésentérite proprement dite n'a pas toujours été parfaitement caractérisée, et de là les dénominations de gastro-entérite, entéro-mésentérite *bénigne*, etc., que l'on verra en tête de plusieurs observations.

J'ai souvent pensé et j'ai souvent aussi professé que la fièvre *gastrique* ou *bilieuse* proprement dite (forme bilieuse de la fièvre typhoïde de M. Chomel) pourrait bien n'être qu'une inflammation plus ou moins intense de l'estomac et de la partie supérieure de l'intestin grêle, sans lésion des plaques elliptiques de l'iléon. Mais comme les malades ne succombent jamais tant que la maladie en reste là, je n'ai pu confirmer cette opinion par l'ouverture des cadavres (1). D'un autre côté, comme la fièvre gastrique ou bilieuse revêt trop souvent, quand elle n'est pas bien traitée, la forme typhoïde ou putride, et qu'alors, à l'ouverture du corps, on rencontre l'inflammation des plaques de Peyer, il se pourrait bien que la simple fièvre *bilieuse* ou *gastrique* coïncidât avec un léger degré d'inflammation de ces plaques, et qu'ainsi elle fût à l'entéro-mésentérite intense ce qu'est la variole bénigne à la variole intense ou confluente. C'est pour cette raison que, comme je l'ai dit plus haut, je me suis quelquefois servi du mot entéro-mésentérite *bénigne* pour désigner la forme qui fait le sujet de quelques unes des observations de cette catégorie. Quoi qu'il en soit de mon embarras, que j'expose avec ma fran-

---

(1) **Voy.** cependant les expériences sur les animaux, consignées dans mon *Traité des fièvres dites essentielles.*

chise accoutumée, il est indubitable que cette forme elle-même est une de celles de la fièvre typhoïde de M. Chomel, puisque cette fièvre renferme toutes celles décrites par Pinel. Par conséquent, j'ai dû, sinon confondre cette forme avec celle qui constitue l'*entéro-mésentérite* intense ou l'inflammation ulcérative de l'appareil folliculaire de l'intestin grêle, du moins la placer à côté d'elle. Ce rapprochement est d'autant plus naturel, que j'ai vu, dans les services où j'ai été employé autrefois, et que, dans maint et maint service, on voit tous les jours, encore aujourd'hui, des cas moins graves que ceux contenus dans la catégorie actuelle se transformer en une véritable fièvre typhoïde, et entraîner la mort d'un grand nombre de malades. On peut lire plusieurs cas de ce genre dans les ouvrages de MM. Petit et Serres, Andral, Louis, Chomel, et dans le *Traité des fièvres* que j'ai publié en 1826.

Encore une fois, les cas de cette troisième catégorie appartiennent donc soit à la fièvre gastrique, soit à la fièvre muqueuse, soit à la fièvre typhoïde légère proprement dite, et comme tels, ils ne pouvaient être essentiellement séparés de ceux des précédentes catégories. S'ils ne se rapportent pas à la forme d'entérite dont les observations des deux précédentes catégories sont des exemples, il faut nécessairement admettre une autre forme d'inflammation de cet intestin, soit simple, soit combinée avec celle de l'estomac, et à laquelle on pourrait donner le nom de gastro-entérite simple ou non typhoïde, ou bénigne.

Encore un mot sur la dernière observation de cette catégorie (obs. 50). C'est un exemple d'un choléra sporadique, accompagné d'un mouvement fébrile assez violent. Je n'ai pas besoin de dire que je suis bien loin de confondre cette forme d'irritation du tube digestif avec une véritable entéro-mésentérite typhoïde ; mais Pinel en ayant fait une variété de sa fièvre gastrique, j'ai dû la rapporter dans la catégorie des cas affectée à cette dernière.

OBSERVATION XXVIII.

Salle des hommes, n. 7. Le nommé Legrand, âgé de 21 ans profession de tolier, demeurant passage du Dragon, n. 15 ; né à Danger (Enre-et-Loir) ; malade depuis 15 jours, entré le 1er août 1836, sorti le 13 août 1836.

Diagnostic.—*Symptômes de fièvre typhoïde légère* (ENTÉRO-MÉSETÉRITE BÉNIGNE).

Constitution moyenne ; brun ; peu d'embonpoint ; ni vacciné ni variolé ; depuis neuf mois de retour à Paris, où il avait déjà séjourné trois ans ; bonne santé habituelle.

Il y a quinze jours, étourdissements, mal de tête, diminution de l'appétit. Cet état a persisté pendant huit jours sans que le malade y fît rien ; il n'a pas eu d'épistaxis ; après ces huit jours, il s'est alité et le dévoiement s'est déclaré, sans vomissement.

Il a pris de l'eau de riz et du sirop de guimauve ; il a mangé encore un peu pendant trois jours ; depuis cinq, il est à une diète complète. Il n'a été ni saigné ni purgé.

Il ne sait à quoi attribuer sa maladie.

1er *août soir.* — Céphalalgie peu intense ; pourtour de la bouche jaunâtre ; langue d'un rouge vif aux bords et à la pointe, avec enduit blanchâtre peu épais sur sa face dorsale ; papilles rouges et très prononcées ; soif assez vive ; peu d'appétit ; bouche amère ; salive non acide ; un peu de douleur à la gorge ; déglutition facile ; ni nausées ni vomissements ; ventre souple, indolent, excepté à l'épigastre, où la pression développe un peu de douleur, sans gargouillement ni éruption ; point de selle depuis la veille (il a eu du dévoiement les jours précédents) ; pouls 65-70, fort, développé ; bruits du cœur normaux ; peau sèche et d'une chaleur modérée ; un peu de toux ; point d'expectoration dans le crachoir ; un peu de douleur au-devant du sternum ; résonnance et respiration bonnes partout.

Ce malade est venu à pied à l'hôpital et a marché assez

facilement ; il n'a point eu d'épistaxis ; son sommeil est assez bon.

2 *août.* — Urine du matin à cinq heures, trouble comme du moût de raisin très épais, d'un jaune sale, odeur de bête fauve, fortement acide.

Teinte jaune de visage très marquée dans l'ovale inférieur ; lèvres et narines sèches ; air d'indifférence ; soif vive ; pas d'appétit ; langue rouge, humide ; salive non acide ; haleine aigrelette et fétide ; ventre bien conformé, peu développé ; un peu de douleur à la pression dans la région épigastrique seulement ; point de gargouillement ; résonnance tympanique, surtout vers l'arc du colon ; pas de selle depuis son arrivée ; chaleur générale de la peau à peu près à l'état normal ; (température abdominale 35-36°) sans sécheresse ; pouls à 68, fort et bien développé ; point d'éruption typhoïde ; peu de sommeil cette nuit ; point de tintement d'oreilles ; un peu de faiblesse, seulement lorsqu'il marche.

Saign. 3 pal. ; vent. scarif. ventre 3 pal. ; fom. et aspers. chlorur. ; solut. sir. gom. ; lavem. émol ; diète.

3. — Mieux qu'hier ; bon sommeil ; tête et ventre dégagés ; hier, étourdissement et chute en voulant se lever pour aller à la garde-robe ; pouls 60-64 ; peau de chaleur normale.

Sang de la saignée et des ventouses : — Sérosité d'un jaune assez foncé, bien transparente ; couenne mince sur une portion du caillot qui ne peut soutenir que le huitième de son poids ; peu de consistance aussi du caillot des ventouses.

Langue humide, rosée, assez nette ; ventre souple, affaissé, sans gargouillement.

Bain chlorur. ; même boiss. ; lav. ; diète.

4. — L'appétit revient ; point de mal au ventre ; pouls à 68 ; langue humide, rosée, nette ; ventre souple, affaissé, sans gargouillement, indolent ; urine jaune, odeur de souris, avec un nuage.

Convalescence.

Bain chlor.; 2 tasses bouil.; 2 potages, 6 pruneaux.

5. — La convalescence se consolide.

Un huitième d'alim.

6. — Urine jaune foncé, odeur de pain d'épice, acide.
Le malade est très bien.

Un quart cotelette.

13. — Guérison parfaite. Sortie.

OBSEVATION XXIX.

Salle des hommes, n. 9. — Le nommé Samson, âgé de 20 ans, boulanger, demeurant rue Saint-Martin, 97 ; né à Paully (Manche); malade depuis 10 jours (surtout depuis 4 jours); entré le 1er juin 1836, sorti le 23 juin 1836.

*Diagnostic.—*Entéro-mésentérite *légère, dans la catégorie de celles qu'on peut faire avorter (forme muqueuse de quelques auteurs).*

Forte constitution; tempérament lymphatico-sanguin; variolé.

En 1852, il a eu dans son pays une maladie qui a duré dix-huit jours, et qui, d'après ce qu'il en rapporte, aurait eu de l'analogie avec le choléra-morbus.

A Paris depuis sept mois, il a eu quelquefois un peu de dévoiement; il y a quatre mois, tumeur de l'aine droite et du testicule droit qui a duré dix jours; cette affection vénérienne a été traitée par un médecin de la place Maubert (on a appliqué vingt-cinq sangsues).

Deux épistaxis, l'une il y a deux mois, l'autre il y a quinze jours.

Il y a dix jours, fatigue, courbature, maux de tête et des lombes (tisane d'orange et de miel).

Le dévoiement survient les jours suivants (deux à trois selles liquides par jour avec colique). Le malade se sentant plus accablé, plus fatigué, s'est alité; alors, mal à la tête, étourdissement, faiblesse très grande. Le mal continuant, le malade est entré à l'hôpital.

Pendant trois jours, le malade a pris du vin chaud, ensuite il a bu du bouillon et mangé de la soupe.

1er *juin soir.* — Teinte jaunâtre très légère au pourtour de la bouche; narines sèches et coryza (il semble au malade qu'il a le nez bouché); lèvres sèches et hâlées; langue assez humide, d'un rouge vif à la pointe et sur ses bords, blanchâtre au milieu; soif; inappétence; douleur en avalant; un peu de rougeur au milieu du voile du palais, surtout à droite; ni nausées ni vomissements; ventre légèrement douloureux à l'épigastre sans trace d'éruption; pas de selles depuis hier; foie et rate d'un volume normal; ni toux, ni oppression (résonnance et respiration bonnes); pouls à 84, médiocrement développé, assez résistant; bruits du cœur normaux; peau modérément chaude; peu de sommeil.

Céphalalgie; étourdissement quand le malade est debout; bourdonnements d'oreilles; douleur dans tous les membres; le malade est venu à pied à l'hôpital, mais assez difficilement.

2. — Pouls à 84, plein, fort, développé; température abdominale 35°; température de la bouche 37-38°; insomnie, agitation, un peu de sueur cette nuit; céphalalgie; douleur dans les membres; langue d'un rouge vif, comme écorchée; bouche mauvaise; soif moins vive que les jours précédents; haleine peu fétide; salive non acide; ventre assez souple, sans gargouillement et sans éruption.

Saign. 3 pal.; vent. scarif. ventre 3 p.

Solut. sir. gros.; catapl. ventre; lav. émol.; diète.

3. — Le malade dit aller mieux, cependant il a éprouvé de l'agitation cette nuit et n'a dormi qu'une heure; une selle depuis hier; nulle céphalalgie; encore mal au ventre qui est affaissé et sans gargouillement; langue plus humide, d'un rouge vif à la pointe; bouche moins pâteuse, haleine

d'une odeur nauséeuse; pouls à 84; peau d'une température douce et presque naturelle au toucher (34° sur l'abdomen).

Sang de la saignée et des ventouses : — Sérosité un peu rougie par la matière colorante; caillot tremblotant, mou et très fragile, sans couenne, d'une teinte noirâtre même à sa surface; le sang des ventouses est mollasse, comme la gelée de groseilles mal prise; la sérosité est d'un rouge noir par son mélange avec la matière colorante.

25 sangs. anus; même boiss.; foment. chlorurées ventre; bain tiède demain; diète.

4. — Le malade a mieux dormi, et continue à se trouver soulagé; il a sué un peu cette nuit et hier dans la soirée (température abdominale 35°; température de la face dorsale de l'avant-bras droit 34°); pouls 84; langue d'un rouge moins vif; ventre souple, affaissé; l'appétit se fait sentir.

Ut suprà, moins les saignées.

5. — La langue dérougit et s'humecte; pouls à 76-80; convalescence commençante.

2 tasses bouillon; 6 pruneaux ou asperges.

6. — Mieux encore; bon sommeil; appétit; la langue se nettoie et dérougit de plus en plus; pouls à 72; peau d'une chaleur douce au toucher (36° sur l'abdomen).

1 b.; 1 potage; eau rougie; 6 asperges avec un peu de pain; bain.

7. — Langue humide, rosée, nette; bon appétit; une selle par le lavement; peau de chaleur naturelle; pouls 72; bon sommeil.

Un huitième d'aliments; demi-tasse de vin.

8. — Bon sommeil; pouls à 72; chaleur normale; la convalescence continue.

9. — Pouls à 60; peau fraîche; langue rosée, humide et nette.

Un quart cotelette.

10. — Hier, otalgie gauche, qui est un peu diminuée ce matin ; le malade s'est levé et s'est exposé à un courant d'air.

Injection et coton opiacé dans l'oreille.

11. — Peu de sommeil à cause de la douleur d'oreille.

20 *sangsues oreille gauche; catapl. émol.*

12. — Toujours douleur à l'oreille gauche.

13. — Il reste encore un peu de douleur.

12 *sangsues derrière l'oreille gauche.*

14, 15, 16 et 17. — Il ne reste plus qu'un léger bourdonnement de l'oreille gauche.

Le malade va très bien les jours suivants.

23. — Sortie.

OBSERVATION XXX.

Salle des hommes, n. 23.—Le nommé Reignier, vannier, demeurant à Antony (Seine-et-Oise); né à Nemours (Seine-et-Marne); malade depuis 5 jours, entré le 7 novembre 1836, sorti le 20 novembre 1836.	*Diagnostic.* — FIÈVRE TYPHOÏDE SOUS FORME BILIEUSE (*gastro-entérite légère*). CAS LÉGER

Bonne constitution; marié; châtain; malade pour la première fois.

Il y a cinq jours, au matin, trois vomissements bilieux et contenant les aliments de la veille; deux selles le soir (constipation pendant deux jours ensuite); il a eu des alternatives de frisson, de chaleur et de sueur; il a eu quelques étourdissements, et est venu en voiture à l'hôpital.

Il a bu de la tisane adoucissante; Il a pris six pilules dont il ignore la composition, et des lavements de mercuriale.

Il ne sait à quoi attribuer sa maladie.

Il nous a été adressé par M. le docteur Faure, médecin à Antony.

8 *novembre.* — Teinte jaune du visage, surtout de l'ovale

inférieur; lèvres sèches; langue blanche au milieu, rosée sur ses bords; bouche pâteuse; soif vive; envies de vomir; salive non acide; haleine fade; ventre saillant, tendu,
résistant; douleur dans la région du flanc droit, augmentant par la pression; résonnance tympanique de tout le
ventre; une papule bien développée dans le flanc droit; une
selle depuis hier; chaleur de la peau augmentée et sueur
modérée; pouls à 72, médiocrement développé, un peu
redoublé, assez résistant; respiration normale.

Intelligence intacte; peu de sommeil à cause de la douleur; un peu de saignement de nez ce matin même; le malade urine facilement.

*Saignée 5 pal. ; vent. scarif. 4 pal. ventre; catapl. ; lav.
huil. ; solut. sir. gom. et gros.; diète.*

9.—*Sang de la saignée:* —Sérosité d'un jaune doré, bien
transparente; caillot très volumineux, avec vestiges de
couenne mince à sa surface; le caillot se casse assez net et
supporte la moitié de son poids.

Sang des ventouses : — Sérosité noircie par la matière
colorante; rondelles réunies en une masse noirâtre sans
consistance.

Le malade se trouve mieux; il accuse de la faiblesse et se
sent le désir de manger; teint moins jaune; langue humide
à sa circonférence, blanche et un peu sèche au milieu;
ventre moins tendu, douloureux à ●pression vers le flanc
droit; une selle par lavement; ni nausées ni vomissements;
pouls à 72.

Urine jaune foncé, avec énéorème, acide.

Lav. huil.; 1 tasse bouill.; reste idem.

10. —Langue encore blanche; pouls à 68-72 ; chaleur
modérée de la peau; ventre un peu ballonné; une selle par
le lavement.

Convalescence commençante.

2 tasses bouill.; 1 soupe aux herbes; 12 pruneaux.

11.—La piqûre de la saignée est béante, avec douleur,

rougeur et tension; ventre encore météorisé; pouls à 72; langue blanche, humide; bouche pâteuse.

Bouill. de veau aux herbes; huile de ricin 2 onces; solut. sirop de lim. ; catapl. bras; diète.

12. — Dix à douze selles depuis hier; ventre encore tympanisé et rénitent; un peu de sueur ce matin; le pouls est tombé à 52-56.

Sérum, bouill. aux herbes; catapl. ventre; lav. huileux; bouill.; 1 soupe; pruneaux.

13. — Mieux; visage moins jaune; deux selles à la suite du lavement; langue moins blanche; ventre encore un peu gros, et résonnance tympanique; pouls à 48.

Un huitième d'alim.

14. — Teint moins jaune; langue rosée, nettoyée; pouls à 48.

Un quart.

15 et 16. — Bien en tout.

La demie.

Il mange les trois quarts les jours suivants; et sort le 20, parfaitement guéri.

Réflexions.

Ce malade n'ayant que 72 pulsations à son entrée, on aurait pu croire qu'il n'existait pas de mouvement fébrile. Mais, à sa sortie, le malade n'avait que 48 pulsations; il avait donc à son entrée 24 pulsations de plus qu'à sa sortie. Or, si l'état normal eût été de 72 pulsations, il en aurait eu 96 par l'effet de sa maladie, ce qui pour tout le monde constitue un pouls fébrile.

Le malade fut soulagé après les saignées; mais comme il existait encore une sorte d'embarras intestinal, je prescrivis un léger purgatif, qui me paraît avoir eu d'heureux résultats. Il est à noter que ce n'est qu'à partir de la purgation, que le pouls est tombé à 52; la chose serait-elle arrivée, si l'on n'eût pas donné la médecine? je l'ignore. Il faut se défier quelquefois de l'argument: *post hoc, ergò propter hoc.*

OBSERVATION XXXI.

Salle des hommes, n. 22. — Le nommé Blanc, âgé de 25 ans, étudiant en médecine, demeurant cloître Saint-Benoît, n. 21, né à Mézériat (Ain); malade depuis 10 jours; entré le 9 juillet 1836, sorti le 13 juillet 1836.	*Diagnostic.* — GASTRO-ENTÉRO-MÉSENTÉRITE *au dixième jour, avec gonflement de la rate et frissons pendant les trois ou quatre premiers jours, ce qui a fait croire à une fièvre quotidienne.*

Constitution assez forte; cheveux châtains; un peu bilieux; peau assez fine et blanche; peu d'embonpoint; variolé; assez bonne santé habituelle; à Paris depuis huit mois.

Diarrhée de temps en temps pendant les deux premiers mois de son séjour à Paris. Ensuite maladie vénérienne (balanite avec bubon droit), qui a guéri sans mercure.

Il y a dix jours, il s'est trouvé indisposé en sortant d'un cours; il s'est alité et a gardé la chambre depuis. Céphalalgie; dévoiement; fièvre avec alternative de frisson et de chaleur pendant trois à quatre jours.

Il a bu de la limonade, et a suivi une diète absolue à dater du quatrième jour (les trois premiers jours il avait pris des bouillons et des potages); il y a trois jours (le 7), vingt sangsues sur le ventre qui était devenu douloureux (le dévoiement existait depuis le deuxième jour après l'invasion). La céphalalgie a diminué un peu après l'application de sangsues. Le 9, sur les deux heures, je fus appelé auprès de lui : il avait alors une fièvre forte (pouls à 112-120), avec chaleur sèche et brûlante de la peau; visage animé et jaune en bas (il y avait eu du délire la nuit); il entra à l'hôpital dans la soirée.

9 juillet au soir. — Teinte jaunâtre du pourtour de la bouche et du menton; lèvres sèches (l'inférieure présente une petite éruption pustuleuse); langue d'un rose pâle à sa pointe et aux bords, couverte ailleurs d'un enduit blanchâtre; bouche amère; soif modérée; point d'appétit; salive un peu acide; haleine aigrelette; déglutition facile; ni nausées ni vomissements; ventre affaissé, sans éruption ni gargouillement, à peine douloureux par la pression à l'épigastre et dans le flanc droit; deux selles liquides depuis ce matin sans coliques; le foie ne déborde pas; mesurée par la percussion, la rate a cinq pouces d'étendue verticale, sur trois pouces environ transversalement; toux sans expectoration; douleur assez forte derrière la partie supérieure du sternum dans une forte inspiration; la résonnance est bonne partout; le murmure respiratoire est faible à cause du peu de dilatation de la poitrine; bruits du cœur normaux; pouls à 80, mou, médiocrement développé; peau modérément chaude et sèche.

Urine rouge, âcre, rendue en petite quantité.

Le malade est venu en voiture à l'hôpital; lorsqu'il est debout ou qu'il marche, il éprouve des bourdonnements dans les oreilles.

Epistaxis aujourd'hui même pour la première fois (environ trois onces); le sommeil est court et agité.

Saignée 3 pal.; 3o sang. sur le ventre; solut. sir. gros.; diète.

10. — *Mieux*; visage calme; teinte jaune diminuée; langue molle; bouche moins mauvaise; haleine non fétide; salive très légèrement acide; inappétence; ventre souple, sans gargouillement, contenant quelques gaz, dans la région iliaque gauche surtout; pas de selles ni d'urine depuis hier; peau de chaleur modérée.

Quelques taches rosées au-devant du sternum.

Pouls à 64.

Point de céphalalgie; point d'épistaxis; sommeil assez bon.

Le *sang de la saignée* est légèrement couenneux.

Bain chlor.; foment. et aspers. chlor.; reste idem.

11. — Teinte jaune moins foncée; visage bon; chaleur modérée; pouls à 64; langue rosée, humide; ventre souple, sans douleur ni gargouillement; persistance des taches rouges sur le haut du sternum et le côté gauche de la poitrine.

Urine foncée en couleur, transparente, avec odeur de pain d'épice.

Convalescence commençante.

Deux tass. de bouill.; 12 *cerises.*

12. — Il va de mieux en mieux; la convalescence se confirme; pouls 60-64; température de la peau prise à l'abdomen, 35° et demi.

Bouill., potag., artichaut, pain, eau rougie.

13. — Le malade sort parfaitement guéri.

OBSERVATION XXXII.

Salle des hommes. n. 2. — Le nommé Comergnat, âgé de 26 ans, maçon, demeurant rue de l'Hermite, 4, né à Aubusson (Creuse), malade depuis 10 jours, entré le 9 mai 1836, sorti le 17 mai 1836.

Diagnostic. — GASTRO-ENTÉRITE, *offrant l'appareil des fièvres bilieuses* (le gros intestin paraît assez fortement affecté). CAS PAS TRÈS GRAVE.

D'une assez forte constitution; tempérament sanguin; cheveux châtains; à Paris depuis le 3 mars dernier (il y était venu, il y a six à sept ans, et y était resté cinq mois et demi; après quoi, se sentant indisposé, il retourna dans son pays); vacciné; il n'est pas sujet aux épistaxis; jamais il n'a eu de maladie grave depuis son deuxième séjour à Paris; de temps à autre seulement quelques coliques.

9 *mai soir.* — Il y a dix jours, fièvre en chaud; vomissements de bile jaune ou verte, et sept à huit déjections alvines dans la journée (il n'a pas examiné les matières qu'il rendait); les vomissements ont duré seulement les deux premiers jours, et il s'est déclaré une épistaxis légère; le dévoiement a toujours continué; la fièvre a persisté; depuis

huit jours, la tête est lourde, et le malade est si faible qu'il a de la difficulté à marcher (il est cependant venu à pied à l'hôpital, mais péniblement).

Il a cessé de travailler depuis huit jours.

Il a pris de la tisane de riz; il a cessé de manger; une fois seulement (hier) il a pris du vin (un canon).

Il ne peut assigner de cause à sa maladie. Ils sont onze ouvriers dans la même chambre; il se nourrit assez bien , et a l'habitude de boire un verre d'absinthe ou d'eau-de-vie le matin.

Etat actuel (9 mai) : Tête lourde; rougeur légère des pommettes ; teinte jaunâtre du pourtour de la bouche ; langue blanchâtre au milieu, rougeâtre à la pointe ; lèvres sèches et hâlées; pas d'appétit; soif intense; bouche non mauvaise; ni nausées, ni vomissements; ventre souple, indolent dans sa partie sous-ombilicale, rénitent, surtout dans la région de l'hypochondre droit où le foie dépasse de deux pouces et demi à peu près le rebord des fausses côtes en s'avançant aussi dans l'épigastre; point de douleur dans le ventre ni de gargouillement dans la région iléo-cœcale; trois selles depuis ce matin, liquides, sans douleur ni ténesme; pouls à 68, plein, fort, assez large; bruits du cœur normaux; peau de chaleur modérée, ni sèche ni moite.

Crachats muqueux en médiocre quantité; respiration libre; résonnance et murmure respiratoire normaux; toux sèche, assez fréquente.

10 *mai.*—Teinte jaune de la face, surtout dans le sillon naso-labial; langue rouge à la pointe, un peu sèche; salive légèrement acide; haleine fade; déglutition facile; ni nausées ni vomissements; deux selles cette nuit; gargouillement diffus dans le trajet du colon et dans le flanc droit; point de taches sur la peau, qui est d'une chaleur modérée, et plus moite que sèche; pouls à 60, assez développé, souple, un peu mou; quelques crachats spumeux; rien de notable pour la respiration.

Quand le malade est debout, il a la tête lourde, mais elle ne lui tourne pas.

Vent. scarif. sur le ventre 5 pal. (ce matin); 20 *sangsues à l'anus (ce soir)*; *solut. sir. gom.*; *demi-lav. ém. amidon*; *catapl. laud.*; *gilet de laine*; *diète.*

11. — Il se sent bien; il a été deux fois à la garderobe (y compris le lavement); pouls à 60; peau d'une chaleur douce; la langue est assez humide et se nettoie; point de coliques; presque pas de gargouillement (encore un peu dans le colon descendant); ventre souple.

Toux fréquente, quelques crachats muqueux.

Sang des ventouses : — Noir, de consistance de gelée de groseilles mal prise, sans couenne.

1 *t. b. poulet*; *le reste idem, moins les saignées.*

12. — Mieux; pas de dévoiement (le bouillon a été pris avec plaisir); gargouillement dans la région iléo-cœcale, et le trajet du colon ascendant seulement, sans douleur; pouls à 56-60.

2 *t. b.*; 1 *pomme cuite.*

13. — Ventre assoupli et diminué de volume; une selle depuis hier; un peu de gargouillement dans la région iléo-cœcale; langue assez nette et humide; chaleur de la peau normale; pouls à 56 au plus.

Convalescence.

Pot. diac. 1 once; catapl. laud. ventre; sol. sir. gom.; lav. ém.; lait; cr. riz; pomme cuite; eau rougie sucrée et biscuit.

14. — Le mieux continue.

Un huitième œuf et pain; demi-tasse de vin.

15. — Bon sommeil; appétit.

Quart (côtelette).

17. — Guérison; sortie.

Réflexions.

Ce n'est qu'après avoir bien pesé toutes les circonstances de ce cas et en avoir rigoureusement apprécié tous les symptômes, que nous avons considéré la maladie comme rentrant dans la catégorie de celles que MM. Chomel et Louis rapportent à la fièvre ou affection typhoïde. Nous ne pouvions voir une simple colite chez un sujet qui, déjà une dizaine de jours avant son entrée, avait, outre du dévoiement, une fièvre continue, qui l'avait obligé de suspendre ses occupations, avec pesanteur de tête, difficulté de se soutenir et de marcher, et de plus tout l'appareil des symptômes bilieux. En consultant l'ouvrage de M. Louis, on y trouvera des cas de fièvre typhoïde qui, au moment de l'entrée des malades, ne différaient pas notablement de celui-ci, et qui s'étant terminés par la mort, ont montré les lésions caractérisques de cette maladie. Je citerai entre autres les observations première, quatrième, quatorzième.

Au reste, comme on l'a vu en tête de cette observation, ce cas ne fut pas considéré par nous comme bien grave, et l'adjectif typhoïde ne se trouve pas même placé à la suite du mot gastro-entérite. Nous ne nous servîmes pas non plus de l'expression *entéro-mésentérite*, parce que nous n'avions pas la certitude que les plaques de Peyer fussent sérieusement affectées.

OBSERVATION XXXIII.

Salle des hommes. n. 10. — Le nommé Faverol, âgé de 22 ans, domestique, demeurant rue des Marmouzets, 55, ne à Bolozet (Ille-et-Vilaine): malade depuis 15 jours; entré le 14 juin 1836, sorti le 26 juin 1836.

Diagnostic.—GASTRO-ENTÉRITE *offrant les symptômes de la fievre typhoïde, de forme bilieuse (fièvre typhoïde rémittente de M. Chomel, selon quelques élèves qui ont suivi ce professeur).*

Tempérament bilieux-sanguin; constitution assez forte; ni vacciné, ni variolé; à Paris depuis quatre mois; depuis l'âge de dix ans, il est sujet aux épistaxis, et il se fait saigner tous les ans.

A l'âge de dix ans, il fit une maladie dont il ne détermine pas le caractère, qui a duré trois mois; il fut traité par des vésicatoires à la nuque, à la poitrine, aux mollets, et des sangsues à l'épigastre.

Il y a trois ans, fièvre tierce qui a duré trois mois, et qui a été traitée par le quinquina.

Il y a quinze jours, diarrhée avec coliques qui a été en augmentant jusqu'à ce jour; il ne connaît pas la cause de ce dévoiement, contre lequel il n'a fait aucun traitement (il dit avoir vu du sang dans ses selles au commencement; alors, il existait du ténesme et des coliques).

Il y a trois jours, frisson qui dura une heure, ensuite chaleur et sueur (le frisson avait commencé le matin à quatre heures); le lendemain, à cinq heures, fièvre comme la veille, plus forte. Ce matin à trois heures, frisson pendant une heure, suivi de chaleur et de sueur; sur les neuf heures, le malade est entré à l'hôpital et il est encore en sueur.

Il a continué à travailler depuis trois jours, mais il a mangé moins que d'ordinaire; il n'a pris aucuns médicaments.

Il attribue sa maladie à l'air de Paris.

Il a eu des épistaxis il y a trois semaines (pendant sept à huit jours).

Il est venu à pied à l'hôpital, a marché difficilement, et a eu des étourdissements.

14 *juin soir.* — Douleurs contusives dans tous les membres; tête lourde; le malade chancelle quand il est sur ses jambes; céphalalgie sus-orbitaire; insomnie; tendance à l'assoupissement; teinte jaunâtre du bas du visage; lèvres sèches et un peu hâlées; langue rosée, humide; soif; bouche amère; nausées sans vomissements; inappétence; douleur en avalant; douleur dans la région ombilicale s'étendant dans les deux hypochondres (le foie et la rate ont leur volume normal); l'abdomen est d'une chaleur modérée, sans éruption; trois selles liquides verdâtres depuis ce matin, avec coliques.

Point d'expectoration ni de toux; résonnance de la poitrine bien claire, bonne partout; pouls à 60, médiocrement développé; bruits du cœur normaux; chaleur générale de la peau modérée, avec légère moiteur.

15. — Cette nuit, inquiétude et abattement; peu de sommeil; air d'abattement et de stupeur; céphalalgie susorbitaire; lèvres sèches; soif; peu d'appétit; ventre bien conformé, ni déprimé, ni ballonné; une selle cette nuit; pouls à 64 (il n'est pas venu de frisson ce matin, mais il y en a eu un léger à minuit, suivi de chaleur et de sueur jusqu'à ce matin); la température de l'abdomen est de 57°.

Vent. scarif. 3 pal. région iléo-cœcale ce matin; 20 sangs. anus ce soir; solut. sir. gom. ; catapl. chloruré ventre; demi-lav. guim. et pavot; diète.

16. — Mieux; tête dégagée; pas de dévoiement ni de coliques.

Sang des ventouses : — Sérosité rougeâtre; caillot formant un magma diffluent.

Pouls à 78-80; langue rosée, assez humide; cette nuit, chaleur et sueur sans frisson.

Bain de siége émoll. ; catapl. chloruré; lav.; diète.

17. — Bonne nuit; plus de douleur de tête ni de coliques; pouls à 68-72; peau de chaleur normale; langue humide et rosée; ventre souple, affaissé.

Convalescence.

Bain tiède chloruré; 2 tasses bouill.; 1 potage; asperges ou pruneaux; 1 crème de riz.

18. — Langue humide et rosée; pouls à 68-72; température abdominale à 55°.

Même prescr.

19. — De mieux en mieux en tout.

Un huitième, et demi-tasse vin.

20. — Le malade s'est levé hier; il est encore un peu faible; pouls à 64; langue humide; température abdominale à 55°.

Quart d'aliment.

25. — Guérison confirmée.

Bain; demie d'aliments.

26. — Sortie.

OBSERVATION XXXIV.

Salle des hommes, n. 17. — Le nommé Leboucher, âgé de 26 ans, élève en pharmacie, demeurant place Cambrai, 3, né à Fougerolles (Mayenne); malade depuis 6 jours, entré le 7 juillet 1836, sorti le 29 juillet 1836.

Diagnostic. — ENTÉRO - MÉSENTÉRITE *légère, chez un sujet purgé pour une légère affection dite gastrique ou bilieuse.*

Constitution délicate; maigre; petite stature; châtain; tempérament nerveux; vacciné; assez bonne santé habituelle.

A Paris depuis huit mois, il s'y est bien porté; il a eu seulement un peu de constipation.

Après s'être baigné la veille, il a été pris, le samedi 2 juillet, de céphalalgie et de douleurs dans les épaules, le cou, puis dans les jambes, sans gonflement ni chaleur; ensuite malaise général; faiblesse considérable; tête lourde; appétit perdu (il y a huit ou dix jours, épistaxis très légère).

Il s'est alité deux jours après l'invasion, se levant de temps en temps dans sa chambre.

Il s'est purgé le troisième jour avec une bouteille d'eau de Sedlitz, et il a été saigné le même jour avant la purgation (huit à dix selles par la médecine).

Il dit s'être trouvé un peu mieux le mercredi.

7 juillet matin. — Le malade se sent un peu moins faible que précédemment; légères coliques; deux selles liquides, claires, depuis hier; visage terreux; lèvres sèches; teinte un peu jaune de l'ovale inférieur de la face; langue blanche à la partie postérieure; cette couleur se bifurque en avant, et dans les autres points, la langue est rouge et un peu sèche; soif vive; inappétence; salive non acide; haleine sans fétidité notable ; point de douleur en avalant ; ventre un peu tendu dans la région sous-ombilicale ; pas de gargouillement distinct ; un peu d'empâtement dans le flanc droit ; point de douleur vive à l'épigastre ; peau d'une chaleur modérée, un peu sèche ; pouls à 84, filiforme, à peine *perceptible* ; impulsion du cœur faible ; bruits du cœur clairs ; résonnance de la poitrine et murmure respiratoire à l'état normal ; à la partie supérieure de la poitrine et sur quelques endroits des membres, taches rouges, un peu élevées au-dessus du niveau de la peau, disparaissant par la pression, reparaissant ensuite ; il n'en existe pas sur le ventre ; mais on en voit aussi quelques unes sur le cou et le dos.

Solut. sir. gros.; lav. émoll.; catapl. ventre; diète.

8.—Insomnie ; une selle par lavement ; soif vive ; langue comme hier ; bouche pâteuse ; ventre tendu dans la région sous-ombilicale ; gargouillement et douleur à la pression dans la région iléo-cœcale ; point d'éruption sur le ventre ; les taches du cou, de la poitrine, des bras, sont un peu plus saillantes qu'hier ; chaleur de la peau modérée ; pouls à 80-84 ; point d'étourdissements , ni de tintements , ni de bourdonnements d'oreilles ; mais les jambes lui tremblent lorsque le malade est debout.

Vent. scarif. région iléo-cœcale 2 pal. ; solut. sir. gros. ; glace à l'int.; çatapl. chloruré ; demi-lavement huileux ; diète.

9. — *Sang des ventouses :* — Caillot noir et un peu mou.

Peu de sommeil ; quelques nouvelles taches sur le devant de la poitrine ; un peu de gargouillement dans le flanc droit et dans la région de l'arc du colon ; trois selles liquides depuis hier après le lavement ; pouls à 72 ; peau de chaleur modérée ; langue un peu moins sèche ; même état du reste.

Même prescription, moins les ventouses.

10. — Une selle hier après le lavement ; langue humide , un peu moins rouge , avec couche saburrale un peu plus mince ; aphthe sur le côté gauche de la langue, qui paraît

dépendre de la présence d'une dent cariée et tranchante ; ventre affaissé , avec léger gargouillement dans le flanc gauche ; peau moite ; pouls à 72-76 (hier , quelques secousses dans les membres ; le malade dit en avoir éprouvé de semblables dans les premiers jours de sa maladie).

Bain chloruré ; reste idem.

11. — Pouls 68-72 ; le malade se trouve bien ; une selle après le lavement ; la langue pâlit et s'humecte.

Glace à l'int. ; demi-lavem. émol. ; 1 t. b. poulet.

12. — Hier dans la journée , nouvelles contractions brusques dans les extrémités ; pouls à 64-68 ; ventre souple, sans gargouillement ; langue humide ; une selle depuis hier par lavement.

13. — Pouls 68-72 ; le malade continue à se trouver bien.

Convalescence commençante.

1 t. b. ; 1 soupe au lait ; artichaut avec un peu de pain.

14. — Langue humide, nette , rosée ; sueur cette nuit ; pas de dévoiement ; pouls 68-72.

Un huitième maigre ; demi-t. vin.

15. — Un peu de moiteur ; pas de selles depuis hier ; un peu d'agitation hier matin.

Même prescription.

16. — Hier, un peu d'agitation ; épistaxis hier soir à neuf heures ; frisson , après lequel le malade s'est endormi ; à son réveil il était en sueur.

17. — Hier, quelques secousses dans les jambes ; assez bonne nuit.

18. — Il a beaucoup sué cette nuit.

Quart maigre.

21. — Les forces reviennent.

23. — Bien.

29. — Sortie ; guérison parfaite.

OBSERVATION XXXV.

Salle des hommes, n. 20.—Le nom- | *Diagnostic.* — ENTÉRO-MÉSENTÉRITE
mé Robillard, âgé de 23 ans, étu- | (*forme bilieuse de la fièvre typhoïde*).
diant en médecine, demeurant place | CAS LÉGER.
Saint-Etienne, 10, né à Argenton
(Lot-et-Garonne); malade depuis 12
jours, surtout depuis 4; entré le 15
juin 1836, sorti le 7 juillet 1836.

Constitution bilioso-nerveuse; taille élevée; embonpoint médiocre; santé habituellement délicate; à Paris depuis deux ans; l'hiver dernier, deux indispositions légères; vacciné; sujet aux épistaxis.

Il y a douze jours, étant à la Clinique, défaillance qui l'obligea de rentrer chez lui; depuis, moins d'appétit, digestions moins bonnes. Samedi 11 juin, la maladie s'est déclarée : violent mal à la tête, frisson, chaleur, qui obligent le malade à s'aliter; sueur la nuit; un peu de soulagement le lendemain, jusque vers trois heures; alors la céphalalgie revient; chaleur sans frisson; le malade, qui s'était levé, a été obligé de se recoucher.

Le lundi, les mêmes symptômes persistent, et il survient un peu de douleur vers la région iléo-cœcale; mardi, pas de changement; le mercredi, la fièvre persiste et le malade entre à la Clinique (six épistaxis depuis le début de la maladie).

Depuis samedi, limonade, et pas de nourriture depuis dimanche après son déjeuner.

16 *juin le matin.* — Hier soir, mal à la tête pendant une partie de la nuit, épistaxis (une palette environ), qui a diminué la céphalalgie; pas d'étourdissement en se levant, et marche assez facile; visage un peu jaune; yeux un peu injectés; lèvres et narines un peu sèches; langue un peu rouge, avec couche saburrale mince; inappétence; soif modérée; ni nausées, ni vomissements; salive non acide; haleine fade; ventre souple, non ballonné; gargouille-

ment distinct dans la région iléo-cœcale et dans le colon ascendant; la douleur de la région iléo-cœcale a lieu seulement par une forte pression; deux selles depuis hier, par suite d'un lavement; pas d'éruption sur le ventre qui est couvert de sueur; pouls 84, petit (en santé il est à 60-65, petit aussi); température abdominale 36°; bruits du cœur normaux; rien d'anormal du côté de la poitrine.

Vent. scarif. 3 pal. région iléo-cœcale; catapl. ventre; deux demi-lav. ém. amidon et pavot; solut. sir. gom. et gros.; diète.

16 *au soir.* — Pouls à 100; peau en moiteur; vers les trois heures, céphalalgie, avec chaleur, et redoublement de la fièvre; dans la journée, épistaxis d'environ une demi-palette.

17. —'Nouvelle épistaxis ce matin, moins forte que celle de la veille.

Le *sang des ventouses* forme une sorte de *magma* noir et diffluent.

Céphalalgie cette nuit; léger gargouillement dans le cœcum, le colon ascendant et le colon descendant, où il est plus fort, sans douleur; un peu de moiteur; langue blanchâtre et humide; bouche pâteuse; éructations, sans nausées, ni vomissements; deux selles depuis hier après le lavement; pouls petit et faible, à 96.

20 *sang. à l'anus; catapl. ventre; deux demi-lav. ém. amidon et pavot; solut. sir. gom.; diète.*

18. — Quatre à cinq heures de sommeil cette nuit; deux selles depuis hier par le lavement; pouls à 100.

La langue se débarrasse un peu de sa couche blanchâtre; gargouillement très léger dans la région cœcale et dans celle du colon descendant; céphalalgie cette nuit; faiblesse très grande.

Bain chlor.; catapl. ventre; même boiss.; diète.

19. — Pouls à 80; chaleur modérée; bon sommeil; quelques gouttes de sang rendues hier par le nez; deux selles

depuis hier par le lavement; encore un peu de gargouille-ment dans le colon descendant.

Catapl. laud.; 2 tass. bouill. poul.

20. — Hier, un peu d'épistaxis à la suite d'efforts pour moucher; pouls 72-76; température abdominale 35° et demi; la langue se nettoie; selle seulement par lavement; le malade a mouillé ce matin une chemise; un peu de gar-gouillement dans le flanc gauche et la partie supérieure du colon ascendant.

Convalescence commençante.

Deux tasses de bouill.; crème de riz.

21. — Pouls 68-72; très peu de gargouillement dans le flanc gauche; mieux.

Huitième d'alim. (œuf); bain.

24. — Ventre souple, affaissé; pas de devoiement.

Un quart asperges.

28. — Un peu de fièvre.

Huitième pruneaux.

Les jours suivants, le malade va de mieux en mieux et reprend ses forces.

7 juillet. — Sortie.

OBSERVATION XXXVI.

Salle des hommes, n. 4. — Le nom-mé Servat, distillateur, âgé de 18 ans. demeurant rue de Vannes, 4, né à Péronne (Somme); malade depuis 10 jours; entré le 1er avril 1836, sorti le 22 avril 1836.

Diagnostic. — GASTRO-ENTÉRO-MÉ-SENTÉRITE BÉNIGNE (*forme gastrique de la fièvre typhoïde*).
CAS LÉGER.

D'un tempérament sanguin, d'une constitution forte, habituellement bien portant; vacciné; arrivé à Paris depuis deux ans et demi, il habite une chambre bien aérée.

Il y a dix jours, le malade fut indisposé *comme s'il avait eu une indigestion*; mais déjà, cinq jours auparavant, il avait eu du dévoiement; épistaxis il y a cinq jours; il est venu à l'hôpital en voiture.

Il a pris du thé, et, la veille de son entrée, de l'élixir de longue vie (la valeur d'un petit verre à eau-de-vie) qu'il a vomi presque aussitôt après l'avoir avalé. Le jour précédent, une prise de rhubarbe dans de la soupe.

La veille de l'entrée, trois selles liquides.

1*er* *avril au soir.* — Céphalalgie ; langue un peu rouge à sa pointe et sur ses bords, blanchâtre au milieu ; point d'envie de vomir ni de vomissement ; haleine fétide et aigrelette ; pourtour de la bouche et des lèvres jaunâtre ; douleur épigastrique à la pression ; la pression dans la fosse iliaque droite détermine aussi un peu de douleur ; point de selle dans la journée ; pouls à 60 ; respiration bonne.

2. — Cette nuit, sommeil agité de rêvasseries ; visage comme hier ; langue humide, papilles développées ; bouche mauvaise ; point de taches typhoïdes ; léger gargouillement dans la région iléo-cœcale, par une forte succussion ; un peu de son tympanique ; douleur épigastrique ; chaleur générale de la peau augmentée ; peau sèche ; pouls à 60-64, souple et développé ; stupeur légère ; étourdissements en marchant.

Le papier de tournesol est à peine rougi par la salive.

Saign. 4 pal. ; 30 sang. rég. épig. et iléo-cœcale ; catapl. chloruré ; demi-lav. ; solut sir. de gom. ; diète.

3.—*Sang de la saignée :* — Caillot sans couenne, de consistance médiocre ; sérosité jaune, transparente.

Chaleur à la peau ; langue humide ; ventre souple ; une selle hier par le lavement ; cessation de la douleur épigastrique ; pouls à 60.

Commencement de convalescence.

Lim. citr. ; solut. sir. gom. ; catapl. chloruré ; diète.

4. — Le malade se trouve très bien ; pouls à 60 ; chaleur modérée de la peau ; langue rosée, humide ; une selle sans colique depuis hier ; ventre souple, sans gargouillement.

2 tasses bouill. ; demi-pomme cuite.

5. — Convalescence décidée.

2 *crèmes de riz*; 1 *pomme*; *bain chloruré.*

7. — Très bien.

Un huitième d'alim.; *eau vineuse.*

9. — Hier, deux selles liquides, avec un peu de coliques; deux vomissements; pouls à 60.

Pot. gom. laud; *catapl. laud.*; *bain pour demain*; *bouill., cr. de riz.*

10 *au matin.* — Ventre souple, non tuméfié, sans gargouillement, mais un peu douloureux; une seule selle depuis hier; pouls à 56.

Solut. sir. gom.; *pot. gom. diac.*; *catapl. laud.*; *demi-lav. pav.*; *bain simple.*

10 *au soir.* — Trois vomissements de matière bilieuse, jaune-verdâtre, depuis la visite du matin; pas de selles aujourd'hui; un lombric dans les matières vomies; pouls à 52.

11 et 12. — Pouls à 52-56; ventre affaissé, ni colique ni vomissement; langue bonne; chaleur normale de la peau.

La convalescence recommence.

Bain; potion opiacée.

13. — Un peu de douleur au ventre; point de vomissement.

Lait coupé avec du gruau, et sir. de gom.

14. — Bien.

2 *crèmes riz*; 1 *tasse lait coupé avec moitié gruau.*

15 *et* 16. — Point de nouveaux vomissements; chaleur normale de la peau.

Un huitième d'alim.

17. — *Un quart (côtelette).*

18 et 19. — Le malade se promène et mange la demie.

22. — Guérison parfaite. — Sortie.

OBSERVATION XXXVII.

Salle des hommes, n. 13.—Le nommé Latapie, âgé de 27 ans, menuisier, demeurant rue des Mathurins, 46, né à Inette (Lot) ; malade depuis 8 jours, entré le 20 juillet 1836, sorti le 26 juillet 1836.

Diagnostic. — ENTÉRO-MÉSENTÉRITE BÉNIGNE. (*Symptômes de la maladie dite affection typhoïde légère.*)

Bonne constitution ; cheveux châtains ; lymphatico-sanguin ; à Paris depuis six mois ; vacciné.

Il y a huit jours, faiblesse, vomissement, dévoiement, douleur dans les flancs, mal à la tête, étourdissements, perte d'appétit ; le malade a cessé ses occupations. Au bout de trois à quatre jours, cessation du cours du ventre ; d'ailleurs, la maladie a été en augmentant.

Deux saignements de nez très abondants, ces derniers jours.

Le malade n'a pris que de l'eau de tilleul, et a *coupé*, dit-il, son cours de ventre en mangeant quatre œufs durs, il y a trois jours.

Il ne s'est alité que la veille de son entrée.

Il ne sait à quoi attribuer sa maladie ; il habite seul sa chambre, et vit à la gargote.

20 juillet soir. —Céphalalgie frontale forte ; langue blanchâtre au milieu, rosée sur les bords et à la pointe ; bouche pâteuse ; soif augmentée ; pas d'appétit ; pas de douleur en avalant ; haleine aigrelette ; salive un peu acide ; ni nausées ni vomissements ; ventre un peu douloureux dans les deux flancs (cette douleur augmente un peu par la pression), avec un peu de gargouillement dans la région iliaque droite ; pas de selles depuis deux jours ; ni toux ni expectoration ; rien de particulier à l'auscultation et à la percussion pour la respiration.

Pouls à 100, médiocrement développé, résistant ; bruits du cœur normaux ; peau chaude et sèche ; douleurs et lassitudes dans tous les membres (le malade est venu à l'hôpital en voiture) ; faiblesse extrême ; étourdissements quand il est debout ; yeux rouges ; peu de sommeil la nuit.

Saignée 3 p.

21. — Soulagement depuis la saignée ; un peu de sommeil cette nuit ; peau un peu moite ; chaleur modérée au toucher ; température abdominale 36° ; pouls à 52-56.

Langue saburrale ; haleine fétide ; inappétence ; salive n on acide ; ni nausées ni vomissements ; pas de selles depuis trois jours ; dans le flanc gauche, on sent une boule à surface inégale qui paraît due à la présence de matières fécales ; ni gargouillement, ni météorisme.

Rien d'anormal pour la poitrine.

Sang de la saignée : — Sérosité abondante ; caillot recouvert d'une couenne gélatiniforme, mince, molle, facile à déchirer ; la consistance du caillot est un peu au-dessous de la moyenne.

Solut. sir. gros. ; solut. sir. gom. ; catapl. et aspers. chlorurées ; demi-lavem. huileux ; bain chloruré ; diète.

22. — Langue humide, rosée, avec légère couche saburrale ; ventre souple ; un léger gargouillement dans la région iléo-cœcale ; chaleur modérée ; peau moite ; point d'éruption ; pouls à 52, souple, onduleux.

Convalescence commençante.

2 t. b. ; 1 cr. de riz ; reste idem.

24. — Pouls à 48-52 ; peau fraîche.

Un quart (côtelette).

25. — Guérison.

La demie.

26. — Sortie.

OBSERVATION XXXVIII.

Salle des femmes, n. 5.—La nommée Guelle, âgée de 46 ans, cuisinière, demeurant Cour des Fontaines, 16, née à Ecamourt (Somme), malade depuis 4 jours, entrée le 8 août 1836, sortie le 13 octobre 1836.

Diagnostic. — GASTRO - ENTÉRITE LÉGÈRE (*fièvre bilieuse*), *avec apparence de fièvre quotidienne.*

Plus tard, la fièvre quotidienne reste seule ; plus tard encore, diarrhée et vomissements rebelles à la suite d'un émétique.

CAS COMPLIQUÉ.

Mariée ; brune ; constitution moyenne ; petite stature ; elle est venue à Paris depuis deux mois, à la suite de contrariétés dans son ménage ; elle a souffert beaucoup en route (elle a fait trente-trois lieues à pied par les fortes chaleurs, en trois jours et demi) ; toutefois, elle s'est bien portée après son arrivée à Paris.

Il y a quatre jours, frisson suivi de chaleur ; fièvre avec douleur au creux de l'estomac ; céphalalgie , lassitudes depuis quatre jours ; le frisson commence , dit-elle, tous les jours le matin , dure tout le jour, et la sueur a lieu dans la nuit ; elle ne s'est pas encore alitée , et n'a pris autre chose que de l'eau de riz.

Elle ne sait à quoi attribuer sa maladie.

8 *août soir.* — Céphalalgie ; pourtour de la bouche un peu jaune ; langue couverte d'un enduit jaune-verdâtre ; bouche un peu amère ; point d'appétit ; nausées sans vomissements ; un peu de douleur à l'épigastre , n'augmentant pas à la pression ; une selle naturelle hier ; pouls à 95-100 , petit ; bruits du cœur normaux ; moiteur générale ; la malade dit qu'elle a commencé à suer hier soir sur les huit heures et demie , après avoir eu des frissons alternant avec la chaleur, toute la journée ; la respiration paraît normale ; peu de sommeil la nuit.

9. — Langue blanche, saburrale au milieu ; bouche pâteuse ; désir de boissons acidules ; salive non acide ; ha-

leine fade, un peu fétide ce matin ; le foie et la rate ne débordent pas sensiblement ; un peu de douleur au ventre.

L'urine rendue depuis trois heures est trouble, d'un jaune foncé ; elle a l'odeur de bête fauve, et est fortement acide.

La malade dit que la sueur est arrêtée depuis une demi-heure ; pouls à 9ʒ, petit.

Saignée 2 palet. et demie ; vent. scarif. épig. 3 pal.; solut. sir. gros. ; solut. sir. vinaigre ; lavem. huileux ; catapl. épigastre ; diète.

10. — Il n'existe plus de douleur au ventre ; la chaleur de la peau est assez forte, avec sécheresse ; pouls à 116 ; soif considérable ; langue blanche au milieu, rouge sur les bords ; trois selles depuis hier.

Faiblesse générale.

Sang de la saignée : — Sérosité d'un jaune foncé ; caillot sans couenne, rouge à sa surface supérieure ; à cassure nette, supportant le huitième de son poids.

Sang des ventouses : — Rondelles un peu molles.

Bon sommeil cette nuit ; la malade a sué un peu moins qu'à l'ordinaire ; elle dit avoir eu ce matin même un peu de frisson.

Vent. scarif. ventre 3 pal.; le reste idem.

11. — *Sang des ventouses :* — Il est de consistance moyenne.

Mieux ; visage moins animé ; peau moins chaude ; pouls à 80-84 ; langue rosée ; couche jaunâtre à son milieu ; ventre souple ; peu de soif.

Fom. émoll. ventre; bain simple; diète.

12. — Pouls à 112 ; langue saburrale, blanche, sèche ; bouche mauvaise ; point de sueur ni de frisson (température abdominale 38°) ; le foie et la rate ne débordent pas ; salive acide ; haleine aigrelette ; une selle par lavement hier.

Solut. sir. gom.

13. — Sueur dans la nuit, sans frisson ni tremblement ;

bien ce matin; pouls à 80-84; visage sans rougeur; langue humide, rosée, un peu saburrale au milieu; bon appétit; une selle normale ce matin; salive non acide.

Apparence de convalescence.

2 tasses bouill.

14. — Hier matin, après la visite, tremblement et frisson pendant une heure, ensuite chaleur et sueur qui ont duré toute la journée.

15. — Figure bonne; hier, ni chaleur ni frisson; pouls à 80; langue bonne; un peu d'appétit.

2 tasses bouill.; pruneaux; 2 crèmes de riz.

16 *au matin*. — Hier, sur les trois heures après midi, frisson pendant une demi-heure; tremblement léger pendant le même espace de temps, suivi de chaleur sans sueur; un peu de dévoiement depuis hier; pouls à 84; peau moite, un peu chaude; langue rosée, un peu sèche; bouche mauvaise; dévoiement et cuisson au fondement en allant à la garderobe.

15 sangs. à l'anus; solut. sir. gom. ; riz sir. gom.; demi-lav. émoll. amid. et pavots; catapl. laud. ventre; diète.

16 *à sept heures du soir*. — Pouls à 100-105, petit; peau chaude et moite, et froid aux pieds (à quatre heures un quart, frisson pendant une heure).

17. — Nuit sans sueur; point de fièvre ce matin; rate non gonflée.

1 tasse bouill.; 1 crème de riz.

18. — Hier, à six heures un quart, frisson pendant deux heures, puis chaleur sans sueur.

19. — Hier, sur les huit heures du soir, accès de fièvre qui a duré pendant deux heures; rate non augmentée de volume.

Pot. digit. gr. 6; demi-lav. digit. gr. 4.

20. — Hier, la fièvre est venue le soir, de huit à dix heures (les règles ont paru la veille).

Même presc.

21. — Hier soir, à huit heures, chaleur sans sueur, non précédée de frisson (le lavement n'a pas été rendu).

2 tasses bouill. ; 2 pot. ; artichaut ; contin. la digit.

22. — Hier soir, de dix heures à minuit, accès incomplet de fièvre (frisson et chaleur sans sueur).

Même presc.

23. — Hier, deux vomissements bilieux à dix heures du soir ; pas de fièvre hier soir, de huit à dix heures (la potion de digitale avait été prise en deux fois, à six heures et huit heures du soir).

Nouveau vomissement bilieux pendant la visite.

Demi-lav. dig. gr. 6 ; trois tass. bouill.

24. — Vomissement bilieux hier après la visite ; dans la soirée, ni vomissement, ni fièvre (seulement un peu de chaleur) ; teinte jaune du visage : chaleur normale ; pouls à 72 ; langue humide et un peu blanche.

Convalescence commençante.

Deux tass. bouill., lait. ; digit. en lav.

25. — Hier, pas de fièvre ; langue bonne.

Un huitième maigre.

26. — Hier, pas de fièvre ; bien en tout.

27. — Hier, point de fièvre ; ce matin, vomissement de bile jaunâtre, claire (hier, la malade a vomi l'œuf qu'elle venait de manger) ; peau d'une chaleur douce ; un peu de moiteur ; langue pâle ; pouls à 52.

Petit-lait ; lav. émoll. ; deux tass. bouill. ; crème de riz ; raisin.

29. — Langue pâle ; chaleur normale de la peau qui est un peu moite ; pouls à 56 ; point de fièvre.

Un huitième.

31. — Hier, la malade s'est levée et est allée au jardin ; sur les huit heures du soir, frisson pendant une heure ; ni chaud, ni sueur ensuite.

1er septembre. — Hier soir sur les quatre ou cinq heures, frisson pendant une heure, suivi de chaleur et de sueur.

Chicorée sauvage ; sérum; lav. dig. gr. 6*; quart d'alim.*

2. —Hier soir à six heures, frisson pendant deux heures; chaleur et sueur ensuite.

3. — Hier à six heures du soir, frisson, suivi de chaleur et de sueur ; la rate ne déborde pas ; le teint est jaune.

Lav. dig. gr. 6*; vésicat. sur la région de la rate, et pansement avec dig. gr.* 6.

4 et 5. — Le vésicatoire a bien pris (il n'a été mis que le 4); un peu de frisson.

Pans. du vésicat. 6 *gr. dig.; lav. avec* 6 *gr. dig.*

6 (1). — Hier sur les deux heures après midi, frisson suivi de sueur.

7. — Vomissement.

Sol. sir. gom.; suspendre la dig.; sécher le vésicat.; huitième d'aliments.

8. — Langue chargée d'un enduit jaunâtre; coliques (trois à quatre selles); bouche amère (la fièvre est revenue hier).

Limonade; un grain et demi d'émétique en trois fois; diète absolue.

9. —La malade dit se trouver dans le même état; langue couverte d'un enduit blanchâtre; douleur dans la région hypogastrique; pas de douleur à l'épigastre; vomissements d'une bile abondante; dévoiement (la malade est allée sous elle); la fièvre est venue hier; pouls à 75-80.

Solut. sir. limon.; catapl.; diète.

10. — Le pouls est à 100-105, assez développé, résistant; beaucoup de dévoiement; coliques quand la malade va à la selle.

2 *lav. avec pavot, guim., amidon et* 4 *gout. laudan. ; cat. laudan. ; sol. s. limon ; diète.*

11. —La malade va continuellement à la selle; vomisse-

---

(1) A partir de cette époque, le traitement a été dirigé par M. Montault, chef de clinique, jusqu'à mon retour d'un voyage d'un mois.

ment de matière bilieuse; fièvre forte (mais pas d'accès de fièvre intermittente).

15 *sangsues sur le ventre; idem d'ailleurs.*

12. — Le dévoiement est un peu moins fort; vomissement; moins de fièvre.

Même prescript. moins les sangsues.

13. — Le dévoiement est encore très fort; vomissements bilieux; le ventre est toujours tendu et rend un son humorique; langue couverte d'un enduit jaune; visage également jaune.

14. — Le dévoiement n'a pas diminué; langue moins sale; pas de douleur dans le ventre; pas de vomissement.

Solut. sir. limon; eau de riz avec eau de Rabel. 3o gout.

15. — Le dévoiement est moins fort; le ventre est souple; pas de vomissement; bouche toujours mauvaise; fièvre moins forte.

Même prescription.

16 et 17. — Un vomissement; dévoiement un peu moins abondant.

18. — Pas de vomissement; assez bon sommeil; ventre indolent; beaucoup moins de dévoiement; teint moins jaune et terreux; fièvre moins forte.

Bouil. froid.

19. — Douze ou quinze selles liquides, jaunes; un vomissement bilieux; bruit humorique dans tout le ventre.

Sir. tartareux; cat.; même lavem.

20. — Même dévoiement.

Tis. de consoude avec s. coing; le reste idem.

21. — Un peu moins de dévoiement.

22. — Deux vomissements bilieux; dévoiement moins fort; la malade peut se retenir (ce qu'elle ne pouvait pas les jours précédents).

2 tas. de bouil.; lait.

23. — Deux vomissements bilieux; sept selles non involontaires; la langue se nettoie.

Même prescript.

24. — Une seule selle; ventre indolent; trois vomissements.

25, 26 et 27. — Cessation du dévoiement.

2 *bouil.*; 2 *tass. de lait.*

Les jours suivants, la convalescence se soutient, et le malade quitte l'hôpital le 13 octobre.

OBSERVATION XXXIX.

Salle des hommes, n. 13 bis.—Le nommé Rigal, âgé de 21 ans, boulanger, demeurant rue St.-Denis, 12 *bis*, né à Montelou (Eure) ; malade depuis 1 mois, mais surtout depuis 8 jours, entré le 6 avril 1836, sorti le 10 mai 1836.

Diagnostic. — GASTRO-ENTÉRO-COLITE *avec quelques symptômes typhoïdes.*

CAS ASSEZ LÉGER.

Constitution assez forte; embonpoint médiocre; cheveux châtains; vacciné; arrivé à Paris depuis six mois.

Il y a deux mois, à la suite d'une *sueur rentrée*, courbature, *céphalalgie*; traité à l'Hôtel-Dieu par des sangsues à l'anus, il sortit après quatorze jours.

Indisposé de nouveau depuis un mois, il est surtout malade depuis huit jours; la céphalalgie, un peu de mal au ventre et à la tête, tels sont les principaux symptômes qu'il a éprouvés. Pour tout traitement, il a pris du vin chaud sucré, il y a deux jours.

6 avril au soir. — Langue rouge à sa pointe et aux bords, recouverte au milieu et à la base d'un enduit blanchâtre; beaucoup de soif; bouche amère et pâteuse; quelques nausées; ventre un peu tendu, généralement douloureux, surtout dans les régions iliaques, mais plus à gauche qu'à droite; plusieurs selles liquides dans la journée; urine peu abondante, jaunâtre; crachats muqueux peu abondants; sonoréité de la poitrine bonne, excepté en bas et à droite, où le foie remonte un peu haut; râle muqueux devenant sibilant à la fin de l'inspiration, en arrière des deux côtés.

Peau chaude et sèche ; pouls assez résistant, de 88 à 92 ; céphalalgie ; pesanteur des yeux ; bourdonnements dans les oreilles ; marche incertaine, difficile (le malade tremble sur ses jambes) ; il est venu à pied à l'hôpital, mais difficilement.

7. — Décubitus dorsal ; teinte jaune de la face, surtout du bas du visage ; lèvres et narines sèches ; point d'épistaxis ; peau chaude, sèche et aride ; 72 pulsations ; langue sèche à la pointe, d'un rouge vif ; salive visqueuse, un peu acide ; enduit saburral et blanchâtre à la partie postérieure de la langue ; quatre selles liquides dans la nuit ; douleur dans le trajet du colon ; gargouillement profond, peu considérable dans le flanc droit ; ventre médiocrement tendu.

Râle sibilant à droite en arrière, dans les fortes inspirations ; sonoréité bonne partout.

Saignée 5 p. ; vent. scarif. trajet du colon et du cæcum, 5 p. ; solut. sir. gomm. ; demi-lavement amidon ; catapl. ventre ; diète.

8. — Mieux ; tête dégagée ; visage bon ; trois selles depuis hier ; langue molle, humide ; pouls à 72 ; peau moins sèche et moins aride qu'hier ; chaleur de la peau un peu au-dessus de l'état naturel ; ventre souple, plus affaissé ; pas de gargouillement dans le flanc droit ; crachats adhérents, semblables à du blanc d'œuf.

Sang de la saignée : — Couenne mince, facile à déchirer ; caillot facile à rompre ; sérosité jaunâtre comme la teinte du visage.

Le sang des ventouses est en grumeaux.

Saignée 3 p. ; catapl. chloruré ventre ; demi-lav. amidon ; même boiss. ; diète.

9. — Ventre souple ; point de taches typhoïdes ; pouls redoublé (*bis feriens*), à 80.

Saignée d'hier : — Sérosité jaune ; couenne mince, facile à déchirer ; caillot de consistance un peu plus forte qu'hier.

Langue moins rouge ; un peu saburrale.

Vent. scarif. 2 pal. région iléo-cœcale, et une palette région épigastrique.

10. — Rêvasseries la nuit ; tête dégagée le matin ; soulagement notable ; visage un peu moins jaune ; langue rosée, humide ; pas de selle depuis hier ; pas de vomissement ; pouls à 72-76, souple, redoublé ; peau un peu aride.

Ventre affaissé, indolent à la pression ; pas de gargouillement.

Le *sang des ventouses* est pris en une seule masse, d'une coloration plus vive et d'une consistance plus forte que celui des premières ventouses.

Solut. sir. gros. ; solut. sir. gom. ; catapl. chlor. ventre ; lav. amid. ; diète.

11. — Mieux ; le dévoiement a cessé ; langue rosée, assez humide, le papier de tournesol n'est pas rougi par la salive ; peau un peu aride, de chaleur normale ; pouls à 72-76, moins redoublé ; ventre affaissé ; point de taches lenticulaires.

Même presc.

12. — Le malade se dit bien ; un peu de sommeil et de sueur cette nuit ; langue molle et humide ; pouls à 68-72 ; pas de douleur au ventre ; une selle depuis hier.

1 tasse bouill. de poulet ; orange sucrée.

13. — Bon sommeil ; pas de dévoiement ; langue molle, humide ; pouls à 68-72 ; peau d'une chaleur douce ; un peu de moiteur.

Bain chlor. ; 2 tass. bouill. ; 1 potage ; demi-pomme cuite.

14. — Deux selles liquides hier dans la journée et deux ce matin ; peau de chaleur normale ; pouls à 72 ; point de coliques ; ventre affaissé.

Convalescence.

Fom. émol. ventre ; bain chloruré ; crème de riz ; 2 tasses bouill.

15. — Le malade se plaint un peu ; il n'a pas trouvé bon

ce qu'il a mangé; ventre souple; pouls à 72; chaleur de la peau normale; sueur au visage; douleur dans les reins; langue un peu sèche à la pointe, avec papilles un peu développées; inappétence.

Diète aujourd'hui.

16. — Il se trouve bien; langue blanchâtre au milieu; pouls à 72; peau de chaleur modérée.

Bain chloruré ce matin; bouill.; 1 crème de riz.

17 et 18. — Le mieux se confirme.

19. — Deux selles liquides hier dans la journée et deux cette nuit; pouls redoublé, mou; peau chaude et moite; ventre affaissé; point de gargouillement; un peu de douleur en urinant.

Jul. diac.; 2 tasses bouill.; 1 crème de riz; 1 biscuit avec eau rougie sucrée.

20. — Un peu de gargouillement dans la région iléo-cœcale; point de fièvre.

21 et 22. — Toujours un peu de dévoiement; point de gargouillement dans la région iléo-cœcale.

Lav. pavots; catapl. laud. ventre.

23. — Trois selles liquides hier; ventre souple sans gargouillement; pouls à 60-64; appétit.

Bain chloruré 1 litre; un huitième (œuf); demi-tasse vin.

24 et 25. — Il se plaint d'un peu de douleur de ventre sans dévoiement.

Un quart maigre.

Les jours suivants, le malade va très bien, à part quelques douleurs dans la région lombaire, contre lesquelles on a mis en usage un liniment opiacé.

10 *mai.* — Le malade sort; il était déjà guéri depuis longtemps.

OBSERVATION XL.

Salle des femmes, n. 7. — La nommée Gouguenot, âgée de 23 ans, blanchisseuse, demeurant rue Kléber, 1 ; née à Paris, malade depuis 15 jours, alitée depuis 4 jours; entrée le 12 avril 1836, sortie le 24 avril 1836.

Diagnostic.—GASTRO-ENTÉRITE ; *inflammation légère des plaques de Peyer*? (*Fièvre typhoïde de forme bilieuse*).

Variolée; bonne constitution ; sujette aux maux de tête, à des épistaxis et à des vomissements bilieux.

Il y a deux ans, elle est entrée à l'Hôtel-Dieu pour un rhumatisme articulaire, et y est restée huit jours ; elle prit des bains de vapeur et est sortie incomplétement guérie.

Il y a quinze jours, migraine suivie de vomissements; épistaxis, il y a huit jours.

Il y a quatre jours, céphalalgie forte, puis mal à l'estomac et au ventre; fièvre.

Saign. ; *lim. citr. gom.* ; *sinap. aux pieds.*

12 *au soir.* — Céphalalgie, étourdissements (la malade a été conduite à l'hôpital en cabriolet); douleur dans les mollets (rougeur érysipélateuse à la partie inférieure des deux jambes, due à une application de sinapismes qui a été faite hier) ; la malade se tient difficilement sur ses pieds, ce qu'elle attribue à sa grande faiblesse; peau chaude et sèche; pouls à 88, développé; lèvres sèches et hâlées, face d'un jaune bilieux à la partie inférieure et au pourtour de la bouche particulièrement; langue humide, couverte d'un enduit jaunâtre ; bouche amère, soif intense, inappétence, envie de vomir ce matin ; douleur par la pression dans tout l'abdomen, mais surtout à l'épigastre, au-dessus de l'ombilic; ventre souple, pas de garderobe depuis avant-hier.

Point de toux ni d'expectoration, respiration facile, bien que fréquente en ce moment (à 32 par minute).

Les règles sont venues il y a huit jours, et ont duré huit jours (elles n'étaient pas venues depuis trois mois).

13 *à la visite.* — Pommettes fortement colorées; teinte jaune du visage comme hier, peau chaude et aride; pouls à 88; bruits du cœur normaux; langue rosée, humide; couche blanchâtre, mince, à sa partie moyenne et postérieure; pas d'envie de vomir; pas de vomissement depuis quatre jours; ventre souple, sans taches; douleur légère à l'épigastre et au flanc droit; le foie et la rate d'un volume normal.

Toux cette nuit; résonnance de la poitrine, bonne; bruit respiratoire normal.

Pas de sommeil cette nuit; céphalalgie, tintements d'oreilles; étourdissements.

Saign. 3 pal.; vent. scarif. 2 p. épig. et 1 pal. région iléo-cœcale; catapl. émol. vent.; lavem. (bis); *compresses vinaigrées sur le front; lim. citr. gom.; solut. de sir. de gom.; diète.*

14. — Hier, deux vomissements liquides, d'une teinte un peu jaune; sueur dans la journée et la nuit (on l'a changée de linge); sommeil assez tranquille; envie de vomir ce matin; pas de selle depuis hier; pouls à 92, peau moins chaude et moins aride; douleur à l'épigastre, ventre souple dans la région sous-ombilicale; teinte jaune de la face à peu près la même; langue rosée, humide, couche saburrale mince.

Sang de la saignée : — Sérosité jaunâtre assez abondante; le caillot se rompt très facilement et n'est pas couenneux.

Sang des ventouses : Matière colorante dissoute dans la sérosité; caillot mollasse, semblable à de la gelée de groseilles mal prise.

Saign. 2 pal. à 2 p. 1/2; solut. sir. gom.; lim. citr. gom.; lav. émol. (bis) ; *compresses vinaigrées sur le front; diète.*

15. — Céphalalgie; douleur à l'estomac; pouls à 88, peau un peu sèche, aride, d'une température modérée, langue rosée, humide, un peu blanche au milieu; envie de vomir

cette nuit; ventre souple, sans gargouillement; *sudamina très abondants sur le ventre*, surtout dans les flancs; tournoiement de tête, quand la malade reste assise dans son lit.

Sang de la saignée : Sérosité peu abondante; caillot concave, sans couenne, un peu plus consistant que le premier.

Lim. citr. gom. (bis); *solut. sir. gom.* (bis); *catapl. chloruré ventre;* 2 *lavem. amid.; compresses vinaigrées; diète.*

16. — La malade se dit mieux; peau fraîche; pouls à 84; langue rosée, humide, assez nette; sommeil tranquille.

Convalescence commençante.

2 *tasses bouil. de poulet.*

17. — Un peu de mal à la tête, hier; pas de dévoiement; bon sommeil; pouls 88-92; peau fraîche; ventre indolent; langue rosée, assez humide; peu d'appétit.

Pédil. sinap.; 2 *tasses bouil. poulet; demi-pomme cuite.*

18. — Langue pâle; ni nausées, ni douleur de ventre; soif diminuée; pouls à 76-80; peau d'une température normale; sommeil bon.

2 *potages, biscuit, eau rougie sucrée.*

19. — Le mieux continue; la malade se lève et est encore un peu faible sur ses jambes; pouls à 68-72; visage bon.

Un huitième (poulet); demi-tasse de vin.

22. — *Un quart (poulet);* 1 *bain.*

23. — *Une demie (côtel.).*

24. — Guérison parfaite. — Sortie.

OBSERVATION XLI.

Salle des femmes, n. 9. — La nommée Bastard, âgée de 21 ans, domestique, demeurant rue du Paon, 4, née à Rue (Somme); malade depuis 3 jours, entrée le 18 août 1836, sortie le 19 août 1836.

Diagnostic. — GASTRO - ENTÉRITE LÉGÈRE (*symptômes de fièvre gastrique légère*).
CAS TRÈS LÉGER.

Forte constitution; tempérament sanguin; cheveux châtains; vaccinée; à Paris depuis deux mois et demi; bonne santé habituelle; mal réglée depuis deux mois et demi.

Il y a trois jours, céphalalgie, éblouissements, fièvre, faiblesse générale; ni nausées ni dévoiement; inappétence; douleur dans le côté droit; les symptômes ont continué les jours suivants, et elle s'est décidée à entrer à l'hôpital.

La maladie paraît s'être déclarée à la suite de fatigues, et peut-être d'excès de régime dans un bal où la malade se trouvait la surveille.

Elle a bu seulement de l'eau d'orge.

18 *août soir.* — Douleur continuelle, peu forte, au-dessous du sein droit, augmentant par la pression et l'inspiration forte; décubitus sur les deux côtés indifféremment; point de toux ni d'expectoration; la résonnance et la respiration vésiculaire sont bonnes partout; voix enrouée; respiration à 20-22; pouls à 65-70, petit, peu développé, peu résistant; bruits du cœur normaux; chaleur modérée de la peau; moiteur générale.

Couleur jaunâtre légère autour de la bouche; langue blanchâtre, humide; peu de soif; pas d'appétit; bouche pâteuse; haleine peu fétide; ni nausées ni vomissement; salive non acide; ventre un peu tendu, à peine douloureux à l'épigastre et dans le flanc droit par une forte pression, sans gargouillement ni éruption; pas de selles depuis trois jours.

Céphalalgie frontale; pas de douleur dans les membres;

la malade est venue à pied à l'hôpital, mais assez difficilement ; étourdissements ; point de bourdonnements d'o-
reilles ; point d'épistaxis ; bon sommeil.

19. — La douleur du côté est presque disparue entièrement ; respiration pure partout ; teinte jaune du pourtour
du visage ; langue saburrale ; salive non acide ; pas de
selles ; pas de nausées ; peau moite, de chaleur modérée ;
pouls à 80.

*Saig. 3 pal. ; solut. sir. gros. ; solut. sir. tartareux ; catapl.
épigastre ; lav. huileux ; diète.*

20. — Mieux.

Sang de la saignée : — Sérosité jaune, bien transparente ; absence de couenne, mais croûte rouge d'une demi-
ligne d'épaisseur à la surface du caillot, qui est d'une consistance médiocre.

Urine jaune-serein , à peine acide, d'odeur miellée ;
langue rosée , humide, assez nette ; soif modérée ; bon
sommeil ; céphalalgie frontale.

Bain ; 2 tasses bouill.

21. — Bien.

2 tasses bouill. ; 2 soupes aux herbes ; pruneaux.

22. — Hier, après midi, céphalalgie ; tremblement suivi
de sueur ; ce matin, peau moite ; pouls à 84 ; langue humide ; douleur dans la région ombilicale.

Lav. émol. ; bain simple ; diète.

23. — Céphalalgie ; teinte jaune du visage ; bouche mauvaise ; pas d'appétit ; soif modérée ; pouls à 76.

16 sangs. à l'anus ; catapl. épigastre ; diète.

24. — Soulagement ; visage meilleur ; chaleur normale ;
pouls à 68 ; langue molle, humide, assez nette.

Convalescence.

Bouill. ; crème de riz ; pruneaux.

25. — Langue bonne ; l'appétit revient ; mieux en tout.
Un huitième d'aliments.

Les jours suivants, rien ne vient troubler la convalescence.

29. — Sortie.

OBSERVATION XLII.

Salle des hommes, n. 2. — Le nommé Lamathiric, âgé de 22 ans, maître de langues, demeurant rue Saint-Martin, 56, né à Limoges (Haute-Vienne); malade depuis 8 jours, entré le 26 juillet 1836, sorti le 6 août 1836.

Diagnostic. — GASTRO - ENTÉRITE BÉNIGNE, OU LÉGÈRE FIÈVRE BILIEUSE.

Constitution assez forte; tempérament sanguin - bilieux; brun; bien vacciné; à Paris depuis trois ans.

Sa digestion est de temps en temps laborieuse, et il est
sujet à des vomissements.

Il y a trois ans, dysenterie dont il n'a été guéri, dit-il,
qu'au bout de huit mois, et qui durait depuis quatre mois
lorsqu'il est arrivé à Paris.

Il y a un mois, vomissements par intervalles, surtout le
matin; il vomit davantage depuis huit jours; il a eu aussi
des saignements de nez (le dernier il y a trois jours); des
étourdissements; deux à trois selles semi-liquides chaque
jour, depuis huit jours, avec douleur à l'ombilic.

Il attribue sa maladie à quelques excès de régime.

Depuis huit jours, lavements laudanisés; tisane de riz
gommée; régime adoucissant.

26 *juillet soir.* — Céphalalgie frontale; face rouge et
animée; couleur jaunâtre du bas du visage, surtout du sillon naso-labial; langue rosée, humide; salive non acide;
bouche amère; soif vive; peu d'appétit; nausées, vomissement d'aliments pris la veille à trois heures, et de matière
jaunâtre; douleur légère par la pression à l'épigastre et
dans la région du foie, dont le lobe gauche s'avance un peu
vers la ligne médiane; deux selles semi-liquides, jaunes,

depuis le matin, un peu de douleur à la pression dans la région iliaque gauche ; urine jaune.

Pouls à 65, peu développé; bruits du cœur normaux; peau d'une chaleur assez forte et sèche.

Rien de particulier pour la respiration.

Courbature; sommeil agité.

27. — Pouls à 64-68; langue un peu saburrale et un peu rouge ; salive non sensiblement acide; bouche mauvaise; ventre généralement tendu, surtout dans la région épigastrique; point de gargouillement; chaleur de la peau modérée.

Le malade est venu à pied à l'hôpital, et a marché difficilement.

Vent. scar. 3 pal. épigast. ; solut. sir. gros.; solut. sir. tartareux; catapl. épig.; lav. huileux; diète.

28. — Mieux; ventre affaissé; deux selles depuis hier, avec le lavement; chaleur naturelle; pouls à 52; soif assez vive; inappétence.

2 t. b. poulet.

29. — La convalescence s'établit.

Un huitième légumes.

Guérison complète, les jours suivants.

6 août. — Sortie.

OBSERVATION XLIII.

Salle des hommes, n. 13. — Le nommé Bisset, âgé de 22 ans, charron, demeurant à Linas (Seine-et-Oise), né à *ibidem* ; malade depuis 8 jours; entré le 31 août 1836, sorti le 15 septembre 1836.	*Diagnostic.* — GASTRO-ENTÉRO-MÉSENTÉRITE (*forme bilieuse de la fièvre typhoïde.*) CAS LÉGER, UN PEU DOUTEUX.

Constitution assez bonne; cheveux châtain-clair; variolé; arrivé à Paris le jour même pour s'y faire traiter; bonne santé habituelle.

Il y a sept à huit jours que le malade s'est alité; faiblesse perte de l'appétit; dévoiement, avec un peu de douleur à l'hypogastre ; ni étourdissements, ni épistaxis.

Une saignée, le deuxième jour après l'invasion ; le malade dit avoir été soulagé après la saignée; il n'a pu cependant ni travailler, ni supporter des aliments.

Bisset ne sait à quoi attribuer sa maladie.

31 *août.* — Bas du visage jaunâtre; langue blanchâtre, humide, rosée sur ses bords; salive non acide; soif vive, point d'appétit; bouche amère; haleine non fétide; ni nausées, ni vomissements ; un peu de douleur dans le ventre, à la pression; ventre un peu tuméfié dans la région sous-ombilicale (plusieurs sudamina dans les deux flancs, avec deux taches rosées, lenticulaires, s'effaçant à la pression, et situées au bas de l'hypochondre gauche) ; une selle liquide dans la matinée, sans colique, ni ténesme ; foie et rate ne débordant pas les fausses côtes.

Pouls 80-85, médiocrement développé, assez facile à déprimer; bruits du cœur normaux.

Point de douleur dans la poitrine; ni toux, ni expectoration; un peu de râle muqueux en arrière et en bas à droite.

Chaleur forte et moiteur de la peau.

Point de bourdonnements d'oreilles , ni d'étourdissements, ni de douleur dans les membres et à la tête; point d'épistaxis; le malade est venu à pied à l'hôpital assez facilement.

Le soir de son entrée, on applique 20 *sangsues à l'anus.*

1er *septembre.* —Un peu d'épistaxis ce matin (quelques gouttes de sang seulement); on fait lever et marcher le malade qui dit n'avoir pas d'étourdissements, ni de bourdonnements d'oreille, ni de faiblesse; il ne chancelle pas.

Teinte jaune du visage; lèvres et narines sèches; langue rouge et lisse, un peu sèche; salive non acide; ni nausées, ni vomissements; ventre un peu tendu et légèrement douloureux à la pression, avec résonnance tympanique, sans gargouillement (les sudamina persistent); quelques pustules sur le ventre, dont l'une ressemble à une véritable pustule de variole naissante; pas de selle depuis hier matin; peau un peu sèche, de chaleur modérée; soif vive; point de céphalalgie; température abdominale 35°; pouls 84, tendu, résistant, redoublé.

Solut. sir. gros.; solut. sir. gom.; catapl. vent.; lav. émoll.; diète.

2.—Même état que la veille; une selle; persistance de la teinte jaune du visage; langue lisse et moins rouge; ventre tendu, comme la veille, avec résonnance tympanique; chaleur et aridité de la peau; pouls 80-84, toujours redoublé.

Idem en tout.

3. — Mieux; assez bon sommeil; un peu d'appétit (l'éruption du ventre persiste); gargouillement dans le flanc droit; langue lisse et dépouillée dans sa partie antérieure, blanchâtre dans sa moitié postérieure; pouls à 76-80.

Une soupe aux herbes.

4. — Langue encore un peu rouge; une selle, sans colique; pouls 80; chaleur modérée; un peu de moiteur.

Deux bouill.; deux soupes; pruneaux.

5. —Langue bonne; ventre indolent; pouls 80, toujours redoublé.

6. —Pouls 72; langue rosée, plus humide (les sudamina s'étendent jusque sur les cuisses).

Convalescence.

Un bain; le reste idem.

7. — Le malade est tout-à-fait bien et mis au quart d'aliments.

15. — Le malade sort, très bien portant.

OBSERVATION XLIV.

Salle des hommes, n. 22. — Le nommé Guérin, àgé de 27 ans, estampeur, rue du Temple, 56 , né à St.-Maurice (Orne), malade depuis 8 jours (et de plus blennorrhagie depuis 21 jours) ; entré le 20 août 1836 , sorti le 3 septembre 1836.

Diagnostic. —SYMPTÔMES DE FIÈVRE BILIEUSE, *chez un sujet atteint de blennorrhagie et de végétations verruqueuses.*

CAS LÉGER, UN PEU DOUTEUX.

Bonne constitution ; brun ; vacciné ; à Paris depuis six ans ; à dix-huit ans, fluxion de poitrine dont il n'a été rétabli qu'au bout de six mois. Bonne santé depuis.

Il y a huit jours , mal à la tête et à la gorge ; douleur dans les membres ; courbature ; il est resté quatre jours sans travailler. Il a travaillé ensuite pendant deux jours , après quoi il a encore cessé ses occupations ; mal de tête, de la toux , un peu d'oppression ; le quatrième jour, rhume du cerveau qui a continué depuis.

Le malade s'est fait suer le troisième jour avec du vin chaud sucré ; le troisième jour, il a pris aussi du bouillon.

La fièvre n'a été jusqu'ici accompagnée ni de vomissement, ni de dévoiement.

Depuis vingt et un jours, le malade est en outre atteint d'écoulement blennorrhagique (il en a eu un autre il y a deux ans).

Il ne sait à quoi attribuer sa fièvre.

20 *août soir*. — Céphalalgie frontale ; face d'un jaune un peu pâle ; langue humide, avec couche jaunâtre, légère à son milieu ; peu de soif ; inappétence ; mauvais goût à la bouche ; ni nausées, ni vomissements ; salive non acide ; ventre souple, indolent (excepté dans le creux de l'estomac où il existe une douleur vague qui augmente par la pression) ; le foie et la rate ne débordent pas les fausses côtes ; ni gargouillement, ni éruption ; pas de selles depuis deux jours.

La blennorrhagie coexiste avec des végétations et des verrues syphilitiques à la peau de la verge.

Pas de douleur dans la poitrine ; résonnance de la poitrine et respiration vésiculaire bonnes ; quelques crachats muqueux et opaques, d'un jaune verdâtre.

Pouls à 60, régulier, médiocrement développé ; bruits du cœur normaux ; peau modérément chaude et sèche.

Douleur dans les bras et dans les jambes ; peu de sommeil.

Le coryza persiste.

21. — Même état que la veille.

Orge et chiend. sir. gom. ; lavem. ; bain général; bains locaux ; diète.

22.— Céphalalgie; écoulement blennorrhagique moindre; langue humide, rouge, à papilles hérissées ; inappétence ; pas de selles ; pouls 72 ; chaleur modérée de la peau.

Solut. sir. gros. ; catapl. ; diète.

23. — Hier, épistaxis (cinq à six onces de sang) ; chaleur de la peau normale ; langue humide ; pouls à 64-68 ; respiration un peu humide dans la région sous-claviculaire et axillaire gauche, ainsi qu'en arrière à gauche ; quelques crachats muqueux.

2 tasses bouil.; une soupe au lait.

24. — Hier, épistaxis abondante ; pouls 72 ; mal à la tête.

25. — Hier, dans la journée, tremblement et frisson ; douleur dans la région sous-claviculaire gauche, n'augmentant pas dans la toux ni dans une forte inspiration ; résonnance et respiration bonnes dans l'endroit douloureux ; râle muqueux en arrière à gauche ; crachats muqueux et diffluents; peau moite; pouls à 80; tête lourde; céphalalgie.

Saignée 3 pal. ; vent. scarif. côté gauche 3 pal.; catapl.; viol. guim. sir. gom. pot. diacode; lav. émol.; diète.

26. — Le malade se trouve bien, et n'a eu ni frisson ni tremblement; moins de toux, six crachats muqueux, na-

geant dans un liquide mousseux ; peau de chaleur modérée, un peu moite ; pouls à 72 ; langue humide et rosée ; ventre souple ; bon sommeil.

Sang de la saignée : — Sérosité jaune en petite quantité ; caillot concave, adhérent au vase par ses bords, volumineux, avec vestiges de couenne, soutenant les trois quarts de son poids.

Sang des ventouses : — Rondelles prises en une masse glutineuse sans couenne.

Même prescription, moins les saig.

27. — Peau fraîche ; pouls à 72 ; toux moindre ; il ne s'écoule plus que quelques gouttelettes d'une matière séreuse quand on exprime la verge.

Convalescence.

1 *tasse bouil.; cr. de riz; pruneaux.*

3 *septembre.* — La guérison est complète. — Sortie.

OBSERVATION XLV.

Salle des hommes, n. 24. — Le nommé Couder, âgé de 19 ans, maçon, demeurant rue de Bièvre, 5 ; né à Charnier (Puy-de-Dôme) ; malade depuis 4 jours, entré le 25 avril 1836, sorti le 16 mai 1836.

Diagnostic. — ENTÉRITE TYPHOÏDE LÉGÈRE ? *Bronchite double.*
CAS DOUTEUX.

Constitution moyenne ; brun ; peu d'embonpoint ; ni vacciné, ni variolé ; il se porte bien ordinairement ; arrivé à Paris depuis trois mois.

Il y a trois ans, fièvre tierce pendant quatre mois (la maladie a cessé sans traitement).

Point de dévoiement ni de coliques depuis son arrivée ; il se nourrit chez lui, se fournit chez le charcutier et le marchand de vin, et ne se livre à aucun excès. Il loge en garni ; ils sont douze ouvriers dans la même chambre, qui est assez spacieuse, bien aérée.

Il y a quatre jours, sur les neuf heures du matin, douleur dans le côté gauche ; puis frisson général pendant un quart d'heure, suivi de chaleur pendant trois heures environ. Le malade s'est couché ; il a pris de la tisane. Il n'a pas mangé depuis les deux premiers jours (il a pris seulement du vin chaud sucré et mélangé avec du bouillon). La nuit a été sans sommeil à cause de la toux et de la douleur de côté. Mal à la tête ; légère épistaxis ; persistance de la douleur de côté ; fièvre ; le malade est toujours resté couché depuis quatre jours.

25 *avril au soir.* — Face rouge, animée ; lèvres hâlées ; langue rouge à la pointe et aux bords, enduit jaunâtre au milieu ; soif intense ; inappétence ; ni nausées ni vomissements ; ventre souple, indolent ; une selle solide, il y a deux jours.

Douleur vive, augmentant par la toux et l'inspiration forte, au-dessous et en dehors du sein gauche ; sonoréité bonne en haut, en avant et en arrière de ce côté, plus faible en bas, surtout en arrière ; du même côté, respiration vésiculaire bonne en avant et en arrière en haut, plus faible dans le tiers inférieur, avec un peu de bruit de frottement très léger dans le point douloureux et quelques craquements en arrière ; respiration à 28-32 ; toux sèche et fréquente ; crachats peu abondants, muqueux, opaques.

Pouls à 64, assez fort, développé ; peau chaude et sèche ; céphalalgie sus-orbitaire ; étourdissements en marchant (le malade est venu en voiture à l'hôpital) ; pas de sommeil à cause de la toux.

26. — Épistaxis de deux onces à peu près cette nuit ; étourdissements en marchant et dans la station ; peau chaude, sèche plutôt qu'humide ; aucune éruption sur le ventre ni sur la poitrine ; pouls à 76, assez ferme et développé ; respiration à 32 ; au-dessous du sein gauche, douleur dans la toux seulement, qui est très rare ; résonnance assez bonne en arrière des deux côtés ; respiration assez bonne ; léger râle muqueux des deux côtés en bas (à gauche bulles fines,

imitant assez bien le râle sous-crépitant); ni souffle, ni re-tentissement de la voix.

Lèvres sèches; haleine fétide; teinte jaune pâle de l'ovale inférieur du visage; langue rouge à la pointe et à ses bords, enduit jaunâtre au milieu; papilles développées; soif ar-dente; mauvaise bouche; inappétence (il s'est trouvé indis-posé de quelques légers aliments qu'il a pris avant son entrée); le papier de tournesol est un peu rougi par la salive, qui est visqueuse, collante; ventre un peu tendu et saillant, nullement douloureux, même dans le flanc droit, sans gargouillement ni résonnance tympanique; pas de selle depuis deux jours; rate et foie de volume nor-mal; le visage exprime la stupeur; abattement et prostra-tion; réponses justes; sommeil assez bon, la nuit der-nière.

Solut. sir. gom. chlor. 15 *gouttes par pot.; viol. guim. sir. gom.; catapl. en arrière de la poitrine des deux côtés; fom. chlor. ventre; lav. huil.; diète.*

27. — Une selle solide hier et ce matin; pas de sommeil cette nuit à cause des plaintes d'un malade voisin; céphal-algie moindre.

Urine jaune d'or, exhalant l'odeur fade de choux pourris, sans dépôt, acide; pouls à 76, souple, développé; peau moins aride; langue rouge, lisse et un peu sèche à la par-tie antérieure, blanchâtre à la base; salive acide; haleine fétide; ventre souple; léger gargouillement à la région iléo-cœcale.

Le malade se sent très faible; la tête lui tournait en se levant pour aller sur le pot.

Point de toux; point de douleur au côté gauche; respira-tion plus libre (16-20 par minute); quelques bulles de râle humide en arrière du côté gauche.

Même presc.

28. — Pas de selle depuis hier; pouls à 80; peau chaude, légèrement moite; langue comme hier; salive très acide;

haleine moins fétide; ventre saillant, sans gargouillement, sans douleur; moins de soif.

Moins d'étourdissements.

Un peu d'épistaxis hier soir; toux sèche, sans douleur.

Bain chloruré demain; 1 *tasse bouill.*

29. — Un peu d'épistaxis hier; langue rouge, lisse, un peu moins sèche; pouls 76-80; ventre un peu moins tendu; deux selles depuis hier.

2 *tasses bouill. poulet; demi-pomme cuite.*

30. — Le malade se sent de mieux en mieux; l'urine a une odeur moins désagréable.

Pouls à 84-88; peau chaude encore.

Langue comme hier; une selle depuis hier.

2 *tasses bouill.;* 1 *potage gras;* 1 *pomme cuite.*

1er *mai.* — Une selle hier soir; langue moins rouge; ventre affaissé.

OEuf mouillettes; 2 *potages; eau rougie sucrée.*

2. — Langue plus rouge qu'hier; pouls à 72; peau sudorale; pas de douleur au ventre; sommeil assez bon cette nuit.

Convalescence.

Un huitième (côtelette); demi-tasse de vin.

3. — L'urine est plus fétide; langue humide, moins rouge; ventre souple, affaissé; pouls à 60, médiocrement développé.

Un huitième (côtelette); demi-tasse de vin; 1 *biscuit.*

4. — La convalescence se maintient.

Un quart (côtelette).

16. — Sortie.

OBSERVATION XLVI.

Salle des hommes, n. 24. — Le nommé Renouat, âgé de 19 ans, imprimeur en papier de couleur, demeurant rue St.-Jacques la-Boucherie, né à Meaux (Seine-et Marne); malade depuis 6 jours, entré le 13 juin 1836, sorti le 20 juin 1836.

Diagnostic. — GASTRO - ENTÉRITE LÉGÈRE (FIÈVRE TYPHOÏDE DE FORME BILIEUSE OU GASTRIQUE).
CAS DOUTEUX.

Tempérament lymphatique ; cheveux blond - châtain ; peau fine et mince ; poitrine un peu aplatie (traces de cicatrices *scrofuleuses* au visage).

A Paris depuis l'âge de six ans.

L'an dernier, colique de plomb (traité à la Charité pendant deux mois, sorti bien guéri).

Il y a six jours, céphalalgie, nausées, faiblesse, lassitude générale; il prend un peu de thé les deux premiers jours, et se trouve plus malade; les jours suivants, à peu près même état; il s'alite, la fièvre survient ensuite.

Point d'épistaxis; faiblesse et étourdissements en se levant; point de dévoiement; point de toux.

Il est venu à pied à l'hôpital, soutenu par sa mère.

Il n'a pris que du thé, du bouillon, du lait et de la soupe.

13 *juin au soir.* — Point de mal à la tête ; pourtour de la bouche jaunâtre; langue rouge à la pointe et aux bords, enduit jaunâtre, épais au milieu; soif vive ; inappétence ; ni nausées, ni vomissements ; ventre douloureux à la pression, à l'épigastre ; le foie s'avance un peu dans la région épigastrique, il n'est point douloureux; point d'éruption typhoïde (éruption d'acné au-devant du sternum, à la face, et à la partie postérieure du tronc); pas de selle depuis deux jours; pouls à 72, régulier, assez développé ; bruits du cœur normaux ; peau modérément chaude.

Résonnance de la poitrine et respiration vésiculaire bonnes partout; un peu de toux; quelques crachats muqueux, opaques.

14. — Insomnie à cause de la toux; moiteur générale ; pouls à 76, souple, bien développé; respiration un peu moins nette en arrière que dans l'état normal ; même état de la langue qu'hier ; une selle depuis hier.

Solut. sir. limon.; solut. sir. gros.; catapl. épig.; lav. huileux; diète; bain.

15. — Soulagement, pouls à 68 ; une selle depuis hier. *Même presc.*

16. — L'appétit revient un peu; convalescence commençante.

Deux tass. bouill.

19. — Convalescence décidée. *Un huitième d'alim.; demi-tass. vin.*

20. — Guérison parfaite ; sortie.

OBSERVATION XLVII.

Salle des hommes, n. 20. — Le nommé Vigié, âgé de 18 ans, fondeur en caractères, demeurant rue de la Harpe, 65, né à Toulouse (Haute-Garonne); malade depuis 2 jours, entré le 6 avril 1836, sorti le 10 avril 1836.	*Diagnostic.* — GASTRO-ENTÉRITE LÉGÈRE, OU FIÈVRE GASTRIQUE (FORME GASTRIQUE DE LA FIÈVRE TYPHOÏDE). CAS DOUTEUX.

D'une constitution forte, lymphatique, sanguine ; arrivé bien portant à Paris, depuis huit jours; vacciné.

La maladie a débuté le 4 avril au soir ; le malade n'a, dit-il, pas fait d'excès dans la journée, si ce n'est qu'il a pris du café et de l'eau-de-vie, ce qu'il ne fait pas habituellement.

6 avril au soir. — Teinte ictérique générale, mais légère, surtout marquée au visage, au pourtour des lèvres et aux conjonctives ; céphalalgie sus-orbitaire ; pesanteur dans la région orbitaire ; peau d'une chaleur modérée et moite ; langue humide, légèrement rosée ; bouche amère ; soif peu intense ; nausées, douleur légère en avalant ; un peu de

rougeur au fond de la gorge ; un peu de douleur dans la
région épigastrique ; point de douleur dans la région du
foie qui a ses limites naturelles, ainsi que la rate ; ventre
souple, indolent ; une selle solide, hier dans la journée ;
pouls peu développé, souple ; respiration naturelle ; urine
rare et rouge.

7. — Pouls à 72 ; peu de sommeil à cause de la céphalalgie ; teinte ictérique, surtout à la face ; ventre souple ;
langue rosée et humide ; ni soif, ni appétit ; rien du côté
du cœur et des poumons.

Lim. cit. gom.; catapl. épig.; lav. huileux; diète.

8. — Pouls à 56 ; céphalalgie moindre ; un peu de sommeil dans la nuit.

Crème de riz; bouill.

9. — La langue se nettoie ; le malade se trouve mieux.
Convalescence.

Un huitième (poulet); demi-tass. vin.

10. — Guérison ; sortie.

OBSERVATION XLVIII.

Salle des hommes, n. 9. — Le nommé Macquet, âgé de 18 ans, couvreur, demeurant place Sainte-Opportune, 2, né à Guord (Meuse): malade depuis 5 semaines, 4 jours surtout, entré le 10 mai 1836, sorti le 20 mai 1836.

Diagnostic. — *Gastro - entérite légère (forme dite gastrique de la fièvre typhoïde), succédant à une fièvre tierce d'une vingtaine de jours de durée.*

CAS DOUTEUX.

Constitution assez forte ; tempérament lymphatique ;
pâle, blond ; à Paris depuis trois mois (il y était venu il y
a six ans, et y resta un mois) ; vacciné.

Ordinairement bien portant.

Il y a cinq semaines, dans la soirée du dimanche, après
avoir été dans la journée à la barrière de Charonne et y
avoir bu un litre de vin sans prendre d'aliments , il fut
saisi de fièvre avec très forte chaleur, céphalalgie ; la fièvre,

dit-il, a continué en chaud pendant huit jours, au bout desquels elle est venue tous les deux jours à deux heures après midi : alors, frisson pendant une demi-heure, suivi de chaleur et de sueur qui se prolongeaient jusque vers le milieu de la nuit. Depuis quatre jours (jeudi dernier), la fièvre est revenue continue. Au rapport du malade, la fièvre tierce aurait duré vingt-trois jours.

Il a pris douze grains de sulfate de quinine en deux jours au commencement de sa fièvre, ce qui ne suffit pas pour la couper entièrement.

Dimanche dernier, deux vomissements de bile amère avec épistaxis dans les efforts de vomissement (à peu près un verre de sang a été rendu par les narines).

Depuis cinq semaines, cessation du travail ; le malade a mangé presque comme d'ordinaire ; il prenait du vin de temps en temps, et du café au lait presque tous les matins.

10 *mai au soir*. — Teinte légèrement rosée aux pommettes, d'un jaune bilieux dans les sillons naso-labiaux, et à la partie inférieure de la face ; langue large, humide, rosée ; peu de mauvais goût, peu d'appétit, peu de soif ; un peu de douleur à l'épigastre, à une forte pression ; rate et foie ne débordant pas les fausses côtes ; hypogastre souple, indolent ; gargouillement très marqué dans la région iliaque droite ; deux petites papules rougeâtres en bas et en avant du côté droit de la poitrine (point d'éruption sur le ventre) ; une selle liquide ce matin ; pouls à 80, fort, large, rebondissant ; peau chaude et sèche ; bruits du cœur normaux ; respiration facile et naturelle.

Faiblesse lorsque le malade se lève ; sommeil assez bon.

11. — Salive acide, haleine fétide, aigrelette ; une selle tous les jours sans colique ; gargouillement distinct dans la région iléo-cœcale qui n'est pas douloureuse ; pouls à 68, bien développé ; les deux papules vues la veille ont pâli.

Lim. cit. g.; solut. sir. gros.; catapl. et lavem. émol.; gilet de laine; 2 tasses de bouil.

12. — Il se plaint du mal d'estomac depuis cinq à six heures, sans hoquet, avec envie de vomir; deux selles non liquides depuis hier; peau chaude et sèche; pouls 96-100, développé, plein; douleur à la pression dans l'épigastre; teinte jaune du bas du visage; salive un peu moins acide qu'hier; une papule rougeâtre à l'épigastre; les deux de la poitrine se sont affaissées.

Solut. sir. gros.; catapl.; lavem.; diète.

13. — Pas de sommeil cette nuit; langue rosée, humide chaleur de la peau presque normale; visage moins jaune pouls à 60, souple; plus de douleur épigastrique.

Convalescence commençante.

Eau de Seltz; lavem. émol. ; catapl. ; 2 potag. ; une soupe aux herbes; 12 pruneaux.

14. — Hier, à huit heures et demie du soir, frisson pendant une demi-heure, puis chaleur suivie d'un peu de sueur; pouls à 60; peau sans chaleur anormale; un peu de douleur par la pression à l'épigastre.

Un huitième (œuf) ; demi-tasse de vin.

15. — Pouls à 56; peau fraîche; visage meilleur. (1/4 d'alim.)

16. — Hier, à huit heures et demi du soir, nouvel accès de fièvre qui est passé ce matin.

Pot. digit. 6 gr.; demi lavem. dig. 6 gr. ; un quart d'alim.

18. — L'accès qui devait venir cette nuit a manqué. (*même prescript.*)

19. — Pas de fièvre.

20. — Bien guéri. — Sortie.

OBSERVATION XLIX.

Salle des hommes, n. 17. — Le nommé Jame, âgé de 27 ans, cordonnier, demeurant rue de la Sonnerie , 6, né aux Fenets (Ille-et-Vilaine) ; malade depuis un mois, entré le 9 juin 1836, sorti le 17 juin 1836.

Diagnostic.—'GASTRO-ENTÉRITE LÉGÈRE (FIÈVRE TYPHOÏDE *de forme muqueuse?*). CAS DOUTEUX.

Constitution faible; tempérament bilieux-nerveux; à Paris depuis six mois ; non vacciné; non variolé; sujet aux douleurs de tête et aux épistaxis.

Il y a un mois, céphalalgie; diminution de l'appétit; il y a dix jours, légère douleur épigastrique; malaise général.

Il se nourrit assez bien ; habite une chambre bien aérée.

Tisane de chicorée sauvage, tisane d'orge et de chiendent, limonade pour traitement.

9 *juin au soir.* — Pâleur du visage; amaigrissement; yeux et paupières très injectés vers l'angle externe ; céphalalgie sus-orbitaire continuelle; pas de sommeil; le malade est venu à pied à l'hôpital; la tête lui tourne quand il la baisse; tintements d'oreilles quelquefois quand il est debout; lèvres sèches et hâlées; langue blanchâtre, humide; bouche amère et pâteuse; soif peu intense; inappétence; ni nausées ni vomissement; ventre souple, indolent, sans éruption ni gargouillement; une selle naturelle ce matin.

Résonnance du thorax et respiration naturelles.

Pouls à 96, médiocrement développé; bruits du cœur normaux; peau modérément chaude, sèche.

10. — Pouls à 76, souple, passablement développé; bouche pâteuse; langue blanche, assez humide; pas de soif; un peu d'appétit; ventre souple, indolent; léger gargouillement dans la région du cœcum et du colon ascendant; teinte jaune du pourtour des lèvres.

Solut. sir. gr. ; solut. sir. limon.; lav. émol.; bain tiède; catapl. ventre; diète.

11. — Pouls à 76; pas d'appétit; soif; une selle hier par lavement.

Catapl. laud. ventre; lav. huileux, diète.

12. — Mieux.

2 tasses de bouill.

13. — Persistance de la céphalalgie; constipation.

Petit lait ; bouill. aux herbes avec sulfate de soude; 2 soupes aux herbes; 12 pruneaux.

14. — Toujours mal à la tête; trois selles; un peu d'appétit.

Convalescence.

Un huitième; demi-tasse de vin.

15 et 16. — Bien.

Augmentation des aliments.

17. — Sortie; la digestion est encore un peu laborieuse.

OBSERVATION L.

Salle des hommes, n. 25. — Le nommé Vanelesky, âgé de 68 ans, balayeur, demeurant marché de Boulainvilliers, 57, né à Cracovie (Pologne); malade depuis 1 jour, entré le 23 août 1836, sorti le 5 septembre 1836.

Diagnostic. — CHOLÉRA SPORADIQUE *(une des espèces des fièvres gastriques de Pinel).*

Forte constitution et tempérament sanguin - bilieux; à Paris depuis 24 ans.

Hier 22 août, à deux heures après midi, coliques fortes dans le côté droit du ventre; cinq à six selles aqueuses; trois vomissements; crampes, fièvre.

Le 23 à midi, application de trente sangsues sur le ventre (vingt seulement ont pris).

Hier, dans la matinée, le malade a bu deux bouteilles de bière avec un camarade (il n'est pas habitué à boire de la bière); il avait pris avant un demi-setier de vin et avait mangé de la soupe; il a mangé aussi des fruits en assez rande abondance; il n'assigne aucune autre cause à sa maladie.

23 août au soir. — Yeux ternes et excavés; teinte jaunâtre du visage; langue rougeâtre, sèche et grillée dans son milieu; soif vive; inappétence; bouche amère; ni nausées ni vomissements actuellement; salive un peu acide; ventre peu volumineux; douleur dans le ventre, surtout à l'épigastre et au flanc droit, augmentant par la pression; le foie et la rate ne débordent pas le rebord des fausses-côtes; trois selles liquides, claires comme de l'eau, rendues aujourd'hui même avec des coliques; *crampes dans les extrémités inférieures*; pouls à 85-90, peu développé, médiocrement résistant; bruits du cœur normaux; chaleur modérée de la peau, sans sueur; résonnance et respiration vésiculaire bonnes, en avant; en arrière à droite résonnance et respiration un peu faibles à la partie inférieure; point de douleur à la tête.

Le malade a été apporté à l'hôpital sur un brancard.

20 sang. à l'anus et autant à l'épigastre (1) ; *catapl. laudanisé ventre; lav. laudanisé; riz gommé sir. de coing.*

24. — Moins de crampes et de coliques; bon sommeil cette nuit; yeux toujours excavés et comme cernés d'un cercle livide, bleuâtre; langue sèche et grillée; salive non acide; point de gargouillement; deux selles depuis hier soir, claires; chaleur modérée de la peau; pouls à 84, assez ferme et bien développé.

Vent. scarif. ventre 3 p.; fom. émol. et narcot. ventre; bain simple; solut. sir. gom.; lav. amilacé et laudanisé; diète.

25. — Hier, une selle seulement pour rendre le lavement; pas de vomissement; le malade a dormi tranquillement cette nuit; chaleur de la peau modérée; ventre souple et affaissé; pouls à 68-72; langue sèche à la pointe; yeux cernés.

(1) Vingt sangsues seulement ont pris

Urine du matin claire et limpide comme une limonade, inodore, insipide, bien qu'elle rougisse le papier de tournesol.

Le sang des ventouses est d'un noir foncé, d'une consistance médiocre, en partie dissous dans la sérosité.

Même prescription, moins les ventouses.

26. — Hier, quelques nouvelles douleurs du ventre et dans les reins; ce matin, ventre souple, indolent; langue sèche, mais moins ligneuse; selle hier seulement par le lavement; pouls à 68-72.

Urine jaune, verdâtre, acide, peu odorante.

Bain simple; diète.

27. — Une selle depuis hier par lavement; langue plus molle et moins rouge; peu de soif; retour de l'appétit; ventre souple et indolent; bonne chaleur de la peau; pouls à 72; assez bon sommeil.

Urine claire, presque sans odeur, acide.

Salive non acide.

Convalescence.

2 *t. bouil.*; 1 *cr. de riz.*

28. — Ventre non douloureux; la langue s'humecte; la peau est fraîche; le pouls à 60-64; le visage bon; yeux moins battus et moins cernés; bon sommeil.

Un huitième d'alim.

5 *septembre.* — Le malade sort parfaitement guéri.

SECONDE SÉRIE.

Vingt-une observations d'embarras ou d'irritation gastrique, de gastroduodénite et d'entéro-colite.

Parmi les cas de cette série, il y en a quelques uns qui ne méritent réellement pas le nom de maladie. Les mots *d'indisposition, de courbature*, peignent assez bien cet état qui tient le milieu entre la santé et la maladie. Si j'ai placé à côté des cas de véritable embarras gastrique, de simples cas de courbature, c'est qu'en vérité je ne savais où les placer moins mal, et que l'on voit assez souvent, en effet, une simple courbature être accompagnée ou suivie d'embarras gastrique. Au reste, je fais aussi bon marché qu'on le voudra de ce placement. Mais comme de pareils cas tiennent de plus près à cette cohorte de maladies légères ou d'indispositions qu'on avait embrassées sous l'étiquette de *fièvres essentielles*, qu'à toute autre catégorie d'affections, j'ai réellement dû me résoudre à classer ces cas comme je l'ai fait. On sent qu'il est difficile, au reste, de classer de pareils états morbides, auxquels s'appliquent par excellence les mots de *incertæ sedis*.

PREMIER GROUPE.

Cas d'embarras gastrique et de simple courbature.

OBSERVATION LI.

Salle des hommes, n. 4. — Le nommé Dubois, âgé de 33 ans, domestique, demeurant boulevard St-Denis, 15, né à Moidry (Manche) ; malade depuis 15 jours ; entré le 20 juin 1836, sorti le 27 juin 1836.	*Diagnostic.* — IRRITATION GASTRIQUE ou *embarras gastrique?* EMPLOI DE L'IPÉCACUANHA.

Tempérament sanguin ; bien constitué ; brun ; variolé à vingt-neuf ans et demi, après avoir été bien vacciné.

A Paris depuis 1832 ; assez souvent indisposé, et habitué à se faire saigner pour des étourdissements (en 1832, ces étourdissements l'ont obligé d'entrer à l'Hôtel-Dieu).

Il y a trois mois, il est entré à la Pitié pour une affection *gastrique*. Traité dans la salle de M. Parent Duchâtelet, il est sorti assez bien guéri, au bout de douze jours.

Il y a quinze jours, mal d'estomac, vomissement bilieux (il n'a rien fait, si ce n'est qu'il a mangé moins qu'à l'or dinaire). Depuis douze jours, il vomit, dit-il, presque tous les jours ; il n'a point eu de diarrhée.

20 juin au soir. — Le malade est venu à pied à l'hôpital et au bureau central ; il a marché facilement, bien qu'il eût de la faiblesse étant debout ; la tête ne lui tourne pas ; quelques bourdonnements d'oreilles ; pas de douleur à la tête, ni dans les membres ; sommeil agité ; légère coloration jaunâtre du pourtour de la bouche ; langue humide, rosée ; soif assez intense ; inappétence ; salive non acide ; pas de douleur en avalant ; nausées sans vomissement ; embarras plutôt que véritable douleur à l'épigastre (la pression forte détermine un peu de douleur dans cette région et dans celle du colon ascendant) ; ni éruption, ni gargouillement (cependant le malade dit avoir souvent des éructations et des borborigmes) ; pas de selle depuis deux jours.

Rien à noter pour la respiration.

Bruits du cœur normaux ; pouls à 60, peu développé ; peau sèche, modérément chaude.

Urine rouge, peu abondante.

21. — Bon sommeil cette nuit ; une selle peu abondante et solide ce matin ; pouls à 64-68 ; température abdominale 38° ; salive non acide ; point de fétidité de l'haleine ; le reste de même qu'hier.

Solut. sir. limon.; ipécacuanha 1 *scrup. en trois fois; lav. émoll.; diète.*

22. — Peu de sommeil cette nuit ; le malade n'a vomi hier qu'après la deuxième prise d'ipécacuanha ; il a eu deux selles ; pouls à 68 ; soulagement.

Bouill. aux herbes; lav. huileux deux fois; pruneaux.

23. — Le malade n'a pas vomi depuis hier ; bien.

Un huitième d'alim. et demi-tasse vin.

24. — Constipation.

Bouill. aux herbes sulf. soud. demi-once.

25. — Deux selles hier et une ce matin ; langue rosée, assez nette.

Lav. huileux; un quart d'alim.

27. — Guérison; sortie.

OBSERVATION LII.

Salle des femmes, n. 7.—La nommée Rolin, âgée de 26 ans, journalière, demeurant rue du Four St-Germain, 16, née à Hernelie (Moselle); malade depuis 10 jours, entrée le 2 août 1836, sortie le 15 août 1836.

Diagnostic. — SYMPTÔMES D'EMBARRAS GASTRIQUE.
Emploi de l'ipécacuanha.

Forte constitution; mère de quatre enfants; il y a deux ans environ, elle eut, dit-elle, une maladie (elle l'appelle une *inflammation de bas-ventre*) semblable à celle qui l'amène aujourd'hui à l'hôpital.

Il y a dix jours, douleur dans le ventre, puis dans les flancs; perte de l'appétit; du dévoiement pendant trois jours seulement; elle a vomi deux fois dans les premiers jours.

Elle a appliqué des cataplasmes sur le ventre et a mangé un peu moins qu'à l'ordinaire.

Elle ne sait à quoi attribuer sa maladie.

2 *août* 1836. — Céphalalgie frontale; pourtour de la bouche un peu jaunâtre; langue large, assez humide; peu de soif; inappétence; bouche mauvaise; ni nausées ni vomissements; salive non acide; haleine non fétide; ventre souple, généralement douloureux à la pression, mais surtout dans le flanc droit et dans la région sous-ombilicale; une selle naturelle ce matin; douleur en allant à la garde-robe; douleur dans les reins.

Urine rendue facilement; les règles sont passées il y a huit jours; elles ont duré quatre ou cinq jours comme à l'ordinaire; flueurs blanches peu abondantes, épaisses, avant et après les règles; pesanteur dans le petit bassin et sur le fondement en marchant; au toucher, col de l'utérus non douloureux; lèvres dures, inégales, comme chez une femme qui a eu des enfants; le col est bas; la matrice descendue; le corps de l'organe est douloureux à la pression et un peu engorgé.

Pouls à 80, médiocrement fort et développé; bruits du cœur normaux; peau chaude et un peu moite.

Rien de particulier pour la respiration.

Depuis trois jours, douleur assez vive à la partie antérieure de la cuisse droite, s'étendant jusqu'au genou.

La malade est venue à pied à l'hôpital et a pu marcher facilement.

Peu de sommeil.

3. — Même état à peu près qu'hier; langue humide, un peu saburrale; inappétence; soif vive; ni vomissement ni dévoiement; écoulement leucorrhéique; pouls à 72; peau de chaleur normale; céphalalgie; insomnie.

Ipécac. 1 *scrup. en 3 fois; solut. sir. limon.; lav. huil.; catapl. ventre; diète.*

4. — La malade ne se trouve pas mieux; la douleur du ventre paraît avoir augmenté; envies d'aller à la garderobe sans pouvoir y satisfaire; lèvres et dents sèches; bouche pâteuse; langue sèche et saburrale; moiteur de la peau; même teinte jaune du visage; pouls à 84-88. (Hier, la malade a vomi trois fois un liquide aqueux mêlé de quelques spumes et de mucosités.)

Solut. sir. limon.; catapl. ventre; diète.

5. — Chaleur avec un peu de moiteur; pouls à 92; douleur dans les reins et le bas-ventre, et surtout dans le flanc droit.

1 *tasse bouill. poulet.*

6. — Même état.

Bain; 1 *tasse bouill.; soupe aux herbes.*

7. — Ventre moins douloureux; la langue est humide et se nettoie; pouls à 72.

Lait; bouill.; soupe aux herbes.

8. — Mieux.

Un huitième d'alim. ; demi-tasse vin.

15. — Sortie.

OBSERVATION LIII.

Salle des hommes, n. 18. — Le nommé Yantzon, âgé de 18 ans, tailleur d'habits, demeurant rue St-Victor, 39 , né dans le département de la Moselle ; malade depuis 2 jours, entré le 20 juillet 1836, sorti le 23 juillet 1836.

Diagnostic.— QUELQUES SYMPTÔMES D'IRRITATION GASTRO-INTESTINALE.

Constitution moyenne ; maigre ; teint pâle ; cheveux châtain foncé ; bien vacciné ; à Paris depuis près de deux mois ; bien portant jusqu'ici, si ce n'est, il y a quatre ans, qu'il eut un mal de gorge qui a duré vingt et un jours.

Il y a deux jours, en se levant, douleur dans la région des fausses-côtes gauches, sans fièvre ; trois à quatre selles dans la journée sans coliques (il avait eu déjà du dévoiement avant le *point de côté*).

Il ne sait à quoi attribuer sa maladie.

Il n'a fait aucun traitement.

20 avril au soir. — Point d'expectoration dans le crachoir (le malade dit cracher blanc) ; l'inspiration est forte, étendue ; douleur dans tout le côté gauche, depuis le flanc jusqu'à la clavicule, plus vive au niveau des dernières fausses côtes ; décubitus sur le dos (le malade ne peut sans souffrir se coucher sur l'un ou l'autre côté) ; un peu de toux qui augmente la douleur du côté ; la résonnance et la respiration vésiculaires sont bonnes partout (quatorze inspirations par minute) ; pouls à 85-90, développé, fort ; bruits du cœur normaux ; peau de chaleur modérée, sèche ; éruption prurigineuse générale ; point de céphalalgie ; langue blanchâtre, humide ; pourtour de la bouche un peu jaune ; point de mauvais goût à la bouche ; pas de soif ; assez bon appétit; ni nausées ni vomissements ; ventre souple, indolent, excepté dans le flanc gauche; hier trois à quatre selles; une selle liquide ce matin; point de douleur dans les membres; sommeil bon.

21. — Langue blanchâtre; bouche pâteuse ; salive non acide; soif assez vive ; ventre sans ballonnement, sans gargouillement, sans douleur; rate et foie ne débordant pas; respiration bonne partout; pouls à 84, tendu, plein; chaleur de la peau modérée ; *même état de la poitrine.*

Solut. sir. limon; lav. émol.; catapl. laud. côté; 2 t. b.; 1 *soupe aux herbes.*

22. — Douleur du côté diminuée ; langue un peu rouge à la pointe, blanchâtre au milieu; salive à peine acide ; appétit bon ; soif modérée ; point de dévoiement; chaleur de la peau modérée ; pouls 60-64.

Solut. sir. tartareux ; bain simple; un huitième maigre.

23. — Guérison; sortie.

OBSERVATION LIV.

Salle des hommes, n. 12. —Le nommé Bogniol, âgé de 20 ans, étudiant en médecine, demeurant rue des Francs-Bourgeois, 7, né à Ségalas (Lot-et-Garonne) ; malade depuis 15 jours, entré le 11 avril 1836, sorti le 18 avril 1836.

Diagnostic. — LÉGÈRE IRRITATION GASTRIQUE (*embarras gastrique*).

Sujet d'une bonne constitution; cheveux châtains; à Paris depuis quinze mois ; bien portant ordinairement, si ce n'est qu'il a quelquefois une mauvaise digestion.

Il se nourrit bien, et habite une chambre bien aérée.

Il y a quinze jours , fatigue , céphalalgie , vomissement; plus tard envie de vomir sans vomissement; depuis quatre jours, il a cessé de prendre des aliments. Il a consulté M. Andral au commencement de la maladie ; une saignée de trois palettes lui fut pratiquée. Dévoiement sept jours après le début de sa maladie. Il y a quatre jours, date de son *alitement*, nouvelle saignée de deux palettes (vomissement pendant la saignée). Depuis, douleur à l'épigastre et au-dessus de l'ombilic; point d'épistaxis. Le malade est venu en voiture.

12 *avril.* — Visage bon; langue rosée, humide, nette; peau de température normale; pouls développé, à 60.

Solut. sir. gom. et sir. gros.; bain; lav. émol.; catapl. ventre; bouillon et potage.

13. — Vomissement hier; pouls à 72; peau de chaleur modérée; un peu de sommeil cette nuit; langue molle; une seule selle depuis hier.

Lim. citr. gom.; lav. émoll.; catapl. ventre; bain; diète.

14. — Langue rosée, humide, nette; peu de soif; selle seulement par lavement; ventre souple et affaissé; point de gargouillement; céphalalgie; pouls à 60; chaleur normale.

2 cr. de riz; 1 pomme cuite.

15. — Le malade a vomi ses aliments d'hier; épigastre plus douloureux qu'à l'ordinaire; pouls à 64; chaleur de la peau normale; ventre souple; langue rosée, humide; éructations; mauvaise bouche.

Fom. narcotico-émoll. sur le bas-ventre; 2 t. bouillon poulet.

16 et 17. — Le malade a vomi le 17, à neuf heures du soir et à minuit; pas de sommeil; pouls à 72; ventre affaissé; langue rosée, humide.

1 bain; 2 t. bouillon; 1 potage.

18. — Le malade n'éprouvant aucun mouvement fébrile depuis quelques jours, etne se sentant aucune douleur, sort de l'hôpital et va achever sa convalescence chez lui.

OBSERVATION LV.

Salle des hommes, n. 8. — Le nommé Cliénard, âgé de 55 ans, cordonnier, demeurant rue de la Tannerie, 11, né à Campanelles (Bas-Rhin); malade depuis 4 jours, entré le 18 mai 1836, sorti le 23 mai 1836.

Diagnostic. — ÉTAT FÉBRILE PASSAGER AVEC QUELQUES SYMPTÔMES GASTRIQUES.

Sujet d'une constitution sèche; très brun; tempérament bilioso-nerveux; à Paris depuis sept mois; vacciné; souvent affecté de symptômes gastriques, et particulièrement de vomissements d'une matière bilieuse très amère.

Sorti depuis trois semaines de l'Hôtel-Dieu, où il est resté quatre mois dans divers services, et en dernier lieu dans la salle de M. Piorry. Immédiatement après sa sortie de l'Hôtel-Dieu, il est entré à la Pitié chez M. Andral, où il est resté quinze jours (il ne sait pas au juste quelle a été sa maladie).

Il y a quatre jours, sans cause bien déterminée, un mouvement fébrile se déclara, avec céphalalgie sus-orbitaire, sans vomissement ni diarrhée.

18 mai. — Décubitus dorsal, céphalalgie sus - orbitaire; douleur dans tous les membres; le malade est venu en voiture à l'hôpital; la tête lui tourne, et il a des étourdissements en marchant; une épistaxis; teinte jaune de l'ovale inférieur de la face; langue rosée à la pointe et aux bords, d'un jaune pointillé de rouge dans son milieu; soif intense; inappétence; envie de vomir sans vomissement; ventre un peu résistant, douloureux à la pression dans l'épigastre et dans le flanc droit principalement; deux selles liquides depuis son arrivée.

Crachats séreux, peu abondants; résonnance de la poitrine généralement bonne; le murmure respiratoire s'entend partout, un peu faiblement, à cause des plaintes du malade.

Bruits du cœur normaux; pouls à 88, médiocrement développé, peu résistant; peau d'une chaleur modérée, sans sueur.

Saignée 3 palettes.

19. — Peu de sommeil cette nuit; langue rosée, humide; soif; inappétence; ventre déprimé; douleur à l'épigastre; point de gargouillement; même teinte jaune du bas de la face; pouls à 72; chaleur de la peau moins considérable; sueur générale.

Sang de la saignée.—Sérosité jaune-verdâtre; caillot sans couenne, de consistance moyenne.

Solut. sir. gom. ; lim. citr. ; catapl. ventre; bain; gilet flanelle; lav. émoll.; diète.

20. — *Le malade va très bien.*

Bain; un huitième d'aliments.

21, 22 *et* 23. — La convalescence se confirme, et le 23, le malade quitte l'hôpital.

OBSERVATION LVI.

Salle des femmes, n. 5.—La nommée Dorléans, âgée de 17 ans, domestique, demeurant rue St-Martin, 66, née à St Martin du Tarbe (Seine-et-Oise); malade depuis 1 mois, entrée le 5 août 1836, sortie le 15 août 1836.

Diagnostic.—IRRITATION GASTRIQUE *(embarras gastrique) , greffée sur un état semi-chlorotique, avec aménorrhée.*

Assez bonne constitution; cheveux châtains; à Paris, depuis près d'un an.

Sujette à des étouffements, ayant peu d'appétit habituellement.

Pas de règles depuis sept mois; deux mois après son arrivée à Paris, mal de gorge qui a duré vingt et un jours environ.

Depuis un mois, elle est fatiguée et éprouve des étourdissements; elle n'est indisposée un peu sérieusement que depuis une huitaine de jours; depuis cette époque, elle a perdu l'appétit; céphalalgie; bouche amère; nausées et vomissements.

5 août au soir. — Pourtour de la bouche un peu jaunâtre; langue rouge, humide, avec léger enduit blanchâtre, bouche pâteuse; peu de soif; inappétence; salive non acide; haleine non fétide; légère douleur en avalant; tuméfaction des deux amygdales, suite de l'angine précédemment éprouvée; ni nausées ni vomissements; ventre légèrement douloureux, surtout par la pression, dans la région ombilicale; pas de selles depuis deux jours.

Rien d'anormal pour la respiration.

Pouls à 60-65, médiocrement développé, assez résistant; la malade dit éprouver des palpitations; bruits du cœur normaux; pas de bruit de diable dans les carotides; peau chaude et sèche.

Céphalalgie frontale, forte et continue; étourdissements, tintements d'oreilles; éblouissements; insomnie; agitation la nuit (la malade est venue à pied à l'hôpital).

6. — Visage rouge, animé; teinte jaune du pourtour de la bouche; langue un peu sèche, couche saburrale jaunâtre; peu de soif; inappétence; bouche pâteuse; gonflement ancien des amygdales, surtout de la gauche; douleur dans la région épigastrique; envies de vomir depuis hier; peau sudorale, de chaleur modérée; pouls à 76-80, développé, plein, un peu dur; céphalalgie sus-orbitaire; yeux un peu sensibles à la lumière; bourdonnements d'oreilles; un peu de sommeil cette nuit; aujourd'hui, bruit de diable dans la carotide droite.

Saignée 2 pal.; vent. scarif. épig. 2 p.; solut. sir. gr.; catapl. épig.; lav. ém.; diète.

7. — Ni nausées ni garderobe; chaleur de la peau modérée; un peu de moiteur; pouls à 96, assez développé; langue saburrale, rouge sur les bords.

Le sang ayant été jeté par mégarde, n'a pu être examiné.

Solut. sir. tartar. ; le reste ut suprà, moins les saign. ; catapl. épig.

8. — Ce matin, un vomissement de matière bilieuse verdâtre ; un peu de douleur au-dessus et à droite de l'ombilic ; peau de chaleur modérée ; pouls à 72 ; langue saburrale au milieu.

Même prescript.

9. — La malade se trouve mieux.

Même prescript.

10. — Convalescence.

2 *t. b. poulet ; potage.*

Les jours suivants, la convalescence marche bien, et la malade sort le 15 août.

OBSERVATION LVII.

Salle des femmes. n. 1.—La nommée Finet, âgée de 36 ans, cuisinière, demeurant rue du Petit-Lyon, 6, née en Savoie, malade depuis 8 jours, entrée le 7 juin 1836, sortie le 23 juin 1836.

Diagnostic. —SYMPTÔMES D'IRRITATION GASTRIQUE *(embarras gastro-intestinal), avec léger catarrhe pulmonaire.*

Constitution assez forte ; teint pâle, jaune ; maigre ; tempérament bilieux ; brune ; bien réglée ; à Paris depuis cinq à six mois ; toujours assez mal portante depuis cette époque, ce qui ne l'a pas forcée à garder le lit (depuis vingt jours elle n'a pu travailler) ; ses règles sont venues il y a huit jours ; elles ont duré deux jours comme à l'ordinaire ; quelques flueurs blanches de temps à autre.

Il y a huit jours, douleur à l'estomac, dans le bas-ventre, nausées ; la malade s'est alitée et a pris du bouillon ; depuis, ses douleurs ont changé de place ; elle a vomi presque tous les jours de la bile,

7 juin matin. — Teinte jaune et terreuse du visage ; pouls à 92, médiocrement développé ; température abdominale à 39° ; céphalalgie par moments ; très peu de sommeil; langue rosée, humide et nette; bouche mauvaise; vomissement bilieux ce matin; soif; appétit nul; haleine fétide, aigrelette; salive sensiblement acide; ventre un peu météorisé (on ne peut bien le palper à cause de la contraction des muscles abdominaux); pas de selles depuis cinq à six jours.

Léger râle muqueux à la partie inférieure et postérieure du côté gauche de la poitrine.

Solut. sir. gros.; solut. sir. gom.; catapl. laud. épigas.; lav. huileux; diète.

8. — Depuis hier soir, douleur vive dans le ventre, qui résonne un peu trop partout (on palpe toujours difficilement cette cavité, la malade contractant fortement les muscles abdominaux); constipation; pouls à 80; même état d'ailleurs.

Lim. citriq.; bouil. de veau herbes avec 4 gouttes d'huile de croton en 2 doses; lav. huileux; diète.

9. — Hier, vomissement après la première dose prise à deux heures; vomissement aussi après la deuxième (prise à cinq heures); la malade a vomi, dit-elle, en tout environ vingt fois; la matière vomie consiste en un liquide vert, bilieux, contenant des grumeaux; deux selles liquides seulement.

Langue blanche, humide, inappétence; ventre moins douloureux.

Lavem. huileux; 1 t. bouil.; pruneaux.

10. — Hier, la malade a été à la selle un grand nombre de fois; elle n'a plus de douleur.

Un huitième d'alim.; demi-tasse vin.

11. — La malade se trouve bien.

Bouil. veau aux herbes; petit-lait; lav. huileux; bain (quart pruneaux).

14. — Un dévoiement assez fort oblige à suspendre les aliments.

Lav. émoll.; bain.

15. — Hier, cinq selles.

Riz sir. coing ; catapl. émoll. ; bain ; lav. émoll. ; 2 t. bouillon.

Les jours suivants, le dévoiement disparaît, et la malade se rétablit parfaitement.

23. — Sortie.

OBSERVATION LVIII.

Salle des femmes, n. 4.—La nommée Delin, âgée de 27 ans, couturière, demeurant rue du Temple, 5, née à Paris, malade depuis 5 jours; entrée le 25 avril 1836, sortie le 14 mai 1836.	*Diagnostic.*—SYMPTÔMES D'EMBARRAS GASTRIQUE. *Fièvre tierce à la fin.*

Constitution de force moyenne ; mariée à quinze ans, elle est mère de six enfants; toutes ses couches ont été heureuses (le dernier accouchement date d'un an et demi).

Ordinairement bien réglée, elle ne l'a pas été depuis trois mois (ce qui lui fait penser qu'elle est grosse) ; elle n'a jamais eu de fleurs blanches.

Il y a cinq jours (le 20 avril), mal à la tête; douleur dans les reins, s'étendant dans le bas-ventre (elle a pris de l'eau de gomme et des lavements émollients).

25 avril au soir. — Face animée; langue humide, un peu chargée au milieu; soif intense ; inappétence; vomissement cette nuit; douleur légère à l'épigastre et dans les reins; ventre souple (on ne sent pas de développement de la matrice dans l'hypogastre); une seule selle hier par lavement.

Respiration facile; sonoréité et murmure respiratoire normaux.

Pouls souple, développé, à 92; bruits du cœur normaux (seulement le premier bruit est un peu sourd).

Peu de sommeil.

26. — Insomnie cette nuit; visage plus animé qu'hier; teinte un peu jaune de l'ovale inférieur du visage; peau

chaude et sudorale ; pouls à 72-76, souple, onduleux, assez développé ; langue humide, rosée, médiocrement chargée ; pas d'envies de vomir ; douleur vive dans les *reins*.

Pas de crachats, bien qu'il y ait une toux assez fréquente.

Lim. citriq. ; solut. sir. gros. ; catapl. ; demi-lav. émol.; diète.

27. — Vomissement de la limonade après la toux ; céphalalgie et rougeur vive de la face hier au soir ; ce matin, douleur dans tout le ventre, surtout à l'épigastre ; sueur depuis une heure du matin ; pouls à 76-80 ; ni toux ni expectoration ce matin.

Catapl. laudan. ; 2 tasses bouill. poulet.

26. — Douleur légère dans les deux flancs ; bouche encore mauvaise ; salive non acide ; langue rosée, humide.

2 tasses bouill. ; 2 potages, 1 pomme cuite.

30. — Douleur dans le flanc droit.

Urine un peu foncée en couleur ; la malade va d'ailleurs bien.

Catapl. laudanisé ; un huitième d'aliment.

3 mai. — Hier à dix heures, frisson qui a duré plusieurs heures, puis chaleur le reste de la journée.

2 tasses bouill ; 1 soupe ; pomme cuite.

4. — Accès de fièvre comme avant-hier.

6. — Accès de fièvre comme les deux jours indiqués plus haut ; un peu d'épistaxis cette nuit.

8. — Frisson, bien que la peau soit chaude ; pouls à 108, peu développé ; lèvres un peu pâles ; la fièvre a duré en chaud et en sueur jusqu'à 6 heures.

Pot. gomm. sulf. de quinine 10 gr. en 3 fois, à deux heures d'intervalle, après la fièvre ; catapl. ; un quart côtelette.

9. — On continue la potion.

10. — Absence de fièvre.

12. — Ce matin, la fièvre, attendue pour six heures du matin, n'est pas venue.

Pot. gomm. sulfate de quinine gr. iv.

12 et 14. — Point d'accès ; sortie le 14.

OBSERVATION LIX.

Salle des femmes, n. 6.—La nommée Cordier, âgée de 52 ans, couturière, demeurant rue St-Victor, 95;
née à Parais (Seine-et-Oise); malade
depuis 35 jours, entrée le 25 avril
1836, sortie le 3 mai 1836.

Diagnostic. — SYMPTÔMES LÉGERS
D'IRRITATION OU D'EMBARRAS GASTRIQUE
avec aménorrhée.

Constitution de force moyenne; embonpoint médiocre;
bonne santé habituelle; bien réglée jusqu'à la maladie
actuelle; à Paris depuis quinze ans.

Il y a cinq semaines, cette femme s'est mise en colère le
premier jour de l'apparition des règles, qui se sont suppri-
mées aussitôt (elles duraient ordinairement cinq jours);
depuis ce temps, douleur à la tête, au ventre, à la poitrine,
dans les jointures des bras et des jambes.

Elle n'a fait aucune espèce de traitement.

Les règles auraient dû reparaître il y a huit jours passés.

État actuel (25 avril , au soir) : — Douleur frontale et
dans le pourtour des yeux, qui sont cernés; teinte jaune
pâle de la partie inférieure du visage; langue rosée, humide,
bouche amère; inappétence; nausées et vomissements après
avoir mangé ; ventre souple, à peine douloureux dans la
région de l'épigastre ; selles naturelles; douleur dans la partie antérieure de la poitrine; pas de toux ; respiration naturelle.

Peau de chaleur modérée , sèche.

Pouls à 56, souple , médiocrement développé; bruits du
cœur petits, faibles, éloignés, surtout le premier, qui est
aussi plus obscur qu'à l'état normal ; peu de sommeil à
cause du mal de tête.

26. — Pouls à 72 (le malade éprouve un peu d'émotion);
langue pointue, rouge à la pointe, blanchâtre au milieu;
ventre un peu douloureux à la pression, surtout à l'épigastre.

Lim. citr. ; solut. sir. gros. ; catapl. ; diète.

27. — Céphalalgie moindre ; douleur épigastrique , nausées sans vomissements ; pouls à 72 ; peau sans chaleur anormale ; langue rosée, humide , un peu chargée au milieu ; soif ; inappétence.

Tilleul - orange ; limonade citr. catapl. land. ; lavem. émoll. ; diète.

28. — Salive non acide ; bouche moins mauvaise ; langue humide, un peu blanchâtre au milieu.

Bouillon, 1 potage ; 1 pomme cuite.

5 mai. — Guérison ; sortie.

OBSERVATION LX.

Salle des femmes, n. 14. — La nommée Filanier, âgée de 57 ans, marchande des 4 saisons, demeurant rue de la Tacherie, 6, née à Paris ; malade depuis 8 jours, entrée le 24 mai 1856, sortie le 3 juin 1856.

Diagnostic. — Gastro-duodénite légère (embarras gastrique ?).

Constitution assez mauvaise ; embonpoint médiocre ; pâle.

Il y a sept à huit jours, à trois heures du matin, douleur vers l'hypochondre droit, suivie de toux, de diarrhée avec colique.

24 mai au soir. — Douleur vive dans le côté droit, pendant la toux et une inspiration forte ; résonnance bonne en avant et en haut, en arrière à droite, diminuant depuis le sein et l'angle inférieur de l'omoplate jusqu'en bas ; la respiration vésiculaire est faible dans les points correspondant au défaut de résonnance ; ni souffle, ni bronchophonie , ni égophonie, ni râle crépitant ; respiration à 56-40 ; à gauche, rien d'anormal dans la respiration vésiculaire ; rien de notable pour le cœur ; peau chaude et sèche ; teinte un peu jaunâtre du bas du visage ; pouls à 76-80 , médiocrement dur et développé ; céphalalgie frontale, lèvres sèches et un peu hâlées ; langue rouge à la pointe et aux bords (au milieu, simple ruban rouge) ; soif ; inappétence ; bouche amère ; nausées ; ventre douloureux à la moindre pression, surtout à l'épigastre et dans l'hypochondre droit ; deux selles liquides depuis deux jours.

Urine rouge, peu abondante.

25 sangs. au côté droit.

25. — Deux à trois crachats muqueux, légèrement spumeux, point colorés de sang ; matité à droite en avant dans la région du foie seulement ; résonnance bonne en arrière à droite, excepté au niveau du foie ; la respiration s'entend partout, même dans la région du foie à droite en arrière ; matité de deux travers de doigt au-dessous du rebord des fausses-côtes droites.

Peau de chaleur modérée ; pouls à 72 ; langue sèche à la partie moyenne, assez humide ailleurs ; céphalalgie.

Solut. sir. limon.; solut. sir. gom; catapl.; lavem. émol.; diète.

26. — Bien.

Catapl. laud.; 2 tasses bouil.; 1 pot.

28. — Pouls à 60 ; de mieux en mieux.

Un huitième d'aliments; demi-tasse de vin.

30. — Convalescence complète.

2 juin. — Bien.

Un quart maigre.

3. — Sortie.

OBSERVATION LXI.

Salle des femmes, n. 2.—La nommée Hermoniat, âgée de 62 ans 1/2, couturière, demeurant rue de Bondy, 76, née à Liége (Belgique); malade depuis 8 jours, entrée le 23 avril 1856, sortie le 17 mai 1856.

Diagnostic. — IRRITATION GASTRIQUE LÉGÈRE (*embarras gastrique ?*).

Constitution assez forte; à Paris depuis trois mois, bien portante d'ordinaire.

Il y a huit jours, douleur dans l'estomac, avec fièvre; depuis avant-hier, deux vomissements d'aliments; la malade boit de l'eau sucrée et continue à travailler; elle ne sait trop à quoi attribuer sa maladie.

État actuel (23 *avril soir*): Céphalalgie frontale; langue humide avec enduit jaune-verdâtre au milieu, rouge à la pointe et aux bords; bouche pâteuse; soif augmentée; ni nausées, ni vomissements; douleur épigastrique à la pression; le reste du ventre souple et indolent; une selle solide ce matin; pouls fort, dur, développé, à 50 (1); bruits du cœur normaux; respiration facile (24 inspirations par minute), pas de toux.

24. — Langue humide et rosée; peau chaude, moite; en somme, même état qu'hier.

Lim. citr. gom.; solut. sir. groseilles; catapl. épigast.; lavem. émol.; diète.

25. — Pouls à 84, onduleux, assez tendu et vibrant; peau chaude et moite; langue humide; un peu de douleur à l'épigastre.

Ipécac. 18 gr. en trois fois, à une heure d'intervalle.

26. — Deux selles hier; trois à quatre vomissements (les matières vomies ne contiennent pas de bile, mais seulement l'eau avalée et quelques flocons glaireux); pouls à 92;

(1) Cette lenteur du pouls, notée par M. Montault, ne s'est pas maintenue les jours suivants.

peau sudorale; langue blanchâtre; la malade trouve que son mal d'estomac a diminué.

Limonade.

27. — Pas de nouveaux vomissements; langue pâle, humide; pouls à 72 ; chaleur de la peau moins considérable; douleur épigastrique moindre.

Catapl. laud. épigast.; 2 tasses bouil.; cr. de riz.

28. — La malade se dit plus mal ce matin ; bouche mauvaise, langue humide, légèrement blanchâtre au milieu; salive acide; pouls à 84; peu de chaleur à la peau.

30. — Pouls à 72 ; chaleur normale.

Un huitième d'aliments (œuf); demi-tasse de vin.

Les jours suivants, point de rechute.

17 mai. — Sortie.

OBSERVATION LXII.

Salle des femmes, n. 4. — La nommée Bunel, âgée de 23 ans, brodeuse. demeurant rue du Mont St-Hilaire, 12, née à la Ferté-sous-Jouarre (Seine-et-Marne); malade depuis 4 jours, entrée le 19 juillet 1836, sortie le 3 août 1836.

Diagnostic. — AFFECTION GASTRIQUE LÉGÈRE et *courbature.* — *Rétention momentanée d'urine.*

Tempérament lymphatique; blonde; teint fané; peau pâle (il y a deux mois seulement qu'elle est accouchée); mère de quatre enfants.

Il y a quatre jours (15 juillet), céphalalgie qui a été plus forte le lendemain; le 17 au matin, la malade se trouvait bien; mais sur les deux heures, après avoir mangé, retour du mal de tête; douleurs à l'épigastre; envies de vomir, sans vomissement; douleur des reins, et en même temps frissons suivis de chaleur; à ces symptômes se sont joints des étourdissements en marchant ou même en se mettant sur son séant.

Elle a été portée à l'hôpital.

Elle ne sait à quoi attribuer sa maladie.

Elle n'a fait aucun traitement avant d'entrer à l'hôpital (elle a pris seulement une tasse d'infusion de tilleul).

19 *juillet au soir.* — Pourtour de la bouche un peu jaune ; langue humide avec enduit blanc-jaunâtre, peu épais ; bouche amère ; déglutition facile ; pas d'appétit ; soif vive ; haleine non fétide ; salive à peine acide ; nausées sans vomissement ; pas de selle depuis trois jours (à cette époque elle a rendu des matières dures); ventre souple, douloureux par la pression à l'épigastre et dans la région hypogastrique ; point de gargouillement ; pouls à 80, peu développé et résistant ; bruits du cœur normaux ; pas de bruit de diable dans les carotides.

Sentiment de cuisson en urinant.

Un peu de toux ; point d'expectoration, ni de douleur dans la poitrine ; résonnance et respiration bonnes partout.

Chaleur assez forte et moiteur de la peau.

Céphalalgie générale, mais surtout dans les tempes ; insomnie à cause de la douleur de la tête et des reins.

20. — Bouche mauvaise ; inappétence ; quelques nausées.

En somme, même état que la veille.

Solut. sir. gom. et sir. gros.; lav. émol.; bain tiède; diète.

21. — La malade a uriné un peu cette nuit, avec douleur (elle n'avait pas uriné depuis avant-hier) ; tension, matité au-dessus du pubis.

Lin et chiendent; diète; cathétérisme; bain; eau de Sedlitz.

22. — Hier elle a uriné dans le bain ; inappétence.

Bain; deux tass. bouill.; une soupe aux herbes; prun.

23 et 24. — La malade ne se plaint de rien.

Augmentation des aliments.

25. — Constipation depuis plusieurs jours.

Lav. huil. de ricin, 2 onces.

26. — Hier le lavement n'a presque rien fait.

Bain; eau de Sedlitz.

Les jours suivants, elle va bien à la garderobe (elle mange le quart).

3 *août.* — Elle sort, guérie depuis plusieurs jours.

OBSERVATION LXIII.

Salle des hommes, n. 24. — Le nommé Delorme, âgé de 28 ans, paveur, demeurant à Chanelon (Seine-et-Oise), né à *ibid.*, malade depuis 1 jour, entré le 25 juin 1836, sorti le 28 juin 1836.	*Diagnostic.* — COURBATURE *avec quelques légers symptômes d'embarras gastrique.*

Forte constitution; blond; tempérament lymphatico-sanguin; variolé; arrivé à Paris depuis un jour (il y est venu en 1832 et y est resté quinze jours, pendant lesquels il s'est bien porté).

A treize ans, fièvre quarte qui a duré trois mois; traitée par un *opiat,* elle a cessé, puis s'est renouvelée au bout d'un mois, et a duré encore un mois (elle a été coupée par le même remède déjà employé); toutefois cette fièvre est revenue encore à plusieurs reprises jusqu'à l'âge de dix-huit ans.

A Alger, en 1830, il a eu, dit-il, une *fièvre jaune* qui a duré deux mois.

Il y a deux mois, étant à Bordeaux, après avoir travaillé pendant deux mois à broyer les couleurs faute d'autre ouvrage, il a été pris de colique de plomb qui a duré dix jours (elle a été combattue par l'huile de croton en lavement et en potion); au bout de quinze jours, la colique est revenue et a été guérie au bout de cinq jours, par le même médicament.

Il y a quinze jours, il se mit en route pour venir à Paris; il a eu chaud et froid, et s'est trouvé très fatigué en arrivant à Paris, ce qui l'a fait entrer à l'hôpital.

25 *juin au soir.* — Langue rosée, humide; ni nausées ni vomissements; soif vive; inappétence; bouche amère; par

intervalles douleur au-dessous du nombril , calmée par la pression; ventre non rétracté , seulement un peu affaissé ; deux selles depuis ce matin ; point de céphalalgie ; peu de sommeil la nuit à cause des coliques ; douleur dans les jambes; point de fièvre ; rien de particulier pour la respiration ; peau chaude et moite.

24. — Même état.

Solut. sir. limon; bain; diète; repos.

25. — Bien.

Un huitième d'aliments.

28. — Sortie.

OBSERVATION LXIV.

Salle des hommes, n. 8. — Le nommé Damas, âgé de 35 ans, tisserand, demeurant rue Taitbout, 8, né à Brisson (Yonne); malade depuis 6 jours, entré le 13 juin 1836, sorti le 20 juin 1836.	*Diagnostic.* — *Quelques symptômes* D'EMBARRAS GASTRIQUE AVEC COURBATURE. — (*Rétrécissement du côté gauche de la poitrine, suite d'une ancienne pleurésie.*)

Forte constitution; brun; bonne santé habituelle; à Paris depuis cinq à six jours (il y est venu il y a deux ans, et y est resté un mois).

En 1822, jaunisse, avec douleur générale dans le ventre (sangsues et ventouses scarifiées sur le ventre, et plusieurs saignées du bras) ; le malade est resté trois mois à l'hôpital de Montpellier où il fut traité.

En 1824 ou 1825, fluxion de poitrine à gauche (il est resté quinze jours à l'hôpital, et est sorti bien guéri).

Deux maladies vénériennes, la première en 1821, la deuxième en 1826 (la première fois, une gonorrhée; la deuxième fois, chancre et bubon : il a été bien traité et parfaitement guéri).

Parti de chez lui bien portant, il y a cinquante jours, il a eu chaud et froid, s'est couché sous les arbres, après avoir fait quinze lieues environ; il n'a pu continuer alors à marcher, par suite de douleur dans tous les membres, et il a pris la voiture.

13 *juin soir.* — Décubitus dorsal (mais le malade peut se tourner indifféremment à droite, à gauche) ; côté gauche de la poitrine affaissé antérieurement et postérieurement ; point de toux ; point d'expectoration depuis l'entrée du malade ; point de douleur dans la poitrine, même dans l'inspiration forte ; le côté gauche se dilate moins que le droit ; résonnance et respiration vésiculaire un peu moins bonnes à gauche, en avant, surtout en bas, que dans les mêmes points à droite ; matité à gauche en arrière, surtout dans la fosse sous-épineuse et tout-à-fait inférieurement ; ronflement de corde de basse dans la fosse sous-épineuse, et respiration très faible, à partir de la même fosse sous-épineuse jusqu'en bas, sans souffle ni bronchophonie ni égophonie bien distinctes ; par intervalles, bruit de frottement léger vers le milieu du côté gauche en arrière ; à droite en arrière, résonnance et respiration bonnes ; respiration de 20 à 22, non gênée ; pouls à 72, régulier, médiocrement développé ; bruits du cœur normaux ; peau d'une chaleur modérée, sèche ; bas du visage et conjonctive un peu jaunes ; langue rosée, humide ; soif ; peu d'appétit ; ni nausées ni vomissements ; ventre dur, rénitent ; pas de selles depuis huit jours ; douleur dans tous les membres, surtout les inférieurs, par suite de marche forcée ; point de mal à la tête ; sommeil bon.

14. — Une selle hier soir, au moyen d'un lavement.

Bruit de craquement léger en arrière à gauche, dans les fortes inspirations ; langue rosée, humide, assez nette ; pouls à 72.

Solut. sir. limon ; huile de ricin, 2 onces ; bain simple ; 2 t. bouillon ; 1 soupe aux herbes.

15. — Cinq à six garderobes hier, par l'huile de ricin ; pouls à 72 ; langue bonne.

Un huitième (pruneaux) ; 1 demi-tasse vin.

16. — Le mieux continue.

Lav. huileux; un quart.

19. — *Orge; trois quarts; bain.*

20. — Sortie.

OBSERVATION LXV.

Salle des hommes, n. 2. — Le nommé Leguillanton, âgé de 55 ans, journalier, passage Danin, né à Vannes (Morbihan); malade depuis 4 jours, entré le 26 août 1856, sorti le 51 août 1856.

Diagnostic. — COURBATURE très légère au moment de l'entrée.

Assez forte constitution.

Arrivé à Paris depuis quatre jours (venant de Bourbon-Vendée) ; il a fait cent vingt lieues à pied dans l'espace de six à sept jours.

Il a été militaire pendant dix ans ; en 1828 , il a eu, dit-il, une fluxion de poitrine à gauche.

Fatigué depuis quatre jours, à la suite de sa longue marche, il a gardé le repos.

La courbature , une enflure du pied gauche et le mal de tête l'ont déterminé à entrer à l'hôpital.

26 *août au soir.* — Douleurs et lassitudes dans les jambes, avec rougeur et gonflement du gros orteil gauche ; céphalalgie ; assez d'appétit ; fonctions digestives en bon état ; un peu de toux ; point de fièvre ; chaleur normale.

27. — Même état.

Tilleul-orange; bain simple; demie d'aliments.

51 *août.* — Sortie.

SECOND GROUPE.

Cas d'irritation gastrique ou duodénale avec ictère.

OBSERVATION LXVI.

Salle des hommes, n. 17. — Le nommé Baumer, âgé de 24 ans, étudiant en médecine, demeurant rue de la Harpe, 95, né à Coutances (Manche) ; malade depuis 5 jours, entré le 5 juin 1836, sorti le 6 juin 1836.

Diagnostic. — ICTÈRE, PROBABLEMENT CONSÉCUTIF A UNE DUODÉNITE ?

Assez bonne constitution; taille moyenne; variolé; à Paris depuis deux ans; malade pour la première fois, depuis son séjour à Paris.

Il y a trois ans, étant à Brest, légère affection gastrique qui céda au bout de huit jours à des moyens simples.

Lundi dernier, il est allé au spectacle ; il a, dit-il, été assez gêné et pressé dans la région du foie, en faisant queue avec la foule ; le jeudi suivant, courbature, céphalalgie, inappétence (il reste couché et boit de la limonade ; diète ; lavement simple et laxatif). A partir du vendredi au soir, teinte un peu jaune du visage, qui a augmenté le samedi ; le dimanche matin, le visage et la conjonctive offraient une teinte jaune-verdâtre ; langue blanche ; bouche pâteuse ; inappétence ; constipation. (Sur les cinq heures du soir, 20 sangsues furent appliquées autour de l'ombilic.)

6 juin matin, cinquième jour de la maladie. — Faiblesse ; inappétence ; langue assez humide, avec couche blanchâtre assez mince ; bouche fade ; pas de soif ; ventre affaissé, plat, sans gargouillement, sans météorisme ; teinte jaune générale, mais surtout au visage ; peau d'une chaleur modérée (température abdominale 34-35°) ; pouls à 92-96, peu développé ; le foie conserve son volume normal; pas de selles depuis samedi soir, qu'un lavement légèrement laxatif a été administré.

Solut. sir. groseilles; *lavem. huileux*; *catapl. émol. épig.*; *diète.*

Le malade ne se trouvant pas dans un état grave, quitte l'hôpital dans la journée du 6.

OBSERVATION LXVII.

Salle des hommes. n. 2. — Le nommé Voltz, agé de 25 ans, tailleur, demeurant rue de Sartine, 4, né à Strasbourg (Bas-Rhin); malade depuis 4 jours, entré le 6 juin 1836, sorti le 12 juin 1836.

Diagnostic.—ICTÈRE, SUITE PROBABLE *de gastro-duodénite légere et à peu près apyrétique.*

Tempérament lymphatico-nerveux; taille moyenne; vacciné; assez bonne santé habituelle; à Paris depuis trois ans.

Il y a quinze mois, maladie fébrile pour laquelle il resta dix jours à la Charité, et sur la nature et le traitement de laquelle il ne donne que des renseignements peu exacts.

Samedi dernier, une heure après son dîner, douleur au ventre, à la tête, dans tout le corps; lassitude générale; le dimanche, sur les dix heures, étant levé, frissons qui le forcent à se recoucher (thé pour se faire suer); la douleur de tête et du ventre a persisté; nausées; vomissement provoqué par les doigts introduits dans la bouche (les matières vomies *étaient de la bile*); le malade dîne comme à l'ordinaire; le lundi, douleur de la tête et du ventre; quelques frissons de temps en temps; ni diarrhée, ni vomissement, ni épistaxis.

Le malade est venu à pied à l'hôpital; il ne sait à quoi attribuer sa maladie.

7 juin matin. — Teinte jaune-verdâtre des sclérotiques; teinte jaune de l'ovale inférieur du visage; lèvres sèches; langue blanche, un peu humide; salive assez visqueuse, non acide; inappétence; soif forte; désir des boissons acidules; haleine sans fétidité; ni nausées ni vomissements; ventre souple; ni bruit humorique, ni gargouillement, ni éruption; le foie et la rate ne débordent pas; constipation; douleur dans la région du cœcum, augmentant par la pression (la douleur paraît remonter le long du colon ascendant et occuper ensuite toute la région de l'épigastre); urine rouge.

Céphalalgie continuelle, insomnie; respiration libre, normale; pouls à 72; bruits du cœur normaux; chaleur modérée et moiteur de la peau (température abdominale à 35°).

Ipécac. 1 scrup. en 3 fois; lim. citr. gom.; solut. sir. gros.; lav. émoll.; catapl. épigastre; diète.

8.— Trois à quatre vomissements verdâtres hier par l'ipécacuanha; le malade se dit un peu soulagé du ventre; légère sueur; pouls à 68; céphalalgie; même teinte jaune du visage et de la sclérotique; urine transparente, un peu jaune, avec odeur de pain d'épice.

Lim.; solut. sir. gros.; bouill.

9. — Toujours mal à la tête; pouls à 60-64; langue humide, rosée, assez nette; urine claire.

2 tasses bouill.; 2 crèm. riz; 12 pruneaux.

10. — Bien.

Quart d'alim.; lait.

11. — Appétit meilleur; pouls à 60.

Un quart (pruneaux).

12. — Sortie.

OBSERVATION LXVIII.

Salle des hommes, n. 8. — Le nommé Morvant, âgé de 26 ans, verrier, demeurant rue du Cherche-Midi, 26, né à Paris; malade depuis 8 jours, entré le 7 juin 1856, sorti le 12 juin 1856.

Diagnostic. — LÉGER ICTÈRE, suite probable de gastro-duodénite, également légère et apyrétique.

Forte constitution; tempérament sanguin; le malade ne se rappelle pas s'il a été vacciné et s'il a eu la petite-vérole; il est habituellement bien portant.

Il y a huit jours, il dit avoir ressenti, en soufflant fortement un morceau de verre, une sensation semblable à celle d'une piqûre d'épingle tout-à-fait en haut de la région épigastrique; cette douleur a persisté toutes les fois que le malade a voulu souffler; il a ressenti en même temps une douleur lombaire qui a été en diminuant; il dit avoir eu de la fièvre; mal à la tête; sans vomissement, ni dévoiement, ni crachement de sang, ni point de côté; il a été obligé de cesser son ouvrage, mais il se levait tous les jours, et il a mangé à peu près comme à l'ordinaire.

Il a été saigné le premier jour, et il n'a rien fait de plus.

7 juin soir. — Point de mal à la tête; rougeur des pommettes; teinte légèrement jaunâtre de l'ovale inférieur du visage, et qui s'étend jusque sur le cou et la poitrine; langue blanchâtre, humide, large; salive non acide; peu de soif; inappétence; bouche pâteuse; haleine non fétide; pas de douleur en avalant; ni nausées ni vomissement; douleur circonscrite au-dessous et à droite de l'appendice xyphoïde, n'augmentant pas sensiblement par la pression; ventre souple; gargouillement léger dans la région iléo-cœcale (le foie s'avance un peu dans l'épigastre); selles naturelles.

Ni toux, ni expectoration; résonnance bonne partout, ainsi que la respiration vésiculaire, excepté à droite en arrière, au-dessous de la pointe de l'omoplate, où l'on entend, à la fin de l'inspiration, un peu de râle muqueux fin, se rapprochant du râle sous-crépitant; pouls à 52, médiocrement développé; bruits du cœur normaux; chaleur modérée et sèche de la peau.

8. — La chaleur abdominale, explorée à la main, est à peu près normale (au thermomètre, 37°); la douleur à la partie supérieure de l'épigastre n'existe plus; teinte jaune du visage et de la conjonctive oculaire; inappétence; soif intense; bouche pâteuse; désir de boissons acides; langue blanche, un peu saburrale; ni nausées ni vomissement; ventre souple, indolent; urine et selle naturelles; bon sommeil:

forces musculaires un peu diminuées seulement ; pouls à 56-60 ; le foie et la rate ont leur volume normal.

Ipécac. gr. 24, *en 3 prises* ; *lim. citr.* ; *solut. sir. gros.* ; - *catapl. laud, épigastre* ; *lav. huil.* ; *diète.*

9. — Hier, un seul vomissement après la troisième prise (la matière vomie est un liquide aqueux) ; le malade dit se sentir soulagé ; urine d'un jaune foncé, claire, presque inodore ; même teinte jaune du visage et de la conjonctive ; langue humide, un peu blanchâtre ; ventre souple et indolent ; un peu d'appétit ; pouls à 48-52 ; bon sommeil.

2 *tasses bouill.* ; 1 *soupe aux herbes* ; 12 *pruneaux.*

10. — Pouls à 52-56 ; un peu d'appétit.

Un huitième (pruneaux), bain demain.

12. — Guérison ; sortie.

OBSERVATION LXIX.

Salle des hommes, n. 7. — Le nommé Costot, âgé de 25 ans, boulanger, demeurant rue de la Cossonnerie, 34, né à Dracy (Côte-d'Or) ; malade depuis 6 jours, entré le 16 août 1836, sorti le 4 septembre 1836.

Diagnostic. — GASTRO-DUODÉNITÉ AVEC ICTÈRE, SANS FIÈVRE.

Forte constitution ; brun, bilieux, cheveux châtain-foncé ; bonne santé habituelle ; à Paris depuis deux ans et demi ; vacciné.

Il y deux ans, au mois de juillet, *mal de gorge,* traité à l'Hôtel-Dieu (le malade y est resté treize jours).

Il y a un an, au mois de juin, *rhume* traité à l'Hôtel-Dieu (séjour de quinze jours en deux fois).

Il y a six jours, céphalalgie, mal d'estomac, faiblesse, appétit perdu, pesanteur des aliments sur l'estomac ; vers le troisième jour, le malade s'est aperçu qu'il devenait jaune ; il a néanmoins continué à travailler jusqu'à son entrée à l'hôpital.

Aucune espèce de traitement n'a été fait.

Il ne sait à quoi attribuer sa maladie ; de temps en temps il fait quelques petits excès de boisson ; la veille du jour où il est tombé malade, il s'est mis fortement en colère.

16 *août soir* : — Pourtour de la bouche jaunâtre ; teinte jaune-verdâtre de la sclérotique ; même teinte jaune, à un moindre degré, sur toute la surface du corps ; langue rosée, humide, avec enduit blanchâtre léger ; peu de soif ; appétit diminué ; point de douleur en avalant ; ni nausées ni vomissements ; salive légèrement acide ; ventre indolent, souple ; le foie et la rate ne débordent pas les cartilages costaux ; point de gargouillement dans les flancs ; une selle solide cette nuit ; pouls à 60, médiocrement fort, développé, résistant, régulier ; bruits du cœur normaux ; douleur légère dans la région du sternum ; un peu de toux ; quelques crachats muqueux, opaques, verdâtres, venant du nez ; résonnance et respiration vésiculaire bonnes partout ; chaleur modérée de la peau, sans sueur.

Urine d'un jaune foncé.

Point de douleur dans les membres ; le malade est venu à pied à l'hôpital facilement ; point de mal à la tête, ni d'éblouissements, ni de bourdonnements d'oreilles ; sommeil moins bon qu'à l'ordinaire.

17. — A peu près même état que la veille.

L'urine rendue depuis dix heures, est d'un jaune-rougeâtre, avec un reflet verdâtre à sa surface, acide, sans dépôt, avec énéorème mince, et exhalant une odeur de bouc très franche ; le foie m'a paru déborder d'environ un pouce le rebord des fausses côtes ; haleine aigrelette ; salive non acide ; pouls à 72.

Saignée 3 pal. ; vent. scarif. épigastre 3 pal. ; solut. sir. de limons ; solut. sir. groseilles ; catapl. ; lavem. huileux ; bain simple ; diète.

18. — *Sang de la saignée et des ventouses :* — Sérosité d'un jaune foncé, tirant un peu sur le vert ; absence de

couenne; caillot supportant environ le quart de son poids , se cassant net. — Sérosité des ventouses teinte de sang, avec consistance moyenne des rondelles.

Urine rougeâtre comme de la grosse bière; même odeur qu'hier, un peu moins forte.

Teinte jaune plus prononcée de tout le corps; une selle après le lavement; langue blanche; pouls à 72 ; chaleur de la peau modérée.

Deux tasses bouillon.

19. — Mieux.

Bain sulfureux; 2 tasses bouillon; 1 s. aux herbes; pruneaux.

20. — Persistance de l'ictère; nausées sans vomissement après avoir pris le bouillon et la soupe.

Diète.

22. — L'ictère persiste ; urine très foncée en couleur (elle salit en jaune le papier de tournesol, sans le rougir aucunement); salive légèrement acide.

3 tasses bouill. aux herbes; 6 pruneaux.

23. — Ictère le même; l'urine du matin rougit un peu le papier de tournesol , en même temps qu'elle le teint en jaune ; salive un peu acide.

Bain sulfureux. — Un huitième d'aliment.

24 et 25. — Couleur jaune assez foncée, générale; salive un peu acide ; urine du matin comme précédemment.

Un quart.

26. — Teinte jaune du corps et de l'urine , moins foncée.

Un quart (pruneaux).

29. — La couleur jaune diminue notablement au visage; salive non acide; urine encore d'un jaune foncé, peu acide.

4 septembre. — Sortie; le visage conserve une teinte légèrement jaune, apparente surtout aux sclérotiques.

Le malade est d'ailleurs bien portant.

TROISIÈME GROUPE.

Cas de colite.

OBSERVATION LXX.

Salle des hommes, n. 7. — Le nommé Chaleix, bottier, âgé de 21 ans, demeurant rue d'Argenteuil, 1, né en Russie ; malade depuis 5 jours, entré le 2 juillet 1856, sorti le 7 juillet 1856.

Diagnostic. — DYSENTERIE LÉGÈRE (COLITE).

Taille élevée ; blond ; lymphatique ; bien vacciné.

Il a quitté la Russie il y a deux ans pour aller en Belgique, puis en France ; à Paris depuis un an.

Il y a cinq jours, difficulté pour aller à la garde-robe, et déjections sanguinolentes avec efforts et coliques ; le malade n'a rien fait, si ce n'est qu'il a pris du thé tous les jours ; il a bu et mangé un peu, mais n'a pu continuer à travailler.

Blennorrhagie qui a cessé il y a dix jours, après avoir été traitée par des tisanes adoucissantes.

2 juillet soir. — Langue rosée, humide, un peu rouge sur les bords ; bouche amère ; peu de soif ; inappétence ; pas de douleur en avalant ; ni nausées ni vomissements ; épigastre douloureux à la pression ; un peu de douleur dans le flanc gauche à la pression ; pas de gargouillement ; hier et avant-hier, douleurs suivant l'arc du colon ; deux selles liquides et un peu sanguinolentes depuis ce matin ; envies fréquentes d'aller et ténesme ; ni toux ni expectoration, résonnance et respiration vésiculaires bonnes partout ; bruits du cœur normaux ; pouls à 60, régulier, souple, médiocrement développé ; peau d'une chaleur douce, halitueuse ; douleur ou fatigue dans tous les membres ; céphalalgie, étourdissements quand le malade baisse la tête ; peu de sommeil ; rêves pénibles.

3. — Pouls à 52 ; un peu de céphalalgie ; pas de coliques ; pas de gargouillement dans le ventre, qui est souple, indolent ; langue un peu pâle et humide ; salive un peu acide ; haleine un peu aigrelette et fétide.

30 sangsues à l'anus ; solut. sir. gom. ; pot. diac. ; demi- lavem. pavot ; catapl. laud. ventre ; 2 tasses bouil.

4. — Deux selles depuis hier (y compris le lavement) ; pouls à 52 ; ventre souple, indolent, sans gargouillement ; soulagement.

2 tasses bouil. ; crême de riz ; œuf et mouillette ; eau rougie.

5. — Bien.

Un huitième maigre ; demi-tasse de vin.

7. — Sortie.

OBSERVATION LXXI.

Salle des hommes, n. 4. — Le nommé Vandre, âgé de 44 ans, tourneur en bois, demeurant rue Sainte-Croix de la Bretonnerie, 32, né à St.-Maur (Seine) ; malade de- puis 21 jours, entré le 10 mai 1836, sorti le 18 mai 1836.

Diagnostic. — ENTÉRO-COLITE LÉ- GÈRE.

Constitution de force moyenne ; un peu pâle ; santé habituelle assez bonne.

Il y a vingt et un jours, mal à la tête et dans les jam- bes, dévoiement le même jour (sept à huit selles jaunes ; les selles ont eu lieu sans coliques, mais il y a eu du té- nesme, c'est-à-dire que le malade se présentait plusieurs fois sur le pot avec des envies d'aller et sans rien rendre).

Il a pris de la tisanne de houblon, et a cessé de travailler depuis trois semaines ; il a continué à manger comme à l'ordinaire (il a pris cinq bains sulfureux à Saint-Louis pour une éruption aux jambes).

La veille du jour où il est tombé malade, il avait mouillé

sa chemise en travaillant, et il resta tout le jour sans la changer; c'est à cela qu'il croit devoir attribuer sa maladie.

10 *au soir.* — Céphalalgie frontale; étourdissements en marchant et même en se tenant debout (le malade est venu à pied à l'hôpital, mais en s'arrêtant plusieurs fois en route); pourtour de la bouche un peu jaunâtre; langue rosée, humide; bouche non mauvaise; soif intense; inappétence; ni nausées, ni vomissements; région épigastrique très légèrement douloureuse, ainsi que l'hypochondre droit, à une forte pression (le foie et la rate ne débordent pas); le reste du ventre est souple, indolent, sans gargouillement; une selle liquide jaunâtre, depuis ce matin; pouls à 64, peu résistant et peu développé; peau légèrement moite.

11. — Pouls à 60-64; langue rosée, humide; une selle depuis hier soir; en somme, même état qu'hier.

Lav. avec amidon; solut. sir. gom.; catapl. laud. ventre; jul. laud.; 1 t. bouillon; 2 cr. de riz.

12. — Une selle depuis hier; il a pris avec plaisir son bouillon et son potage.

1 huitième (1 œuf).

18. — Sortie; la guérison est complète déjà depuis quelques jours.

DEUXIÈME SECTION.

Résumé général des observations rapportées dans la précédente section.

Je ne m'occuperai, dans ce résumé, que des cinquante observations contenues dans les trois catégories de la première série. Celles de la seconde série sont trop peu importantes pour que nous leur consacrions un pareil travail. Ajoutons que nous retranchons aussi de ce résumé les cas de la troisième catégorie, qui, comme le dernier, par exemple, n'appartiennent pas à l'entéro-mésentérite typhoïde proprement dite, ou bien caractérisée.

ARTICLE PREMIER.

Mon intention n'est pas de décrire ici toutes les lésions que l'on rencontre non seulement dans le tube digestif, mais aussi dans un grand nombre d'autres organes (y compris les solides et les liquides). Je renvoie à ce que j'ai dit dans le *Traité clinique et expérimental des fièvres essentielles,* ainsi qu'aux ouvrages de MM. Andral et Louis. Qu'il me suffise de faire remarquer que les trois observations dans lesquelles la terminaison a été funeste, confirment tout ce que j'ai dit dans le traité ci-dessus mentionné.

Comme un grand nombre de celles rapportées dans mon *Traité des fièvres*, les première et troisième observations que contient le présent ouvrage, démontrent clairement, évidemment, que la membrane muqueuse de l'intestin grêle, dans l'intervalle de ses plaques, ne reste point absolument étrangère à l'inflammation de celles-ci. Il n'y a au monde que des observateurs aveuglés par l'esprit de prévention, qui, après avoir bien examiné les intestins grêles et spécialement la fin de l'iléon, chez une demi-douzaine seulement d'individus emportés par l'entéro-mésentérite typhoïde, puissent soutenir que l'affection, c'est-à-dire l'inflammation, réside *exclusivement*, uniquement, dans les plaques de Peyer. Dégagé de toute espèce de préjugé à cet égard, et éclairé par de nombreuses ouvertures faites avec une exactitude minutieuse, je ne puis partager une pareille opinion.

Je n'en reconnais pas moins, encore une fois, que la principale altération réside dans l'appareil des plaques folliculaires et des follicules isolés, et les trois cas mortels ci-avant rapportés sont de nouveaux exemples de cette vérité. Voici, d'ailleurs, un extrait des lésions anatomiques qu'ils nous ont montrées :

1ᵉʳ SUJET. — *Deux ulcérations, en grande partie cicatrisées, vers la partie moyenne de l'iléon; plus bas, une plaque oblongue; tout-à-fait à la fin de l'iléon, rougeur foncée, violacée, épaississement, boursouflement de la membrane muqueuse, et 8 à 10 ulcérations comme aphteuses, fongueuses, à bords saillants, relevés, et à fond grisâtre; la rougeur et l'injection sont uniformes et occupent toute la trame de la membrane muqueuse, etc., etc.*

2ᵉ SUJET. — *Plaque déprimée au centre, à bords relevés, dans un état de véritable cicatrisation; d'autres traces d'ulcères cicatrisés existent dans les deux derniers pouces de l'iléon. Dans le reste de l'intestin grêle, plusieurs plaques de Peyer, ne dépassant pas le niveau de la membrane muqueuse, non altérées, etc.*

3ᵉ SUJET. — *Les quatre à cinq derniers pieds de l'iléon sont parsemés d'ulcérations, les unes arrondies, les autres elliptiques; les unes petites et occupant les follicules isolés, les autres plus étendues et affectant les plaques de Peyer, confluentes vers la valvule iléo-cœcale, qui est elle-même profondément ulcérée. Les ulcérations du dernier pied de l'iléon sont pâles, décolorées, ainsi que la membrane muqueuse de la même région, tandis qu'elles sont rouges ailleurs;* et là aussi, dans l'étendue de quatre pieds, LA MEMBRANE MUQUEUSE OFFRE UNE ROUGEUR UNIFORME, FONCÉE, LIE-DE-VIN, OCCUPANT TOUTE LA CIRCONFÉRENCE DE L'INTESTIN, AVEC ADMIRABLE INJECTION DES VAISSEAUX CAPILLAIRES (CETTE ROUGEUR DISPARAISSAIT DANS LE DERNIER PIED ENVIRON DE L'ILÉON, SA PARTIE LA PLUS DÉCLIVE). DANS LA PORTION OU LA MEMBRANE MUQUEUSE ÉTAIT AINSI ROUGE ET INJECTÉE, ELLE ÉTAIT RAMOLLIE AU POINT DE S'ENLEVER PAR LE MOINDRE RACLEMENT AVEC L'ONGLE (*même ramollissement de toute la membrane muqueuse du cæcum*).

La seconde de nos observations est un de ces cas assez nombreux, où l'on voit des individus atteints d'une entéro-mésentérite aiguë succomber à une époque où les phénomènes abdominaux ont presque entièrement disparu, et ne présenter à l'ouverture du cadavre que des lésions très légères ou même de simples cicatrices dans le tube intestinal (intestin grêle). C'est alors que certains auteurs, M. Chomel entre autres, nient que la fièvre observée eût son point de départ dans la phlegmasie intestinale, sous prétexte que ces lésions intestinales ne sont pas en proportion avec l'état général. Un tel argument est trop facile à réfuter. En effet, dans le cas où une entéro-mésentérite est primitivement ou secondairement compliquée d'un autre état morbide, ce n'est plus à elle seule, mais à tous ses accompagnements qu'il faut demander compte de tous les accidents généraux. Elle peut même, après avoir été le foyer prédominant de réaction, n'exercer, sur la fin, qu'une influence très secondaire ou même nulle sur l'état général du sujet, et celui-ci peut succomber aux complications, lorsque l'entéro-mésentérite s'est terminée par cicatrisation, ainsi qu'il est arrivé chez notre malade. Si donc les accidents ne sont pas alors en rapport avec l'entéro-mésentérite, ils le sont avec les lésions des organes respiratoires ou circulatoires, des centres nerveux, avec les altérations du sang,etc. Ce n'est pas la faute des vrais observateurs si vous prenez la partie pour le tout, et si vous leur attribuez des doctrines absurdes qui n'ont d'autre réalité que celle qu'il vous plaît de leur donner.

Vous qui, après avoir attaqué la localisation des fièvres dans le tube digestif, venez maintenant, Procustes d'un nouveau genre, leur donner un siége encore bien plus étroit, et les caser pour ainsi dire avec violence dans les plaques de Peyer exclusivement, ne vous perdez pas dans de vaines dénégations, et répondez, les pièces anatomiques à la main, aux faits que nous vous opposons. Oui, les faits contenus dans le *Traité clinique et expérimental des fièvres essentielles*; oui, les faits que j'ai observés depuis; oui, quelques uns de ceux rapportés dans le présent ouvrage; oui, dis-je, tous ces faits se dressent en quelque sorte pour attester votre erreur. Et non seulement la membrane muqueuse n'est pas toujours intacte, mais encore, lorsque ses plaques sont violemment enflammées et en grand nombre, tous les tissus voisins, le tissu cellulaire et les réseaux capillaires, s'enflamment aussi. Il est même extrêmement probable, comme tendent à le démontrer directement quelques faits cités dans mon *Traité des fièvres*, que les veines mésentériques (peut-être aussi les vaisseaux lymphatiques) participent plus ou moins à l'inflammation, et qu'alors les ganglions mésentériques se gonflent et se fluxionnent, ainsi qu'il arrive à ceux de l'extérieur dans le voisinage des grandes phlegmasies externes accompagnées de phlébite et de lymphangite (1). Quoi ! toutes ces parties *peuvent* s'enflammer, et s'enflamment réellement, au moins quelques unes, et la membrane muqueuse resterait toujours intacte au sein de cette sorte de phlegmasie générale des divers éléments de l'intestin iléon et de ses annexes! Et c'est, encore une fois, dans les plaques seulement, exclusivement, que vous placez *toute* la maladie! Placez donc aussi toute la maladie dans ces plaies extérieures, dans ces phlegmasies de la surface interne de l'utérus, chez les femmes récemment accouchées, affections qui, dans tant de cas, font éclater des

---

(1) Et de même que, dans les phlegmasies *traumatiques*, on voit survenir à l'intérieur des maladies bien plus graves qu'elles ne le sont elles-mêmes, telles que des inflammations de *mauvaise nature (malæ indolis)*, des suppurations dans les poumons, le foie, la rate, etc.; de même aussi, pendant le cours des ulcérations intestinales, sortes de plaies intérieures, il peut, par voie d'absorption ou d'infection, ou par un mode encore inconnu, se développer au loin des lésions qui ne sont pas sans analogie avec celles indiquées tout à l'heure.

accidents typhoïdes ! Localisez ainsi, et ne vous occupez ni de l'inflammation des veines extérieures, dans le premier cas, des veines utérines dans le second, ni de l'infection de la masse sanguine dans l'un et l'autre cas ; localisez ainsi, dis-je, et vous verrez comment les faits répondront à une pareille localisation. Eh bien ! votre localisation de la maladie que vous appelez *fièvre* ou *affection typhoïde*, et que j'appelle entéro-mésentérite typhoïde, cette localisation, je le répète, n'est pas plus exacte que ne le serait la précédente. Ce n'est pas ainsi qu'il faut analyser et observer les phlegmasies aiguës : il faut les suivre du centre à la circonférence, dans leurs rayonnements divers, dans les produits qui en naissent, les étudier dans les circonstances de lieu et d'organisation au milieu desquelles elles apparaissent ; et c'est alors que la médecine devient aussi claire, aussi exacte, aussi précise, qu'elle est obscure, vague, incertaine, en suivant les errements de l'école que nous combattons.

ARTICLE II.

Résumé succinct de nos observations considérées sous le point de vue des symptômes et du diagnostic.

Le but spécial que je me propose dans cet ouvrage ne me permet pas d'insister aussi longuement, et pour ainsi dire aussi statistiquement que je le voudrais sur tous les points des maladies dont je m'occupe ; mais les faits particuliers que j'ai rapportés suppléeront à mon silence sur certaines questions de la symptomatologie de l'entéro-mésentérite typhoïde.

A l'extérieur, l'inflammation se révèle à nous par trois grands ordres de symptômes, savoir : 1º les symptômes locaux, ou les lésions anatomiques et *physiques* qui surviennent dans le tissu enflammé ; 2º les lésions fonctionnelles de l'organe malade ; 3º les lésions dites sympathiques, ou les *symptômes dits généraux, les phénomènes de réaction.*

§ Ier.

Dans l'entéro-mésentérite, comme dans les autres inflammations intérieures, les phénomènes locaux communs à toute inflammation, tels que la rougeur, la chaleur, la tuméfaction, l'injection, l'ulcération, la suppuration, etc., se dérobent à notre exploration, et le défaut de cette précieuse donnée se fait vivement sentir dans un certain nombre de cas légers. C'est aussi par l'effet de cette circonstance, jointe au défaut d'ouvertures de cadavres, que, pendant si long-temps, on a considéré comme *essentielle* une maladie fébrile qui dépendait d'une des plus belles et des plus profondes inflammations membraneuses que nous connaissions.

§ II.

Les lésions fonctionnelles et les signes dits physiques de l'entéro-mésentérite simple bien caractérisée, tels qu'ils se trouvent notés dans nos observations, sont les suivants : un dévoiement plus ou moins considérable dans l'immense majorité des cas ; une douleur sourde dans la région iléo-cœcale, augmentant quand on presse cette région ; du gargouillement dans cette même région, la tension, le météorisme du ventre. Il faut, jusqu'à un certain point, rattacher à cet ordre de symptômes la teinte jaunâtre du visage, la rougeur, l'état saburral, la sécheresse plus ou moins considérable, l'état croûteux, fuligineux de la langue, des dents et des lèvres, la soif, les nausées, les vomissements, l'acidité de la salive dans quelques cas ; symptômes dont quelques uns peuvent bien être quelquefois secondaires, mais qui, le plus souvent, annoncent la coïncidence d'une irritation de l'estomac avec l'entéro-mésentérite, et de là même le nom de gastriques sous lequel on les connaît (1).

(1) Je ne range pas parmi les symptômes *essentiellement gastriques*, l'état fuligineux de la langue, des dents et des lèvres.

§ III.

Les phénomènes dits sympathiques ou de réaction sont de deux ordres. Les uns ne sont autre chose que la réaction fébrile particulière qui accompagne l'entéro-mésentérite , et qui est l'analogue de celle qu'on observe dans toutes les grandes phlegmasies aiguës franches et légitimes. Les autres, sur-ajoutés en quelque sorte à ces derniers, tiennent réellement à la forme *septique*, *typhoïde ou putride* de l'inflammation ; et bien qu'ils se développent plus spécialement, et à un plus haut degré peut-être, dans l'entéro-mésentérite que dans la plupart des autres inflammations, cependant ils ne lui appartiennent pas en propre et exclusivement, puisqu'on les voit survenir dans ces dernières, lorsque, comme l'entéro-mésentérite, elles affectent une forme septique ; et les inflammations traumatiques elles-mêmes ne font pas exception à cette loi (1).

Au reste, quelle que soit l'opinion qu'on adopte sur le mécanisme et les conditions essentielles des symptômes dits *généraux* ou *sympathiques*, en voici l'exposition rapide.

Céphalalgie sus-orbitaire plus ou moins violente ; épistaxis, étourdissements, éblouissements, tintements d'oreille, hébétude des sens, stupeur, prostration, somnolence, délire , soubresauts des tendons, tremblotement de la mâchoire , des lèvres et des membres ; urines et selles involontaires ; fétidité de l'haleine et de toutes les excrétions en général ; éruption de taches rosées lenticulaires, ou de papules et de pustules sur différents points de la peau , et spécialement sur la région de l'abdomen et de la poitrine (éruption à côté de laquelle quelques auteurs placent les sudamina) ; formation d'escarres sur les parties du corps qui supportent particulièrement le poids du corps, etc., etc.

(1, On ne saurait trop le répéter , le siège de l'inflammation dans un organe tel que l'intestin grêle vers sa terminaison , est une condition de putridité que personne ne saurait, en conscience, complétement nier.

Nous allons nous arrêter un instant sur quelques symptômes de cet ordre, soit parce que nous les avons étudiés plus exactement qu'on n'avait encore fait, soit aussi parce que nos recherches ne s'accordent pas entièrement avec celles d'observateurs dont les assertions font autorité.

I. *Taches rosées lenticulaires.*

Nous les avons rencontrées souvent, et le soin minutieux avec lequel nous les avons recherchées chez tous les sujets dont nous avons rapporté les observations, nous permet d'assurer qu'elles n'ont pas existé dans les cas où elles n'ont point été notées, à moins qu'elles ne se fussent développées avant l'entrée, ce qui ne nous paraît pas probable, au moins pour la majorité des cas (1). S'il existe quelque différence entre nos résultats et ceux de M. Louis relativement à la fréquence des taches rosées (2), je suis disposé à croire que cela tient à la différence du traitement, différence qui, comme on le verra, en entraîne une si grande dans la marche de la maladie. Au reste, bien qu'en général cette éruption ait été, chez nos malades, d'autant plus abondante que les phénomènes dits typhoïdes ou putrides étaient portés à un plus haut degré, néanmoins nous l'avons observée aussi dans des cas où ces phénomènes étaient assez légers, et je me rappelle un cas où nous ne fûmes pas médiocrement surpris de voir une belle éruption de taches rosées chez un sujet convalescent (la convalescence s'était déclarée très

(1) Nous ne nous sommes pas borné à examiner la surface de la peau deux ou trois fois la semaine, comme on peut se borner à le faire, suivant M. Louis ; mais, à chaque visite, cet examen a été fait par nous et par les assistants avec une attention extrême.

(2) M. Louis a trouvé les taches rosées à peu près constamment chez tous les sujets qui ont guéri, et il est, dit-il, disposé à croire qu'il en eût été ainsi chez ceux qui sont morts, s'il eût pu les observer tous à une époque assez voisine du début de la maladie.

rapidement, sous l'influence des émissions sanguines coup sur coup).

En somme, on doit attacher une grande importance aux taches rosées lenticulaires. Toutefois, dans les conditions de traitement où nos malades se sont trouvés, nous croyons pouvoir affirmer qu'on ne rencontrera pas ces taches chez un bon nombre de sujets, s'ils ont été soumis à ce traitement à une époque voisine du début.

Nous renvoyons aux observations particulières pour tous les détails qui se rattachent au nombre, à l'étendue des taches, à l'époque de leur développement, à leur durée, etc. Nous y renvoyons aussi pour les éruptions papuleuses et boutonneuses qui se montrèrent dans certains cas.

II. *Sudamina.*

Nous les avons recherchés avec le même soin que les taches rosées, et nous les avons rencontrés chez un grand nombre de sujets. Suivant M. Louis, les sudamina *ne seraient pas, à beaucoup près, dans un rapport constant avec les sueurs, et ils seraient même, en raison inverse de celles-ci, nombreux quand elles avaient été peu abondantes, et réciproquement.* Nos observations, beaucoup plus nombreuses que celles de M. Louis (1), nous ont conduit à une conclusion tout-à-fait opposée. En effet, nous les avons trouvés particulièrement chez les sujets qui avaient eu des sueurs copieuses et prolongées, et surtout là où les sueurs sont les plus abondantes et où elles séjournent le plus (ils coïncident souvent dans ces points avec une éruption miliaire et des petits points rouges qu'il ne faut pas confondre

____

(1) « Par une fatalité que je ne saurais assez regretter, dit M. Louis, je ne les ai recherchés (les *sudamina*) que chez neuf sujets parmi ceux qui succombèrent (52). » Trente-deux fois M. Louis les a recherchés chez ceux qui guérirent. Quant à nous, nous les avons cherchés chez tous nos malades.

avec les taches lenticulaires). Nous les avons trouvés, il est vrai, chez des sujets qui ne suaient pas actuellement, qui avaient même la peau sèche, mais une interrogation attentive nous a appris qu'ils avaient sué dans le cours de la maladie. Je n'affirmerai pas cependant que les *sudamina* n'ont eu lieu que chez les sujets qui ont sué, comme semblerait l'indiquer cette expression ; mais j'oserai assurer que s'il est des cas dans lesquels ils aient existé chez des sujets qui n'avaient nullement sué, ces cas sont des exceptions fort rares.

Les recherches multipliées que j'ai faites sur l'existence des sudamina dans les maladies aiguës autres que l'affection typhoïde de M. Louis, ne me permettent pas non plus de dire, avec cet auteur, que les sudamina sont rares dans ces dernières maladies, quand elles avaient été accompagnées de sueurs copieuses. En effet, depuis trois ou quatre ans, qu'en présence de nombreux témoins, nous avons recherché les sudamina chez presque tous les sujets atteints de maladies aiguës sudorales, nous les avons rencontrés un très grand nombre de fois, et spécialement chez les sujets atteints de rhumatismes articulaires aigus. On verra, d'ailleurs, dans les observations que nous rapporterons ultérieurement, la preuve de ce que j'avance. Au reste, c'est là une question de fait que chacun pourra facilement résoudre.

Je suis fâché de me trouver en désaccord avec M. Louis sur une pareille question ; mais, encore une fois, mon opinion est l'expression la plus rigoureuse de faits bien observés et que le temps ne me permet pas de *compter*, quant à présent, ce qui cependant vaudrait encore mieux. Le lecteur pourra, d'ailleurs, s'acquitter de cette tâche, s'il le veut. Je ne la néglige que pour compter les mêmes faits sous des rapports plus importants : le même homme ne peut pas tout préciser à la fois (1).

(1) Au moment où je relis ce passage, je viens de refaire encore une

III. *Du pouls et de la chaleur de la peau.*

1° *Fréquence du pouls.* — Dans les quatorze cas de notre première catégorie où la maladie fut très grave, la moyenne de la fréquence du pouls, au fort de la maladie, fut de 108. Son maximum fut de 120 (on l'observa chez quatre sujets), son minimum fut de 92 (chez deux sujets); chez les sujets restants, le pouls fut une fois à 116, une fois à 112, trois fois à 108, une fois à 104, deux fois à 100.

Ces résultats ne diffèrent pas beaucoup de ceux obtenus par M. Louis. Il est fâcheux que cet observateur n'ait pas fait connaître le nombre des pulsations à l'époque de la guérison. En effet, ce nombre varie très notablement chez les divers individus, de telle sorte que certain sujet avec un pouls à 92, pendant la période où la fièvre est à son maximum, a réellement plus de fréquence que certain autre sujet dont le pouls est 120; par la raison que le premier, par exemple,

expérience déjà tant de fois répétée par moi, en présence de tant de témoins. Nous avons examiné un jeune homme (n° 13 de la salle Saint-Jean-de-Dieu) atteint d'une grave affection typhoïde, avec sécheresse et aridité *constantes* de la peau (il est à la fin du premier septénaire), et nous n'avons pu trouver aucun vestige de sudamina; nous avons ensuite examiné, 1° un rhumatisant (n° 4 de la même salle) qui sue abondamment, et nous avons trouvé de beaux sudamina; 2° un jeune homme (14, même salle) en convalescence commençante d'une rougeole avec bronchite très intense, suant beaucoup depuis quelques jours (la nuit surtout), et nous avons trouvé des sudamina; 3° un homme (n° 13), en voie de convalescence d'une pleurésie pendant le cours de laquelle il a sué copieusement, et nous avons trouvé, et sur les parties latérales du cou, et sur le ventre, et sur la poitrine, de très nombreux sudamina accompagnés d'éruption miliaire.

Encore une fois, il est expérimentalement démontré pour moi que les sudamina ont les plus étroites relations avec un état sudoral prolongé dans les maladies aiguës en général, et dans la fièvre typhoïde en particulier. Voici la règle générale; qu'il existe maintenant des exceptions, je ne veux pas absolument le contester; mais je ne les admets que comme propres à confirmer la règle au lieu de la détruire.

avait le pouls à 40-44 en bonne santé, tandis que l'autre l'avait à 76-80. C'est ainsi que chez deux de nos malades dont le pouls ne fut qu'à 108, la fréquence fut relativement très considérable, puisqu'à la guérison il descendit à 44-48 chez l'un et à 56-60 chez l'autre. Chez l'un des quatre qui avaient 120 pulsations, il en existait 84 pendant la convalescence, 76 chez le second, 68 chez le troisième et 64 chez le quatrième (par conséquent, chez celui-ci le pouls avait à peu près doublé de fréquence). Au reste, la moyenne des pulsations à la guérison fut de 69 3/11.

Dans les treize cas de la seconde catégorie, la moyenne du nombre des pulsations fut de 86 à 87 pendant le plus fort de la maladie; et à l'époque de la guérison, la moyenne tomba à 69, c'est-à-dire qu'elle fut, à une très petite fraction près, la même que dans la première catégorie. Le maximum fut de 120 (le nombre des pulsations après la guérison n'est pas indiqué chez la jeune fille qui, seule, offrit ces 120 pulsations); le minimum fut de 68 chez trois sujets (après la guérison, le pouls fut à 50 chez l'un, à 48 chez le second, à 40 chez le troisième); chez un sujet, le pouls fut à 104 (72 après la guérison); chez un sujet, à 100 (72 après la guérison); chez un sujet, à 96 (72 après la guérison); chez deux, à 88 (72 après la guérison); chez un, à 84 (64, puis 72 après la guérison); chez un, à 80 (48-52 après la guérison); chez un, à 72 (48 après la guérison).

Ainsi, dans les vingt-sept cas d'entéro-mésentérite bien caractérisée qui forment nos deux premières catégories, le minimum de la fréquence a été de 68. On pourrait considérer ce nombre comme étant normal, si, après la guérison, le pouls ne fût descendu, ainsi que nous l'avons vu, à 50, 48 et 40 (1).

(1) Dans mon *Traité clinique et expérimental des fièvres essentielles*, j'ai rapporté l'observation d'un jeune homme de vingt-trois ans, qui, au plus fort d'une *affection typhoïde* (entéro-mésentérite) des plus intenses, n'offrit que de 58 à 70 pulsations. « Cette sorte d'anomalie, disais-je alors, n'est

2° *Pouls redoublé ou bis feriens, bruit de diable et pouls fluctuant.* — Il est plusieurs autres particularités du pouls qui se trouvent soigneusement indiquées dans nos observations. Je regrette que l'espace ne me permette pas de les résumer en ce moment. Je dirai seulement quelques mots du pouls redoublé et du *bruit de diable*. Déjà, dans mon *Traité des fièvres*, j'avais parlé du pouls redoublé, et je suis surpris que M. Louis n'ait pas dit un seul mot de cette particularité vraiment remarquable. A quelques exceptions près, chez tous nos malades atteints d'une entéro-mésentérite assez grave, nous avons constaté et fait constater à un nombre très considérable d'élèves et de confrères, le caractère du pouls que nous signalons, caractère que l'on retrouve encore quelquefois, même pendant la convalescence. Dans aucune autre maladie aiguë, je n'ai, jusqu'ici, rencontré, surtout au même degré et d'une manière aussi constante, cette modification du pouls (1). La seconde pulsation, c'est-à-dire celle qui succède à la pulsation isochrone à la diastole artérielle, est quelquefois presque absolument

guère susceptible d'explication; il faudrait avant tout savoir quel est, dans l'état de santé, le nombre des pulsations chez les individus qui, atteints d'une fièvre dite adynamique, ont un pouls qui ne bat que de 40 à 50, 60 fois par minute (*); car il est évident que si ces individus, dans l'état de santé, avaient un pouls extraordinairement lent, le phénomène que nous signalons n'aurait rien de très étonnant (pag. 334).» Les données que je viens de présenter plus haut sont une justification suffisante de cette conjecture.

(1) Dans mon *Traité clinique des maladies du cœur* et dans le *Journal hebdomadaire*, j'ai rapporté des exemples de pouls *redoublé, dicrote* ou *bis feriens*; mais dans ces cas, l'état du pouls tenait à une lésion du cœur qu'il n'est pas de mon objet d'étudier ici.

(*) Sarcone, pendant l'épidémie de Naples, dit avoir observé quelques malades dont le pouls offrait à peine 40 pulsations par minute. Le célèbre Lehaën cite l'observation d'un jeune homme atteint d'une fièvre grave dont le pouls ne battait que 44 fois à la minute. M. le professeur Andral a signalé aussi ces particularités dans sa *Clinique médicale*.

semblable à cette dernière pour la force et pour la durée, et je me suis assuré, par les expériences les plus répétées, qu'il n'y a rien de changé dans le rhythme des battements du cœur. Je me propose de revenir, dans une autre occasion, sur le phénomène que je me borne, quant à présent, à recommander à l'étude des vrais observateurs.

Quant au bruit de diable et au pouls *fluctuant*, je les ai rencontrés assez souvent chez certains sujets dont la guérison avait exigé une grande dépense de sang, et, en ce moment, il existe encore, dans la salle Sainte-Madeleine, deux jeunes filles convalescentes, qui présentent, l'une et l'autre, un beau bruit de diable dans les carotides et les sous-clavières. Le pouls, ordinairement plus ou moins mou chez les sujets atteints d'une entéro-mésentérite bien conditionnée, devient alors encore plus mou et comme fluctuant (caractère que je crois avoir le premier fait connaître dans la *chlorose* et l'*hydrémie*). Je reviendrai, d'ailleurs, dans un autre endroit de cet ouvrage, sur les conditions du bruit de diable et du pouls fluctuant.

3° *Chaleur de la peau.* — La température de la peau, toujours plus élevée qu'à l'état normal, chez tous les malades atteints d'une entéro-mésentérite aiguë bien caractérisée, est cependant susceptible de plusieurs degrés différents. Pour apporter dans cette branche de l'observation médicale la même précision que dans plusieurs autres, nous avons eu souvent recours au thermomètre. Nous n'avons point été arrêté, dans l'application de cette méthode physique à la médecine, par l'autorité de M. Chomel, lequel prétend que pour *l'appréciation de la chaleur morbide, le meilleur, le seul instrument même que le médecin puisse employer, est la main. Le thermomètre*, ajoute M. Chomel, *ne lui donnerait qu'une idée imparfaite de l'élévation de la chaleur.* (Pathol. génér., page 307.)

Je n'ai pas pour but d'examiner en ce moment toutes les questions que soulève le point de séméiologie qui nous

occupe ; je me contenterai de faire remarquer, contradic-
toirement à l'opinion tout-à-fait gratuite de M. Chomel,
que pour la *rigoureuse* appréciation de la chaleur morbide,
le thermomètre est un instrument incomparablement plus
fidèle que la main. Les expériences sur lesquelles je fonde
cette assertion sont déjà très multipliées.

Mais revenant à la chaleur dans la maladie qui nous occupe actuellement, je dirai qu'avec le thermomètre dont je
me suis servi, elle a varié de 33-34°, à 40-41° centig.
Ce résultat suffit pour démontrer que les divers degrés de
la température morbide peuvent être exactement donnés
par le thermomètre.

Mais, encore une fois, je m'en tiens à ce résultat, et ne veux
pas aborder ici une foule de questions qui se rattachent à
l'emploi de cet instrument.

IV. *Du sang tiré par les saignées générales et locales.*

Commençons par exposer les recherches de MM. Chomel et Louis sur ce sujet. Voici celles du premier de ces
auteurs.

A.

« Sur trente cas où les circonstances ont permis de tirer
» du sang de la veine des sujets atteints de fièvre typhoïde,
» on a observé que,

» Chez six sujets, le caillot était ferme et recouvert d'une
» couenne ; chez vingt, il n'offrait pas de traces de couenne,
» mais était ferme ;

» Chez deux, il offrait une couenne légère à la surface,
» et au-dessous il était diffluent et caillebotté ; chez deux, le
» sang était complètement diffluent et caillebotté.

» Toutes ces saignées ont été pratiquées pendant la pre-
» mière période ou au commencement de la seconde ; au-
» cune ne l'a été pendant la troisième. »

M. Chomel tire de ces faits les conclusions suivantes :

1° *le sang tiré de la veine pendant le cours de l'affection ty-*
phoïde n'offre une altération appréciable et spéciale que
dans un petit nombre de cas (quatre fois sur trente) (1).

2° *La diffluence du sang, trouvée dans quatre cas sur*
trente, n'appartient point à la maladie qui nous occupe,
ni comme lésion primitive dont tous les autres symptômes
ne seraient que l'effet, ni même comme phénomène secon-
daire (2).

3° *La fermeté du caillot chez vingt-six sujets, c'est-à-*
dire dans plus des quatre cinquièmes des cas, est un fait
grave qui parle hautement contre l'opinion émise par quel-
ques auteurs en médecine, que dans les fièvres graves le
sang aurait toujours perdu de sa consistance (3).

(1) Voilà une conclusion bien peu légitime. Car, comment M. Chomel
peut-il affirmer que, DANS LE COURS DE L'AFFECTION TYPHOÏDE, *le sang n'offre*
une altération appréciable et spéciale que quatre fois sur trente, puisque,
un peu plus haut, ce médecin déclare formellement *qu'aucune saignée*
n'a été pratiquée pendant la troisième période! Est-ce que cette troisième
période ne fait pas partie du cours de l'affection typhoïde? et si elle en
fait bien partie, de quel droit avance-t-on que le sang tiré de la veine
pendant le cours de l'affection typhoïde n'offre une altération appréciable et spéciale que quatre fois sur trente, puisque, encore une fois,
on déclare n'avoir point tiré de sang dans la troisième période, c'est-
à-dire dans celle où, en général, les phénomènes qui annoncent une
altération du sang existent à leur maximum *d'intensité?*

(2) Si la diffluence du sang, dans les cas indiqués, n'appartient, sous
aucun des rapports signalés ci-dessus, à l'affection typhoïde, que signifie-
t-elle donc? rien, absolument rien pour vous. Aussi dites-vous un peu
plus haut (pag. 51, dernier alinéa) que *cette altération du sang se montre*
quelquefois chez des sujets dont l'état n'offre rien de grave. Plus souvent
que vous ne l'avez fait jusqu'ici, examinez le sang dans le cours de la
fièvre typhoïde, examinez-le surtout dans la troisième période, et vous
serez bien malheureux si vous n'y trouvez aucune altération *constante*
dans cette période. Il ne faut pour cela qu'avoir de bons yeux, un toucher exact, un esprit sain et non prévenu. Avec des méthodes plus précises d'exploration, cette altération n'en deviendra que plus évidente.

(3) Comme on a pu le voir par les faits rapportés en détail dans cet
ouvrage et par ceux qui s'y trouvent seulement mentionnés, j'ai, *plu-*

N'est-ce pas une chose assez digne de remarque, qu'a-près avoir ainsi affirmé que *le sang et les autres liquides n'offrent pas, dans la fièvre typhoïde, d'altérations appré-ciables qui* LUI *soient propres, M. Chomel n'en professe pas moins qu'il inclinerait à placer dans les liquides le point de départ de la maladie?* (Voy. page 558-59 des *Leçons sur la fièvre typhoïde.*)

N'est-ce pas là une logique médicale au moins singulière, et bien peu sévère? N'avoir fait presque aucune recherche sur les propriétés physiques des liquides, avoir entière-ment négligé l'étude de leurs propriétés chimiques, dans la fièvre typhoïde, et poser ensuite en principe, que dis-je? poser en *fait*, que dans cette maladie les liquides n'of-frent pas d'altérations appréciables! d'une autre part, po-ser en fait que les liquides ne sont pas *altérés*, et néanmoins incliner à y placer le point de départ de la maladie!!!

B.

Voici textuellement le peu que M. Louis nous a laissé sur le sang tiré des veines pendant la vie, dans les cas *d'af-fection typhoïde*, c'est-à-dire d'entéro-mésentérite typhoïde.

1° *Chez les sujets qui succombèrent.* «Douze malades fu-rent saignés à diverses époques de l'affection, et le sang se couvrit d'une couenne dans cinq cas. Elle était assez ferme, épaisse et demi-transparente, dans l'un d'eux où la saignée fut faite dix jours avant le terme fatal (1) ; molle, grise, verdâtre, gélatiniforme, dans les autres.

---

sieurs centaines de fois, et non pas trente seulement, *vu, touché, pressé, soupesé, manié* de toutes les manières , le sang tiré par la lancette ou par les ventouses ; ma compétence en pareille matière ne saurait donc être raisonnablement déclinée. Or, je le déclare encore une fois, règle très générale, je dirais presque sans exception : toutes les fois que la ma-ladie dite fièvre typhoïde est bien caractérisée, *simple et assez avancée dans son cours, le sang a plus ou moins perdu de sa consistance.*

(1) Il est fâcheux que M. Louis n'ait pas indiqué la période à laquelle

» Le caillot n'offrit de retrait que dans un des cas où il n'était pas couvert d'une couenne. »

2° *Chez les sujets qui guérirent.* « La couenne était encore plus rare chez ceux-ci que chez les précédents, de manière que huit seulement, sur trente-deux, me l'ont offerte. Elle était épaisse, jaunâtre, demi-transparente dans un cas, dense et rouge dans un autre (1); verdâtre, ordinairement mince, molle et gélatiniforme dans six. Il n'y eut de retrait que chez quatre malades, dont l'un avait le sang un peu couenneux. »

On voit que M. Louis ne s'est guère occupé que de la couenne et du retrait du caillot. Rien sur le caillot lui-même, rien sur la sérosité. D'ailleurs, il aurait fallu spécifier la *forme* de la maladie, préciser l'époque des saignées, etc., etc. En effet, le sang varie beaucoup suivant ces circonstances et plusieurs autres. M. Louis n'ayant, d'ailleurs, eu occasion d'examiner que le sang des malades qui n'avaient pas encore atteint la dernière période de la maladie, n'a pu rien apprendre sur le *sang* vraiment *typhoïde*, puisqu'à cette période M. Chomel, dans le service duquel il observait, ne pratiqua pas de saignées.

C.

3 *État du sang tiré pendant la vie, soit par la phlébotomie, soit par les émissions sanguines locales chez nos malades* (2).

fut faite la saignée, et le degré de l'état typhoïde. On verra plus loin combien il est important de tout préciser dans cette matière, comme dans les autres.

(1) Je ne sais trop ce qu'entend M. Louis par une couenne rouge. J'ai, dans diverses maladies, examiné la couenne du sang au moins deux ou trois mille fois, ce que n'a pu, je crois, faire M. Louis, en admettant même que, comme moi, il l'ait examinée avec le plus grand soin chez tous les malades qu'il a saignés. Or, je n'ai jamais rencontré de couenne rouge. C'est, au contraire, en l'absence de la couenne, que l'on trouve ordinairement sur le caillot une *croûte rouge*, d'une épaisseur et d'une densité variables.

(2) Dans mon *Traité des fièvres* publié en 1826, je n'avais pas eu d'as-

Depuis cinq ans environ, j'ai examiné, au moins un millier de fois, et avec un soin jusqu'alors inusité, le sang fourni par la phlébotomie ou par les ventouses scarifiées chez les sujets atteints d'entéro-mésentérite aiguë. On ne sera point surpris du nombre énorme de fois que nous avons fait cet examen, maintenant qu'on sait quelle for-

sez nombreuses occasions d'étudier le sang retiré des veines pendant la vie, attendu qu'à cette époque, on saignait très rarement les malades, surtout dans la période où le sang est le plus évidemment altéré. Mais voilà ce que je disais du sang contenu dans les vaisseaux des sujets morts de maladies dans lesquelles on avait observé des phénomènes typhoïdes : « Constamment le sang contenu dans les vaisseaux nous a paru plus noir et plus liquide que dans son état normal, comme si la fibrine eût éprouvé une sorte de dissolution ; d'ailleurs, cette altération du sang est susceptible de plusieurs degrés, depuis celui où son coagulum est simplement mollasse et sans consistance, jusqu'à celui dans lequel le sang a perdu toute sa plasticité, et ne forme plus qu'une masse noirâtre et liquide où l'on ne distingue aucune trace de coagulum. Dans quelques cas, on l'a trouvé mêlé à une quantité plus ou moins grande de matière purulente ou de véritable pus. D'autres fois, il est tellement altéré, et, si j'ose le dire, *désorganisé*, qu'il ressemble à une espèce de substance putrilagineuse. Dans ces cas, il n'est pas rare de rencontrer une quantité plus ou moins considérable de gaz dans le canal circulatoire, preuve manifeste de la décomposition du sang.

» Il est difficile de décrire avec exactitude et précision les diverses altérations que présente le sang des sujets morts de fièvres putrides : mais ces altérations n'en sont pas moins réelles, et elles doivent être prises en considération sérieuse par tous ceux qui, dégagés de tout esprit de système, et animés du seul amour de la vérité, voudront donner une explication satisfaisante des phénomènes divers qui accompagnent les maladies dites *fièvres putrides*. Puissent de nouvelles recherches, faites avec des moyens d'exploration plus parfaits que ceux que nous possédons, nous découvrir enfin les altérations les plus cachées du sang, et élever cette importante branche d'anatomie pathologique à la hauteur des autres ! » (Pag. 262-63.)

Depuis plus de cinq ans que je suis chargé d'un enseignement clinique, je n'ai rien négligé pour , autant que ma position et les moyens dont je dispose me le permettaient, concourir à répandre quelque lumière sur cet obscur et important sujet. J'ose espérer que les faits contenus dans cet ouvrage prouveront que nos soins n'ont pas été tout-à-fait perdus.

mule d'émissions sanguines nous avons appliquée avec tant de succès au traitement de cette maladie.

SANG DES SUJETS DE LA PREMIÈRE CATÉGORIE.

SANG DES SAIGNÉES DU BRAS.

OBSERVATION I.

La maladie bien déclarée datait de 8 jours, mais elle avait été précédée de 13 jours d'indisposition.

Il y avait complication d'engouement pneumonique à l'entrée.

Saignée du jour de l'entrée. Caillot sans couenne, pas assez ferme pour supporter son poids. — Sérosité claire, déposée à la surface du caillot.

Saignée du deuxième jour. Couenne azurée, mince comme une toile d'araignée ; caillot de médiocre consistance. — Sérosité rougie.

Saignée du troisième jour. Caillot mou, pas de couenne, mais croûte rouge assez épaisse.

OBSERVATION II.

Complication d'engouement pneumonique ; entrée quatre jours après le début.

Saignée du jour de l'entrée. Caillot à surface concave ; couenne gélatiniforme, demi-transparente, facile à déchirer, d'une 1/2 ligne à une ligne d'épaisseur. Le caillot supporte le quart de son poids. — Sérosité limpide, déposée sur le caillot.

Saignée du deuxième jour. Caillot sans couenne, concave, supportant la moitié de son poids, à cassure nette. — Sérosité limpide.

Saignée du troisième jour. Pas de couenne ; caillot assez consistant pour être soulevé sans se rompre. — Sérosité claire.

OBSERVATION III.

Complication de pneumonie ; entrée douze jours après le début.

Saignée du jour de l'entrée. Caillot mou, sans couenne. — Sérosité assez claire.

Saignée du deuxième jour. Le sang a été jeté par mégarde.

Saignée du quatrième jour. Caillot concave, adhérent au vase, sans couenne. de consistance médiocre, à cassure nette. — Sérosité déposée sur le caillot.

Sang du cinquième jour. Couche inférieure du caillot molle, couenne mince, transparente comme une mousseline. — Sérosité claire.

SANG DES VENTOUSES SCARIFIÉES.

OBSERVATION I.

Sang du deuxième jour après l'entrée. Les rondelles ont une consistance médiocre.

Sang du troisième jour. Rondelles rouges à leur surface, assez molles. — Sérosité assez claire.

OBSERVATION II.

Sang du deuxième jour après l'entrée. Masse mollasse, noire comme de l'encre.

Sang du troisième jour. Moins mollasse.

Sang du cinquième jour. Rouge, un peu glutineux.

Sang du huitième jour. Caillot assez glutineux.

Sang du dixième jour. Consistance médiocre.

OBSERVATION III.

Sang du deuxième jour après l'entrée. Il fut jeté par mégarde ainsi que celui de la saignée du bras.

SAIGNÉES.

OBSERVATION IV.

Entrée huit jours après le début.

Saignée du jour de l'entrée. Caillot concave avec couenne d'une ligne sur ses bords ; gélatiniforme, infiltrée, facile à déchirer ; caillot de consistance au-dessous de la normale. —Sérosité claire sur le caillot.

Double saignée du deuxième jour. Première : couenne par plaques séparées, mince, transparente ; caillot de consistance médiocre — Deuxième : couenne générale, mince, molle ; caillot de consistance médiocre.

Saignée du cinquième jour. Caillot à surface rutilante, soutenant le 1/4 de son poids.— Sérosité transparente à la surface du caillot.

OBSERVATION V.

Entrée huit jours après le début. Complication de blennorrhagie et de bronchite.

Saignée du jour de l'entrée. Caillot concave, mou, se rompant au moindre effort ; couenne d'un gris-verdâtre, molle, se déchirant à la plus légère traction.

Saignée du deuxième jour. Vestiges d'une couenne mince, verdâtre ; caillot un peu moins mou que celui de la veille. — Sérosité rougie.

Saignée du troisième jour. Caillot concave, sans couenne, adhérent aux parois du vase, à cassure assez nette.

OBSERVATION VI. (Cas simple.)

Entrée sept jours après le début.

Saignée du jour de l'entrée. Caillot de moyenne consistance, recouvert d'une couenne mince et facile à déchirer comme une toile d'araignée, rutilant au-dessous, à cassure assez nette. — Sérosité claire.

Saignée du deuxième jour. Caillot sans couenne, un peu noir, recouvert d'une sérosité assez claire.

Saignée du troisième jour. Caillot concave, vestiges de couenne, supportant le 1/4 de son poids.

OBSERVATION VII.

Entrée huit jours après le début. Complication de bronchite et d'engouement pneumonique.

Saignée du jour de l'entrée. Caillot mou, vestiges de couenne mince, transparente.—Sérosité limpide.

Saignée du deuxième jour. Couenne mollasse, infiltrée, gélatiniforme, semblable à une couche de graisse qui commence à se figer ; caillot sous-jacent diffluent, caillebotté.

VENTOUSES.

OBSERVATION IV.

Sang du deuxième jour de l'entrée. Magma mou, noirâtre.

OBSERVATION V.

Sang du deuxième jour de l'entrée. Caillot formant un magma mollasse.—Sérosité noirâtre.

Sang du troisième jour. Moins mou. — Sérosité assez claire.

Sang du quatrième jour. Rondelles mollasses.—Sérosité teinte par le sang.

OBSERVATION VI.

Sang du deuxième jour de l'entrée. Rondelles molles, diffluentes.

Sang du troisième jour. Rondelles moins molles, quelques unes même glutineuses.

OBSERVATION VII.

Sang du deuxième jour de l'entrée. Noir comme de l'encre, formant un magma analogue à du résiné très mou.

Sang du troisième jour. Moins noir et moins mou.

SAIGNÉES.

OBSERVATION VIII. (Cas simple.)

Entrée le huitième jour.

Saignée du jour de l'entrée. Caillot concave. sans couenne. supportant le 1/4 de son poids, petite croûte rouge. — Sérosité claire.

Saignée du deuxième jour. Caillot mou comme de la gelée de groseilles mal prise. — Sérosité un peu rougie.

OBSERVATION IX. (Cas simple.)

Entrée le cinquième jour.

Saignée du jour de l'entrée. Caillot de très médiocre consistance, quelques rudiments de couenne mince sur ses bords. — Sérosité déposée à la surface du caillot.

Saignée du deuxième jour. Couenne mince et molle, caillot peu consistant. — Sérosité claire, ramenant au bleu le papier de tournesol rougi par un acide.

OBSERVATION X. (Cas simple.)

Entrée le huitième jour.

Saignée du quatrième jour après l'entrée. Caillot sans couenne, affaissé sur ses bords, facile à rompre, à cassure assez nette.

OBSERVATION XI. (Cas simple à l'entrée.)

Entrée le deuxième jour. Pneumonie intercurrente.

Saignée du jour de l'entrée. Caillot sans couenne, de consistance moyenne. — Sérosité alcaline.

Saignée du troisième jour. Vestiges de couenne, caillot assez ferme et glutineux.— Sérosité opaline.

Saignée du cinquième jour. (La pneumonie est déclarée.) Caillot concave, d'un rouge rutilant, à cassure nette, sans couenne. — Sérosité claire.

OBSERVATION XII. (Cas simple à l'entrée.)

Entrée le huitième jour. Engouement pneumonique intercurrent.

Double saignée du deuxième jour. Premier

VENTOUSES.

OBSERVATION VIII.

Sang du deuxième jour de l'entrée. Caillot diffluent.—Sérosité fortement rougie.

Sang du troisième jour. Caillot diffluent.—Sérosité rougie.

OBSERVATION IX.

Sang du deuxième jour. Rondelles en grumeaux noirs et d'une mollesse diffluente.

Sang du troisième jour. Un peu moins noir et diffluent.

OBSERVATION X.

Sang du quatrième jour. Rondelles en grumeaux noirs, formant une sorte de *hâchis* ou de *magma.*

Sang du cinquième jour. Rondelles un peu moins molles.—Sérosité rougie.

Sang du sixième jour. Rondelles rouges, un peu glutineuses, sans couenne. — Sérosité moins rougie.

OBSERVATION XI.

Sang du deuxième jour. Consistance moyenne du caillot. — Sérosité rougie.

Sang du troisième jour. Rondelles glutineuses avec vestiges de couenne.

Sang du cinquième jour. (La pneumonie est déclarée.) Rondelles glutineuses, avec vestiges de couenne. — Sérosité à peine rougie.

Sang du huitième jour. Rondelles en grumeaux noirâtres, mollasses.

OBSERVATION XII.

Sang du deuxième jour. Noirâtre, diffluent. — Sérosité noircie.

SAIGNÉES.

caillot mou, sans couenne. — Sérosité claire. Deuxième caillot moins mou.—Sérosité un peu rougie.

Saignée du troisième jour. Caillot mou, rouge.

Saignée du quatrième jour. Caillot moins mou, sans couenne. — Serosité à peine teinte de sang.

OBSERVATION XIII.

Entrée le sixième jour. Engouemeut pneumonique bien tranché.

Saignée du jour de l'entrée. Caillot mollasse, couenne molle, gélatiniforme, polypiforme.— Sérosité louche, opaline.

Saignée du deuxième jour. Caillot presque diffluent, couenne molle incomplète.—Sérosité un peu trouble, opaline, alcaline.

Saignée du troisième jour. Caillot sans couenne, de consistance moyenne. — Sérosité encore un peu louche.

Saignée du quatrième jour. Caillot mou ; couenne mince, friable. — Sérosité louche, à peu près neutre, précipitant abondamment par l'acide nitrique.

Saignée du onzième jour. (La fièvre et les crachats safranés engagent à la pratiquer.) Couenne mince, mais ferme ; caillot de consistance moyenne, un peu renversé en champignon. — Sérosité claire.

OBSERVATION XIV. (Cas simple.)

Entrée le huitième jour.

Saignée du jour de l'entrée. Caillot concave, adhérent, mou, sans couenne. — Sérosité peu abondante.

Saignée du deuxième jour. Caillot concave, mou, adhérent, sans couenne, avec croûte rouge.

Saignée du troisième jour. Caillot sans couenne, de consistance moyenne, avec croûte rouge.

VENTOUSES.

Sang du troisième jour. Magma noirâtre. — Sérosité également noirâtre.

Sang du dix-huitième jour. Magma rouge. — Sérosité rougie.

Sang du vingtième jour. Magma diffluent. (Le sang des dix-huitième et vingtième jours provient de ventouses appliquées sur la partie postérieure de la poitrine.)

OBSERVATION XIII.

Sang du troisième jour. Rondelles sans couenne, de consistance moyenne.—Sérosité teinte de sang.

OBSERVATION XIV.

Sang du sixième jour. Caillot de consistance moyenne.—Sérosité abondante.

SANG DES SUJETS DE LA SECONDE CATÉGORIE.

SAIGNÉES.

OBSERVATION XV. (Cas simple.)

Entrée le quatrième jour.

Saignée du jour de l'entrée. Caillot affaissé, supportant le 1/8 de son poids, couenne molle et mince. —Sérosité un peu rougie.

Saignée du deuxième jour. Caillot très mou, comme de la gelée de groseilles mal prise; couenne mince et molle. — Sérosité limpide.

Saignée du troisième jour. Caillot mou, sans couenne, avec croûte rouge assez épaisse. — érosité alcaline.

OBSERVATION XVI. (Cas simple.)

Entrée le sixième jour.

Saignée du jour de l'entrée. Caillot concave, sans couenne, à cassure assez nette. — Sérosité sur le caillot, un peu rougie.

Saignée du deuxième jour. Caillot concave, adhérent, sans couenne, à cassure nette, avec croûte rouge assez épaisse.—Sérosité limpide.

OBSERVATION XVII. (Cas simple.)

Entrée le sixième jour.

Saignée du deuxième jour après l'entrée. Caillot concave, adhérent, facile à rompre, avec croûte assez épaisse.—Sérosité limpide.

Saignée du troisième jour. Caillot concave, facile à rompre, sans couenne. — Sérosité claire.

OBSERVATION XVIII. (Cas simple.)

Entrée le septième jour.

Saignée du deuxième jour après l'entrée. Caillot concave, adhérent, d'une consistance au-dessous de la moyenne, avec vestiges de couenne et croûte rouge d'une ligne d'épaisseur.—Sérosité claire.

OBSERVATION XIX.

Entrée au bout de six semaines.
Point de saignées.

OBSERVATION XX. (Etat typhoïde très prononcé.)

Entrée le deuxième jour.

Double saignée du jour de l'entrée. Premier caillot, affaissé, noirâtre, mollasse comme de la gelée de groseilles mal prise.—Sérosité forte-

VENTOUSES.

OBSERVATION XV.

Sang du deuxième jour. Caillot en magma, noir comme de l'encre et analogue à du résiné.

Sang du quatrième jour. Sérosité moins noire. — Rondelles mollasses, rouges.

OBSERVATION XVI.

Sang du deuxième jour. Magma noirâtre, diffluent.

OBSERVATION XVII.

Sang du deuxième jour. Magma noir et diffluent. — Sérosité noircie.

Sang du troisième jour. Caillot mollasse.

OBSERVATION XVIII.

Sang du deuxième jour. Magma noir, semblable à du résiné délayé.

OBSERVATION XIX.

Sang du deuxième jour. Caillot un peu mou.—Sérosité rougie par la matière colorante.

OBSERVATION XX.

Sang du premier jour. Les rondelles sont formées de grumeaux noirs, comme délayés dans la sérosité, formant une

ment teinte de sang.—Deuxième caillot trem-blottant comme une gelée mal prise, de très faible consistance, un peu moins noir.

Saignée du deuxième jour. Caillot concave, moins mou, supportant le 1/16 de son poids environ, moins noir, sans couenne, ayant ses globules déformés.-Sérosité déposée sur le caillot.

massé noire qui roule et coule comme un sirop épais.

OBSERVATION XXI. (Cas simple.)

Entrée le onzième jour.

Saignée du jour de l'entrée. Couenne mince et transparente, facile à déchirer ; caillot concave, adhérent, soutenant environ le 1/3 ou le 1/4 de son poids, à cassure assez nette.—Sérosité claire.

Saignée du deuxième jour. Vestiges de couenne ; caillot un peu plus ferme, se cassant net.—Sérosité assez claire.

OBSERVATION XXI.

L'état du sang n'a pas été noté.

OBSERVATION XXII. (Cas simple.)

Entrée le neuvième jour.

Saignée du deuxième jour après l'entrée. Caillot sans couenne, d'une consistance moyenne, se cassant assez net. — Sérosité pas très claire.

Saignée du troisième jour. Caillot sans couenne, de consistance normale, d'un rouge vif.—Sérosité plus claire.

OBSERVATION XXII.

Sang du deuxième jour. Rondelles sans couenne, un peu molles et noires à leur surface.

OBSERVATION XXIII. (Cas simple.)

Entrée le deuxième jour.

Saignée du deuxième jour après l'entrée. Caillot sans couenne, concave, adhérent, facile à rompre.

Saignée du troisième jour. Caillot sans couenne, facile à rompre.

OBSERVATION XXIII.

Sang du deuxième jour. Caillot mou, diffluent.

Sang du troisième jour. Rondelles caillebottées, diffluentes comme une gelée mal prise.

OBSERVATION XXIV. (Cas simple.)

Entrée le septième jour.

Saignée du deuxième jour après l'entrée. Caillot concave, se rompant facilement et assez net, recouvert de quelques vestiges de couenne à son milieu.

OBSERVATION XXIV.

Sang du deuxième jour. Rondelles mollasses. — Sérosité rougie.

OBSERVATION XXV. (Cas simple.)

La malade ayant été saignée du pied dans l'eau, on n'a pu noter l'état du sang.

OBSERVATION XXV.

Sang du deuxième jour. La sérosité est rougie par la matière colorante du sang qui s'y trouve en partie dissoute.

SAIGNÉES.

OBSERVATION XXVI. (Cas simple.)

Entrée le huitième jour.
Saignée du jour de l'entrée. Caillot sans couenne, de consistance médiocre.

OBSERVATION XXVII. (Cas simple.)

Entrée le quatrième jour.
Saignée du deuxième jour après l'entrée. Couenne mince, molle ; caillot concave, adhérent, mou (supportant le 1/8 de son poids), noirâtre. — Sérosité déposée à la surface du caillot.

VENTOUSES.

OBSERVATION XXVI.

L'état du sang n'a pas été noté.

OBSERVATION XXVII.

Sang du deuxième jour. Rondelles mollasses.

SANG DES SUJETS DE LA TROISIÈME CATÉGORIE.

OBSERVATION XXVIII.

Entrée le quinzième jour.
Saignée du deuxième jour après l'entrée. Couenne mince, incomplète ; le caillot supporte le 1/8 de son poids. — Sérosité bien claire.

OBSERVATION XXIX.

Entrée le dixième jour.
Saignée du deuxième jour après l'entrée. Caillot sans couenne, mou, tremblottant, friable, noirâtre. — Sérosité un peu teinte de sang.

OBSERVATION XXX.

Entrée le cinquième jour.
Saignée du deuxième jour après l'entrée. Vestiges de couenne mince ; le caillot se casse assez net, et supporte la moitié de son poids. Sérosité bien claire.

OBSERVATION XXXI.

Entrée le dixième jour.
Saignée du deuxième jour après l'entrée. Caillot légèrement couenneux.

OBSERVATION XXXII.

Entrée le dixième jour.
Pas de saignées.

OBSERVATION XXXIII.

Entrée le quinzième jour.
Pas de saignées.

OBSERVATION XXVIII.

Sang du deuxième jour. Caillot peu consistant.

OBSERVATION XXIX.

Sang du deuxième jour. Caillot mou comme de la gelée de groseilles mal prise. — Sérosité d'un rouge-noir.

OBSERVATION XXX.

Sang du deuxième jour. Rondelles formant une masse noirâtre sans consistance. — Sérosité d'un rouge-noir.

OBSERVATION XXXI.

Pas de ventouses.

OBSERVATION XXXII.

Sang du deuxième jour. Masse noire, analogue à de la gelée de groseilles mal prise.

OBSERVATION XXXIII.

Sang du deuxième jour. Magma diffluent. — Sérosité rougeâtre.

SAIGNÉES.

OBSERVATION XXXIV.

Entrée le sixième jour.
Pas de saignées.

OBSERVATION XXXV.

Entrée le douzième jour.
Pas de saignées.

OBSERVATION XXXVI.

Entrée le dixième jour.
Saignée du deuxième jour après l'entrée. Caillot sans couenne, de consistance médiocre. —Sérosité claire.

OBSERVATION XXXVII.

Entrée le huitième jour.
Saignée du jour de l'entrée. Couenne mince, gélatiniforme, facile à déchirer ; caillot d'une consistance au-dessous de la normale.

OBSERVATION XXXVIII.

Entrée le quatrième jour.
Saignée du deuxième jour après l'entrée. Caillot sans couenne, rutilant, à cassure nette.

OBSERVATION XXXIX.

Entrée le huitième jour.
Saignée du deuxième jour après l'entrée. Couenne mince, facile à déchirer ; caillot facile à rompre. — Sérosité claire, *jaune comme le visage, qui est presque ictérique.*

OBSERVATION XL.

Entrée le quinzième jour.
Saignée du deuxième jour après l'entrée. Caillot sans couenne, facile à rompre. —Sérosité jaune.
Saignée du troisième jour. Caillot concave, sans couenne, un peu plus consistant que celui d'hier.

OBSERVATION XLI.

Entrée le troisième jour.
Saignée du deuxième jour après l'entrée. Caillot sans couenne, mais avec une croûte rouge, d'une demi-ligne d'épaisseur ; il est d'une consistance médiocre. — Sérosité jaune, bien limpide.

VENTOUSES.

OBSERVATION XXXIV.

Sang du deuxième jour. Noir et un peu mou.

OBSERVATION XXXV.

Sang du deuxième jour. Magma noir, diffluent.

OBSERVATION XXXVI.

Pas de ventouses.

OBSERVATION XXXVII.

Pas de ventouses.

OBSERVATION XXXVIII.

Sang du deuxième jour. Rondelles un peu molles.
Sang du troisième jour. Caillot de consistance moyenne.

OBSERVATION XXXIX.

Sang du deuxième jour. En grumeaux.
Sang du troisième jour. Masse plus rouge que celle d'hier et moins molle.

OBSERVATION XL.

Sang du deuxième jour. Mou comme de la gelée de groseilles mal prise. — Sérosité tenant en dissolution une assez bonne quantité de la matière colorante.

OBSERVATION XLI.

Pas de ventouses.

SAIGNÉES.

OBSERVATION XLII.

Entrée le huitième jour.
Pas de saignées.

OBSERVATION XLIII.

Entrée le huitième jour.
Pas de saignées.

OBSERVATION XLIV.

Entrée le huitième jour.
Pas de saignées.

OBSERVATIONS XLV, XLVI, XLVII, XLVIII, XLIX , L.

Pas de saignées (1).

VENTOUSES.

OBSERVATION XLII.

Des ventouses furent appliquées le deuxième jour, mais on a oublié de noter l'état du sang sur le registre d'observations.

OBSERVATION XLIII.

Pas de ventouses.

OBSERVATION XLIV.

Sang du deuxième jour. D'un noir foncé, d'une consistance très faible, en partie dissous dans la sérosité.

OBSERVATIONS XLV, XLVI, XLVII, XLVIII, XLIX.

Pas de ventouses (1).

OBSERVATION L (2).

Sang du deuxième jour. Caillot d'un noir foncé, de consistance très médiocre, en partie dissous dans la sérosité.

(1) Le malade du n° 45 eut des ventouses le jour où il fut saigné, mais pour sa douleur de côté. Les rondelles formaient une masse glutineuse.

(2) Ce sujet fut affecté d'un choléra sporadique, et s'il figure ici, comme j'en ai fait précédemment la remarque, c'est que Pinel a fait du choléra une variété de la fièvre gastrique.

(1) Le malade du n° 45 fut saigné, il est vrai, le sixième jour après l'entrée, mais pour *une douleur de côte* intercurrente. (Voy. l'ob.)

Le caillot concave, adhérent, offrit des vestiges de couenne ; il était assez ferme pour supporter les 3/4 de son poids.

Conclusions.

Des faits consignés dans les précédents tableaux, et des recherches vraiment innombrables que j'ai faites antécédemment sur l'état du sang dans l'entéro-mésentérite ou affection typhoïde bien caractérisée et simple, découlent, entre autres vérités incontestables, les suivantes :

1° Dans la période de cette maladie, où les phénomènes

inflammatoires l'emportent sur les phénomènes typhoïdes proprement dits ou *putrides*, le sang n'a pas encore très notablement perdu de sa consistance, et le caillot peut se couvrir d'une couenne générale ou partielle. Mais *jamais* dans cette forme même de la maladie, le caillot n'éprouve de retrait bien notable, ne présente des bords retroussés, et n'offre cette consistance glutineuse que je signalerai plus tard en parlant de la pneumonie, du rhumatisme, etc. ; et dans les cas où une couenne se développe à la surface du caillot, *jamais* elle ne présente cette épaisseur, cette fermeté, cette sorte d'organisation membraneuse sur laquelle je reviendrai en temps et lieu, et dont le type se rencontre dans le rhumatisme articulaire aigu et la pleuro-pneumonie.

2° Dans la période de la maladie où les phénomènes typhoïdes ou putrides sont tellement prononcés, qu'ils absorbent pour ainsi dire en grande partie les phénomènes inflammatoires, le caillot du sang est *constamment* plus mou qu'à l'état normal, et cette mollesse, susceptible de plusieurs degrés, peut être telle que le sang ne forme plus qu'une sorte de pulpe diffluente, de magma noirâtre, comme si la portion plastique ou coagulable était dissoute et en quelque sorte délayée dans la sérosité. Dans les cas de ce genre (et nous en avons rapporté un certain nombre), s'il se forme une couenne, elle est mollasse, infiltrée, gélatiniforme, semblable à une couche de graisse à peine figée, ou à ces concrétions polypiformes diffuentes que l'on rencontre parfois dans les cavités du cœur et dans les gros vaisseaux.

Je ne conçois réellement pas comment M. Chomel peut contester ce qui vient d'être dit. Nous avons, à cet égard, une expérience qui lui manque nécessairement, puisqu'il ne saigne pas dans les périodes de la maladie où le *ra- mollissement* du sang, si j'ose ainsi parler, se rencontre particulièrement. Cette *altération* du sang (car ce mot est ici d'une rigoureuse exactitude), est un phénomène aussi constant qu'aucun de ceux qu'on a considérés comme des caractères essentiels de l'état typhoïde, et les élèves ou les confrères qui ont habituellement assisté à ma clinique connaissent si bien le *sang typhoïde*, qu'ils ne le confondent jamais, je ne dis pas avec le sang franchement inflammatoire, mais avec le sang de tout autre état morbide dans lequel il n'a point existé de vrais phénomènes typhoïdes (1).

C'est dans les degrés encore peu prononcés du ramollissement ou de la dissolution typhoïde du caillot, que la sérosité commence à perdre cette transparence parfaite qu'elle présente dans les phlegmasies franches et légitimes, et même dans les cas où l'on a pratiqué des saignées de simple précaution, comme on dit, chez des personnes qui n'éprouvaient aucun mouvement fébrile. A mesure que la dissolution du sang se prononce davantage, la sérosité se charge d'une plus grande quantité de matière colorante, et il peut enfin arriver un moment où, comme nous l'avons noté, le caillot et la sérosité sont confondus, pour ainsi dire, en une seule masse caillebottée, diffluente, et de consistance d'un sirop épais.

Cet état du sang, analogue à celui du sang des animaux dans les veines desquels on injecte des matières putrides, et, selon M. Donné, analogue à celui du sang auquel on a mêlé directement une plus ou moins grande quantité de pus après sa sortie de la veine, méritait bien une attention particulière, et le lecteur nous pardonnera la longueur des développements dans lesquels nous venons d'entrer en faveur de l'importance du sujet.

(1) Cette altération du sang se fait remarquer pour le moins aussi bien dans celui fourni par les ventouses scarifiées appliquées sur le ventre que dans celui fourni par la phlébotomie. Or, avant nous, aucun observateur que je sache n'avait étudié le sang fourni par les saignées locales.

V. *Altérations de l'urine.*

Les auteurs qui ont étudié la maladie qui fait l'objet de nos recherches, ne nous ont presque rien appris sur les modifications ou les *altérations* que peut éprouver l'urine, considérée sous le double point de vue de ses propriétés physiques et chimiques.

Dans ses *leçons sur la fièvre typhoïde*, M. Chomel enseigne que, pendant la première période de la maladie, l'urine est peu abondante, fortement colorée et d'une odeur *fétide*. Selon lui, dans la seconde période, l'urine *continue sans aucun trouble nouveau, excepté une légère coloration plus foncée et une diminution dans sa quantité*. Il ne dit rien de ce liquide pendant la troisième période.

Il est facile de voir que M. Chomel n'a fait aucune étude un peu suivie de l'urine, et il aurait mieux valu, peut-être, n'en rien dire que d'en parler aussi légèrement.

Je n'ai rien trouvé sur cet objet dans les *Recherches* de M. Louis *sur l'affection typhoïde*.

Nous avons examiné, sous le rapport de leurs principales propriétés physiques, et sous le rapport de quelques unes de leurs propriétés chimiques, les urines des deux-cent-vingt-huit malades dont nous avons recueilli les observations depuis le mois d'avril 1833, jusqu'à ce moment, et si ces recherches sont bien loin d'avoir épuisé la matière, du moins elles nous ont fourni quelques résultats qu'il n'est pas indifférent de connaître, en attendant mieux. Je ne puis analyser ici que les observations rapportées en détail dans cet ouvrage ; j'ajouterai seulement que les résultats fournis par cette analyse sont absolument les mêmes que ceux auxquels les observations antérieures nous avaient conduits.

Sur treize des quatorze cas de la première catégorie, dans lesquels l'état de l'urine a été noté, trois fois elle a été alcaline, ammoniacale (observat. n°s 5, 6, 8). Aucun des malades chez lesquels l'*alcalinité* a été constatée n'a succombé, et cependant cette altération de l'urine est l'indice que l'état typhoïde est porté à un haut degré. Chez ces trois malades, l'urine est ensuite passée de l'état alcalin à l'état neutre, et de ce dernier état à l'état acide.

Dans trois cas (observat. 11, 18 et 19), l'urine a été neutre, sans avoir été alcaline, au moins pendant que le malade a été soumis à notre examen.

La fétidité des urines n'est pas toujours ammoniacale. Dans trois cas, cette fétidité ressemblait à celle du bouillon de veau qui se décompose, ou de la lavure de chair; dans deux autres cas, l'urine exhalait une odeur de bouse de vache des mieux caractérisées. Il est bon de noter que ces deux dernières espèces d'odeur ont été observées dans des circonstances à peu près analogues à celles où l'urine devient ammoniacale. Il semblerait qu'elles ont lieu à ce degré de septicité, qui précède immédiatement celui où se développe l'odeur ammoniacale. Une remarque qui semblerait confirmer cette opinion, c'est que chez le malade du n° 19, et surtout chez le malade du n° 11, chez lesquels l'urine avait l'odeur de bouse de vache, cette *humeur*, non encore alcaline, n'était cependant plus acide (elle ne rougissait pas le papier bleu de tournesol).

On trouvera dans la note ci-jointe la récapitulation de l'état de l'urine chez les divers malades de nos trois catégories (1).

(1)   PREMIÈRE CATÉGORIE. (Cas très graves.)

OBS. 1. Urine claire, jaune, acide pendant les premiers jours.—Sur la fin, le malade urine sous lui et exhale une odeur d'ammoniaque.

OBS. 2. Urine claire, jaune, exhalant d'abord l'odeur vireuse de cerneaux ou de brou de noix.—Sur la fin, le malade urine sous lui.

OBS. 3. Examinée le deuxième jour avant la mort, l'urine, immédiatement après sa sortie de la vessie, est acide, claire, foncée en couleur, et exhale l'odeur de bouc. — La veille de la mort, elle exhale une odeur

VI. *Altérations de la salive.*

La sécrétion de la salive et des mucosités buccales éprouve, comme on sait, de très notables modifications sous le rapport

fade, nauséabonde, analogue à du bouillon qui se décompose ou à de la lavure de chair.

oɴs. 4. Elle est d'abord acide, claire, puis un peu trouble, avec nuage, et exhale l'odeur du bouillon qui se décompose.

oɴs. 5. Deux heures après avoir été rendue, elle exhale une odeur ammoniacale et offre un précipité muqueux. — Le lendemain, elle est trouble, d'une fétidité piquante, et ne rougit pas le papier bleu de tournesol. Plus tard, elle est un peu trouble, un peu acide, jaune-clair, et exhale l'odeur de miel ou de pain d'épice ; plus tard encore, elle est plus acide et exhale l'odeur de brou de noix, puis l'odeur de bouillon qui se décompose. — Au moment de la convalescence, l'urine, examinée deux heures après avoir été rendue, est trouble comme du moût de raisin (jumenteuse), très acide, et exhale l'odeur de nougat. Après avoir été ainsi, pendant quelques jours, tantôt claire, tantôt trouble, elle revient enfin à son état normal.

oɴs. 6. 5ᵉ jour après l'entrée. — L'urine rendue depuis deux ou trois heures, ramène au bleu le papier de tournesol rougi par l'urine acide d'un autre malade. — 6ᵉ jour. — Odeur de miel, claire, *neutre.* — 8ᵉ jour. — Légèrement acide. A la convalescence, et surtout à la sortie, l'urine devient beaucoup plus acide (à cette dernière époque, elle rougissait beaucoup plus fortement le papier de tournesol que ne le faisait l'urine de deux autres malades entrant en convalescence).

oɴs. 7. Elle est d'abord claire, avec odeur de violettes, puis de nougat, assez foncée en couleur ; puis trouble avec odeur de bouc ; puis enfin inodore et tout-à-fait normale. Elle a été acide à toutes les époques.

oɴs. 8. 4ᵉ jour. — Acide, odeur de miel, d'un jaune-foncé. — 5. jour. — L'urine rendue trois à quatre heures avant la visite, est trouble comme du moût de raisin, avec odeur de bête fauve ; puis d'une odeur fétide et piquante; elle ramène au bleu le papier rougi par de l'urine normale. Le lendemain, l'urine rendue depuis deux à trois heures est à peu près neutre (elle rougit à peine le papier de tournesol), et exhale une odeur de pain d'épice. Le jour suivant, elle est manifestement acide, d'un jaune doré, et conserve son odeur de pain d'épice (la convalescence commence).

oɴs. 9. Urine acide, claire, jaune, exhalant successivement l'odeur de bouc et de pain d'épice. A la convalescence commençante, elle est trouble une journée, et conserve son acidité.

de la *quantité* comme sous le rapport de la *qualité*. Mon intention n'est pas d'étudier ces divers changements ; je veux

OBS. 10. D'abord claire, assez foncée en couleur. Le malade urine ensuite sous lui et exhale une odeur ammoniacale très fétide. Plus tard, il rend volontairement ses urines, et elles précipitent en blanc par l'acide nitrique (le précipité se dissout dans un excès d'ammoniaque) ; elles sont fétides, mais acides.

OBS. 11. 5e jour. — L'urine est neutre et exhale *évidemment* l'odeur de bouse de vache.— 6e et 7e jours. — Elle est acide, exhale une odeur aromatique assez suave, tirant sur l'odeur de violettes ou de réséda ; elle précipite en blanc par la chaleur et l'acide nitrique (conval.).

OBS. 13. L'urine est retenue dans la vessie pendant deux jours (le malade a été sondé, mais je ne trouve rien de noté pour les propriétés de l'urine sur le registre d'observation). — 8e jour. — Elle est acide, trouble, fétide, et précipite abondamment en blanc par l'acide nitrique et le sublimé. — 12e jour. — Elle est bourbeuse, acide, et exhale l'odeur de souris.

OBS. 14. Le 6e jour après l'entrée, elle est acide, claire ; le neuvième jour, examinée immédiatement après sa sortie, elle est acide et exhale très manifestement l'odeur du lait sortant du pis de la vache (comparaison de M. Montault, qui nous parut à tous très exacte, et que nous avons employée dans un autre cas). — Son acidité persiste les jours suivants.

DEUXIÈME CATÉGORIE. (Cas de moyenne gravité.)

OBS. 15. Urine d'abord de consistance huileuse, foncée en couleur; odeur de pain d'épice ; puis légèrement trouble, mais acide ; puis claire et odeur de pain d'épice ; puis trouble encore, et *odeur de raffinerie de sucre* ; puis enfin claire, avec légère odeur de pain d'épice.

OBS. 16. 3e jour. — Trouble, dépôt furfuracé, abondant, acide. — Les jours suivants, elle est claire et exhale l'odeur de miel.

OBS. 17. D'abord acide, claire, jaune, odeur de pain d'épice, puis trouble, nuageuse, avec odeur de nougat, toujours acide. A la convalescence, elle est acide comme devant, et exhale l'odeur de la tisane de *coco*.

OBS. 18. D'abord claire, jaune-citron, peu odorante et peu acide. Les jours suivants, elle perd son acidité. Elle redevient un peu acide plus tard, et à mesure que le malade mange davantage, cette acidité augmente.

OBS. 19. Au premier examen, l'urine est trouble, non acide ; mais comme elle n'a été mise dans le verre qu'après avoir été rendue dans l'urinal (on sait que l'urine y contracte presque sur-le-champ l'odeur am-

seulement dire quelques mots sur l'état d'acidité ou de non-acidité de la salive dans la maladie désignée sous le nom d'*affection* ou de *fièvre typhoïde*. Voici la quatrième année

moniacale), on ne peut rien conclure de cet état en faveur de l'altération primitive du liquide ; toutefois, l'urine exhale une odeur de bouse de vache qui n'a pu lui être communiquée par son séjour dans l'urinal. Le jour suivant, urine claire, jaune-rougeâtre, avec véritable odeur de bouc.

OBS. 20. Urine claire, assez foncée en couleur, peu odorante.

OBS. 21. Au commencement de la convalescence, l'urine est claire, avec odeur de pain d'épice. Le jour suivant, elle est un peu trouble, avec odeur de raffinerie de sucre, puis elle reprend l'odeur de pain d'épice, est faiblement acide, et contient un léger nuage.

OBS. 22. Claire, jaune, odeur de violette ou de réséda.

OBS. 23. Au commencement, urine trouble, avec dépôt et odeur de bouillon qui se décompose ; à la convalescence, trouble comme du moût de raisin, acide, odeur de nougat. Elle reprend sa transparence les jours suivants.

OBS. 24. Urine claire, odeur de nougat.

OBS. 26. Urine roussâtre, claire, acide, puis moins acide et avec odeur de miel. Pendant la guérison, elle reprend toute son acidité.

OBS. 27. D'abord urine rougeâtre ; à la convalescence, pendant deux jours consécutifs, elle est trouble, bourbeuse comme du moût de raisin, acide, et avec odeur de pissat de cheval.

TROISIÈME CATÉGORIE. (Cas légers.)

OBS. 28. L'urine rendue depuis deux heures est trouble, jumenteuse, très acide, et exhale l'odeur de bête fauve. — A la convalescence, elle est claire, avec odeur de pain d'épice.

OBS. 30. Urine acide, jaune, avec énéorème.

OBS. 31. Urine rougeâtre, rare, âcre, puis claire, assez foncée en couleur, odeur de pain d'épice.

OBS. 38. Urine fortement acide, trouble, d'un jaune foncé, avec odeur de bête fauve.

OBS. 45. L'urine exhale l'odeur de chou pourri.

OBS. 50. Urine claire, inodore, acide (*).

(*) Je ne trouve rien de noté sur le registre pour l'urine des malades des observations 12, 28, 29, 32, 33, 34, 35, 36, 37, 39, 40, 41, 42, 43, 44, 46, 47, 48, 49.

que nous avons examiné la salive sous ce point de vue, non seulement dans cette maladie, mais aussi dans la plupart des autres maladies aiguës et chroniques, et je me fais un devoir de répéter ce que j'ai dit ailleurs, savoir, que M. le docteur Donné, alors qu'il était chef de clinique dans mon service, est le premier qui ait eu l'idée de ce genre de recherches (1) Quant à présent, nous n'exposerons que les résultats des cinquante observations contenues dans nos trois catégories ; les voici :

Dans quarante-trois de ces observations où la salive a été examinée (2), vingt-trois fois elle a été acide (obs. 1re, 3e, 4e, 6e, 7e, 9e, 10e, 12e, 14e, 15e, 17e, 20e, 22e, 23e, 24e, 27e, 31e, 32e, 36e, 39e, 45, 48e, et 50e), et vingt fois elle ne l'a pas été (on sait qu'elle ne l'est pas à l'état normal).

Quatorze fois sur vingt-trois, l'acidité a été faible, à peine marquée ; neuf fois, au contraire, cette acidité a été très prononcée, et dans quelques cas, chez la malade du n° 14, par exemple, cette acidité s'est prolongée pendant plus de quinze jours (3).

Quelle est maintenant la valeur de l'acidité de la salive, en tant que signe de maladie ? D'après les recherches qu'il fit dans notre service, M. Donné fut conduit à penser que l'acidité de la salive était un indice d'affection, tranchons le mot, d'irritation gastrique. Celles que nous fîmes plus tard et que nous continuons chaque jour depuis quatre ans, sont réellement favorables à cet aperçu, qui nous paraît digne de la plus sérieuse attention, surtout à une époque où les signes de cette irritation, assez généralement admis

(1) Plusieurs observations ne me permettent pas d'ailleurs de partager toutes les inductions que M. Donné a tirées plus tard des recherches qu'il a faites sur ce sujet.

(2) Elle n'a pas été examinée dans les observ. 25e, 26e, 33e, 40e, 46e, 47e et 49e.

(3) Il va sans dire que nous avons pris toutes les précautions nécessaires pour que l'acidité de la salive ne pût être attribuée à quelque cause étrangère à la maladie.

jusqu'à ces derniers temps, ont été mis en doute par quelques auteurs, et notamment par MM. Louis et Chomel (1). Malgré les innombrables expériences que j'ai faites, j'avoue que je ne saurais encore formuler, d'une manière absolue, mon opinion sur la valeur de l'acidité de la salive comme signe d'irritation gastrique. Toutefois, je puis assurer que c'est particulièrement dans les cas où les symptômes gastriques étaient bien dessinés, bien tranchés, que nous avons constaté une acidité notable de la salive, et que cette acidité a disparu après la complète cessation des phénomènes gastriques. Mais je n'oserais affirmer que la salive est toujours acide dans les irritations gastriques, et qu'elle ne l'est jamais hors le cas de ces irritations. Plus tard, je serai, je l'espère, plus explicite sur ce point de séméiologie.

§ IV.

Diagnostic.

I.

Ceux qui n'ont placé que dans les symptômes généraux, et spécialement dans les phénomènes fébriles, soit simples, soit typhoïdes, les *caractères distinctifs et pathognomoniques* de l'entéro-mésentérite (affection typhoïde), ont dû confondre et ont effectivement confondu quelquefois cette maladie avec un certain nombre d'autres phlegmasies fébriles. C'est ainsi qu'on a vu prendre pour une fièvre *dite essentielle*, ou, ce qui est la même chose, selon quelques uns, pour une *lésion des plaques de Peyer*, une phlébite, soit extérieure, soit intérieure, une phlegmasie aiguë idiopathique ou primitive des méninges, une pneumonie, une fièvre

(1) Je sais tout aussi bien que d'autres dans combien de cas on a pu admettre à tort une irritation de l'estomac. Mais si l'on a exagéré dans ce sens, il est très certain que d'autres exagèrent quelquefois en sens contraire : *Iliacos intrà muros peccatur et extrà.*

éruptive avant le développement de l'éruption, une violente blennorrhagie avec ou sans orchite, un instant dissimulée par les malades, etc. (1).

Il est arrivé à certains observateurs de conserver jusqu'à la mort du malade l'idée d'une *fièvre typhoïde* proprement dite, et de rechercher ensuite vainement sur le cadavre la lésion si connue des plaques de Peyer. Qu'en ont-ils conclu? qu'ils s'étaient trompés? Nullement. Ils en ont conclu qu'il existait des fièvres continues essentielles; que la lésion des plaques de Pey er pouvait manquer dans leur fièvre typhoïde proprement dite, comme l'éruption cutanée peut manquer dans la variole, et que cette lésion était à la fièvre typhoïde ce qu'est le bubon à la fièvre pestilentielle (peste). Voilà réellement, comme on sait, les belles conclusions tirées de faits mal observés, qui loin de prouver de pareilles impossibilités, ne prouvaient absolument rien autre chose que l'erreur de ceux qui les avaient observés (2). Il n'existe donc point, ainsi qu'on l'a dit, des cas où l'on observe *tous* les symptômes rapportés à l'inflammation des plaques de Peyer, sans que néanmoins cette lésion existe. Mais il y a des cas où des phénomènes typhoï-

(1) Des erreurs de ce genre peuvent, à la rigueur, échapper quelquefois aux plus habiles. Je me rappelle que plusieurs jeunes observateurs très exercés murmuraient autour de moi le nom de fièvre typhoïde auprès d'une jeune malade qui avait une fièvre violente, l'haleine fétide, une teinte jaune du visage, une langue rouge et sèche, des lèvres croûteuses, de la stupeur, de la céphalalgie, etc. On la découvre, et on aperçoit un vaste et violent érysipèle de la cuisse.

(2) Le fait suivant est digne d'être connu. Un individu était mort avec des symptômes de *fièvre typhoïde ou adynamique.* On ouvre l'intestin grêle, point de lésion. C'était vers l'époque où venait d'éclater la nouvelle révolution pyrétologique. Déjà quelques uns criaient à la fièvre essentielle, lorsque, dans un mouvement d'impatience et de désappointement, celui qui pratiquait l'ouverture, alors interne à l'Hôtel-Dieu, plongeant son bistouri dans la cuisse, en fait jaillir des flots de pus, à la grande surprise des assistants; et par cet *heureux coup de hasard,* fait rentrer ce cas dans la catégorie des fièvres non essentielles.

des apparaissent chez des individus atteints de fièvre, sans que pour cela les plaques de Peyer soient enflammées, et alors les symptômes locaux, les troubles fonctionnels idiopathiques qui caractérisent cette phlegmasie, font défaut. J'ai signalé ces cas importants dans mon *Traité des fièvres*, et ils ont été signalés aussi par M. Andral. M. Louis n'a pu s'empêcher lui-même d'en faire mention sous le nom d'*affection typhoïde simulée*, et il a combattu l'opinion de M. Chomel sur ce point.

Certes, les phénomènes généraux, la fièvre, qu'elle soit simple ou compliquée d'accidents typhoïdes, putrides, ne doivent pas être négligés, quand il s'agit du diagnostic de l'entéro-mésentérite; mais il serait à jamais impossible d'atteindre à un diagnostic exact et précis en négligeant l'étude des symptômes et des signes fournis par l'exploration de l'organe malade et de ses fonctions. Il en est donc de cette phlegmasie, comme de toutes les autres, comme de la pleurésie, de la pneumonie, de la péricardite, de l'endocardite, etc., etc. : pour la diagnostiquer sûrement, il faut en bien connaître les *signes physiques* et physiologiques *locaux*. Il est vrai que, dans un certain nombre de cas, les signes dont il s'agit ne sont pas toujours parfaitement tranchés pour l'entéro-mésentérite; toutefois, même dans ces cas, on peut, en procédant par voie d'exclusion, reconnaître la maladie. Les faits nombreux que j'ai rapportés me dispenseront d'entrer dans des développements que ne comporte pas le cadre étroit de cet ouvrage; aussi, laissant de côté les phlegmasies aiguës fébriles qui, n'ayant point leur siége dans le tube digestif, pourraient être confondues avec l'entéro-mésentérite, je vais seulement m'occuper un instant du diagnostic différentiel entre cette phlegmasie bien caractérisée et celle de l'estomac et du gros intestin. Heureux si je puis préserver ainsi une foule de personnes de bonne foi de ces graves erreurs où les font tomber quelques auteurs, en leur parlant de ces phlegmasies en bloc, sans distinguer les unes

des autres, soit quant à leur siége, soit quant à leur intensité, leurs complications, leurs causes diverses, etc., et en
soutenant ensuite, avec une apparence de raison, que l'*affection typhoïde* n'est pas une gastrite, une entérite, une
gastro-entérite.

II.

Les phénomènes locaux, les signes physiques propres à
l'entéro-mésentérite, sont, je le repète, les suivants : douleur
sourde dans la région iléo-cœcale, ne se faisant ordinairement bien sentir qu'à une assez forte pression, et augmentant
par cette pression, lorsqu'elle existe par le fait seul de l'inflammation intestinale et de l'irritation propagée aux parties
voisines; gargouillement plus ou moins fort dans la même
région, avec ou sans dévoiement (1); tension, météorisme
de la portion de l'abdomen correspondante à la fin de l'intestin grêle et au cœcum, et souvent de tout l'abdomen.

Quand on rencontre ces symptômes chez un individu atteint
d'un mouvement fébrile considérable et continu, avec céphalalgie, étourdissements, tournoiements de tête, éblouissements, tintement d'oreilles, stupeur plus ou moins marquée, lassitudes, brisement des membres, prostration,
on peut diagnostiquer avec assurance une entéro-mésentérite aiguë. Rien ne manque à la certitude, lorsqu'à
ces symptômes s'ajoutent des taches rosées lenticulaires,
bien caractérisées, sur diverses parties du corps (spéciale-

---

(1) Je dis avec ou sans dévoiement : en effet, dans la première période de la maladie, il n'est pas très rare de rencontrer une douleur
sourde à la pression et du gargouillement dans la région iléo - cœcale,
sans qu'il existe encore de dévoiement (on la rencontre même chez quelques sujets qui se plaignent plutôt de constipation depuis quelques jours,
et au moment où j'écris ceci, j'en observe un exemple très remarquable
chez un étudiant en médecine, très gravement atteint d'une entéro-mésentérite bien caractérisée d'ailleurs).

ment sur l'abdomen et la partie voisine de la poitrine) , et la fétidité typhoïde de l'haleine.

Il est sans doute d'autres signes encore propres à faire reconnaître l'entéro-mésentérite aiguë (et les observations rapportées ci-avant en font foi) ; mais ceux qui viennent d'être indiqués sont les principaux , et ils suffisent à l'objet que je me suis ici proposé.

Voyons maintenant si l'on peut confondre l'entéro-mésentérite aiguë avec la gastrite, la gastro-duodénite et la colite également aiguës.

III.

Dans la gastrite aiguë simple , dont les degrés et les nuances sont si variés , depuis la gastrite produite par les poisons âcres jusqu'à celle qui, selon quelques uns, ne se traduit à nous que sous forme d'embarras gastrique, dans la gastrite aiguë ou sub-aiguë simple , dis-je , on ne rencontre point le gargouillement , la douleur de la région iléo-cœcale , le météorisme , le dévoiement, tandis qu'il existe au contraire une douleur plus ou moins marquée , du moins à la pression , dans la région épigastrique , de la tension , de la pesanteur , de l'embarras dans la même région, des nausées , des éructations, des vomissements, du hoquet quelquefois, une teinte jaune du pourtour de la bouche , une rougeur plus ou moins vive et un enduit saburral de la langue (ordinairement avec acidité de la salive , quand les autres symptômes de la gastrite sont parfaitement et fortement dessinés) (1).

D'un autre côté , les phénomènes généraux de la gastrite

(1) Je n'insiste pas beaucoup sur l'état de la langue , des lèvres et des dents, comme donnée de diagnostic. Je sais combien on serait exposé à se tromper souvent en attachant trop d'importance à cet élément Cependant il ne doit pas être négligé. L'acidité de la salive , sur laquelle M. Donné a fixé, le premier, son attention, mérite réellement d'être prise en sérieuse considération.

diffèrent beaucoup de ceux de l'entéro-mésentérite, mais surtout sous ce point de vue, savoir que, sinon jamais, au moins dans l'immense majorité des cas, la gastrite non compliquée d'entéro-mésentérite ne donne point lieu aux phénomènes typhoïdes ou *putrides* proprement dits.

Ce qui vient d'être dit de la gastrite est applicable à la gastro-duodénite. Les faits bien observés tendent seulement à démontrer, ou plutôt démontrent réellement que, dans les cas où la duodénite s'ajoute à la gastrite, les phénomènes dits *bilieux*, et spécialement la teinte jaune du visage et de la conjonctive, sont beaucoup plus prononcés.

<h2 style="text-align:center">IV.</h2>

Une simple colite, qu'elle soit très aiguë, comme dans la forme qui porte le nom de *dysenterie*, ou sub-aiguë, comme dans cette forme que l'on a long-temps désignée sous le nom de *diarrhée* ou de *dévoiement*, une simple colite, dis-je, offre des symptômes locaux et généraux tellement différents de ceux de l'entéro-mésentérite bien caractérisée, qu'en vérité il est tout-à-fait impossible de prendre l'une de ces maladies pour l'autre.

Dans la dysenterie, les douleurs violentes qui, en raison de leur siége, ont reçu le nom de *coliques*, et celui de *tranchées*, le ténesme, les selles glaireuses, ensanglantées, sont autant de symptômes qui n'appartiennent point à l'entéro-mésentérite *pure*. La réaction fébrile qui accompagne ces symptômes locaux n'est pas ordinairement très considérable, et dans les cas mêmes où elle est assez forte, on ne voit pas apparaître ces phénomènes typhoïdes, si développés dans l'entéro-mésentérite, qu'ils ont fait donner à cette maladie le nom de *fièvre* ou d'*affection typhoïde*, par excellence.

Quant à cette simple diarrhée, à ce dévoiement, souvent apyrétique, par lesquels se révèle quelquefois une légère phlogose du gros intestin, il faudrait pousser trop

loin l'ignorance pour les confondre avec une entéro-mésentérite bien caractérisée ; et si c'est là, comme quelques
faits permettent de le penser , l'entérite proprement dite
de certains auteurs, je ne m'étonne pas qu'ils aient avancé
qu'entre l'affection typhoïde et l'entérite, il n'y a rien de
commun que la diarrhée (1). Mais les auteurs qui auraient
eu recours à un tel stratagème pour prouver que l'*entérite
proprement dite* n'est pas une affection typhoïde , se don-
naient une peine bien inutile, car ils ne pouvaient ignorer
qu'aucun observateur n'a songé à considérer une fièvre entéro-mésentérique (ce qui est la même chose que l'*affection
typhoïde*) comme n'étant autre chose qu'une colite. Qu'ils
n'oublient donc pas, une fois pour toutes, qu'en disant
que leur *affection* ou *fièvre typhoïde* n'est autre chose qu'une
entéro-mésentérite aiguë , nous avons toujours entendu,
comme nous entendons encore, une entérite de l'intestin
grêle, de ses dernières circonvolutions surtout, avec les
caractères anatomiques que nous avons rappelés dans cet
ouvrage , tels que nous les avons décrits dans le *Traité clinique et expérimental des fièvres essentielles*, et qu'ils l'ont
été depuis par les auteurs dont nous discutons la doctrine.
Mais s'évertuer à prouver que l'entérite du gros intestin
n'est pas une affection typhoïde, c'est-à-dire une entérite
de l'intestin grêle, et surtout de l'iléon, telle que nous l'avons
précisée , c'est employer son temps aussi utilement que si
on le consacrait à *démontrer* que le colon n'est pas l'iléon.

V.

On n'exigera pas de nous maintenant que nous exposions
les différences qui existent entre l'entéro-mésentérite et certaines phlegmasies spécifiques du tube digestif, telles que

(1) Cette assertion elle-même n'est cependant pas rigoureusement exacte,
car , ainsi que je l'ai dit, les faits démontrent que l'entéro-mésentérite,
dans sa première période, n'est pas toujours accompagnée de dévoiement.

celles produites par les empoisonnements, le choléra, etc.

Nous terminerons donc cet article en faisant remarquer que tout en admettant comme phlegmasies individuelles et bien distinctes la gastrite, la duodénite, l'entérite des intestins grêles (comprenant la jéjunite et l'iléite, et désignée par moi sous le nom commun d'entéro-mésentérite), l'entérite du gros intestin (et celle-ci peut occuper tout le gros intestin ou quelques unes de ses portions seulement) ; néanmoins, les observations les plus exactes nous obligent à reconnaître que, dans un bon nombre de cas désignés sous le nom d'*affection* ou de *fièvre typhoïde*, toutes ces différentes phlegmasies, ou seulement quelques unes d'entre elles, peuvent exister simultanément, et à des degrés qui ne sont pas ordinairement les mêmes pour chacune d'elles. Je dis que les observations les plus exactes nous imposent l'obligation d'admettre ce fait important, et j'ajoute que si l'on récusait celles qui nous sont propres, je renverrais aux observations mêmes de ceux dont nous avons examiné les doctrines. On y verrait des symptômes dont les uns appartiennent au trouble des fonctions de l'estomac, les autres au trouble des fonctions des intestins grêles, les autres au trouble des fonctions du gros intestin, et on verrait, chez des sujets qui ont succombé, des lésions simultanées de l'estomac, des intestins grêles et du gros intestin (1).

(1) Suivant M. Chomel, *dans quelques cas assez rares, pendant la première période de la fièvre typhoïde, on n'observe aucun des symptômes particuliers à cette affection* (les symptômes abdominaux), *et l'état fébrile plus ou moins développé est le seul phénomène qui se présente. Alors*, ajoute cet auteur, *il faut attendre, pour porter un diagnostic certain, à la période suivante* (c'est-à-dire jusqu'au huitième jour au moins).

Qu'on accorde, si l'on peut, cette remarque avec l'opinion de M. Chomel sur le rôle que joue l'affection des plaques de Peyer dans la maladie qu'il appelle fièvre typhoïde ! Quoi ! on ne craint pas d'enseigner que la vraie fièvre typhoïde existe quelquefois sans la lésion des plaques de Peyer, et maintenant, pour reconnaître cette fièvre typhoïde, on veut qu'il existe nécessairement des symptômes particuliers à la lésion dont

ARTICLE III.

Résumé de nos observations envisagées sous le point de vue des causes de l'entéro-mésentérite.

§ I.

Les cas rapportés dans cet ouvrage, ainsi que les 178 mentionnés dans la quatrième partie de l'*Essai sur la philosophie médicale*, confirment assez exactement les remarques que j'avais faites, il y a dix ans, sur l'étiologie de l'entéro-mésentérite typhoïde, dans mon *Traité clinique et expérimental des fièvres essentielles.*

Voici ces remarques : « De l'aveu de tous les observateurs » qui fréquentent les hôpitaux de la capitale, la gastro-en-» térite *putride* ou *adynamique* (qu'on nous passe cette ex-» pression) règne spécialement parmi ces ouvriers jeunes et » vigoureux que les provinces envoient chaque année à » Paris (1). Cette maladie est en quelque sorte pour eux ce » qu'est la fièvre jaune pour ceux qui vont habiter les An-» tilles ; il semblerait qu'elle est l'apanage des individus qui » ne sont point encore *acclimatés.* Nous ne prétendons pas » que les Parisiens de naissance, et ceux qui le sont pour » ainsi dire devenus par un long séjour dans Paris, soient » absolument exempts de la forme de gastro-entérite qui » nous occupe (2). Ce serait une grave erreur ; mais il est

il s'agit ! Il y a dans la remarque signalée ci-dessus quelque chose de fort sage, et ce n'est pas moi qui le nierai. Mais qu'on soit du moins consé-quent, et qu'on avoue enfin qu'on s'est étrangement trompé en admet-tant que la maladie qu'on a décrite sous le nom de fièvre typhoïde, peut réellement exister sans la lésion qui lui a fait donner par d'autres le nom beaucoup plus exact de fièvre entéro-mésentérique, ou d'entéro-mésentérite typhoïde.

(1) Elle sévit également, comme on ne le sait que trop, sur les étu-diants qui arrivent aussi chaque année dans la capitale.

(2) On voit que, tout en adoptant le nom de gastro-entérite, j'ai tou-jours bien soin d'insister sur sa forme particulière, telle que je l'avais

» certain qu'ils y sont moins sujets que les individus récem-
» ment arrivés dans cette grande ville, et qui ne s'y sont
» pas encore *acclimatés*. Parmi ceux-ci, comme nous l'a-
» vons déjà dit, c'est sur les ouvriers que la maladie sévit
» avec une sorte de prédilection. On explique assez facile-
» ment cette circonstance remarquable, en considérant que
» ces ouvriers sont particulièrement exposés à toutes les in-
» fluences, à toutes les causes favorables au développement
» de la maladie. En effet, leur habitation dans les quartiers
» les plus malsains de Paris, l'air humide, stagnant et sou-
» vent infect qu'ils respirent; leur encombrement; les ali-
» ments de mauvaise nature et mal préparés dont ils se nour-
» rissent; les eaux elles-mêmes; les affections morales, suite
» trop constante de la misère qu'ils éprouvent, et de l'é-
» loignement des lieux de leur naissance, que de causes
» morbifiques réunies !

» Au reste, il faut convenir que plusieurs de ces causes
» exercent non seulement une action locale, mais encore
» une action générale. Effectivement, et l'air que l'on res-
» pire, et les aliments et les boissons dont on se nourrit,
» pénétrant à la faveur de l'absorption dans le système san-
» guin, modifient diversement, et ce système *général* lui-
» même, et toutes les parties auxquelles il apporte les ma-
» tériaux de leur nutrition et les principes de leurs sécré-
» tions.

» Toutefois, dans les cas qui nous occupent, c'est l'appa-
» reil digestif qui se trouve le plus profondément affecté.
» Aussi est-ce lui qui reçoit le premier l'atteinte des modi-
» ficateurs morbifiques les plus actifs, tels que les boissons
» et les aliments de mauvaise qualité dont font usage les
» ouvriers récemment arrivés à Paris.

» Le point de vue sous lequel nous venons d'envisager la

indiquée à l'article des caractères anatomiques, et que, pour la *spéciali-
ser*, je lui donnais le nom de gastro-entérite *putride, adynamique*.

» gastro-entérite putride ou adynamique qui règne chaque
» année, sous une forme en quelque sorte épidémique,
» dans les hôpitaux de la capitale, nous permet de conce-
» voir assez bien pourquoi la maladie affecte une fatale pré-
» férence pour les jeunes sujets (de seize à trente ans), et
» pourquoi ceux qui l'ont une fois éprouvée en sont rare-
» ment atteints une seconde fois (1). En effet, s'il est vrai
» que cette maladie soit une sorte de tribut que les personnes
» et surtout les ouvriers venus des départements doivent
» payer à la capitale pour prix de leur *acclimatement*, il
» n'est pas étonnant qu'elle sévisse spécialement sur les
» jeunes gens et qu'elle ne les attaque, en général, qu'une
» fois ; puisque, d'une part, les ouvriers qui se rendent à
» Paris sont jeunes, et que, d'autre part, par cela même
» qu'ils sont une fois *acclimatés*, ils se trouvent pour ainsi
» dire préservés de la maladie (2).

» Les réflexions que nous venons de présenter ne sont ap-
» plicables qu'à ces fièvres dites *adynamiques* par les uns,
» appelées *entéro-mésentériques* par les autres, et dont nous
» avons rapporté plusieurs exemples. Elles ne s'étendent
» pas au-delà de cette série de faits : nous espérons qu'on ne
» nous fera pas le reproche de leur avoir donné une géné-

(1) Je prie le lecteur de ne pas oublier que j'écrivais ceci assez long-temps
avant que MM. Louis et Chomel eussent publié, l'un ses *Recherches sur
l'affection typhoïde*, l'autre ses *Leçons sur la fièvre typhoïde*. Eh bien ! qui
croirait que ces auteurs et leurs partisans sont perpétuellement à nous
opposer les deux remarquables circonstances signalées ici, comme si
nous les eussions ignorées, comme si nous n'en eussions pas tenu compte
dans l'histoire que nous avons donnée de la forme d'entérite à laquelle
nous avons rattaché ce qu'ils appellent une *affection* ou *fièvre typhoïde*.

(2) Je fais aussi bon marché qu'on le voudra de cette *explication*. La
seule chose sur laquelle j'insiste, c'est que, encore une fois, ce n'est ni
M. Louis ni M. Chomel qui m'ont appris que l'entéro-mésentérite qu'ils
désignent sous le nom d'affection ou de fièvre typhoïde, atteignait les
jeunes gens et ne se développait ordinairement qu'une seule fois chez le
même sujet.

» ralité qu'elles ne comportent pas, et d'avoir pu penser que
» la maladie en question ne se développait pas dans des cir-
» constances autres que celles de *l'acclimatement*, et sur
» des sujets autres que ceux dont nous venons de nous oc-
» cuper. Notre unique intention a été de signaler une con-
» dition qui, à notre avis, constitue l'une des principales
» causes qui concourent à la production de la fièvre dite
» *putride* ou *adynamique*. Ce n'est, en un mot, qu'un point
» de son étiologie, et non son étiologie tout entière, que
» nous avons considéré en traitant de l'influence que le
» *climat* et le régime exercent sur les jeunes ouvriers qui,
» des divers départements de la France, affluent chaque an-
» née dans son immense capitale (1). »

Il me semble que j'avais mis, dès 1826, assez de réserve
et de circonspection dans la question de l'étiologie de la
maladie dite fièvre ou affection typhoïde, et que les écrits
plus récents publiés sur cette maladie n'ont pas beaucoup
ajouté ni retranché à ce que l'on vient de lire.

§ II.

Quoi qu'il en soit, nous allons résumer et d'abord récapituler dans le tableau suivant le peu de données que nous
avons recueillies sur les *causes* occasionnelles de l'entéro-
mésentérite, et nous y joindrons l'âge, le sexe, la profession des malades et le temps de leur séjour à Paris.

(1) M. Petit, dans son remarquable traité de la fièvre entéro-mésentérique, est, je crois, le premier qui ait particulièrement fait ressortir la
circonstance du séjour récent à Paris comme cause favorable au développement de la fièvre entéro-mésentérique qui règne dans les hôpitaux.

CAUSES OCCASIONNELLES (1).	AGE, SEXE, PROFESSION, DURÉE DU SÉJOUR.
1er malade. Il ne sait à quoi attribuer sa maladie.	33 ans, maçon, à Paris pour la seconde année.
2 — Il ne sait rien de positif sur les causes de sa maladie.	19 ans, tailleur , à Paris depuis un mois.
3 — *Idem*	24 ans, épicier, à Paris depuis 11 ans.
4 — *Idem*	19 ans, sommeiller, à Paris depuis 2 mois.
5 — *Idem*	20 ans, marchand d'habits, à Paris depuis 6 ans.
— Rien de noté	22 ans, lithographe, à Paris depuis 4 mois.
7 — Il fait quelquefois des ribottes.	23 ans, scieur de pierre, à Paris depuis 7 mois.
8 — Il ne sait à quoi attribuer sa maladie	21 ans, menuisier, à Paris depuis 3 mois.
9 — Ribotte suivie d'une indigestion	17 ans, maçon, à Paris depuis 8 mois.
10 — Il ne sait rien sur la cause.	30 ans, domestique, à Paris depuis 4 mois.
11 — *Idem*	20 ans, maçon, à Paris depuis 2 ans.
12 — *Idem*	19 ans, garçon restaurateur, à Paris depuis 3 ans.
13 — *Idem*	23 ans, commissionnaire , à Paris depuis 2 ans.
14 — *Idem*	17 ans (femme) , domestique, à Paris depuis 10 mois.
15 — Excès de fatigue (2). . .	22 ans, charretier, à Paris depuis 8 ans.
16 — Cause inconnue	15 ans (fille), relieuse, à Paris depuis 1 an.
17 — La maladie s'est déclarée après dîner	20 ans, tourneur en cuivre , à Paris depuis 4 ans.
18 — Cause ignorée	55 ans, passementier, né à Paris.

(1) Nous ne dirons presque rien ici du logement et de l'air, renvoyant aux détails de l'observation pour ce qui concerne cette circonstance, qui, à notre avis, ne mérite pas le titre de véritable cause *occasionnelle* de l'entéro-mésentérite.

(2) Nous notons cette circonstance, sans toutefois la considérer comme la véritable cause *occasionnelle* de la maladie.

	CAUSES OCCASIONNELLES.	AGE, SEXE, PROFESSION, DURÉE DU SÉJOUR.
19	— *Idem*	28 ans, maçon, à Paris depuis 13 à 14 ans.
20	— Rien de noté	23 ans, porteur d'eau, à Paris depuis 6 ans.
21	— Cause ignorée . . .	21 ans, scieur de long, à Paris depuis 7 mois.
22	— Rien de noté	19 ans, menuisier, à Paris depuis 2 mois.
23	— Cause ignorée . . .	17 ans, garçon marchand de vin, à Paris depuis 1 mois.
24	— *Idem*	52 ans, terrassier, à Paris depuis 5 ans.
25	— Rien de positif; contrariété.	17 ans (fille), domestique, à Paris depuis 18 mois.
26	— Il attribue sa maladie à l'air de Paris et à la mauvaise nourriture.	17 ans, domestique, à Paris depuis 4 mois.
27	— Cause inconnue. . . .	24 ans, charpentier, à Paris depuis 3 mois 1/2.
28	— *Idem*	21 ans, tolier, à Paris depuis 4 ans.
29	— Rien de noté	20 ans, boulanger, à Paris depuis 7 mois.
30	— Cause ignorée. . . .	27 ans, vannier, né près de Paris.
31	— Rien de noté	23 ans, étudiant, à Paris depuis 8 mois.
32	— *Idem*	26 ans, maçon, à Paris depuis 3 mois (deuxième fois).
33	— *Idem*	22 ans, domestique, à Paris depuis 4 mois.
34	— *Idem*	26 ans, étudiant, à Paris depuis 8 mois.
35	— *Idem*	23 ans, étudiant, à Paris depuis 2 ans.
36	— *Idem*	18 ans, distillateur, à Paris depuis 2 ans 1/2.
37	— Cause ignorée . . .	27 ans, menuisier, à Paris depuis 6 mois.
38	— *Idem*	46 ans (femme), cuisinière, à Paris depuis 2 mois.
39	— Sueur rentrée . . .	21 ans, boulanger, à Paris depuis 6 mois.
40	— Rien de noté	23 ans (femme), blanchisseuse, née à Paris.
41	— Excès de régime, fatigue.	21 ans (femme), domestique, à Paris depuis 2 mois 1/2.
42	— Excès de régime . . .	22 ans, maître de langues, à Paris depuis trois ans.

CAUSES OCCASIONNELLES.	AGE, SEXE, PROFESSION, DURÉE DU SÉJOUR.
43 — Cause ignorée	22 ans, charron, né à Paris.
44 — *Idem*	27 ans, estampeur, à Paris depuis 6 ans.
45 — *Idem*	19 ans, maçon, à Paris depuis 3 mois.
46 — *Idem*	19 ans, imprimeur sur papier de couleur, à Paris depuis 13 ans.
47 — Il a pris du café, de l'eau-de-vie, contre son habitude.	18 ans, fondeur eu caractères, à Paris depuis 8 jours.
48 — Rien de noté	18 ans, couvreur, à Paris depuis 3 mois (deuxième fois).
49 — *Idem*	27 ans, cordonnier, à Paris depuis 6 mois.
50 — Indigestion pour avoir mangé une grande quantité de fruits, avoir bu de la bière, etc. (1). . .	68 ans, balayeur, à Paris depuis 24 ans.

La grande conséquence à tirer de cette récapitulation, c'est que, dans l'immense majorité des cas, les malades ignorent complètement la cause déterminante de leur maladie. Sur les vingt-sept sujets de nos deux premières catégories où la maladie a été grave, quatre seulement ont paru la rapporter à un vice ou à une imprudence de régime. (Obs. 7ᵉ, 9ᵉ, 17ᵉ, 26ᵉ.)

Il reste donc beaucoup à faire sur ce point de l'histoire de l'entéro-mésentérite (2).

(1) Cet homme a été pris d'un choléra sporadique avec fièvre assez forte. J'ai déjà dit pourquoi je l'avais placé à côté des précédents malades. Je rappellerai aussi que, parmi les autres malades de cette catégorie, quelques uns n'étaient peut-être pas atteints de la forme d'entérite qui correspond à la fièvre typhoïde proprement dite. Mais, comme on a rattaché à cette maladie la simple fièvre gastrique ou bilieuse, j'ai dû, en quelque sorte malgré moi, placer ces malades à côté de ceux dont l'entérite affectait la forme déjà si souvent signalée dans cet ouvrage.

(2) Je persiste à croire que les nouvelles conditions d'alimentation où se trouvent les jeunes gens qui affluent annuellement à Paris, jouent un rôle très important dans l'étiologie de l'entéro-mésentérite qui sévit sur eux; mais je serai toujours prêt à rejeter cette conjecture quand on

§ III.

S'il faut en croire M. Chomel, « *cette obscurité sur la cause déterminante n'est pas particulière à l'affection ty- phoïde ; on la retrouve dans l'étude de la plupart des mala- dies internes.... Si nous prenons pour exemple l'inflamma- tion des poumons, l'une des maladies les plus connues sous tous les rapports, nous trouverons la plus grande obscurité sur les causes qui peuvent la produire.... Ce que nous ve- nons de dire ici de la pneumonie, nous pourrions le répéter de toutes les autres phlegmasies, en exceptant seulement celles produites par les agents extérieurs. Ainsi, sous ce rap- port, la fièvre typhoïde ne doit point être séparée de la plu- part des maladies dites internes* (1). »

en aura démontré l'erreur, et j'applaudirai le premier aux efforts de ceux qui auront répandu de nouvelles lumières sur le sujet que nous examinons.

(1) M. Chomel ajoute : *Il y a cependant cette différence entre l'affection typhoïde et quelques unes des phlegmasies dont nous la rapprochions à l'in- stant, c'est que l'on peut produire artificiellement une pleurésie ou une péri- cardite en injectant dans la plèvre ou le péricarde un liquide irritant. Nous en dirions encore autant de la pneumonie, tandis que, dans l'état actuel de la science, on ne pourrait déterminer à volonté, et sur un individu donné, l'al- tération des glandes de Peyer.* J'avoue, à mon ignorance, que je ne connais pas les faits sur la foi desquels M. Chomel affirme si *explicitement* qu'on ne pourrait déterminer à volonté, et sur un *individu donné*, l'altération des glandes de Peyer. Je ne sais sur quel individu de l'espèce humaine on pour- rait tenter une pareille expérience, et on ne l'a sans doute pas tentée non plus pour la péricardite, la pleurésie et la pneumonie. Sur les animaux, c'est autre chose. M. Chomel, qui connaît tout ce qui a été fait dans *l'état actuel de la science*, est prié de jeter les yeux sur deux expériences rapportées dans mon *Traité des fièvres ;* il y verra que l'on a produit *artificiellement des ulcérations des glandes de Peyer et de Brunner* (pag. 91, 5ᵉ expérience ; et pag. 239, 6ᵉ expérience). — Je ne tire ici de ces expé- riences, qu'il serait très facile de répéter, aucune induction théorique ; je me borne à les mentionner comme ne s'accordant pas avec la tran- chante assertion de M. Chomel, assertion déjà émise, d'ailleurs, par M. Louis. J'ajouterai qu'il me *semble infiniment probable* qu'on pourrait dé-

Après avoir signalé l'incertitude qui règne sur les causes déterminantes, M. Chomel traite la question de la contagion, et il conclut ainsi : « 1° *L'opinion adoptée par la plupart des médecins français, que l'affection typhoïde n'est pas contagieuse, ne peut être admise comme chose démontrée; 2° si cette maladie est contagieuse, elle ne l'est qu'à un faible degré et avec le concours de circonstances encore mal déterminées; 3° si des observations ultérieures démontraient, dans le typhus, des lésions anatomiques semblables à celles que l'on rencontre dans la maladie typhoïde, l'identité de ces deux affections serait mise hors de doute, et la question de la contagion serait jugée.* » (Pag. 339.)

Ainsi M. Chomel reste dans le doute sur la question de la contagion de ce qu'il appelle *la fièvre, l'affection, la maladie typhoïde.* Ce doute est assez peu *philosophique* à une époque où de beaux et solides travaux ont à peu près démontré que le typhus lui-même était une maladie qui ne se transmet pas par *contagion*, mais par *infection.*

Autant que qui que ce soit, j'ai besoin de bonnes raisons, c'est-à-dire de faits *nombreux, bien observés et bien interprétés,* avant de me prononcer pour ou contre une opinion qui relève du domaine de l'observation. Tant que les faits font défaut, le doute est, en effet, légitime, et il faut s'y résigner. Mais, de bonne foi, la question de la contagion de ce qu'on appelle une fièvre typhoïde, c'est-à-dire d'une véritable entéro-mésentérite, d'une violente entérite, comme le disait Pinel, est-elle une de celles sur lesquelles il ne soit pas permis d'avoir une opinion arrêtée? Qu'on dise donc aussi que la non-contagion de l'érysipèle, de la pneumonie, qui, de l'aveu de M. Chomel lui-même, peuvent revêtir la forme typhoïde, n'est pas une chose démontrée. Sans doute, comme je l'ai déjà professé, il y a dix ans, dans

terminer sur un *individu donné* (pour parler comme M. Chomel) l'altération des glandes de Peyer, si M. Chomel se chargeait de trouver un individu disposé à subir une pareille expérience.

le *Traité des fièvres*, l'entéro-mésentérite est une phlegmasie qui, en raison du lieu qu'elle occupe, tend, plus qu'aucune autre peut-être, à déterminer une infection putride de la masse sanguine, et par suite de tous les autres liquides. Par conséquent, les individus qui en sont atteints constituent, jusqu'à un certain point, un foyer d'infection pour les personnes qui les environnent. Mais de là à la contagion, telle qu'elle existe dans la variole, par exemple, il y a un *ciel entier* de différence. On n'a jamais vu un sujet atteint d'une véritable fièvre typhoïde la communiquer à un autre, et en supposant même qu'un individu tombât malade *uniquement* pour avoir été en contact avec un autre individu atteint de fièvre typhoïde, il est infiniment probable que la maladie qu'il contracterait serait autre chose *qu'une altération des plaques ou des glandes de Peyer.* Mais aucun fait bien observé ne justifie cette hypothèse elle-même. Depuis vingt ans qu'on étudie cette question à Paris, des milliers de malades, des milliers d'élèves ont été mis en contact, un nombre infini de fois, avec des individus atteints de fièvre typhoïde, et jamais il ne s'est rencontré un cas de contagion.

ARTICLE IV.

Résumé des observations précédentes, considérées sous le point de vue du traitement, et parallèle de ce traitement avec quelques autres.

Avant de résumer nos observations considérées sous le point de vue thérapeutique, il ne sera pas sans intérêt de faire connaître ce que j'avais dit du traitement de cette maladie dans le *Traité clinique et expérimental des fièvres essentielles.* On verra ainsi de quel point je suis parti pour arriver au traitement que j'ai formulé depuis quelques années. Immédiatement après avoir exposé les préceptes thérapeutiques consignés dans l'ouvrage indiqué, je

rappellerai ceux qui ont été donnés par M.Chomel , dans
ses *Leçons sur la fièvre typhoïde,* afin que les lecteurs puissent les comparer d'une part avec ceux que j'avais esquis-
sés en 1826 , et d'autre part avec ceux que j'ai mis en pratique plus tard.

§ Iᵉʳ.

**Du traitement proposé dans le traité clinique et expérimental
des fièvres dites essentielles.**

Laissons de côté ce qui concerne la forme bilieuse de
cette maladie , et voyons ce que je disais de la fièvre bilieuse transformée en fièvre putride; le voici : « Il s'agit de
» déterminer quels sont les moyens que l'art doit opposer
» à cette grave et dangereuse nuance de la maladie. Ce pro-
» blème de thérapeutique était sans doute difficile à résou-
» dre, pour ne pas dire entièrement insoluble , avant que
» les recherches d'anatomie pathologique nous eussent fait
» connaître le genre d'altération qui correspond aux symp-
» tômes ; mais aujourd'hui que l'inspection anatomique
» nous a surabondamment appris que, dans les cas qui nous
» occupent, l'inflammation a déterminé la désorganisation
» ulcéreuse , purulente et même gangréneuse de la mem-
» brane muqueuse gastro-intestinale , et surtout de celle
» des dernières circonvolutions de l'iléon , nous possédons
» les principales données nécessaires à la solution du pro-
» blème indiqué.

» Rapprochons le cas actuellement soumis à notre examen
» de celui dans lequel les phénomènes de la fièvre putride
» sont produits par une phlegmasie extérieure. Faisons plus,
» et , par la pensée, retournons pour ainsi dire le corps
» vivant, et supposons que la membrane muqueuse malade,
» au lieu de former une portion de son enveloppe interne ,
» en constitue l'enveloppe extérieure. N'est-il pas évident
» que par cette sorte d'artifice , nous nous plaçons précisé-

» ment dans les mêmes circonstances où nous étions dans
» l'article précédent (il s'agissait dans cet article du traite-
» ment de la fièvre putride ou adynamique consécutive à
» certaines phlegmasies extérieures), et que nous avons en
» quelque sorte transformé une fièvre putride *médicale* ,
» ou produite par une phlegmasie interne, en une fièvre pu-
» tride *chirurgicale,* c'est-à-dire occasionnée par une inflam-
» mation externe ? n'est-il pas évident, par conséquent, que
» le traitement qui convient dans un cas est également ap-
» plicable à l'autre , sauf les modifications que réclame la
» différence de position et d'organisation des parties malades ?

» **A.** *Moyens locaux.* Si , comme nous l'avons supposé ,
» la membrane muqueuse gastro-intestinale était réellement
» placée à l'extérieur, nous appliquerions autour de la por-
» tion enflammée un nombre suffisant de sangsues, nous
» la couvririons de topiques émollients, et nous chercherions
» à déterger, à nettoyer pour ainsi dire la surface des ulcé-
» rations , ou même à neutraliser , par l'emploi local des
» *antiseptiques,* l'action délétère des matières putrides qui
» existent dans le canal digestif; mais puisque cette mem-
» brane occupe l'intérieur et non l'extérieur du corps , il
» faut adapter à cette circonstance les modificateurs théra-
» peutiques. Voici comment on y parvient : au lieu de pra-
» tiquer les saignées locales sur l'organe malade immédia-
» tement, on les pratiquera sur le ventre ou à l'anus ; on les
» proportionnera, soit pour leur abondance, soit pour leur
» nombre, à l'âge, à la force, au tempérament des sujets,
» et à la violence de l'inflammation. Quant aux émollients
» et aux moyens dits *antiseptiques* , il est clair que ce n'est
» que sous forme de boissons ou de lavements que l'art peu
» les administrer.

» B. *Moyens généraux.* La diète doit être prescrite dans
» toute sa rigueur; elle est d'autant plus nécessaire ici, que
» les organes malades sont précisément ceux sur les-
» quels s'appliquent immédiatement les substances alimen-
» taires.

» Les boissons délayantes, gommeuses, rafraîchissantes,
» émollientes, ont le double avantage d'agir directement
» sur l'irritation locale, et de calmer l'irritation générale qui
» l'accompagne. Considérées sous le rapport de leur action
» locale, les boissons constituent de véritables moyens to-
» piques, auxquels on peut donner à volonté la propriété
» émolliente, calmante, tonique, anti-septique, etc.

» Vantées par les uns, les boissons toniques ou antisepti-
» ques sont irrévocablement proscrites par les autres. Chaque
» parti apporte des faits à l'appui de sa pratique et de son
» opinion ; il faut donc examiner, non pas seulement les
» opinions opposées, mais surtout les faits que leurs partisans
» allèguent en leur faveur (1). Sans doute, dans la maladie
» compliquée qui nous occupe, il est important de remédier
» aux accidents que développe l'infection putride qui a lieu
» dans l'intérieur même des organes malades. En principe,
» ou si l'on veut en *théorie*, nous convenons donc des avan-
» tages de la méthode antiseptique, mais c'est l'application
» du principe qui nous embarrasse. En effet, la plupart des
» moyens dits antiseptiques jouissent d'une action irritante,
» action diamétralement opposée à celle que réclame l'état
» des parties sur lesquelles ces moyens doivent être appli-
» qués ; que si l'art possède des substances antiseptiques à
» la fois et non irritantes, leur emploi convient admirable-
» ment aux cas que nous étudions. S'il existe une substance
» de cette espèce, c'est peut-être l'écorce du Pérou ou le quin-
» quina. Il faut avouer du moins que les nombreuses expérien-
» ces faites sur ce médicament prouvent que, chez lui, les
» propriétés toniques et antiseptiques l'emportent sur les pro-
» priétés irritantes ou excitantes. C'est pourquoi, sans oser
» en recommander expressément l'emploi, nous pensons

(1) On voit par ce passage, comme, au reste, par l'ouvrage entier,
combien j'ai mérité le reproche d'*exclusif*, de *fanatique*, etc., dont on
m'a si souvent gratifié, et dont on ne manque pas de me gratifier aujourd'hui plus que jamais.....

» que ce n'est pas déroger aux préceptes avoués par la pra-
» tique et la théorie que de prescrire ce médicament, lors-
» que l'irritation a été préalablement combattue avec une
» énergie convenable , que les phénomènes fébriles sont
» sensiblement calmés, et qu'il existe encore des signes d'in-
» fection putride, soit locale , soit générale ; en un mot,
» le quinquina est convenable dans ce cas comme dans ce-
» lui d'une phlegmasie gangréneuse extérieure , avec cette
» particularité importante , que la membrane muqueuse
» sur laquelle il est appliqué dans le premier cas est d'une
» texture et d'une organisation plus *délicate* que les parties
» externes avec lesquelles on le met en contact dans le se-
» cond cas. Dans une question d'une si haute importance ,
» et sur laquelle les praticiens sont encore partagés d'opi-
» nion, notre devoir est de recueillir, avec une impartia-
» lité religieuse, tous les faits propres à dissiper les doutes
» et à faire triompher la vérité (1). Nous sommes persuadés
» de la bonne foi des détracteurs du quinquina ; mais parmi
» les observateurs et les praticiens qui en recommandent
» l'emploi, il en est de trop habiles , de trop respectables
» pour qu'il soit permis de rejeter avec une sorte de dédain
» les résultats de leur expérience.

» Ne pouvant offrir aux lecteurs aucune observation qui
» nous appartienne de guérison par l'emploi du quinquina,
» nous les engageons à consulter celles publiées par M. Pe-
» tit, dans son Traité de la fièvre *entéro-mésentérique*, et par
» MM. Andral et Lerminier , dans le premier volume de leur
» *Clinique.* Nous leur recommandons surtout de suivre, si
» les circonstances le leur permettent, la pratique des mé-
» decins d'hôpitaux qui combattent la maladie qui nous oc-
» cupe, par l'administration du quinquina. Qu'ils observent
» les malades avec attention, qu'ils étudient avec bonne foi
» les effets de ce médicament, et ils ne tarderont pas à se
» former sur ses avantages ou ses inconvénients, une opinion

(1) Encore un coup , de quel *fanatisme* n'étais-je pas alors possédé ?

1.   22

» plus solide que celles qui ne reposent que sur des raison-
» nements plus ou moins ingénieux, et sur des conjectures
» plus ou moins heureuses. Ce point important de la théra-
» peutique n'a pas encore été suffisamment approfondi, et
» ne peut l'être complétement que par de nouvelles recher-
» ches expérimentales.....

» Les médicaments stimulants ou excitants proprement
» dits méritent, sous tous les rapports, la juste proscription
» à laquelle le fondateur de la nouvelle doctrine pyrétologi-
» que les a pour jamais condamnés. Quel médecin serait
» assez audacieux, ou plutôt assez imprudent, pour appli-
» quer sur une membrane profondément enflammée des
» substances brûlantes et plus ou moins incendiaires, telles
» que les médicaments alcooliques, éthérés, les vins les
» plus généreux, le camphre, etc. !

» Ce que nous disons des excitants appliqués immédiate-
» ment sur l'organe enflammé, ne regarde pas les excitants
» extérieurs ou *révulsifs*, tels que les sinapismes ou les vési-
» catoires. Ceux-ci, vers le déclin de la maladie, et lorsqu'il
» reste moins d'irritation que de stupeur, peuvent être em-
» ployés avec succès. »

Après avoir fait remarquer que les boissons indiquées
plus haut étaient à la fois convenables, et comme moyens
locaux, et comme moyens généraux, j'ajoutais, en parlant
de l'altération ou de l'infection septique de la masse sanguine : « Peut-être obtiendrait-on d'heureux et salutaires
» effets de la solution du chlorure de soude ou de chaux,
» donnée soit dans les tisanes, soit dans les lavements que
» l'on fait prendre aux malades. Ce médicament agirait à la
» fois sur le siége même de la maladie primitive, et, à la fa-
» veur de l'absorption, sur l'affection consécutive de la
» masse sanguine tout entière. Nous nous occupons d'ex-
» périences sur ce sujet, et nous en publierons les résultats,
» si la thérapeutique peut en retirer quelque utilité (1). »

(1) Il y avait six ans que ceci était publié, lorsque, sans faire aucune

Cela posé, j'ai rapporté, dans l'ouvrage cité, onze observations de guérison *obtenue*, comme je le disais, par le seul bienfait de la nature, secondée par la diète, les émollients et quelques saignées locales, seules ou combinées avec une saignée générale (1).

Je passe maintenant à ce que M. Chomel a écrit sur le traitement de la *fièvre* ou *affection typhoïde*. Le traitement proposé par M. Louis ne différant pas au fond de celui employé par M. Chomel (les observations de M. Louis ont été recueillies dans le service de M. Chomel), je n'en parlerai point ici; mais j'aurai occasion d'examiner ce qu'il a dit des saignées, dans l'article où je m'occuperai de la durée, du pronostic, et de la mortalité de ce qu'il appelle l'*affection typhoïde*.

§ II.

Traitement proposé par M. Chomel, dans ses *Leçons sur la fièvre typhoïde*.

M. Chomel appelle RATIONNELLE la méthode dont il a fait choix, et il l'appelle ainsi parce qu'elle a, dit-il, pour base le raisonnement. Il ajoute *qu'on l'a appelée aussi* SYMPTO-

mention, M. Chomel, en 1831, commença l'emploi des chlorures sur la proposition d'un jeune médecin qu'il ne nomme pas (*Leçons sur la fièvre typhoïde*). Je ne suis nullement affligé de ce que M. Chomel n'ait pas fait mention de mon ouvrage en cette circonstance, non plus que dans tout le cours de ses *leçons*, imitateur en cela de M. Louis. Il en est seulement résulté une chose assez singulière, c'est qu'on a fait honneur à MM. Louis et Chomel d'un certain nombre de vérités d'observation que l'on nous supposait avoir entièrement méconnues, bien que nous les eussions signalées avant eux, de la manière la plus expresse. Le temps arrangera tout cela.

(1) Malheureusement, je n'ai pas donné, dans le *Traité des Fièvres*, le rapport des cas de guérison aux cas terminés par la mort. Mais j'ai fourni les éléments propres à décider la question dans des relevés *numériques* envoyés, en 1822, à l'administration des hôpitaux pour le concours aux prix décernés aux élèves internes (mon travail fut honoré d'une médaille).

MATIQUE, *parce qu'elle s'appuie sur les symptômes, et ne repousse aucun des moyens de traitement* (pag. 404). Sans disputer ici sur les adjectifs *symptomatique* et *rationnelle*, qu'on fait *synonymes*, on conviendra que c'est assez mal préciser une méthode que de dire qu'elle s'appuie sur le raisonnement, sur les symptômes, et qu'elle ne repousse aucun des moyens de traitement. Du reste, M. Chomel fait assez bon marché de sa méthode *rationnelle et symptomatique*, puisqu'il avoue (pag. 451) *qu'elle n'a pas pour elle une proportion de succès telle, que sa supériorité sur les autres méthodes soit clairement établie* (1).

Quoi qu'il en soit, voici un aperçu de la méthode dite rationnelle par M. Chomel.

Dans la *forme* de la maladie typhoïde qui n'est ni *inflammatoire*, ni *bilieuse*, ni *muqueuse*, ni *ataxique*, ni *adynamique*, *qui n'offre*, en un mot, *aucun des caractères distinctifs des ordres des fièvres de Pinel* (pag. 465), forme dont M. Chomel ne nous révèle pas le mystère; dans cette forme mystérieuse, dis-je, la terminaison est presque constamment favorable, et M. Chomel, après avoir déclaré que les boissons rafraîchissantes et quelques autres moyens topiques pourraient le plus souvent conduire seuls la maladie à une issue heureuse, ajoute que, *néanmoins*, il lui *paraît utile, même dans les cas les plus simples de maladie typhoïde, de faire, au début, une saignée du bras.*

Dans la *forme inflammatoire*, M. Chomel recommande instamment une sage réserve dans l'emploi des émissions sanguines, attendu que la *forme adynamique* peut succéder à la *forme inflammatoire*.

En conséquence, après avoir, au début, pratiqué une ou

_____

(1) Mais quelles sont donc les autres méthodes qui ne puissent pas prétendre, comme celle de M. Chomel, *avoir pour base le raisonnement*, et *s'appuyer sur les symptômes?* Malheureusement il y a deux sortes de raisonnements, les bons et les mauvais, et il existe aussi deux manières d'interpréter et de peser les symptômes, l'une vraie, l'autre fausse.

deux saignées (M. Chomel n'indique pas la dose de chaque saignée, ni la distance qu'il faut mettre entre les deux saignées, si une ne suffit pas) *et combattu, au besoin, quelques congestions locales par une ou deux applications de sangsues* (M. Chomel n'indique pas le nombre des sangsues), *on devra généralement renoncer à ces moyens*, et se borner à la diète et aux rafraîchissants.

La *forme bilieuse* de la maladie typhoïde n'a pas paru à M. Chomel réclamer dans son traitement des modifications importantes.

La *forme muqueuse* est celle qui fournit le moins d'indications particulières, et réclame, selon M. Chomel, à peu près le même traitement que la maladie typhoïde dans sa forme la plus simple (forme qui, encore une fois, est pour ses lecteurs un x algébrique, puisqu'il n'en a point exposé les caractères).

La *forme ataxique* (1) est une des plus graves et celle dont le traitement offre le plus de difficultés.

1° Toutes les fois que la maladie typhoïde se montrera sous la forme inflammatoire ataxique, le traitement antiphlogistique sera le seul qui convienne, et il sera mis en usage, comme dans la forme inflammatoire.

2° Les symptômes ataxiques se montrent-ils, au contraire, accompagnés des phénomènes adynamiques, c'est manifestement aux toniques que l'on doit alors recourir.

3° Lorsque la maladie ne présente pas d'indications précises, soit par le peu d'intensité de ses symptômes, soit

(1) Suivant M. Chomel, la plus grande obscurité règne sur les causes matérielles du trouble nerveux qui constitue la forme ataxique, et c'est ailleurs que dans des suppositions gratuites que nous devons chercher les moyens de le combattre avec succès. Or, comme on va le voir, M. Chomel ne conseille aucun moyen particulier contre ce *trouble* nerveux, puisqu'il veut, ou que l'on s'en tienne à l'expectation, ou que l'on emploie le même traitement que dans la forme inflammatoire ou adynamique.

dans ses causes ou dans sa marche, alors on doit se borner à la médication expectante (pag. 474, 475, 476).

La *forme adynamique* réclame le traitement suivant :

1° Se montre-t-elle seulement par la stupeur, une prostration des forces plus grande que celle qu'on observe ordinairement dans la maladie typhoïde, la faiblesse du pouls, les défaillances dans la position assise, l'impossibilité de retenir les excrétions, elle réclame la décoction de quinquina, les infusions de camomille et de sauge en boissons, en lavements, en bains, en applications extérieures; on y joint, à dose modérée, le vin, le camphre et quelquefois l'éther.

2° La faiblesse est-elle portée à un degré plus considérable, et se montre-t-elle par l'impossibilité où est le malade d'exécuter les plus faibles mouvements et de parler, par l'altération profonde des traits, la fétidité de l'haleine, la petitesse et la lenteur du pouls, le peu d'élévation de la chaleur, le refroidissement même, il faut alors élever les doses des remèdes déjà indiqués, tels que le vin, le camphre, l'éther; employer le quinquina sous forme d'extrait, à la dose de plusieurs gros, d'une à deux onces, par la bouche et en lavements; remplacer les vins de France par les vins alcooliques d'Espagne administrés par cuillerées, à des intervalles déterminés, quatre à cinq fois le jour, toutes les deux heures, toutes les heures même : *J'ai fait prendre quelquefois avec un succès inespéré*, dit M. Chomel, *jusqu'à deux bouteilles de vin de Madère ou de Malaga à certains malades, dans l'espace de quatre à cinq jours* (page 476-77).

§ III.

Résumé des moyens employés chez les malades de nos trois catégories.

Je désignerai sous le titre de moyen *principal* la saignée tant générale que locale, et sous le titre de moyens *adjuvants*, ceux que j'ai employés concurremment avec les émissions sanguines.

I.

Résumé et récapitulation des émissions sanguines.

A.

PREMIÈRE CATÉGORIE. (*Cas très graves.*)

La somme des saignées du bras, de 2 à 4 palettes, pour les 14 malades de la première catégorie s'élève à 42. 12 de ces saignées ont été faites le premier jour de l'entrée; 14, le 2ᵉ jour; 8, le 3ᵉ; 4, le 4ᵉ; 3, le 5ᵉ; 1, le 11ᵉ.

La somme des saignées par les ventouses, de 1 à 4 palettes, s'élève à 33. 11 de ces saignées locales ont été pratiquées le second jour de l'entrée; 10, le 3ᵉ jour; 2, le 4ᵉ; 3, le 5ᵉ; 2, le 6ᵉ; 2, le 8ᵉ; 1, le 10ᵉ; 1, le 18ᵉ; 1, le 20ᵉ.

La somme des saignées par les sangsues est de 11. Les sangsues ont été appliquées au nombre de 12 à 30. 3 de ces saignées locales ont eu lieu le jour même de l'entrée; 2, le 2ᵉ jour; 2, le 3ᵉ jour; 1, le 4ᵉ jour; 1, le 5ᵉ jour; 1, le 13ᵉ jour; 1, le 15ᵉ jour.

En résumé, il y a eu pour cette catégorie 42 saignées générales et 44 saignées locales; par conséquent le nombre de ces deux espèces de saignées a été, à peu de chose près, égal.

La quantité de sang enlevée par les saignées générales a été de 94 palettes.

La quantité de sang retirée par les saignées locales (en évaluant approximativement à 3 palettes le sang retiré par 30 sangsues) est de 85 palettes 1/2, savoir 64 palettes par les ventouses, et 21 1/2 par les sangsues.

Par conséquent, on a enlevé par les saignées générales 8 palettes 1/2 de sang de plus que par les saignées locales.

La quantité totale de sang consommée par le traitement des 14 malades de cette catégorie, est de 226 palettes ou de

56 livres 1/2 (1). De ces 226 palettes, 46 ont été enlevées aux trois sujets qui ont succombé, et 180 (2) aux 11 qui ont guéri. Par conséquent, la moyenne du sang perdu par ceux qui ont succombé est moindre que celle des malades qui ont guéri, et cela dans la proportion de 15 pal. 1/3 à 16 p. 4/11; c'est-à-dire que les premiers ont perdu un peu moins de quatre livres de sang, et que les autres en ont perdu un peu plus de quatre livres. Je fais cette remarque pour ceux qui seraient tentés de croire que dans les cas où la mort a eu lieu, c'est à une trop grande soustraction de sang qu'il faut l'attribuer. On dira peut-être qu'en vertu de certaines circonstances, les saignées, bien qu'ayant soustrait moins de sang, ont pu être *relativement* plus copieuses chez les malades qui ont succombé que chez ceux qui ont guéri. A cela je répondrai que de pareilles circonstances n'existaient pas, et que si l'on voulait ainsi disputer sur des hypothèses, on pourrait dire aussi, et avec plus d'apparence de raison, que si la mort a eu lieu, c'est parce qu'on n'a pas assez saigné. Mais laissons de pareilles disputes à ceux qui les aiment.

La *moyenne* du sang enlevé pour un malade chez les 14 sujets réunis de cette catégorie, est de $\frac{56 \; 1/2}{14}$ livres, c'est-à-dire à peu près exactement de 4 livres.

Le *maximum* a été de 5 livres 6 onces (obs. 12ᵉ).

(1) Je représente ici, comme dans tout le cours de cet ouvrage, quatre palettes de sang par une livre, évaluation dont des expériences directes m'ont démontré l'exactitude, dans les cas où le caillot et la sérosité sont dans la proportion normale. Mais comme cette proportion varie selon diverses circonstances, et que la proportion de sérosité augmente, tandis que celle du caillot diminue à mesure que les saignées se répètent, il peut en résulter quelque inexactitude dans l'évaluation ci-dessus indiquée. C'est donc surtout sur le nombre des palettes que le lecteur est prié de se régler.

(2) La quantité n'est que de 179 palettes 1/2 ; mais j'ai cru pouvoir, sans inconvénient, la porter à 180, pour plus de commodité dans les opérations arithmétiques.

Le *minimum*, de 2 livres 12 onces (obs. 9ᵉ).

Quant à l'espace de temps dans lequel cette dose de sang a été soustraite, on voit qu'à quelques exceptions près, il n'a pas dépassé les quatre à cinq premiers jours, et que c'est spécialement dans les quarante-huit heures à partir de l'entrée que la majeure partie de ce sang a été enlevée. Ainsi, par exemple, c'est dans ce court intervalle de temps, qu'ont été faites 34 des 42 saignées générales et 28 des 44 saignées locales (1).

On voit par ce relevé, comme on verra par les suivants, que le nombre des saignées pratiquées le second jour (celui des saignées locales surtout) est bien plus considérable que celui des saignées pratiquées le premier jour ou le jour

(1) Au reste, voici la récapitulation des saignées générales et locales pour chaque malade. Le chiffre placé au-dessus de celui qui indique le nombre de palettes, désignera le jour où chaque saignée a été faite. La lettre *p* signifie palette.

	SAIGNÉES GÉNÉRALES.	SAIGNÉES LOCALES.	
		VENT. SCARIF.	SANGSUES.
Obs. 1	3^1 p., 2^2 p. 1/2, 2^3 p.	3^2 p., 2^5 p. 1/2.	30^1 s.
Obs. 2	3^1 p., 3^2 p., 3^3 p.	3^2 p., 2^3 p., 1^5 p. 1/2, 2^8 p., 1^{10} p. 1/2.	0
Obs. 3	3^1 p., 3^2 p., 2^4 p., 2^5 p.	3^2 p.	0
Obs. 4	3^1 p. 1/2, 3^2 p. 1/2 (*bis*), 3^5 p.	3^2 p.	16^5 sangs.
Obs. 5	3^1 p, 3^2 p., 3^3 p.	3^2 p., 2^5 p.	0
Obs. 6	3^1 p., 3^2 p., 3^3 p.	3^2 p., 2^3 p.	0
Obs. 7	3^1 p., 3^2 p.	3^2 p., 4^3 p.	0
Obs. 8	3^1 p., 3^2 p.	3^2 p., 3^3 p.	0
Obs. 9	3^1 p., 2^2 p.	1^2 p., 2^3 p.	20^2 s., 12^{13} s.
Obs. 10	4^4 p.	3^4 p., 3^5 p., 3^6 p.	20^{15} s.
Obs. 11	3^1 p., 2^3 p., 3^5 p.	2^2 p., 2^3 p., 2^5 p., 2^8 p.	30^1 s.
Obs. 12	3^2 p. (*bis*), 3^5 p., 2^4 p.	3^2 p., 3 p., 2^{18} p., 2^{30} p.	18^3 s.
Obs. 13	3^1 p., 3^2 p., 3^3 p., 2 p, 2^{11} p.	2^5 p.	0
Obs. 14	3^1 p. 1/2, 3^2 p., 3^3 p.	2^6 p.	30^2 s., 30^5 s., 30^4 s.
Totaux ..	94 palettes.	64 pal.	21 pal. 1/2.

d'entrée. Voici, une fois pour toutes, l'explication de cette circonstance, qui, au premier abord, semblerait en contradiction avec notre formule des saignées coup sur coup : c'est que les malades envoyés du bureau central ne sont visités par moi que le lendemain de leur arrivée, et que vus seulement le soir du jour de leur entrée, on ne peut leur pratiquer, ce jour là, qu'une seule saignée du bras, et, lorsque les cas sont pressants, une saignée locale.

B.

DEUXIÈME CATÉGORIE. (*Cas de moyenne gravité.*)

La somme des saignées du bras (1) de 2 à 4 palettes pour les 13 malades de la seconde catégorie, est de 22.

6 de ces 22 saignées ont été pratiquées le jour même de l'entrée des malades ; 10, le 2ᵉ jour ; 5, le 3ᵉ jour ; 1, le 5ᵉ jour.

La somme des saignées locales par les ventouses scarifiées et les sangsues (les ventouses de 1 à 3 palettes, les sangsues au nombre de 7 à 30), s'élève à 29.

Trois de ces 29 saignées locales ont été pratiquées le jour de l'entrée ; 13, le 2ᵉ jour ; 6, le 3ᵉ jour ; 3, le 4ᵉ jour ; 1, le 5ᵉ jour ; 1, le 7ᵉ jour ; 1, le 8ᵉ jour ; 1, le 9ᵉ jour.

Il suit de ce relevé qu'il y eut 7 saignées locales de plus que de saignées générales.

La quantité totale du sang consommée pour le traitement des 13 malades de cette catégorie est de 135 palettes (savoir, 68 palettes par les saignées générales, 67 pour les saignées locales), ou d'environ 34 livres.

On voit que la quantité de sang enlevée par les saignées générales est sensiblement égale à celle retirée par les saignées locales.

---

(1) Chez un sujet, au lieu de la saignée du bras, M. Montault fit pratiquer la saignée du pied.

On voit aussi qu'il existe une très grande différence entre la quantité de sang enlevée aux 15 malades de cette catégorie, et celle retirée aux 14 malades de la précédente catégorie, puisque, pour l'une, cette quantité n'est que de 135 palettes ou 34 livres, tandis que, pour l'autre catégorie, cette même quantité s'est élevée à 226 palettes ou 56 livres 1/2. En retranchant 4 livres de sang (moyenne du sang retiré pour chaque malade de la première catégorie ou de celle des cas les plus graves), nous aurons 52 livres 1/2 pour 13 malades de cette catégorie, nombre égal à celui des malades de la seconde catégorie (cas de moyenne gravité). Or, nous n'avons dépensé pour ceux-ci que 34 livres de sang : la différence est donc de 18 livres de plus pour les premiers que pour les seconds. Comme, à la gravité près, toutes les circonstances ont été sensiblement les mêmes pour chacune de ces deux séries égales de malades, on voit que c'est à cette gravité que tient la grande différence que nous venons de signaler. La gravité de la maladie est donc une donnée, une condition d'une très haute importance pour le traitement, et nous en avons tenu tout le compte qu'on doit en tenir, sans négliger les autres données ou conditions qui, telles que l'âge, la force, le tempérament, le sexe des sujets, les complications diverses, etc., doivent apporter de notables modifications dans la dose des émissions sanguines. Au reste, les observations particulières sont là pour démontrer la vérité de ce que nous disons.

Revenons maintenant à notre statistique des saignées faites chez les sujets de la seconde catégorie.

La *moyenne* est de 10 palettes 1/2 ou de 2 livres 10 onces, tandis que dans la première catégorie, la *moyenne* est de 4 livres environ. La différence en moins pour la *moyenne* de la seconde catégorie est donc de 1 livre 6 onces.

Le *maximum* des émissions sanguines, dans la seconde catégorie, a été de 16 palettes 1/2 ou 4 livres 2 onces (obs.

20ᵉ); le *minimum* a été de 6 palettes (1) ou de 1 livre 1/2 (obs. 27ᵉ).

Pour ce qui regarde l'espace de temps durant lequel les émissions sanguines ont été pratiquées, ce relevé est tout-à-fait conforme au précédent. C'est en effet dans les quatre ou cinq premiers jours, que toutes ou presque toutes ont été pratiquées. Le plus grand nombre a eu lieu le lendemain de l'entrée , c'est-à-dire le premier jour où j'ai fait la visite des malades; ainsi, 10 des 22 saignées générales (la moitié environ), et 13 des 29 saignées locales (encore près de la moitié) ont été pratiquées le jour même de ma première visite.

Les saignées qui ont été pratiquées après les quatrième ou cinquième jours l'ont été , soit pour de légères rechutes, soit pour des maladies accidentelles , intercurrentes (2).

(1) Chez un malade (obs. 19ᵉ), on a retiré seulement, il est vrai, deux palettes de sang par les ventouses scarifiées; mais comme ce malade n'est entré que six semaines après le début de sa maladie, c'est-à-dire à une époque où le temps des grandes émissions sanguines est passé , j'ai cru devoir le mettre de côté.

(2) Voici, d'ailleurs, la récapitulation des saignées pour chaque malade.

SAIGNÉES GÉNÉRALES.	SAIGNÉES LOCALES.	
	VENT. SCARIF.	SANGSUES.
Obs. 15 — 3^1 p., 3^2 p., 3^3 p.	3^2 p., 3^4 p.	0
Obs. 16 — 2^1 p., 2^2 p.	2^2 p.	20^3 s.
Obs. 17 — 3^2 p., 2^5 p.	3^2 p., 3^3 p.	20^4 s.
Obs. 18 — 3^2 p. 1/2.	3^2 p.	20^1 s.
Obs. 19 — 0.	2^2 p.	0
Obs. 20 — 4^1 p., 3^1 p., 3^2 p. 1/2.	3^1 p.	30^2 s.
Obs. 21 — 3^1 p., 4^2 p.	1^2 p.	30^3 s.
Obs. 22 — 4^2 p., 3^3 p.	3^2 p.	0
Obs. 23 — 3^2 p., 3^3 p.	2^2 p., 3^3 p.	0
Obs. 24 — 4^2 p.	3^2 p.	20^9 s.
Obs. 25 — 3^3 p., 3^5 p.	1^2 p. 1/2.	$15^1, 30^3, 16^4, 15^5, 7^7, 30^8$ s.
Obs. 26 — 3^1 p.	2^2 p. 1/2.	20^3 s.
Obs. 27 — 3^2 p.	3^2 p.	0
Totaux . . 68 pal.	40 pal.	273 s. $= 27\frac{3}{10}$ pal.

C.

TROISIÈME CATÉGORIE. (*Cas légers.*)

La somme des saignées du bras, de 2 palettes 1/2 à 4 palettes, pour les 25 malades de cette catégorie, est de 12.

1 de ces 12 saignées a été pratiquée le jour de l'entrée du malade ; 9, le 2ᵉ jour ; 1, le 3ᵉ jour, et 1, le 6ᵉ jour.

La somme des saignées locales est de 25, savoir : 15 par les ventouses, de 2 à 4 palettes, et 10 par les sangsues, au nombre de 15 à 40.

2 de ces 25 saignées locales ont été pratiquées le jour de l'entrée des malades ; 16, le 2ᵉ jour ; 4, le 3ᵉ jour ; 1, le 4ᵉ jour ; 1, le 6ᵉ jour ; et 1, le 8ᵉ jour.

Il suit de ce relevé que le nombre des saignées locales a été un peu plus que double de celui des saignées générales (25 contre 12).

Que si nous comparons maintenant sous ce point de vue les relevés des trois catégories, nous voyons que le rapport des saignées locales aux saignées générales a toujours été en augmentant à mesure que la gravité des cas a diminué, de telle sorte que dans la catégorie des cas les plus graves, nous avons eu la proportion de 44 à 42 ; dans la catégorie des cas de gravité moyenne, la proportion de 29 à 22, et dans la catégorie des cas légers, la proportion de 25 à 12.

La masse totale du sang consommé pour le traitement des 25 malades de cette catégorie, est de 110 palettes, ou de 27 livres 1/2 : c'est-à-dire que pour un nombre de malades presque double de celui des malades des deux séries précédentes, nous avons tiré 6 livres 1/2 de sang de moins que chez les malades de la seconde catégorie, et 29 livres de moins que chez les malades de la première.

La *moyenne*, pour cette troisième catégorie, est de 4 à 5 palettes, au lieu de 10 palettes 1/2, comme pour la deuxième catégorie, et au lieu de 16 palettes comme pour la première catégorie.

Le *maximum* a été de 9 palettes (obs. 38ᵉ).

Le *minimum* a été de 0 saignée chez quelques malades dont les cas nous ont paru douteux , et d'une bénignité telle que la diète et les délayants ont suffi pour en faire justice.

En ce qui concerne l'espace de temps pendant lequel les émissions sanguines ont été pratiquées , ce relevé ressemble parfaitement aux deux précédents. En effet, presque toutes l'ont été du premier au troisième jour, et c'est le second jour de l'entrée, ou le premier jour de ma visite, que le plus grand nombre de ces saignées a eu lieu (9 sur 12 pour les saignées générales, et 16 sur 25 pour les saignées locales). On trouvera dans la note ci-dessous la récapitulation des saignées pour chaque cas (1).

(1) SAIGNÉES GÉNÉRALES.	SAIGNÉES LOCALES.	
	VENT. SCARIF.	SANGSUES.
Obs. 28 — 3^2 p.	3^2 p.	0
Obs. 29 — 3^2 p.	3^2 p.	25^3 s.
Obs. 50 — 3^2 p.	4^2 p.	0 (*Nota.* — Un purgatif pendant la convalescence).
Obs. 51 — 3^2 p.	0	30^2 s.
Obs. 32 — 0	3^2 p.	20^2 s.
Obs. 33 — 0	3^2 p.	20^2 s.
Obs. 34 — 0	2^2 p.	0
Obs. 35 — 0	3^2 p.	20^3 s.
Obs. 36 — 4^2 p.	0	30^2 s.
Obs. 37 — 3^1 p.	0	0
Obs. 58 — 2^2 p. 1/2.	3^2 p., 3^3 p.	15^8 s.
Obs. 39 — 3^2 p.	3^2 p.. 2^3 p.	0
Obs. 40 — 3^2 p., 2^3 p. 1/2.	3^2 p.	0
Obs. 41 — 3^2 p.	0	20^4 s.
Obs. 42 — 0	3^2 p.	0
Obs. 43 — 0	0	20^1 s.
Obs. 44 — 0	3^2 p.	40^1 s.
Obs. 45 — 3^6 p.	3^6 p.	0
Obs. 46, 47, 48, 49, 50 — 0	0	0
Totaux . . 59 pal.	44 pal.	240 s. = 24 *pal.*

D.

Relevé des émissions sanguines dans les trois catégories réunies.
— Réflexions générales.

Le traitement des 50 malades compris dans les trois catégories de cas que nous avons rapportés, a consommé 471 palettes ou 108 livres de sang.

Par conséquent, la *moyenne* des émissions sanguines, pour un de ces cas, a été de $\frac{471}{50}$ palettes, ou de $\frac{108}{50}$ livres $= 9$ palettes $\frac{21}{50}$ ou 2 livres $\frac{4}{25}$.

Le *maximum* et le *minimum* restent tels que nous les avons exposés précédemment (le premier dans le relevé de la première catégorie, le second dans le relevé de la troisième catégorie).

Nous avons vu, dans les précédents relevés, quelles importantes modifications étaient apportées dans la dose des émissions sanguines par les divers degrés de gravité de la maladie. Il nous resterait maintenant à exposer, d'une manière exacte, les modifications en rapport avec l'âge, la force, le tempérament, le sexe des sujets, avec les complications et quelques autres circonstances qui peuvent se présenter ; mais on conçoit que cela nous entraînerait dans des détails vraiment infinis. Nous devons nous borner ici à quelques réflexions générales, renvoyant pour les détails à chaque observation en particulier. Or, voici les règles générales que nous avons suivies relativement aux circonstances ci-dessus énoncées.

Toutes choses étant d'ailleurs égales, nous avons plus tiré de sang aux sujets forts qu'aux sujets faibles, aux hommes qu'aux femmes, aux sujets dans toute la vigueur de l'âge qu'à ceux d'un âge où le corps n'a pas encore toute sa force (celui de 15 à 20 ans, par exemple), et plus à ceux chez lesquels existait une complication inflammatoire, soit pulmonaire, soit cérébrale, soit toute autre, qu'à ceux chez lesquels la maladie était simple.

La période à laquelle la maladie était parvenue au moment de l'entrée des malades, a été aussi pour nous une cause de modification dans les émissions sanguines, de sorte que, toutes choses étant d'ailleurs égales, nous avons moins saigné les individus arrivés aux dixième, douzième ou quinzième jour de la maladie, que ceux chez lesquels la durée de cette maladie n'avait pas encore dépassé les premiers huit jours.

J'ai pris la précaution de dire, pour cette condition comme pour les précédentes, *toutes choses étant d'ailleurs égales*. Cette restriction est en effet indispensable, voici pourquoi : le problème des conditions qui doivent apporter des modifications dans la dose des émissions sanguines, comme aussi dans l'espace de temps à placer entre chacune d'elles, quand il est nécessaire de les répéter, ce problème, dis-je, est très compliqué, ou présente un grand nombre d'inconnues. Ces conditions peuvent se combiner d'une foule de manières différentes; ainsi, par exemple, tel malade, bien que plus jeune et moins fort qu'un autre, devra être saigné plus abondamment et à des distances plus rapprochées que ce dernier, si chez lui la maladie est portée à un degré d'intensité beaucoup plus élevé et affecte une marche beaucoup plus aiguë que chez l'autre. Je choisis cet exemple de combinaisons entre mille.

L'étude de ces circonstances est un des points les plus délicats de la clinique, et leur connaissance, leur juste appréciation est le secret des habiles maîtres. C'est là un des privilèges de ce qu'on appelle vulgairement le *tact médical*, et ce tact médical suppose dans celui qui le possède dans toute sa plénitude : 1° une heureuse disposition pour la médecine, don précieux que dispense l'astre sous lequel on naît; 2° un long exercice, éclairé par les réflexions les plus profondes sur tous les points de vue que l'on doit envisager, quand il s'agit d'appliquer un précepte quelconque de thérapeutique.

On ne peut donc tout dire dans une leçon , tout écrire dans un livre , et le lit des malades apprend bien des choses qu'on chercherait vainement ailleurs. C'est ici que se trouve la stricte application de cette saine maxime du législateur du Parnasse latin :

Segnius irritant animos demissa per aures ,
Quam quæ oculis subjecta fidelibus....

Au reste , si l'on trouve que je n'ai pas assez précisé la grande question du traitement de nos malades , j'ai la satisfaction de penser que, de tous les auteurs qui ont étudié le même sujet , je ne suis pas, peut-être , celui auquel un pareil reproche doive surtout s'adresser.

En présence de ces considérations et des nombreuses différences dans la dose des émissions sanguines, telles qu'elles sont attestées par les cas particuliers que nous avons rapportés, que répondre à ceux qui chaque jour enseignent à leurs élèves que notre formule est strictement la même pour tous les malades indistinctement ?

II.

Résumé des moyens adjuvants ou auxiliaires.

Les moyens adjuvants employés chez nos malades sont les suivants :

1° La diète et les boissons rafraîchissantes, savoir : la solution des sirops de gomme, de groseilles, de limon, la glace en fragments ;

2° Les lavements émollients, soit simples, soit amilacés , soit huileux, soit légèrement narcotiques ; les cataplasmes, les fomentations ;

3° Les bains, les affusions, la glace soit sur la tête, soit sur l'abdomen ; les compresses et lotions vinaigrées sur le front ;

4° Les vésicatoires aux memb res inférieurs et sur l'abdomen ; les sinapismes ;

5° **Le musc**, **le charbon**, **les chlorures.**

Je ne parlerai pas de quelques autres moyens employés accidentellement, tel qu'un purgatif léger, par exemple, que nous avons fait prendre à un de nos malades qui dans sa convalescence avait de la constipation, la bouche pâteuse, la langue recouverte d'une couche saburrale épaisse, etc.

Parmi les moyens adjuvants ci-dessus indiqués, tous n'ont pas été mis en usage chez tous nos malades indistinctement. Je dirai seulement quelques mots des chlorures, des vésicatoires, et de la glace sur l'abdomen.

Chez tous les malades très gravement atteints, et chez plusieurs autres qui l'étaient à un moindre degré, **nous avons** employé le chlorure de soude dans la solution de sirop de gomme (15 à 20 gouttes par pot.), dans les lavements, en fomentations, sur les cataplasmes, en aspersions, et dans les bains (1 litre pour un bain).

Il m'est impossible d'évaluer d'une manière précise l'utilité de ce moyen, que j'administre uniquement à titre d'antiseptique. Il ne jouit d'aucune efficacité contre l'élément inflammatoire proprement dit, et employé seul, il ne changerait presque rien ni à la durée, ni à la mortalité de la maladie abandonnée à elle-même. Quoi qu'il en soit, j'ai comparé entre elles deux séries de malades, sensiblement égales sous tous les rapports, si ce n'est que dans l'une les chlorures avaient été administrés, tandis qu'ils ne l'avaient pas été dans l'autre. Or, il n'en est résulté aucune différence appréciable dans la marche, la durée, la mortalité de la maladie chez les sujets des deux séries. En dernière analyse, les expériences m'ont démontré ainsi qu'à tous ceux qui en ont été témoins, que le chlorure de soude, tel que nous l'avons administré, constitue un antiseptique qui ne doit pas être négligé, qu'il concourt à remplir une des indications que présente l'entéro-mésentérite, quand les phénomènes putrides ou typhoïdes sont bien déclarés, mais que là se borne sa sphère d'action.

Nous avons eu recours aux vésicatoires chez 9 des malades de la première catégorie (8 fois aux mollets, 1 fois sur la région iléo-cœcale). Six de ces malades ont guéri, les trois autres ont succombé. Les vésicatoires jouissent-ils de quelque efficacité? Doivent-ils être bannis du traitement, comme M. Louis paraît disposé à le penser? J'avoue que, dans l''état actuel de la science, ces questions ne me paraissent pas susceptibles d'une exacte et rigoureuse solution. J'ai donc à cet égard une *opinion* plutôt qu'une *conviction*. Or, considérant que nous les avons employés plus de cent fois depuis environ cinq ans, et que si leurs avantages, absorbés en quelque sorte par ceux de moyens plus énergiques, n'ont pas été d'une évidence telle, que les yeux et l'esprit en puissent être fortement frappés, du moins, ils n'ont pas nui aux succès extraordinaires que nous avons obtenus; en raison, dis-je, de cette considération, mon *opinion* est que, quant à présent, on peut recourir aux vésicatoires, dans des conditions telles que celles où se trouvaient nos malades. (Voy. les observ. particulières.)

Quant à la glace *pilée* appliquée sur l'abdomen, je ne l'ai essayée que depuis deux ans environ, sur cinq ou six malades. Elle diminue considérablement le météorisme en même temps que la chaleur abdominale, et, sous ce rapport, tous nos malades s'en sont réellement bien trouvés. Mais ce moyen ne me paraît convenir qu'en été et exige des précautions. Il est infiniment probable qu'il a contribué au développement de la pneumonie qui a décidé la mort du sujet de la première observation.

§ IV.

Quelques réflexions finales sur notre traitement de l'entéro-mésentérite typhoïde.

La méditation des 225 cas d'entéro-mésentérite bien caractérisée, dont 178 ont été résumés dans le *Journal heb-*

domadaire par M. le docteur Jules Pelletan, chef de clinique, et dont 27 ont été rapportés en détail dans cet ouvrage, suffit amplement, ce me semble, pour réduire à leur juste valeur les assertions de quelques confrères, qui nous accusent charitablement de n'avoir qu'une seule et même prescription pour tous nos malades, et de ne pas tenir compte de toutes les circonstances qui réclament des modifications dans le traitement d'une maladie, quel qu'il soit. Personne plus que moi, j'ose le dire, et j'en atteste tous ceux qui ont assisté à ma pratique, personne plus que moi ne s'attache à bien étudier, à bien peser toutes les circonstances dont il s'agit, telles que l'âge, le sexe, le tempérament, les habitudes, l'état moral, les complications, le degré et l'étendue de la maladie, etc. Je sais qu'une formule générale étant trouvée, son application est subordonnée à toutes les conditions ci-dessus exposées; je sais qu'au lit du malade, tout doit être *particularisé, individualisé,* puisque, en définitive, il ne s'agit plus là d'abstractions, mais d'individus, de cas particuliers, et que, à la rigueur, quelque semblables que soient deux cas particuliers sous plusieurs rapports, on trouve cependant un certain nombre de différences. Je fais tous mes efforts pour ne pas négliger les différences plus que les ressemblances, et si des confrères plus habiles que moi en découvrent qui m'auraient échappé, ils me verront profiter avec empressement de leurs lumières. Mais qu'on cesse, pour l'amour de Dieu, de m'accuser de fautes, d'erreurs, de négligences, dont le plus mince écolier ne se rendrait pas coupable. Eh quoi! obtiendrions-nous donc les succès dont tant de personnes amies et non amies ont été les témoins, si nous négligions ainsi des règles de thérapeutique que dicte le bon sens le plus vulgaire?

Que l'on parcoure donc chacune de nos observations; que l'on examine attentivement ce que nous avons fait depuis le premier jour de l'arrivée des malades jusqu'au moment de leur guérison, et l'on verra que si tous ont été soumis à une seule et même méthode générale de traitement, cette méthode a été, pour ainsi dire, *particularisée, individualisée,* comme la maladie l'a été elle-même, quoique restant toujours identique au fond.

La formule des émissions sanguines telle que nous l'avons exposée pour cette maladie en général, et telle que nous l'avons modifiée pour chaque cas en particulier, est un de ces moyens énergiques, un de ces instruments violents qu'on ne saurait manier avec trop de prudence, et dont il ne faut jamais confier l'exercice à des mains inhabiles. Il faut bien prendre garde de ne frapper que sur la maladie, et non sur le malade, et pour cela, comme je l'ai écrit dans l'*Essai sur la philosophie médicale,* comme je le répète chaque jour, il faut avoir une sûreté, une précision de diagnostic que peut seule donner une longue habitude, secondée par d'heureuses dispositions.

Qu'on n'oublie pas, d'ailleurs, que, dans la maladie qui nous occupe, plus encore que dans toute autre, les divers moyens se prêtent un mutuel appui, se soutiennent, se secondent réciproquement, et que si les moyens adjuvants n'étaient pas convenablement administrés, si la diète, en particulier, n'était pas dirigée à notre manière, on n'obtiendrait plus du moyen principal les beaux résultats que nous lui devons. Certes, ce n'est pas une chose facile que d'appliquer convenablement et de bien diriger l'héroïque méthode que nous proposons : on se tromperait grossièrement si l'on pensait autrement, et je n'ai déjà eu que de trop nombreuses occasions de la voir mal appliquer. Mais il est un principe d'éternelle justice, c'est de ne pas faire retomber sur la méthode la faute de ceux qui n'ont pas su s'en servir : *Non crimen artis quod professoris est.*

ARTICLE V.

Résumé de nos observations considérées sous le point de vue du pronostic, de la mortalité , de la durée de l'entéro-mésentérite typhoïde (affection ou fièvre typhoïde). — Parallèle de nos résultats avec quelques autres.

Le pronostic, la mortalité et la durée de l'entéro-mésentérite comme des autres maladies en général, sont tellement subordonnés aux conditions de traitement, que je n'ai voulu en parler qu'après avoir exposé ce qui concerne ce dernier.

Le pronostic de cette maladie embrasse une foule de points que l'espace ne me permet pas d'étudier en ce moment. Je sais bien que certaines personnes ne me tiendront pas compte de cette remarque, et qu'elles m'accuseront de n'avoir pas examiné l'influence de l'âge, du sexe, du tempérament, des habitudes, de la forme de la maladie, des complications, de la saison même, etc., etc., sur la marche, la durée et la mortalité de la maladie. Mais qu'y faire? ce n'est pas seulement pour ces personnes que j'écris. Je m'occupe du plus pressé, et jusqu'ici je n'ai pas trouvé le secret de multiplier l'espace et le temps à volonté. Que ceux qui sont si habiles à nous critiquer emploient leur temps à mieux faire et à faire plus que nous, et ils auront droit à notre reconnaissance. Jusque là, qu'ils se rappellent que si la *critique est aisée*, il ne l'est pas de faire un ouvrage de la nature de celui-ci, et que l'on peut y laisser de côté bien des choses, à l'étude desquelles on s'est appliqué pour le moins aussi bien que certains critiques de profession.

Mais ne poussons pas plus loin cette digression, et revenons à notre sujet.

Avant de résumer mes observations sous les nouveaux points de vue qui sont l'objet de cet article, il importe de faire connaître d'abord l'état où en était la science sur cet objet. Rien n'est, en effet, plus instructif et plus curieux à la fois que cette médecine comparée.

Je commencerai par rapporter une partie de ce que j'ai écrit, il y a dix ans, sur le sujet qui nous occupe, dans le *Traité clinique et expérimental des fièvres dites essentielles.*

§ I.

Pronostic et durée de la maladie sous les conditions de traitement exposées dans l'ouvrage indiqué (1).

Parmi les passages qui se rapportent à ce sujet, je choisirai celui que l'on trouve à la suite des onze observations de guérison rapportées dans le *Traité des fièvres* de 1826.

« Les onze observations que je viens de présenter suffisent » pour démontrer que le régime et les moyens antiphlo- » gistiques, sagement dirigés, peuvent triompher de la fièvre » dite adynamique, même dans les cas où les symptômes » offrent une gravité des plus alarmantes.

» Il est bien vrai que plusieurs des sujets atteints de cette » effrayante maladie succombent malgré l'emploi de la » méthode antiphlogistique ; mais cette triste vérité prouve » combien est dangereuse la maladie, et non qu'il faut re- » garder la méthode indiquée comme inutile et même nui- » sible. Quoi ! parce que la saignée ne guérit pas toutes les » pneumonies, irons-nous en conclure que ce moyen est » superflu ou même pernicieux dans le traitement de ces ma- » ladies ?

» Chez TOUS les malades, la convalescence a été longue, » pénible, orageuse (2) ; mais ce n'est pas le traitement,

(1) Je regrette beaucoup de n'avoir pas fait connaître le chiffre de la mortalité dans ce traité ; mais je crois me rapprocher beaucoup de la vérité en évaluant cette mortalité à 1 sur 3 ou 4.

(2) Pour plus de précision, je vais récapituler ici ce qui a été noté en tête de chacune des onze observations relativement à la longueur de

» c'est la maladie elle-même qu'il faut accuser de cette cir-
» constance. On conçoit, en effet, que le traitement le plus
» rationnel, confié aux mains les plus habiles, ne saurait
» faire disparaître en quelques jours une maladie qui,
» comme nous l'avons prouvé par les faits les plus nombreux,
» a déterminé une désorganisation profonde des viscères di-
» gestifs : ne serait-il pas absurde de le penser? Autant
» vaudrait dire que des plaies ou des ulcérations multi-
» pliées de la peau sont susceptibles de guérir en quelques
» jours. Que si ces dernières affections, malgré toutes les
» ressources de la médecine et de la chirurgie, ne sont en-
» tièrement dissipées qu'au bout de plusieurs semaines,
» certes, il ne faut pas être surpris de ce que les ulcérations
» et autres altérations organiques, qui constituent essen-

la convalescence, et au temps qui s'est écoulé depuis l'entrée des malades jusqu'à l'époque de leur guérison.

1er malade. — Convalescence longue ; guérison 54 jours après l'entrée.
2e malade. — Convalescence longue ; guérison 2 mois après l'entrée.
3e malade. — Convalescence longue ; guérison 2 mois après l'entrée.
4e malade. — Convalescence longue ; guérison le 3e mois après l'entrée.
5e malade. — Convalescence longue ; guérison le 3e mois après l'entrée.
6e malade. — Convalescence longue ; guérison le 2e mois après l'entrée.
7e malade. — Convalescence longue : guérison 2 mois après l'entrée.
8e malade. — Convalescence longue ; guérison 6 semaines après l'entrée.
9e malade. — Convalescence longue ; guérison 2 mois après l'entrée.
10e malade. — Convalescence longue ; guérison le 3e mois après l'entrée.
11e malade. — Convalescence longue ; guérison au commencement du
3e mois après l'entrée.

On le voit, chez *tous* ces malades, la convalescence a été longue, et la
guérison n'a eu lieu que dans le second ou le troisième mois après l'entrée. Eh bien ! si ces malades eussent été traités suivant la méthode que
j'emploie actuellement, leur convalescence eût été plus courte, moins
orageuse, et, terme moyen, la guérison complète aurait eu lieu vers la
fin du premier mois après l'entrée (*).

(*) Je fixe ici la guérison complète à l'époque où les malades mangent la demi-
portion

» tiellement la maladie qui nous occupe, exigent plusieurs
» semaines pour leur complète guérison, et de ce que la
» convalescence se prolonge pendant un espace de temps
» considérable. Il est donc de la nature de cette maladie de
» n'être parfaitement guérie qu'au bout d'un temps assez
» long. Il ne peut en être autrement, puisque les ulcéra-
» tions intestinales exigent pour leur cicatrisation un temps
» d'autant plus long, qu'elles ne se prêtent pas, comme cel-
» les de la peau, à l'application des moyens thérapeutiques
» les plus efficaces en pareil cas, c'est-à-dire les moyens
» chirurgicaux.

» Il est si vrai que la longueur de la guérison tient à la
» circonstance que nous venons d'exposer, que, si cette
» circonstance n'existait pas, rien ne serait plus facile que
» d'obtenir une guérison des plus rapides. C'est précisément
» ce qui arrive dans les cas où, au lieu d'une fièvre dite
» *adynamique*, le médecin combat une fièvre dite bi-
» lieuse (1)..... Or, pourquoi cette différence entre la durée
» de la guérison de ces deux fièvres? C'est que l'une (la
» fièvre bilieuse) ne consiste que dans une irritation qui n'a
» point encore produit la désorganisation ulcéreuse de la
» membrane muqueuse, tandis que l'autre (la fièvre adyna-
» mique) suppose constamment non une simple phlogose,
» mais une phlegmasie terminée par ulcération, suppura-

(1) Ceci est de la dernière évidence pour ceux qui auront lu attentivement les observations de notre 3ᵉ catégorie, désignées sous le nom de
cas légers. Mais déjà, dans mon premier ouvrage sur les *fièvres dites essentielles*, j'avais rapporté des exemples de guérison assez rapide de *fièvres dites bilieuses*. Cette distinction mérite la plus sérieuse attention,
car, de deux choses l'une : ou la fièvre dite *bilieuse, gastrique*, n'est pas
la même chose que la fièvre ou affection typhoïde bien caractérisée, et
alors MM. Louis et Chomel ont eu tort de confondre ces deux *formes*
de fièvre; ou bien ces deux fièvres, ces deux affections, n'en forment réellement qu'une, et alors MM. Louis et Chomel ont eu tort de dire qu'on
ne pouvait arrêter le cours de cette maladie, et prévenir le passage de la
forme bilieuse à la forme *typhoïde, adynamique*.

» tion, ou même gangrène de la membrane indiquée (1). »
(Pag. 353 et suiv.)

§ II.

Pronostic, mortalité, durée, dans les conditions du traitement suivi par
M. Chomel.

« Le pronostic de la maladie typhoïde, dit M. Chomel,
» doit toujours être considéré comme grave; il est peu de
» maladies qui fassent autant de victimes proportionnelle-
» ment au nombre des sujets qui en sont atteints. D'après
» un tableau comprenant à peu près tous les sujets atteints
» d'affection typhoïde qui ont été traités dans les salles de
» clinique de l'Hôtel-Dieu, depuis le commencement de
» 1828 jusqu'à la fin de 1832, nous trouvons que sur 147
» individus qui ont offert les symptômes de cette maladie,

(1) Plusieurs passages du traité cité font assez voir que je ne considé-
rais pas comme un moyen vraiment héroïque les émissions sanguines
telles qu'elles avaient été employées chez nos malades. Par exemple,
voilà ce que je disais à la suite de l'observation 36ᵉ : « Ce malade
nous offre un exemple remarquable , et du soulagement qui suit l'application des sangsues, et du peu de durée que présente ce soulagement (au
moins en ce qui regarde l'état général des malades). En effet, le 29 , on
applique 20 sangsues à l'anus , et, le 30, le malade se trouve mieux : son
dévoiement est considérablement diminué… mais , dès le lendemain, il
ne reste presque plus aucune trace de cette amélioration : on applique
25 sangsues sur le ventre , et le jour suivant, le malade se sent de nouveau soulagé. Cette amélioration elle-même ne tarde pas à disparaître.
Des phénomènes d'irritation cérébrale se manifestent et sont combattus
par deux nouvelles applications de sangsues. Cependant, ce n'est que
quelques jours après que l'irritation commence à se calmer. Enfin , le
malade, abandonné ensuite aux seuls efforts de la nature, secondés par la
diète et les boissons antiphlogistiques , guérit lentement de sa dangereuse affection. Au reste, quelque courte que soit l'amélioration produite
par les saignées locales , *quelque douteuse que paraisse quelquefois leur utilité,* il n'en faut pas conclure que ce puissant moyen de la thérapeutique
ne convient jamais aux cas qui nous occupent. L'expérience démentirait
une semblable conclusion. »

»47 ont succombé, ce qui établit une proportion de 1
» mort sur environ 5 malades. »

Un peu plus loin (pag. 520), après avoir parlé de quelques succès obtenus par les chlorures, M. Chomel ajoute
ce qui suit :

«La mortalité moyenne chez les sujets traités par la mé-
» thode ordinaire dans nos salles de la Charité et de l'Hôtel-
» Dieu s'est élevée, année commune, à peu près au tiers
» des malades atteints de cette terrible affection. Pour s'en
» convaincre, il suffira de jeter un coup d'œil sur l'ouvrage
» de M. Louis; sur 158 cas d'affection typhoïde observés de
» 1822 à 1827, la maladie s'est terminée 59 fois par la
» mort (1).....

» Somme totale, la mortalité a été de 71 sur 207 ; UN PEU
» PLUS QUE LE TIERS PAR CONSÉQUENT (2).

(1) C'est plus que le tiers des malades. Ajoutez que la mortalité a été,
non de 50, mais de 52, ainsi que M. Louis le déclare à la page 460 du
tome II de ses *Recherches sur l'affection typhoïde.*

(2) Voici le passage qui concerne les chlorures dont M. Chomel a
commencé l'emploi en 1831 , et que j'avais conseillés en 1826 : *Sur
57 sujets traités par le chlorure de soude, 41 sont guéris, 16 ont succombé ;
en ajoutant aux 41 guéris 3 sujets qui, après la terminaison de la maladie
typhoïde, ont succombé à des maladies accidentelles (choléra, pneumonie,
perforation pulmonaire), et en déduisant du nombre des morts ces 3 sujets,*
puis quatre autres (C'EST TROIS QU'IL AURAIT FALLU DIRE), *l'un apporté presque sans connaissance et agonisant (il ne prit que deux jours les chlorures et
succomba, deux autres ayant une double pneumonie, nous aurons une mortalité de 9 sur 53, à peu près 1 sur 6* (pag. 520). On voit par quel calcul
M. Chomel arrive à prouver la supériorité des chlorures sur la méthode
qu'il appelle rationnelle. On sera moins surpris encore des succès des
chlorures quand, après avoir pris connaissance du précédent calcul, on
saura que les expériences ont été faites dans les cas où la maladie était
encore à la première période ou au commencement de la seconde
(pag. 514 des *Leçons,* etc.), c'est-à-dire dans des cas où, par notre méthode, la mort est une très rare exception. Enfin, on rabattra beaucoup
du prix qu'on attachait aux chlorures *employés seuls,* en réfléchissant
qu'en 1833 et 1834, la mortalité, chez les sujets traités par eux, s'est
élevée presque au tiers. (*Leçons,* etc., pag. 521.)

» Si l'on objectait qu'en suivant la méthode de traitement
» ordinaire, ou en insistant plus que nous ne l'avons fait
» sur les antiphlogistiques, quelques médecins auraient ob-
» tenu, sans employer les chlorures, des résultats beaucoup
» plus avantageux, nous répondrions que cette différence
» peut tenir soit à l'intensité moins grande de la maladie,
» comme cela a lieu pour les sujets qu'on envoie dans les
» hôpitaux éloignés du bureau central d'admission (1), soit
» à ce qu'on a compris sous le nom de fièvre typhoïde des
» maladies auxquelles nous ne donnerions pas ce nom (2);
» nous ne pensons pas qu'on puisse attribuer au traitement
» ces différences de mortalité, car le traitement employé

(1) M. Chomel ne prétend sans doute pas appliquer cela à l'hôpital
de la Charité, puisqu'il a dit un peu plus haut : *Les médecins du bureau
central désignent pour les hôpitaux les moins éloignés, la Charité, et plus
spécialement encore l'Hôtel-Dieu, les sujets les plus gravement atteints.* En
ma qualité de médecin du bureau central, je sais aussi bien que M. Chomel ce qui s'y pratique, et j'aurais beaucoup à dire sur l'assertion de
cet auteur. Je me contenterai de faire remarquer pour le moment, qu'à
l'époque où M. Chomel était à la Charité, il a perdu plus de malades
atteints de fièvre typhoïde qu'il n'en a perdu depuis qu'il professe la
clinique à l'Hôtel-Dieu. En effet, il résulte de ses propres relevés qu'à
l'Hôtel-Dieu, sur 147, 47 ont succombé, tandis que 50 (52 même, d'a-
près le témoignage de M. Louis cité précédemment) ont succombé, sur
138 traités à la Charité.

(2) Je ne sais pas quels sont les médecins auxquels M. Chomel fait ici
allusion. Je n'ignore pas qu'on peut, en effet, désigner sous le nom d'affection typhoïde autre chose qu'une entéro-mésentérite typhoïde. Mais,
grâce à l'acception pour ainsi dire indéfinie qu'il a donnée à cette dénomination (elle comprend non seulement toutes les fièvres des différents
ordres de Pinel, et partant l'embarras gastrique lui-même, et la fièvre
éphémère, et la fièvre traumatique, mais encore des formes que Pinel
n'a pas indiquées), grâce à cette acception, dis je, il faut être bien malheureux pour *comprendre sous le nom de fièvre typhoïde des maladies auxquelles M. Chomel ne donnerait pas ce nom.* Voilà, d'ailleurs, le grave inconvénient de se servir d'une expression infiniment vague pour désigner
une maladie telle que l'entéro-mésentérite typhoïde, dont les caractères
anatomiques et les symptômes sont aujourd'hui si bien déterminés.

» dans ces hôpitaux, ou ne diffère pas sensiblement de celui
» que nous avons appelé rationnel, ou bien il n'en diffère
» que par des saignées un peu plus abondantes ; et cette mo-
» dification, comme l'ont prouvé les observations publiées
» par M. Louis, est loin d'exercer une influence salutaire
» sur le cours de l'affection typhoïde. » (Ouvr. cité, pag. 522.)

Il est bon de savoir que les observations de M. Louis dont
parle ici M. Chomel ne sont autres que celles recueillies
dans le service de ce dernier médecin, alors qu'il était à la
Charité. Cela posé, les réflexions de M. Louis sur la saignée
en général sont trop importantes à connaître, et surtout
trop victorieusement combattues par les nombreuses observations qui nous sont propres, pour que nous ne les consi-
gnions pas littéralement ici.

1° Chez les sujets morts d'affection typhoïde. « *De* 52
» *malades qui ont succombé* (sur 158, comme on sait), 59
» furent saignés un plus ou moins grand nombre de fois,
» les autres ne le furent pas ; la durée moyenne de l'affec-
» tion fut de 25 jours 1/2 chez les premiers, de 28 chez les
» seconds ; en sorte qu'au premier abord la saignée semble-
» rait avoir accéléré la marche funeste de la maladie.

» On objectera sans doute que dans plusieurs des cas où
» elle a été faite, la saignée était peut-être insuffisante, ou
» si peu considérable qu'on pourrait en faire abstraction, et
» placer les cas de ce genre parmi ceux où l'on s'est abstenu
» des émissions sanguines ; qu'il faudrait en faire autant pour
» les sujets qui ont été saignés à une époque éloignée du
» début ; que la durée moyenne dont il s'agit n'aura de va-
» leur que quand on aura tenu compte de cette double cir-
» constance. Calculant d'après ces principes, et retranchant
» du nombre des individus saignés ceux qui ne l'ont été
» qu'après la seconde moitié de l'affection, ou dont la sai-
» gnée n'a pas été de douze onces au moins à cette époque,
» c'est-à-dire 18 sujets, la durée moyenne change effective-
» ment un peu, devient pour les individus non saignés, ou

» tardivement, ou trop peu saignés, de 26 jours, et de 26
» 1/4 pour ceux qui se trouvent placés dans des circonstan-
» ces contraires; en sorte que la saignée semblerait ne pas
» avoir eu d'influence sur le cours de la maladie, dans les
» cas dont nous nous occupons.

» Si maintenant on remarque qu'il n'est ici question que
» de savoir si les émissions sanguines ont *retardé* le terme
» fatal, on conviendra que j'ai beaucoup accordé à l'abon-
» dance et à l'opportunité de la saignée, en en faisant ab-
» straction dans tous les cas où l'on aurait pu la croire pra-
» tiquée tardivement, ou avec trop de parcimonie; d'autant
» mieux que de cette manière le plus grand nombre des in-
» dividus dont l'affection a été rapidement mortelle se trouve
» parmi ceux qui n'ont pas été saignés, et qu'on peut jus-
» tement douter que, chez eux, une saignée, même large
» et pratiquée dès le début des premiers symptômes, eût
» retardé le terme fatal (1).

» Quelque étrange que puisse paraître ce résultat, il est
» néanmoins confirmé par un examen plus approfondi des
» faits. Car chez 5 malades qui furent saignés plus ou moins
» largement (2), au moyen de la lancette ou des sangsues,
» ou par l'un et l'autre moyens réunis, dans les cinq pre-
» miers jours de l'affection, la durée moyenne fut de 21
» jours; et chez 7 autres sujets saignés de la même manière,
» aussi abondamment, du 6e au 10e jour, elle fut de 23;
» c'est-à-dire que la marche funeste de la maladie a été plus

---

(1) Je partage entièrement l'avis de M. Louis. Mais si, au lieu d'une
seule saignée, on en eût pratiqué plusieurs, générales et locales, conformément aux règles que nous avons suivies chez nos malades, non seulement on aurait retardé le terme fatal, mais la guérison eût été la
terminaison *ordinaire*, et la mort la terminaison exceptionnelle (j'admets, bien entendu, l'hypothèse de M. Louis, savoir, que les émissions
sanguines coup sur coup eussent été pratiquées dès le début des premiers symptômes).

(2) M. Louis conviendra que ces expressions sont bien peu précises.

» rapide chez ces sujets que chez ceux qui ont été moins
» promptement et moins largement saignés, et d'autant plus
» que la première émission sanguine était plus rapprochée
» du début.

» On dira peut-être encore que si les individus largement
» saignés, dans les premiers dix jours de la maladie, ont
» succombé plus rapidement que ceux qui se trouvaient dans
» des conditions opposées, cela ne pouvait provenir que de
» l'intensité de l'affection, probablement plus considérable
» chez les premiers que chez les seconds. A quoi je répon-
» drai que les cas les plus graves, ou plutôt ceux dans les-
» quels la mort est arrivée le plus rapidement, ne sont pas
» relatifs aux sujets en question ; et après tout, on se de-
» mandera où est l'utilité de la saignée si, quand on la pra-
» tique largement et dès le début (obs. 8, 28, 42 (1), etc.),

(1) Dans l'observation 28, deux saignées furent faites avant l'entrée,
mais M. Louis n'en indique pas la dose ; déjà, auparavant, des sangsues
avaient été appliquées à l'anus, mais M. Louis n'en désigne pas le nombre. Trois jours seulement après l'entrée, on fit une saignée de 10 onces,
et le jour suivant, 12 sangsues furent appliquées aux oreilles.

Dans l'observation 28, une saignée, dont M. Louis n'indique pas la
quantité, fut pratiquée le jour de l'entrée, troisième de la maladie ; le
lendemain, une saignée de 10 onces, et deux jours après cette seconde
saignée, 6 sangsues à chaque oreille.

Dans l'observation 42°, il s'agit d'un sujet qui fut saigné une fois (on
ne dit pas la quantité de sang retiré) pour une affection mal déterminée,
et qui cessa à la suite de la saignée. Dix jours après, au retour d'une
promenade dans laquelle il s'était légèrement refroidi, un peu de toux
accompagnée de crachats sanglants, visqueux et rouillés, pour lesquels
on avait pratiqué successivement trois saignées (on n'indique pas la
dose). Le 23° jour de la première affection, le malade entre à la Charité,
et on lui pratique une saignée de 8 onces.

Voilà ce que M. Louis entend par *saigner largement, abondamment*.
Par là, nous entendons, au contraire, nous, des saignées trop peu abondantes, trop peu nombreuses, et pratiquées à des distances trop éloignées
les unes des autres. Je laisserai de côté le malade de l'observation 42°,
qui fut saigné trois fois pour des symptômes péripneumoniques, et qui

» elle ne diminue ni le péril des affections graves, ni leur in-
» tensité, si elle ne peut en retarder de quelques jours la
» terminaison funeste.

» Autre objection. La saignée n'a pas été le seul moyen
» employé dans les cas dont il s'agit; des toniques ont été
» administrés plus tard, peut-être ont-ils paralysé l'influence
» des émissions sanguines. Les faits ne viennent pas à l'ap-
» pui de cette objection; car de 21 sujets qui furent saignés
» assez largement, et avant la seconde moitié de la maladie,
» 7 prirent des toniques (deux des toniques forts), et la
» durée moyenne de l'affection fut chez eux de 31 jours; en
» sorte que de ces deux agents appliqués aux mêmes sujets,
» la saignée et les toniques, ceux-ci sembleraient avoir été
» les seuls utiles. »

2° Chez les sujets atteints d'affection typhoide qui ont
guéri. « Des 88 malades qui étaient dans ce cas, 62 furent
» saignés; on s'abstint d'émissions sanguines chez les au-
» tres, soit à raison de la faiblesse de la réaction, soit
» parce que les sujets vinrent à une époque trop éloignée
» du début. La durée moyenne de l'affection fut de 31 jours
» chez ceux-ci, et de 32 chez les autres (1); premier résul-
» tat peu favorable à l'action de la saignée. Parmi les indi-
» vidus *non saignés*, la maladie fut grave dans 15 cas, lé-
» gère dans 11. Parmi les individus *saignés*, elle fut grave
» dans 42 cas, légère dans 20, et sa durée moyenne fut de
» 33 et 28 jours chez les premiers, 34 et 29 chez les seconds.
» D'où il semblerait naturel de conclure que l'inefficacité
» des émissions sanguines était la même, quel que fût le de-
» gré de l'affection, et que la durée moyenne de celle-ci
» n'était que peu influencée par son degré.

succomba par suite d'une perforation. Quant aux deux autres, l'expérience la plus répétée me permet d'affirmer qu'il y a cent à parier contre
un qu'ils eussent été sauvés par la méthode que nous employons.

(1) M. Louis place la fin de la maladie ou l'époque de la convalescence
au moment où les malades ont commencé à manger un peu de pain.

» Mais ici, comme chez les sujets qui ont succombé, on
» se demandera sans doute si L'INUTILITÉ de la saignée ne
» proviendrait pas de l'époque tardive à laquelle on l'aurait
» pratiquée, de ce qu'elle aurait été trop peu abondante,
» ou paralysée par l'action des toniques?

» Relativement aux première et seconde objections, voici
» les faits. Chez 17 individus dont l'affection offrit des symp-
» tômes *graves*, la saignée fut pratiquée deux fois, du 1er
» au 10e jour, à la dose de 10 à 12 onces chaque fois, et la
» durée moyenne de la maladie fut de 30 jours, que la pre-
» mière émission sanguine eût eu lieu dans les cinq pre-
» miers ou au-delà. Cette durée fut de 32 jours et 3/4 chez
» les sujets dont la première saignée fut faite du 10e au 20e;
» c'est-à-dire que, dans les cas graves où la saignée fut pra-
» tiquée dans les dix premiers jours de la manière indi-
» quée, il semble que la marche de l'affection en ait été
» abrégée de trois jours; effet peu considérable, sans doute,
» mais qui doit paraître d'autant plus vraisemblable qu'il
» n'est pas en contradiction avec ce qui a été exposé ci-des-
» sus, de la durée de l'affection, qui ne varie pas, à beau-
» coup près, proportionnellement à son degré, dans l'en-
» semble des cas.

» L'effet des émissions sanguines fut à peu près le même
» chez les sujets dont l'affection fut *légère;* en sorte que chez
» ceux qui furent saignés du 1er au 10e jour, la durée
» moyenne de l'affection fut de 25 jours, ou 3 de moins que
» dans les cas analogues où aucune espèce de saignée ne fut
» faite. Elle fut de près de 30 jours chez ceux dont la pre-
» mière saignée n'eut lieu que du 10e au 20e.

» Pratiquée dans les dix premiers jours de l'affection, la
» saignée semble donc en abréger le cours, quel qu'en soit
» le degré; et elle paraît être plus nuisible qu'utile quand
» on la pratique après cette époque, dans les cas où la ma-
» ladie est légère.

» Bien que les faits dont ces corollaires ne sont que l'ex-

» pression soient en trop petit nombre pour faire loi, ils
» me semblent dignes d'attention, vu l'accord qu'ils pré-
» sentent dans les deux principales nuances de la maladie.

» J'ai encore cherché si la durée moyenne de l'affection
» n'offrait pas quelque variété, suivant le mode d'émission
» sanguine, par la lancette ou par les sangsues, et je n'en
» ai trouvé aucune. »

Ainsi donc, après avoir signalé l'*inefficacité*, l'*inutilité*
de la saignée dans le traitement de l'affection typhoïde,
M. Louis conclut en définitive que ce moyen *semble* en
abréger le cours, quand il est employé dans les dix premiers jours, et qu'il est plus nuisible qu'utile quand on y a
recours après cette époque dans les cas légers.

Je serais bien loin d'attaquer le fond même de cette conclusion, si M. Louis l'avait appliquée seulement au mode
d'émissions sanguines employé chez ses malades, et je
professe hautement, au contraire, qu'ainsi employées, les
saignées sont à peu près entièrement impuissantes contre
la maladie dite *affection typhoïde*. Mais lorsque M. Louis,
au lieu de se contenter, comme le réclamait la *saine* logique, d'apprécier les effets des saignées telles qu'elles ont
été pratiquées chez ses malades, généralise ses conclusions,
c'est-à-dire les applique à tous les modes, à toutes les for-
mules des émissions sanguines, il tombe très heureusement dans la plus grande des erreurs. J'en atteste les faits
que nous avons publiés depuis quatre à cinq ans, et en particulier ceux qui sont rapportés dans la première section
de ce chapitre. Que si, après avoir pris connaissance de ces
faits, qui ont eu des centaines de témoins, parmi lesquels
il en existait de très éclairés, M. Louis persiste dans son
opinion sur l'*inefficacité* et l'*inutilité* des émissions sanguines, quelle que soit la formule selon laquelle elles
aient été employées, il est certain que pour lui prouver le
mouvement il serait plus que superflu de marcher devant lui.

§ III.

De la mortalité chez les malades dont M. Andral a rapporté les
observations dans sa *Clinique médicale.*

Dans la 2ᵉ édit. de sa *Clinique médicale*, M. le professeur
Andral a fait ressortir, avec le talent supérieur qu'on lui
connaît, le doute et l'incertitude qui régnaient encore à l'é-
poque où il écrivait (1830) sur le traitement des maladies
dites *fièvres essentielles*, et signalé l'état vraiment précaire
de la médecine sur ce sujet ; citons ses propres paroles :

« Les 134 observations particulières que nous avons rapportées nous ont montré les malades qui en font le sujet
soumis aux traitements les plus divers. Les uns n'ont pris,
pendant tout le cours de leur affection, que de simples
boissons acidules ou mucilagineuses ; ils ont gardé la diète
et le repos, et aucune médication active n'a été essayée chez
eux. D'autres n'ont pris non plus à l'intérieur que ces mêmes boissons ; mais chez eux, des émissions sanguines plus
ou moins abondantes, plus ou moins multipliées, ont été
pratiquées. Chez plusieurs, la périphérie cutanée a été couverte de sinapismes ou de vésicatoires, ou irritée par des
frictions stimulantes ; chez quelques uns, des applications
froides ont été faites sur la tête, et des bains de température variable ont été donnés. Les purgatifs, et plus fréquemment les émétiques, ont été administrés à un assez grand
nombre, et enfin chez d'autres le traitement tonique et sti-
mulant proprement dit a été mis en usage. Plusieurs, soit
à la même époque, soit à diverses périodes de leur maladie, ont été traités à la fois, ou tour à tour, par deux, trois
ou quatre de ces méthodes.

» Que si maintenant nous cherchons à apprécier quelle
a été l'influence exercée par ces traitements divers, nous
trouverons dans cette appréciation les difficultés les plus
graves. Pour tous, nous pourrons citer des succès, et pour

tous aussi des revers ; suivant que nous insisterions plus particulièrement sur les uns ou sur les autres, il nous serait donc facile de trouver des motifs de préférence ou d'exclusion pour telle ou telle méthode thérapeutique ; nous pourrions nous placer sur un terrain encore plus commode, en disant que, *suivant les cas*, tel ou tel mode de traitement doit être préféré (1). »

A l'appui de ces généralités, exposons quelques uns des résultats publiés par M. Andral.

1° *Traitement par les émissions sanguines.* — Les émissions sanguines, locales ou générales, ont été mises en usage chez 74 malades (2) ; sur ces 74 individus, 55 sont morts (c'est-à-dire près de la moitié, mortalité vraiment effrayante). Parmi ces 55 sujets, plusieurs ne présentaient aucun symptôme grave lorsqu'ils furent saignés ; ils offraient l'ensemble des symptômes de la fièvre inflammatoire ou bilieuse (5).

« Sur ces 74 individus atteints de fièvres continues, légères ou graves, nous n'en trouvons que 16, dit M. Andral, chez lesquels un amendement notable, qu'on ne peut révoquer en doute, suit immédiatement l'ouverture de la veine ou l'application des sangsues ; et encore, sur ces 16 sujets, il en est 5 chez lesquels l'amélioration disparaît après qu'on a réitéré la saignée. Remarquez encore, ajoute M. Andral, que dans 2 ou 5 de ces 16 cas, tout au plus, la maladie s'arrête tout-à-coup après la saignée ; que dans tous les autres elle ne fait que s'amender, et que d'ailleurs

(1) T. III, pag. 615-16.

(2) Il est à peine besoin de dire que ces émissions sanguines ont été pratiquées en bien plus petit nombre et à des intervalles plus éloignés que ne le sont celles que nous avons employées.

(3) Dans cette nuance de la maladie, la formule des saignées qui nous est propre réussit à peu près constamment. C'est ainsi que, parmi les sujets de nos deux dernières catégories, au nombre de 36, aucun n'a succombé.

cet amendement est surtout marqué lorsque l'époque où la saignée est pratiquée coïncide avec celle où, chez les malades traités par la simple méthode expectante, on a vu qu'un pareil amendement tendait à s'établir d'une manière spontanée.

» Sur les 58 individus qui restent, on en trouve 34 chez lesquels, après une ou plusieurs émissions sanguines, la maladie n'en continue pas moins sa marche pour se terminer par la mort ou par le retour à la santé.... Sur ces mêmes 58 individus, on en trouve 24 chez lesquels, à la suite des émissions sanguines, se montre une exaspération de la maladie aussi immédiate et aussi tranchée que l'avait été l'amélioration chez les 16 individus ci-dessus mentionnés, de telle sorte que le même raisonnement qui porte à attribuer aux émissions sanguines le bien qu'ont éprouvé ces derniers, doit aussi faire admettre que ce sont les émissions sanguines qui ont aggravé l'état des premiers.... Pour nous, dit M. Andral, nous attendrons que des matériaux bien autrement nombreux aient été amassés, pour que nous nous croyions en droit de prononcer sur le bien comme sur le mal, qui, dans ces cas divers, peut être attribué aux émissions sanguines. »

2° *Traitement par les purgatifs.* — 10 malades seulement ont pris des purgatifs ; 1 seul en a éprouvé une influence salutaire ; mais chez ce sujet, la cause de la fièvre et des autres symptômes graves résidait, suivant M. Andral, dans une ancienne accumulation de matières fécales, et on le guérit en l'en débarrassant. Chez 4 autres, les purgatifs n'enrayèrent point la marche de la maladie, mais ils ne parurent pas non plus exercer sur elle une influence directement nuisible. Toutefois, dans ces 4 cas, la maladie se termina par la mort. Chez 5 autres sujets, l'administration des purgatifs fut suivie d'une exaspération plus ou moins immédiate des symptômes, et l'affection se termina aussi par la mort.

3° *Traitement par les toniques et les excitants.* — 40 malades ont été soumis à ce traitement. Sur ces 40 individus, il y en a 26 chez lesquels la maladie s'est aggravée et s'est terminée d'une manière funeste, mortalité plus effrayante encore que celle qui eut lieu chez les individus traités par les émissions sanguines, selon la méthode ordinaire. Des 14 malades restants, il en est 3 seulement chez lesquels on observa un prompt amendement dès que des toniques eurent été donnés. Les 11 autres, bien différents des précédents, ne virent leur maladie s'amender que peu à peu, progressivement, comme s'ils avaient été soumis à la méthode expectante. Si l'on admet que les 3 premiers ont dû aux toniques l'amélioration qu'ils ont éprouvée (c'est M. Andral qui parle), on conservera plus de doutes à l'égard des 11 derniers.

M. Andral cite plusieurs cas dans lesquels les vomitifs ont été employés avec succès ; mais comme il n'a pas donné le rapport des cas de guérison aux cas de mort, et que ces moyens ne paraissent pas, d'ailleurs, avoir été administrés précisément chez les individus atteints de fièvres continues, sous forme typhoïde, je n'ai pas cru devoir résumer ici les résultats de ce mode de traitement, et j'engage les lecteurs à lire tout ce qui concerne ce sujet dans l'ouvrage même de M. Andral.

§ IV.

De la mortalité et de la durée de la maladie dans les conditions de traitement que nous avons formulées depuis quatre à cinq ans.

A.

Mortalité.

I. Dans la quatrième partie de l'*Essai sur la philosophie médicale*, etc., voici ce qu'on trouve relativement à la mortalité, sous des conditions de traitement semblables à celle où les malades de nos deux premières catégories se sont trouvés (1).

« On évalue généralement au tiers la mortalité des individus atteints de fièvre typhoïde. MM. Louis et Chomel en particulier ont donné cette évaluation (suivent les chiffres que j'ai donnés plus haut).

» Sur 178 malades que j'ai traités de la fièvre typhoïde *bien caractérisée*, depuis le commencement d'avril 1833 jusqu'au 20 mars 1836, 22 seulement ont succombé, c'est-à-dire que la mortalité a été d'un peu moins d'un huitième, au lieu du tiers, comme dans les relevés de MM. Chomel et Louis.

» On voit par ces chiffres que la formule des émissions sanguines que l'expérience nous a fait adopter, a diminué le chiffre de la mortalité de la maladie dite *fièvre typhoïde*, à peu près dans la même proportion que celui de la pleuro-pneumonie. Ce résultat est vraiment immense, si l'on réfléchit que la première de ces maladies n'est guère moins fréquente que la seconde. Si cette formule, secondée par les moyens adjuvants que nous lui associons, était *convenablement* appliquée, par exemple, à tous les individus que la fièvre typhoïde frappe annuellement dans toute l'Europe, que de milliers de ceux qui succombent, malgré l'emploi des méthodes ordinaires, ne sauverait-elle pas? *Ajoutons que souvent la rapidité de la guérison est telle, qu'on ne peut réellement s'en faire une idée qu'après avoir observé les faits soi-même.* Si nous ne craignons point de nous exprimer avec cette assurance, c'est qu'une foule de confrères et d'élèves ont été témoins de nos succès. Au reste, ceux qui connaissent un peu mon caractère me rendront cette jus-

---

(1) Je ne parle pas ici de ceux de la troisième catégorie, parce que, dans les relevés précédemment publiés, on n'a pas cru devoir ranger parmi les cas de véritable fièvre typhoïde ou d'entéro-mésentérite typhoïde ceux de simple fièvre gastrique ou bilieuse.

tice, que je n'ai pas pour habitude d'exagérer en pareille matière. »

Un jour, on ne croira pas qu'une méthode appuyée sur des faits si nombreux, si *authentiques*, et dont les résultats étaient exposés avec tant de bonne foi par un homme qui pouvait d'autant moins être accusé de prévention, que, dans un précédent ouvrage (*Traité clinique et expérimental des fièvres essentielles*), il avait, l'un des premiers, insisté sur la gravité de la maladie, sur le peu d'efficacité des émissions sanguines (telles qu'on les employait alors), et sur la longue durée de l'affection ; un jour, dis-je, on ne croira pas qu'une telle méthode, au lieu d'être expérimentée, ait été chaque jour en butte aux attaques de ceux dont elle contrariait les opinions (1). Mais c'en est assez sur de pareilles matières que je n'aborde qu'à mon grand regret.

II. Hâtons-nous donc de voir si les 50 nouveaux faits rapportés dans cet ouvrage, et spécialement les 27 premiers, confirment ce que j'avais déjà avancé sur le chiffre de la

---

(1) On dit et on écrit que les faits sur lesquels nous appuyons nos assertions ne sont pas assez *circonstanciés*, et pour preuve, on cite les tableaux et les détails qui se trouvent dans la quatrième partie de mon *Essai sur la philosophie médicale*. Oui sans doute, ces tableaux et ces détails ne font pas connaître toutes les circonstances des observations, et l'on sait bien que mon but n'était pas de présenter dans cet *Essai* des résumés complets de tous les faits que je relevais ; car il m'aurait fallu cinq à six volumes au moins pour un tel travail, comme je le conçois. Mais ce qu'on n'ignorait pas, c'est que des résumés plus circonstanciés de ces faits avaient été publiés dans le *Journal hebdomadaire*, par M. le docteur Jules Pelletan, chef de clinique. Le rédacteur actuel de ce journal ne devait pas surtout l'ignorer, et c'est pourtant dans ce même journal que l'on ne cesse de nous reprocher de ne pas avoir indiqué même l'âge des malades, etc. ! Je le demande, de quel sentiment peut-on être animé envers ceux qui comprennent ainsi la justice et la vérité ? Vous n'essayez pas, dites-vous, notre méthode, parce que son efficacité ne repose pas sur des faits assez bien circonstanciés. Mettez la main sur votre conscience, et dites-nous si vous essayez les purgatifs parce que les faits qui en attestent les avantages valent mieux que les nôtres.

mortalité de la maladie dite *fièvre* ou *affection typhoïde*.

Cette mortalité a été de 3 sur 50 , c'est-à-dire de 1 sur 16 à 17. Elle n'est par conséquent que la moitié environ de celle indiquée dans la quatrième partie de l'*Essai sur la philosophie médicale*. Mais n'oublions pas que , dans les 178 cas déjà relevés dans cet *Essai*, nous avions fait abstraction des cas légers ou de ceux relatifs à la simple fièvre dite *gastrique* ou *bilieuse*. Or , en retranchant aussi de nos 50 cas actuels les 23 cas légers de la troisième catégorie, il nous reste 27 cas de fièvre ou affection typhoïde bien caractérisée ; et comme, de ces 27 cas, 3 seulement se sont terminés par la mort, nous avons une mortalité de 1 sur 9, chiffre sensiblement le même que celui indiqué dans l'*Essai sur la philosophie médicale*.

Réunissant maintenant ces 27 cas aux 178 déjà publiés, nous obtenons un total de 205 cas de fièvre ou affection typhoïde (entéro-mésentérite typhoïde) bien caractérisée, sur lesquels 25 seulement ont été mortels, ce qui réduit la mortalité à moins de 1 sur 8.

Le chiffre de cette mortalité n'est guère que le tiers de celui que l'on trouve dans les *Recherches* de M. Louis *sur l'affection typhoïde*, et dans les *Leçons* de M. Chomel *sur la fièvre typhoïde*. Et qu'on n'oublie pas cependant que les relevés de ces deux médecins comprennent à la fois les cas graves et les cas légers, les cas de *fièvre typhoïde bien caractérisée* dès l'entrée des malades, et ceux qui, au moment de cette entrée, appartenaient à la simple *fièvre gastrique ou bilieuse*.

Cela posé sur la mortalité, dans les conditions de traitement auxquelles nos malades ont été soumis, passons à la question de la durée chez les sujets de nos trois catégories (1).

---

(1) Je répète ici ce que j'ai dit dans la quatrième partie de l'*Essai sur la philosophie médicale* , savoir que nos malades se trouvaient, d'ailleurs,

B.

Durée de la maladie à partir du début et du jour de l'entrée à l'hôpital, jusqu'à la mort ou à la convalescence (1).

I.

Durée chez les sujets de la première catégorie.

PREMIER GROUPE.

Cas terminés par la mort.

Ces cas sont, comme on sait, au nombre de 3 sur 14.

Le premier malade est mort le 23ᵉ jour après l'entrée, le 31ᵉ après le début (je parle du début de la maladie bien aussi approximativement que possible, dans les mêmes conditions que ceux où j'avais vu échouer la méthode ordinaire des émissions sanguines, entre autres la plupart de ceux qui ont succombé en 1822 dans le service où j'étais interne, et dont j'ai rapporté les observations dans le *Traité clinique et expérimental des fièvres essentielles.* J'ai lu et *apprécié* les cas mortels rapportés par MM. Louis et Chomel, et j'ose assurer que la plupart d'entre eux auraient eu une terminaison favorable, si la méthode que nous employons leur eût été appliquée. Je m'exprime avec cette franchise, parce qu'elle ne peut en rien blesser ces deux médecins, puisque, à l'époque où ils ont recueilli leurs observations, ils ne pouvaient employer une méthode qui n'était pas encore connue, ou du moins bien nettement formulée. Cette franchise, au reste, ne m'est inspirée que par une *conviction expérimentale* à laquelle il m'est impossible de me soustraire, quelque difficile à contenter que je sois en pareille matière. Or, on ne doit négliger aucun moyen *licite* et loyal pour faire triompher une conviction qui doit exercer une si grande influence sur la vie de tant de malheureux.

(1) Je considère comme convalescents les malades chez lesquels le mouvement fébrile est entièrement ou presque entièrement arrêté, qui ont le ventre souple, sans gargouillement et sans météorisme notable, qui n'ont plus de diarrhée, et qui commencent à supporter le bouillon. Au reste, on peut voir dans les observations particulières les conditions où se trouvent les malades, à l'époque où nous les avons notés comme entrant en convalescence.

déclarée, et non de celui de la simple indisposition, qui remonte à un septénaire du plus au moins).

Le second malade est mort le 28e jour après l'entrée, le 32e après le début.

Le troisième est mort le 19e jour après l'entrée, le 31e après le début.

Dans ces trois cas, la moyenne de la durée de la maladie a donc été de 23 jours, à partir du jour de l'entrée, et de 30 jours à compter du début.

On voit qu'aucun de nos malades n'a succombé ni dans le premier ni dans le second septénaire, à compter du début de la maladie. Ce résultat ne dérivant que de trois cas, on pourrait le considérer comme de peu de valeur; mais si j'ajoute que les 22 malades qui ont succombé parmi les 178 dont j'ai parlé dans la 4e partie de l'*Essai sur la philosophie médicale,* confirment ce résultat, on finira par y attacher plus d'importance, et on sera conduit à en rechercher la cause ou la raison ailleurs que dans un simple jeu du hasard. Au reste, avant de chercher à l'expliquer, comparons-le avec les résultats publiés par quelques autres auteurs.

Dans le second chapitre de ses *Recherches sur l'affection typhoïde,* M. Louis rapporte 6 observations relatives à des sujets morts du 8e au 12e jour de l'affection. Je ne sais si ces 6 cas sont les seuls qui se soient terminés par une mort aussi prompte parmi ceux observés alors par M. Louis. En admettant qu'il en soit ainsi, et nous rappelant que sur les 138 cas de fièvre typhoïde recueillis par cet auteur, 50 avaient eu une terminaison mortelle, nous voyons que le 8e environ des malades qui ont succombé appartient à la catégorie de ceux chez lesquels la maladie n'avait pas encore atteint son second septénaire.

M. Chomel s'exprime ainsi dans ses *Leçons sur la fièvre typhoïde : « Sur 42 individus atteints de fièvre typhoïde qui » ont succombé dans les salles de la Clinique, un seul est*

» *mort à la fin de la première période* (c'est-à-dire le pre-
» mier septénaire).

» *Dans quelques cas, la mort survient pendant la durée*
» *de la seconde période,* c'est-à-dire du 8ᵉ au 15ᵉ jour. *Ainsi,*
» *sur 42 sujets qui ont succombé à la Clinique, 9 sont morts*
» *dans cet intervalle.* » (Pag. 17 et 40.)

Ainsi donc dans 42 cas où la mort a eu lieu, elle est survenue 10 fois dans les deux premiers septénaires, proportion vraiment énorme.

Ces exemples sont plus que suffisants, sans doute, pour
prouver que la mort peut avoir lieu dans la première quinzaine de la maladie. Mais pourquoi donc cela n'arrive-t-il
pas dans notre service ? L'unique raison de cette différence
consiste dans le traitement. Avant l'époque où j'ai formulé
ce traitement, les résultats que j'avais observés étaient à
peu près conformes à ceux de MM. Chomel et Louis, et l'on
trouve dans mon *Traité clinique des fièvres,* publié en 1826,
un certain nombre de cas dans lesquels la mort est survenue du 10ᵉ au 15ᵉ jour (voy., entre autres, les observ. 17ᵉ,
18ᵉ, 19ᵉ, 21ᵉ, 47ᵉ, 49ᵉ).

L'influence du traitement que j'emploie ne se montre
donc pas seulement par une diminution presque incroyable
dans la mortalité, mais aussi dans la durée de la maladie,
quand celle-ci doit avoir une issue funeste, soit en raison
de sa gravité native, ce qui est un cas exceptionnel très
rare, soit en raison du temps qui s'est écoulé avant qu'on
ait pu recourir à la méthode que nous avons formulée.

SECOND GROUPE.

Cas terminés par la guérison.

Ce groupe comprend 11 malades.

La *moyenne* de la durée de la maladie jusqu'à la convalescence a été de 15 à 16 jours, à partir du jour de l'entrée, et de 20 jours à compter du début.

Le *maximum* de cette durée a été de 25 jours à compter de l'entrée, et de 33 à dater du début (obs. 4ᵉ).

Le *minimum* a été de 7 jours à dater de l'entrée, et de 15 à compter du début (obs. 9ᵉ) (1).

Dans ses *Recherches sur l'affection typhoïde*, M. Louis nous apprend que chez 57 sujets dont l'affection fut grave, le commencement de la convalescence eut lieu du 18ᵉ au 80ᵉ jour et au-delà. La différence entre ces deux extrêmes et ceux relatifs à nos observations est énorme, puisque les premiers sont plus que doubles des seconds. Il est vrai que M. Louis a fixé l'époque de la convalescence au *moment où les malades ont commencé à manger un peu de pain*, tandis que, de mon côté, je l'ai fixée au moment où ils commençaient à supporter du bouillon. Mais ces termes de convention sont bien vagues, car il est des médecins qui permettent un peu de pain à des malades auxquels d'autres médecins accorderaient à peine quelque bouillon. C'est pourquoi j'ai eu soin de noter quel était à peu près l'état de *chacun* de nos malades au moment auquel je rapportais la convalescence, et je regrette que M. Louis n'en ait pas fait autant.

Quoi qu'il en soit, en fixant aussi la convalescence de nos malades à l'époque adoptée par M. Louis, la différence

(1) Date de l'entrée en convalescence pour chacun des malades de ce groupe.

	A DATER DE L'ENTRÉE.	A DATER DU DÉBUT.
Observation 4ᵉ..................	25ᵉ jour................	33ᵉ jour.
— 5..................	23..................	31
— 6..................	13..................	20
— 7..................	12..................	20
— 8..................	7..................	15
— 9..................	11..................	16
— 10..................	20..................	27
— 11..................	9..................	11
— 12..................	24..................	32
— 13..................	15..................	21
— 14..................	12..................	20

ci-dessus signalée resterait encore très considérable, car nos malades ont, pour la plupart, commencé à manger du pain trois ou quatre jours après avoir pris du bouillon. Assurément, à l'époque où nous avons ainsi accordé un peu de pain à nos malades, leur état le permettait pour le moins aussi bien que celui des malades observés par M. Louis, et dont le traitement et le régime avaient été dirigés par M. Chomel.

J'ajouterai que chez les malades que nous comparons ici à ceux de M. Louis, l'affection ne fut pas seulement grave, mais ordinairement très grave, et que par conséquent ils étaient dans des conditions propres à augmenter la durée de la maladie.

Enfin, pour que le parallèle soit aussi complet que possible, et que les différences soient tellement frappantes qu'elles puissent être saisies par les yeux les moins exercés, qu'on sache que l'époque à laquelle les 57 malades de M. Louis ont commencé, je ne dis plus à entrer en convalescence, mais à éprouver une simple amélioration dans leur état, a varié de 15 à 50 jours et au-delà (1). Or, chez presque tous nos malades, cette amélioration est des plus

(1) « Après un certain temps, à une époque plus ou moins éloignée du début, qui variait de 15 à 50 jours et au-delà, suivant la marche rapide ou lente de l'affection, les symptômes les plus graves et les plus caractéristiques, la somnolence, le délire, le météorisme, diminuaient, cessaient bientôt complétement ; le nombre des selles était moins considérable, la soif moins vive ; la langue se dépouillait de l'enduit plus ou moins brunâtre qu'on y observait assez souvent... Les malades commençaient à prendre part à ce qui les environnait, demandaient quelques aliments, semblaient en quelque sorte renaître à la vie ; sorte de *résurrection* extrêmement remarquable dans quelques cas où l'amélioration était très rapide. » (Ouvr. cité, t. II, pag. 10 et 11.)

On voit clairement par ce passage que l'état décrit ici par M. Louis n'est pas encore pour nous une véritable convalescence, et cependant il se fait attendre du 15ᵉ au 50ᵉ jour et *au-delà*, ce qui donne une moyenne d'environ 30 à 35 jours, tandis que notre moyenne pour la convalescence n'est que de 20 jours (les cas étant très graves).

évidentes dès les 4 ou 5 premiers jours à partir du traitement, et chez aucun elle ne s'est fait attendre jusqu'au 5e jour et au-delà. Et notez bien ceci, que l'amélioration, toutes choses égales d'ailleurs, a été d'autant plus rapide et d'autant mieux assurée, que nous avons traité les malades à une époque plus voisine du début de la maladie.

M. Chomel déclare qu'aucun de ses malades n'a été convalescent dès la première période de la maladie, et que parmi ceux où la maladie avait quelque gravité, aucun n'a été convalescent avant la fin de la seconde période. Il ajoute: *Sur 68 cas de guérison où l'époque de l'invasion de la maladie et le jour où l'amélioration avait commencé à se manifester ont été notés, on trouve que cette amélioration a eu lieu du 8e au 45e jour. Dans 50 cas sur 68, l'amélioration est survenue du 15e au 30e jour.* (Ouv. cité, pag. 44.)

Ce résultat est un peu différent de celui présenté par M. Louis, bien que les malades qui le lui ont fourni aient été également traités par M. Chomel. Je crois, sauf erreur, que la principale cause de cette différence consiste en ce que M. Louis n'a opéré que sur des cas graves, tandis que M. Chomel aura probablement opéré sur des cas très graves, légers, ou de gravité moyenne. Il est fâcheux que M. Chomel n'ait pas *qualifié* les cas dont il s'est servi pour déterminer l'époque de l'amélioration de l'état des malades.

Il est fâcheux aussi que M. Chomel n'ait rien dit de précis sur l'époque où commence la convalescence proprement dite. Il s'est contenté de noter ce qui suit: « Lorsque » la maladie se termine d'une manière favorable, le malade » ne passe pas immédiatement et en quelques instants de » l'état de gravité que nous venons de décrire à une guérison » solide et parfaite. La convalescence est même dans quel- » ques cas extrêmement prolongée ; et il n'est pas rare de voir » des malades, après que les symptômes graves ont disparu » et qu'il n'y a plus de danger, passer encore un ou deux » mois dans une convalescence pénible. » (Ouv. cité, pag. 52.)

II.

Durée chez les sujets de la deuxième catégorie.

La durée moyenne de la maladie, chez les 15 sujets de cette catégorie, a été de 6 jours, à dater du jour de l'entrée, et de 14 à 15 jours à dater du début.

Le *maximum* de la durée a été 15 jours, à dater du jour de l'entrée, et de 18, à dater du début. (Obs. 25ᵉ.)

Le *minimum* de la durée a été de 3 jours à compter du jour de l'entrée, et de 7, à compter du début. (Obs. 27) (1).

La *moyenne* de la durée chez les 24 sujets des 1ʳᵉ et 2ᵉ catégories réunies, est de 10 à 11 jours à dater du jour de l'entrée, et de 17 à dater du début.

III.

Durée chez les sujets de la troisième catégorie.

La durée moyenne de la maladie, dans les 23 cas de cette

(1) Date de l'époque de la convalescence commençante pour chacun des malades de cette catégorie.

	A DATER DE L'ENTRÉE.	A DATER DU DÉBUT.
Observation 15ᵉ	9ᵉ jour	13ᵉ jour.
— 16	10	16
— 17	6	12
— 18	5	12
— 19	5	47 (*)
— 20	4	6
— 21	4	15
— 22	5	14
— 23	4	6
— 24	5 (rech. lég., nouv. conv. 4 j. ap.)	12
— 25	13	18
— 26	5	13
— 27	3	7

(*) C'est le malade chez lequel la maladie paraît avoir duré le plus long-temps à partir du début; mais ce malade n'étant entré que six semaines après le début, et n'ayant eu qu'une application de ventouses pour tout moyen actif, j'en ai fait abstraction dans la détermination que j'ai faite du *maximum* de la durée.

catégorie, a été d'environ 5 jours (5 j. $\frac{3}{23}$) à dater du jour de l'entrée, et d'environ 12 jours (12 j. $\frac{2}{23}$) à dater du début.

Le *maximum* de la durée a été de 16 jours à dater de l'entrée, et de 20 jours à dater du début (obs. 38ᵉ). Mais dans ce cas, fort complexe d'ailleurs, il y eut une rechute, et la maladie première était arrivée à la période de convalescence dès le 6ᵉ jour après l'entrée.

Le *minimum* de la durée a été de 3 jours après l'entrée (obs. 30ᵉ, 31ᵉ, 36ᵉ, 37ᵉ et 48ᵉ) et de 8 jours (obs. 30ᵉ), 13 jours (obs. 31ᵉ et 36ᵉ), 11 jours (obs. 37ᵉ), 5 jour (obs. 48ᵉ) après le début (1).

(1) Date de l'époque de la convalescence commençante pour chacun des cas de cette catégorie.

		A DATER DE L'ENTRÉE.	A DATER DU DÉBUT.
Observat.	28ᵉ	4ᵉ jour	19ᵉ jour.
—	29	5	9
—	30	3	8
—	31	3	13
—	32	5	15
—	33	4	19
—	34	7	13
—	35	5	9
—	36	3	13
—	37	3	11
—	38	6ᵉ, puis 16ᵉ	10ᵉ et puis 20ᵉ
—	39	9	17
—	40	5	9
—	41	7	10
—	42	4	12
—	43	7	15
—	44	5	6
—	45	8	16
—	46	8	12
—	47	4	10
—	48	3	5
—	49	4	9
—	50	6	16

Cas douteux.

IV.

La durée *moyenne* de la maladie chez les 47 malades
qui ont guéri a été d'environ 8 jours, à dater du jour de
l'entrée, et d'environ 15 jours, à dater du jour du début.
La moyenne de la durée a été sensiblement la même chez
les 156 malades guéris dont les observations ont été ci-
tées dans mon *Essai sur la philosophie médicale* (voy. page
580 et suiv.).

Ce résultat est si différent de celui donné par MM. Chomel et Louis, et par moi-même, à l'époque de la publication de mon *Traité des fièvres* (1826), qu'on serait tenté
de croire que les faits d'où le premier est déduit diffèrent
essentiellement de ceux d'où le second est tiré.

Je puis cependant affirmer, de la manière la plus positive, et sur la foi de la plus exacte et de la plus religieuse
observation, que les faits, à part le traitement, sont précisément les mêmes. Par conséquent, la cause réelle, unique, de cette prodigieuse différence réside dans la différence
du traitement, lequel, il faut l'avouer, n'est pas moins différent, chez les malades de MM. Louis et Chomel et chez
mes malades, que ne l'est elle-même la durée de la maladie chez les uns et les autres de ces malades.

Rapprochons encore une fois le mode des saignées suivi
par MM. Louis et Chomel de celui qui a été mis en usage
chez ceux de nos malades qui ont été gravement atteints,
et l'on verra quelle est cette différence! Voici comment
M. Louis formule les émissions sanguines dans la maladie
qui nous occupe:

« La saignée ayant été utile aux malades dont j'ai recue illi

» l'histoire dans la période aiguë de l'affection , il doit pa-
» raître convenable d'y avoir recours à cette époque , en la
» proportionnant à l'intensité du mouvement fébrile. *Une*
» *saignée de douze onces doit suffire quand il est faible ; il*
» *faudrait la répéter deux fois dans les dix ou douze premiers*
» *jours, dans le cas contraire.* IL N'EST PAS DÉMONTRÉ QU'UN
» PLUS GRAND NOMBRE D'ÉMISSIONS SANGUINES PUT ÊTRE FAVO-
» RABLE A L'ISSUE OU A LA MARCHE DE LA MALADIE , ET CE SERAIT
» EN VAIN QU'ON LES MULTIPLIERAIT POUR ÉTEINDRE , SOUS LEUR
» INFLUENCE , LE MOUVEMENT FÉBRILE ; DIX SAIGNÉES NE SUFFI-
» RAIENT PAS POUR ATTEINDRE LE BUT , L'EXPÉRIENCE AYANT
» MONTRÉ QUE L'AFFECTION TYPHOÏDE BIEN CARACTÉRISÉE N'EST
» PAS SUSCEPTIBLE D'ÊTRE JUGULÉE , CE QUI N'EST GUÈRE MOINS
» VRAI , D'AILLEURS , SUIVANT TOUTES LES APPARENCES, DE LA
» PÉRIPNEUMONIE ET DES AUTRES MALADIES INFLAMMATOIRES (1).

Je conviendrai très volontiers avec M. Louis, qu'à l'é-
poque où il écrivait ce passage, il n'était pas DÉMONTRÉ
qu'un nombre d'émissions sanguines supérieur à celui qu'il
conseille pût être favorable à l'issue ou à la marche de la
maladie. Mais si les 228 observations que j'ai exactement
recueillies depuis le mois d'avril 1855 jusqu'au moment où
j'écris ceci (novembre 1856), ne *démontrent* pas à M. Louis
que les émissions sanguines, telles que nous les avons employées (et nous n'en avons cependant pas porté le nombre

(1) Je renvoie aux chapitres suivants de cet ouvrage pour la discussion et la solution de la question sur la possibilité ou l'impossibilité de
JUGULER la *péripneumonie et les autres maladies inflammatoires*. J'espère
que M. Louis sera satisfait de cette discussion. Bien que, dans une
brochure publiée en 1855 sur les émissions sanguines, cet auteur ait
jugé convenable de ne pas faire mention d'une formule qui, depuis
environ trois ans, était assez connue même des médecins qui ne se pi-
quent pas de se tenir exactement au courant de toutes les nouveautés
médicales, M. Louis ne sera pas fâché, je pense, d'apprendre dès à présent, que la formule des saignées coup sur coup a poursuivi le cours
de ses succès, et n'a pas cessé de déposer contre les assertions vraiment
désolantes de quelques auteurs.

jusqu'à 10), peuvent être favorables à l'issue ou à la marche de la maladie, ce médecin devra convenir, à son tour, qu'il est peut-être trop exigeant en matière de *démonstration expérimentale.*

Quant à cette assertion de M. Louis, savoir : que l'expérience a montré que l'affection typhoïde bien caractérisée n'est pas susceptible d'être *jugulée,* nous ne voulons point engager ici avec lui une de ces stériles et misérables discussions de mots qu'il faut abandonner à ceux qui ont du temps à perdre. Qu'il nous suffise de faire observer que M. Louis prend ici son expérience personnelle pour l'expérience en général, ce qui n'est assurément rien moins que logique. Ce qui n'est guère plus philosophique, c'est que M. Louis applique à des méthodes thérapeutiques autres que la sienne, une conclusion uniquement applicable à la méthode qu'il a expérimentée. Certes, je conviens, avec M. Louis, que l'expérience a montré que l'affection typhoïde bien caractérisée n'est pas susceptible d'être jugulée par *une ou deux saignées* de 12 onces, faites dans les 10 ou 12 premiers jours ; je vais même plus loin, et j'ose affirmer que de telles émissions sanguines non seulement ne jugulent pas la maladie, mais même n'en modifient pas notablement la marche. Mais, cela admis, de quel droit rationnel à la fois et expérimental, M. Louis affirme-t-il que 10 saignées ne suffiraient pas pour éteindre le mouvement fébrile ? M. Louis, qui est, avec raison, si jaloux de la réputation d'homme exact, et qui se pique de ne rien avancer qui ne soit l'expression de faits bien observés et bien comptés, M. Louis n'a-t-il pas été dans cette occasion un peu infidèle à un principe que nous avons à cœur de respecter pour le moins autant que lui?

Quoi qu'il en soit, laissant donc de côté cette captieuse et équivoque expression de *juguler,* nous professons formellement ici que les émissions sanguines employées à notre manière peuvent souvent éteindre et éteignent réellement, dans l'espace de 4 à 7 jours, le mouvement fébrile qui accompagne *l'affection* typhoïde bien *caractérisée*, POURVU QUE LES ÉMISSIONS SANGUINES SOIENT EMPLOYÉES DANS LE PREMIER SEPTÉNAIRE (1). Plusieurs des faits rapportés dans notre première et dans notre seconde catégories démontrent invinciblement cette importante proposition ; et il ne m'a rien moins fallu qu'une masse imposante de faits *bien observés* pour être convaincu de la vérité d'une proposition qui était aussi contradictoire aux faits que j'avais jusque là recueillis, qu'à ceux recueillis par M. Louis lui-même (2).

(1) M. Louis, qui paraît penser que dans les cas où l'on dit avoir *jugulé* une inflammation, on l'a sans doute traitée au moment de son déclin, ou à l'approche de l'époque ordinaire de sa résolution, M. Louis, dis-je, sera sans doute bien surpris de la condition que nous exigeons. Elle est cependant de rigueur, et cela pour des raisons que j'avais déjà indiquées dans le *Traité clinique et expérimental des fièvres essentielles*. Il est en effet de toute évidence que les graves inflammations aiguës en général, et l'entéro-mésentérite en particulier, entraînent, après leur première période, de tels désordres dans les organes (ulcération, suppuration, ramollissement, etc.), qu'il n'est plus possible de les *juguler* dans toute la rigueur du terme, bien que l'on puisse étouffer ou du moins modérer le mouvement fébrile. Dans la première période, au contraire, dans celle de *fluxion*, de *congestion*, d'*irritation*, sans altération profonde des tissus, on fait réellement *avorter*, on *jugule* la maladie, c'est-à-dire qu'on l'empêche de parcourir toutes les phases de sa complète évolution. Mais je n'insiste pas plus long-temps sur une question qui se représentera à l'occasion des autres inflammations dont nous parlerons plus loin.

(2) Que le lecteur parcoure, en effet, les observations que j'ai rapportées dans mon *Traité clinique et expérimental des fièvres essentielles*, et il verra que le mouvement fébrile n'a point cédé aux saignées modérées qui furent pratiquées aux malades.

La durée de la maladie, disais-je dans ce traité, est subordonnée à une infinité de circonstances qu'il serait trop long de détailler ici. Nous avons vu des malades périr dans le premier septénaire : nous en avons vu d'autres qui n'ont succombé qu'au sixième septénaire, et même plus tard. Lorsque la maladie se termine par la guérison, ce n'est que très lentement, en général, que les malades arrivent à la convalescence, qui est elle-même très longue. (Pag. 272.)

En ce moment même j'ai sous les yeux un nouvel exemple de l'étonnante puissance des émissions sanguines coup sur coup, même contre l'affection typhoïde la mieux *caractérisée*. M. P., étudiant en médecine (rue Saint-Hyacinthe, hôtel de Champagne), était atteint depuis quelques jours des symptômes de cette maladie, lorsqu'on me fit appeler auprès de lui, le 1er de ce mois (décembre). Je le trouvai avec une fièvre des plus violentes, et offrant d'ailleurs les symptômes caractéristiques de *l'affection typhoïde* de M. Louis. *Une saignée de 3 à 4 palettes fut faite, et 30 sangsues furent appliquées sur le ventre*, ce jour-là même. Le lendemain 2, le mouvement fébrile n'avait pas sensiblement perdu de son intensité (*Une nouvelle saignée de 3 à 4 palettes et 30 nouvelles sangsues*.) Le 3, le mouvement fébrile était enfin dompté, et je m'en tins aux délayants. Le 4, le malade commençait à entrer en convalescence, et prit du bouillon les jours suivants. Le 9, il mangea un œuf et but un peu d'eau rougie. Aujourd'hui 10, au moment où j'écris ces lignes, il est tout-à-fait bien, et mangera du poulet (les aliments d'hier ont été pris avec plaisir et facilement digérés).

Deux mots sur la durée de la convalescence, et j'ai fini. MM. Chomel et Louis ne nous ont laissé rien de bien précis et partant de satisfaisant sur cette question si difficile et si délicate. M. Chomel dit seulement, comme on l'a vu, que cette convalescence est ordinairement pénible. Cela est parfaitement vrai, et moi-même, dans mon *Traité clinique et expérimental des fièvres essentielles*, j'avais signalé cette circonstance. On a vu plus haut, que dans les observations de guérison que contient l'ouvrage indiqué, la convalescence a presque toujours été longue et laborieuse. Voilà quel est le résultat des méthodes généralement usitées. Reste à savoir maintenant si la nouvelle méthode abrège ou allonge la convalescence, et si elle en augmente ou en diminue les difficultés. Or, les faits rapportés dans cet ouvrage, conformes en cela, comme en tout le reste, à ceux publiés dans la 4ᵉ partie de l'*Essai sur la philosophie médicale*, répondent clairement à cette question. Oui, sans contredit, la nouvelle méthode abrège de moitié environ la durée de la convalescence, et en diminue évidemment les difficultés.

Ce que l'expérience démontre, un raisonnement exact et rigoureux aurait pu le faire prévoir. En effet, une méthode qui diminue considérablement la durée de la maladie; qui, appliquée à temps et bien dirigée, prévient presque constamment ou atténue infiniment les symptômes et les accidents de la troisième période de cette même maladie; une telle méthode devait nécessairement aussi abréger la durée de la convalescence et en faciliter la marche.

§ V.

Quelques mots sur la mortalité et de la durée de la maladie dite *fièvre typhoïde*, traitée par la méthode purgative nouvelle.

La méthode des purgatifs fait aujourd'hui tant de bruit dans le monde médical, et elle est expérimentée en ce moment même par tant de praticiens célèbres, que je ne puis m'empêcher d'en dire ici quelques mots. Je dois surtout compte au public des motifs qui ne m'ont pas permis de la tenter. Assurément, si une statistique bien faite et composée de cas assez nombreux, eût *démontré* la supériorité de cette méthode sur celle que j'emploie, je n'aurais point hésité à abandonner celle-ci pour l'autre. Il ne m'eût fallu pour cela qu'un effort de la plus vulgaire probité médicale, et je ne serai jamais ni surpris ni affligé qu'un autre ait fait mieux que moi. Mais, jusqu'ici, je ne connais aucun travail statistique dans lequel on ait cherché à établir la supériorité de la méthode purgative sur la méthode que je mets en usage. Plusieurs praticiens, marchant sur les traces de M. Delaroque, ont, je le sais, publié les résultats qu'ils avaient obtenus de l'emploi des purgatifs, mais sans mettre ces résultats en regard des miens, et surtout sans présenter un résumé assez détaillé des faits qu'ils avaient recueillis (1). Il est pourtant de la dernière importance d'en agir ainsi, et jusqu'à ce qu'on ait bien *distingué, bien catégorisé, bien pesé, bien compté* les cas dans lesquels les purgatifs ont été administrés, on ne pourra se prononcer positivement sur les dangers ou les avantages de cette méthode comparée aux autres. Quant à moi, j'ai la certitude expérimentale que la méthode dont je fais usage l'emporte sur les métho-

(1) On ne prendra pas sans doute pour un résumé de ce genre celui qui se trouve dans la thèse de M. Beau. Cependant, je me fais un devoir de citer le chiffre de la mortalité indiqué par cet élève distingué de M. Delaroque. Il rapporte que sur 104 individus, 11 malades sont morts, ce qui donne une mortalité d'un dixième environ. Je déclare que si notre honorable confrère, M. Delaroque, dans 27 cas de la même gravité que ceux contenus dans nos deux premières catégories, n'éprouve qu'une mortalité de 1 sur 10, je sacrifierai sur-le-champ ma méthode à la sienne.

Je m'empresse aussi de rapporter ce que M. Beau, dans sa thèse peut-être un peu trop vantée, a écrit contre les saignées, en 1836, c'est-à-dire à une époque où nos résultats étaient aussi connus que ceux dont parle M. Beau. « Si les émissions sanguines ne sont pas dangereuses, comment expliquer le résultat suivant ? Chez les 93 individus guéris, la moyenne de la durée totale de la maladie est de 31 jours ; de ces 93, 75 n'ont pas été saignés, la même moyenne est de 28 jours ; 18 ont été saignés, leur moyenne est de 39 jours. Or si, comme on le voit, les émissions sanguines ont allongé d'un quart la durée moyenne des fièvres dans les-quelles elles ont été employées avant les évacuants, leur influence perni-cieuse n'est-elle pas par là même démontrée ? et ne peut-on pas dire que, dans nos cas de mort où des saignées avaient été faites, elles ont con-tribué à *précipiter les individus* ? Personne ne contestera la légitimité de cette conséquence. »

Je ne sais si personne ne contestera la légitimité de la conséquence de M. Beau, c'est-à-dire si tout le monde admettra que les saignées con-tribuent à *précipiter les individus*. Pour moi, j'accorderai à M. Beau tout ce qu'il voudra, mais uniquement afin de ne pas engager une plus longue discussion avec lui.

des auxquelles je l'ai comparée, et j'ai *calculé*, pour ainsi dire, aussi exactement que je le pouvais, avec les données que je possède actuellement, la supériorité de cette méthode.

Voici maintenant les faits et les considérations qui m'ont sévèrement imposé l'obligation de m'abstenir de toute tentative de la nouvelle méthode des purgatifs dans la maladie que nous étudions.

Je n'avais point oublié que M. Petit, dans son remarquable ouvrage sur la fièvre entéro-mésentérique, avait signalé le *danger* (c'est son expression) des purgatifs. Mais les faits qu'il avait cités à l'appui de cette opinion ne suffisaient pas, je l'avoue, pour convaincre les lecteurs. Je ne suis donc pas étonné que l'on ait eu de nouveau recours à ces moyens, (les purgatifs). Par la même raison, ceux qui les administrent ne doivent pas être étonnés de ce que je traite la maladie par la saignée, bien que le très respectable M. Petit ait rapporté des faits pour prouver que *les malades chez lesquels on avait employé les saignées, étaient morts beaucoup plus promptement que si la maladie avait été abandonnée à elle-même.* (Ouvr. cité, pag 211). Il n'est, hélas ! que trop commun de ne pas bien comprendre le langage des faits, et de les interpréter dans le sens opposé au véritable. C'est là un grand malheur sans doute, et chacun de nous ne doit rien négliger pour s'en préserver. Qui sait bien analyser les faits, qui n'y trouve rien de plus, rien de moins qu'il ne faut, qui n'y ajoute et n'y retranche rien, qui n'en déduit que des conséquences justes, légitimes, celui-là est un médecin accompli, et on ne le rencontre pas aisément.

Quoi qu'il en soit, ne faisant cas de *l'autorité* en matière de science qu'autant qu'elle s'appuie elle-même sur des cas particuliers bien observés et en assez grand nombre, je suis, pour le moment, réduit aux documents suivants sur le problème que nous examinons.

Je fus vivement frappé, il y a deux ans environ, de la

mort rapide d'un étudiant en médecine d'une des plus belles constitutions qu'on puisse voir, lequel avait pris des purgatifs coup sur coup pour une *fièvre typhoïde*. Quelque temps plus tard, je vis un autre étudiant atteint de la même maladie, qui, après avoir pris de l'eau de Sedlitz pendant dix-sept jours consécutifs, était dans un état désespéré (il succomba quelques jours après ma visite).

J'ai eu depuis connaissance de quelques autres cas du même genre, et parmi les malades dont j'ai rapporté les 5o observations, il en est quelques uns qui ne s'étaient pas bien trouvés des purgatifs qu'ils avaient pris avant leur entrée dans mon service.

Ces cas, réunis à ceux que M. le professeur Andral a consignés dans sa *Clinique médicale* (1), n'étaient pas propres à me faire renoncer à la méthode que j'avais formulée pour lui substituer celle des purgatifs. Toutefois j'avoue, sans aucune difficulté, que je connaissais aussi des faits dans lesquels ces médicaments avaient été administrés sans qu'il en résultât de graves accidents. Mais l'étude attentive de ces faits m'avait conduit à penser que réellement, dans la plupart des cas, les purgatifs avaient retardé plutôt qu'accéléré la guérison (il est bien entendu que je parle ici des purgatifs comparés à la méthode que j'emploie, et non à la méthode classique dont j'ai signalé plus haut l'impuissance), et qu'en dernière analyse, ce n'était guère que dans les cas légers, tels que ceux de notre troisième catégorie, qu'on donnait assez souvent impunément les purgatifs répétés. Je ne fais qu'exprimer ici mon opinion, et si je me trompe, je mettrai le plus grand empressement à reconnaître mon erreur, une fois qu'elle aura été prouvée.

En attendant, voici des faits récents que je soumets à la plus froide et à la plus impartiale méditation du lecteur.

L'auteur d'une dissertation inaugurale, dont je ne me

(1) **Nous avons vu** plus haut que sur les 10 malades auxquels les purgatifs furent administrés, M. Andral déclare que 9 succombèrent.

rappelle pas bien la date, rapporte, parmi les cas favorables à la méthode des *évacuants*, un cas où il survint une perforation qui, si je ne m'abuse, fut favorisée par ces moyens.

L'auteur d'une autre dissertation inaugurale sur le *Traitement de la fièvre typhoïde par les évacuants*, soutenue le 7 mai 1835, rapporte trois cas d'une moyenne gravité, dont un se termina par la mort. Comme, dans les cas de cette catégorie traités par notre méthode, la guérison est la *règle*, et la mort une très rare *exception*, ce résultat n'est assurément pas de nature à nous convaincre de la supériorité des évacuants sur les saignées telles que nous les formulons. D'un autre côté, chez les deux malades qui guérirent, la maladie eut une marche telle, qu'il m'est absolument impossible d'admettre que les purgatifs furent utiles, pour ne rien dire de plus (je parle toujours comparativement à la méthode que j'emploie). De ces trois faits, l'auteur conclut cependant que la méthode des évacuants offre un immense avantage sur toutes les autres méthodes; et, chose bien singulière, il met cette méthode en parallèle avec celle suivie chez les malades dont j'ai consigné les observations dans mon *Traité des fièvres* de 1826, au lieu de la comparer avec celle que j'emploie depuis quatre ans, ce qui était la question, car, quant à l'autre méthode, j'en ai reconnu et signalé l'impuissance.

Je termine par les trois observations suivantes, qui feront une vive impression sur l'esprit de ceux qui ont été témoins de nos résultats. Je répète, encore une fois, qu'en publiant ces observations je ne prétends pas décider pour le compte des autres la grave question qui se débat en ce moment, et qui doit prochainement soulever une discussion à l'Académie royale de médecine.

Le premier malade avait été placé dans mon service, et c'est sur son refus *obstiné* de se soumettre aux émissions sanguines que nous le laissâmes sortir. Je lui promis qu'il serait convalescent dans quelques jours s'il restait dans nos salles. Je lui indiquai des malades qui, plus gravement affectés que lui, étaient en pleine convalescence. Je ne lui laissai pas ignorer que c'était presque pour lui une question de vie ou de mort que celle de se soumettre ou non au traitement qui lui était proposé : tout fut inutile ; il partit.

Dans le service où le malade de la première observation a été traité, sur 12 cas, dans lesquels les purgatifs ont été employés, il y en a eu 7 de légers, et 5 de gravité moyenne. Les 7 cas légers se sont terminés par la guérison. Parmi les 5 cas graves, un s'est déjà terminé par la mort, et il en est encore deux autres, un surtout, où cette terminaison n'est que trop à craindre (1). Dans le service où les sujets des observations 2ᵉ et 5ᵉ ont été traités, les purgatifs n'avaient encore été employés que chez ces deux sujets, qui ont succombé l'un et l'autre (2).

Je prie instamment les lecteurs de ne tirer des faits suivants, aucune conclusion qui ne leur soit clairement inspirée par la comparaison de ces faits avec d'autres semblables traités différemment.

OBSERVATION I (3).

Entéro-mésentérite typhoïde (*casus gravis*) ; la forme est inflammatoire, avec disposition ataxique. — *Entrée* le 8ᵉ jour. Aucun traitement en ville, alimentation seulement diminuée. A l'hôpital, saignée de trois palettes. Refus du traitement antiphlogistique. Purgatifs coup sur coup ; mort après le sixième jour de l'emploi de cette méthode.

Phichon, âgé de vingt-deux ans, taillandier, né dans le département de l'Orne, garçon, ni vacciné ni variolé, d'une

(1) Depuis que ceci est écrit, un de ces deux malades a en effet succombé.

(2) Depuis que ceci est écrit, on m'a remis deux observations de guérison que je rapporterai ci-après.

(3) Recueillie par M. le docteur Sarazin.

constitution de force moyenne, cheveux châtains, peau brune, à Paris depuis trois mois, et habituellement d'une bonne santé; à son arrivée dans la capitale, il a eu la diarrhée pendant trois ou quatre jours; il habite une rue étroite et couche avec trois camarades. Sa maladie date de sept à huit jours : d'abord malaise général, courbature, anorexie, douleurs de ventre sans diarrhée; vers le troisième jour, frissons, tremblements, fièvre avec céphalalgie, étourdissements, phénomènes qui l'ont forcé de cesser ses occupations, et qui ont été en augmentant jusqu'au moment de son entrée.

Le malade est sujet aux épistaxis; il ne sait à quoi attribuer sa maladie.

Il n'a pas bu de vin chaud, il a pris de la tisane de chiendent, et a diminué seulement la quantité de ses aliments; il est venu à pied à l'hôpital, mais très difficilement et comme un homme ivre.

3o *novembre.* — M. Montault, à la visite du soir, fait pratiquer une saignée de 3 palettes, après avoir constaté ce qui suit : teinte jaunâtre de la face, surtout de l'ovale inférieur; lèvres un peu sèches; langue avec enduit jaunâtre au milieu, rouge et un peu sèche à la pointe; bouche mauvaise; soif vive; anorexie; salive un peu acide; ni nausées ni vomissements; pas de selles depuis hier matin; gargouillement iléo-cœcal, douleurs dans les deux flancs, deux petites taches rosées lenticulaires sur l'hypocondre gauche; toux fréquente; crachats séro-muqueux, peu abondants; respiration un peu sèche en avant à droite et à gauche; quelques bulles de râle muqueux en arrière des deux côtés; pouls à 124, fort, développé, médiocrement résistant; chaleur vive et âcre de la peau; bruits du cœur normaux; point de douleur dans les membres; faiblesse générale; pas de céphalalgie; fort étourdissement ce matin en se levant; insomnie.

Saignée de 3 palettes.

1er *décembre.* — M. Bouillaud fait noter ce qu'on va lire :

Le caillot de la saignée est adhérent par ses bords, un peu concave, recouvert par une sérosité claire, alcaline, jaune, avec quelques vestiges d'une couenne comme muqueuse ; sa mollesse est très grande.

Épistaxis très légère la nuit précédente ; sans cesse agité, ce malade s'est levé, ce matin, comme effrayé, et s'est enfui chez le portier, ce qui ne l'empêche pas de dire qu'il est plus faible qu'hier ; teinte jaune de l'ovale inférieur de la face ; pommettes un peu rouges ; dents et lèvres sèches ; langue sèche à la pointe, avec enduit blanchâtre au milieu ; bouche sèche ; soif vive ; haleine typhoïde ; pas de nausées ; ventre douloureux partout à la pression, surtout dans la région iléo-cœcale, sans gargouillement, avec un peu de tension vers l'ombilic ; résonnance humorique dans le flanc droit, tympanique ailleurs ; deux taches rosées sur le ventre et une en dehors du sternum à droite ; peau chaude et sèche ; pas de sudamina ; pouls à 120, plein, fort et redoublé ; pas de céphalalgie ; pas d'éblouissements ; étourdissements moindres ; tête chaude, front brûlant ; respiration et résonnance bonnes en avant ; en arrière (là, on aperçoit sur la peau des taches récentes, lenticulaires, rosées, au milieu d'une autre éruption qui paraît ancienne) râle muqueux en bas, çà et là, parfois sibilant.

La salive est un peu acide ; urine rouge, rendue facilement.

Ce malade se refusant opiniâtrément à l'emploi des saignées, quitte la salle de M. Bouillaud.

Cette journée, d'ailleurs, se passe sans traitement aucun ; il ne prend que de l'orge gommée.

2. — Malaise général ; la lumière est supportée difficilement ; face colorée ; faiblesse ; pas de tintements d'oreilles ; stupeur profonde ; refus de répondre ; plusieurs papules sur le ventre et à la poitrine ; pas de sudamina ; langue un peu collante, rouge et lisse, sans enduit ; lèvres et dents

sèches; soif vive; ventre partout douloureux ; un peu de gargouillement iléo-cœcal ; deux selles liquides ce matin ; le malade s'est levé et a déliré cette nuit; pouls à 120 - 28, développé, dur, rebondissant; peau chaude, sèche, âcre ; rien au cœur ni aux carotides ; quelques crachats muqueux ; il urine sans douleurs, volontairement.

Orge gomme 2 p. ; bouteille Sedlitz ; diète.

3. — Céphalalgie, délire léger cette nuit ; par intervalles un peu de sommeil; intelligence obtuse, réponses lentes; langue sèche et rouge ; soif ; taches rosées sur le ventre ; gargouillement iléo-cœcal très marqué, avec douleur à la pression; deux selles hier et plusieurs la nuit ; pouls à 128, moins développé, redoublé; 30 respirations; râle muqueux à la base du poumon droit ; urine trouble, avec sédiment grisâtre.

Orge gomme 2 p. ; bouteille Sedlitz ; diète.

4. — Délire la nuit ; le malade s'est levé ; épistaxis abondante ; réponses vagues ; teinte jaunâtre de la face ; sudamina sur les deux flancs, deux ou trois taches ; langue sèche, fendillée, comme parcheminée; dents sèches ; lèvres encroûtées ; gargouillement iléo-cœcal ; ballonnement médiocre; ventre un peu douloureux ; selles abondantes; pouls à 120-128, moins fort sans être faible, régulier, peu redoublé ; peau sèche ; râle sibilant en arrière, surtout à droite ; urine très acide.

Orge 2 p. ; bouteille Sedlitz.

5. — Epistaxis abondante ; délire hier et cette nuit ; agitation; dents sèches et fuligineuses; langue sèche, râpeuse, comme parcheminée, d'un gris noirâtre; haleine typhoïde; deux selles; douleurs par tout le ventre; pouls à 124-52, assez serré, résistant, redoublé.

Orge 2 p. ; b. Sedlitz.

6. — Le malade dit aller *doucement*; face profondément altérée, yeux enfoncés; réponses inintelligibles; langue sèche, fendillée; ventre douloureux, la pression fait naître

des plaintes; deux selles dans le jour (on en ignore le nombre pour la nuit) ; pouls à 148, très petit, filiforme (on peut à peine le compter) ; 44 respirations; aucune tache nouvelle

Orge 2 p. ; 6 grains de calomel, et le soir une b. Sedlitz.

7. — Il est mort dans la nuit, à deux heures du matin.

Autopsie cadavérique faite le 8 décembre, à 9 heures du matin.

Rigidité cadavérique très prononcée, quelques vergetures à la partie postérieure du tronc, et surtout vers les parties les plus déclives.

Poitrine. — Pas d'épanchement dans les plèvres; le poumon gauche vu à l'extérieur offre une coloration noirâtre dans toute l'étendue de sa moitié postérieure et inférieure; étant incisé dans cette partie, la pression en fait sortir un liquide rouge-brun abondant; çà et là, sa couleur est plus foncée, et le sang paraît combiné avec le tissu pulmonaire; pas de tubercules. Le poumon droit présente le même aspect extérieur, le même engouement postérieur; plusieurs noyaux d'apoplexie pulmonaire, et de plus quelques points emphysémateux le long du bord antérieur. Les bronches tapissées par un mucus rougeâtre, paraissent enflammées; mais ce mucus étant enlevé on aperçoit la muqueuse blanche sans épaississement ni ramollissement. — Le péricarde n'est pas altéré, il ne contient pas de sérosité; le cœur est d'une bonne consistance, et n'offre d'ailleurs rien de notable, si ce n'est un aspect généralement blanchâtre et comme nacré de la membrane interne dans le ventricule gauche, avec épaississement léger des valvules auriculo-ventriculaires et artérielles, surtout à leur base; la surface interne de l'aorte est blanche et contient du sang liquide; la veine cave est également saine.

Abdomen. — Examiné en place, tout le tube digestif présente une teinte extérieure brune tendant au gris; il est partout distendu par des liquides et des gaz; au niveau de l'intestin grêle, le péritoine offre des plaques blanches, épaisses, dans l'étendue de quelques pouces, limitées par des adhérences faibles et récentes; dans ce point, l'intestin présente une ouverture étroite dont le pourtour est blanc dans l'étendue d'une ligne, et en dehors de cette auréole blanchâtre existe une injection brunâtre.

L'œsophage, teint en jaune par de la bile, n'offre ni rou geur, ni gonflement, ni ramollissement de la muqueuse. L'estomac renferme une assez grande quantité d'un liquide jaunâtre, comme bilieux; sa muqueuse est d'une consistance normale, il existe seulement une légère arborisation sous-muqueuse vers le grand cul-de-sac. Le duodénum est rempli par un liquide de même nature; il est évidemment dilaté, teint en jaune dans une grande étendue et dans plusieurs points d'un blanc-grisâtre; çà et là la muqueuse est soulevée par des gaz. L'intestin grêle, d'une couleur généralement grisâtre, contient une grande quantité de liquides d'un brun-noirâtre et très fétides, et il présente : 1° dans son tiers supérieur, un assez grand nombre de saillies emphysémateuses, spécialement recouvertes d'un mucus jaunâtre; beaucoup de villosités noirâtres qui donnent à la muqueuse une teinte ardoisée foncée; quelques plaques de Peyer non saillantes et non injectées; enfin dans une partie très limitée, une injection d'un rouge assez vif, qui tranche avec la couleur généralement sombre de la muqueuse; 2° dans le tiers moyen, encore quelques saillies emphysémateuses qui ne s'observent qu'à de plus grands intervalles, des plaques plus nombreuses et plus larges avec injection bien dessinée; enfin plusieurs follicules isolés, notablement développés; 3° dans le tiers inférieur, des follicules isolés beaucoup plus apparents donnant à la pression une matière puriforme, des plaques nombreuses rouges et saillantes, plusieurs follicules ulcérés à leur centre, enfin des plaques escarrifiées à leur milieu, d'abord isolées, bientôt groupées et envahissant toute la surface intestinale, dans l'étendue d'au moins un pied. Parmi ces escarres qui offrent toutes une teinte jaunâtre terne, les unes sont partout adhérentes; les autres, détachées en partie, flottent en lambeaux au milieu d'un détritus sanieux; d'autres enfin sont entièrement transformées en un véritable putrilage; au-dessous, on trouve un tissu ramolli, d'un blanc-grisâtre, et plus profondément encore, une injection d'un rouge-brun. A six pouces environ de la valvule iléo-cœcale, se trouve l'ulcération qui offre l'ouverture mentionnée plus haut. Le gros intestin présente une assez forte injection veineuse de la muqueuse; près de la valvule, existe un follicule isolé hypertrophié, plus bas une escarre semblable aux précédentes, de la largeur d'une pièce de vingt sous; enfin, la muqueuse est généralement ramollie, comme macérée, quoiqu'on puisse l'enlever facilement par lambeaux, ce qui fait dire à M. Andral que cette mollesse tient plutôt au tissu cellulaire sous-muqueux qu'à la muqueuse elle-même. Les glanglions mésentériques sont rouges, développés et ramollis en plusieurs points. Le foie n'offre à noter que la pâleur et la mollesse de son tissu; la vésicule est gorgée d'une bile verdâtre peu foncée. La rate est d'un volume considérable, plus que doublé, sa couleur est lie-de-vin, elle est un peu ramollie. Les deux reins sont hypertrophiés, surtout le gauche, leur tissu est parfaitement sain.

Cerveau. — Les glandes de Pacchioni sont groupées en grand nombre le long de la grande scissure; les méninges sont généralement injectées, un peu adhérentes à la substance cérébrale, mais pas assez pour qu'on enlève en même temps et cette pulpe et ces membranes; la substance cérébrale est généralement sablée en rouge, surtout dans les lobes postérieurs et dans le cervelet; sa consistance est remarquable partout, et on dirait qu'elle a macéré dans de l'alcool; les ventricules ne sont pas secs, mais ils ne contiennent pas de sérosité libre.

OBSERVATION II (1).

Fièvre typhoïde traitée par les purgatifs. — Mort quatre jours après leur emploi.

Galet, âgé de 16 ans, cordonnier, assez bien développé pour son âge; cheveux châtains, peau fine et colorée; ayant constamment joui d'une bonne santé; se trouvant à Paris depuis sept mois, a éprouvé, le 17 novembre 1836, sans cause connue, de la céphalalgie, des étourdissements, un malaise général et de la constipation. Ces accidents lui ont fait renoncer à ses occupations; il est resté chez lui, se couchant et se levant par intervalles, sans apporter cependant, dit-il, aucune modification dans son régime habituel. Le 27, son ventre est devenu douloureux, et a pris tout-à-coup un volume remarquable; enfin, l'aggravation de son état l'a engagé à se rendre à l'hôpital, et le 29 il est entré dans la salle de M. Chomel.

A la visite du 30, la face était empreinte de stupeur; l'ovale inférieur du visage offrait une teinte jaune légère; il y avait de la céphalalgie, de l'étourdissement, de la lenteur et de l'indifférence dans les réponses, un peu de dureté dans l'ouïe, et d'ailleurs une intégrité parfaite de l'intelligence; les lèvres et les narines étaient pulvérulentes, la langue rouge et sèche, l'haleine aigrelette, la bouche amère, la soif vive; le ventre présentait un volume considérable, du météorisme et de la sensibilité; la trop grande distension de l'abdomen empêcha de reconnaître l'existence du gargouillement; une selle liquide la veille; peau chaude; pouls à 120, redoublé; l'auscultation et

(1) Cette observation et les suivantes m'ont été communiquées par M. Henroz, jeune médecin belge en qui j'ai toute confiance. Les réflexions qui accompagnent les observations appartiennent également à ce jeune confrère, que je remercie publiquement ici de la communication qu'il a bien voulu me faire.

la percussion ne firent rien découvrir d'anormal dans la poitrine.

Sulfate de magnésie demi-once ; solution de sirop de groseilles ; diète.

1ᵉʳ *décembre.* — Accablement extrême ; assoupissement ; il ne répond plus aux questions qu'on lui adresse ; langue grillée ; trois ou quatre selles dans la journée précédente ; il ne boit que lorsqu'on lui verse le liquide dans la bouche ; chaleur âcre de la peau ; pouls à 120.

Sulfate de magnésie demi-once; quelques sangsues derrière les oreilles ; sinapismes aux pieds ; cataplasme émollient sur le ventre ; solution de sirop de groseilles.

2. — Assoupissement beaucoup plus profond que la veille ; lorsqu'on lui crie fortement à l'oreille, pour chercher à en obtenir quelque réponse, il soulève péniblement la tête, et prononce quelques monosyllabes d'une voix presque inintelligible ; le ventre, toujours très tendu et très développé, a acquis une grande sensibilité , et le malade témoigne par ses mouvements toute la douleur qu'il y ressent lorsqu'on vient à le comprimer avec la main ; les lèvres et les dents sont encroûtées ; on ne peut parvenir à voir la langue , quoiqu'on insiste pour la lui faire montrer ; deux selles liquides ; pouls très fréquent ; chaleur âcre de la peau.

Sulfate de magnésie six gros; un bain ; compresses froides sur la tête ; solution de sirop de groseilles.

Mort le 2 décembre à minuit.

Autopsie cadavérique, trente-six heures après la mort.

Organes digestifs. — L'estomac est trouvé parfaitement sain; la muqueuse de l'intestin grêle est parsemée d'une multitude d'élevures conoïdes, rouges à la base, celles-ci ulcérées à leur sommet, celles-là chargées de détritus jaunâtre , et ressemblant à une éruption de petits furoncles qui hérisseraient la face interne de cette portion du tube digestif ; on remarque en outre sept à huit plaques de Peyer, les unes profondément et largement ulcérées, laissant à nu tantôt la couche musculeuse, tantôt la couche séreuse de l'intestin, les autres recouvertes d'escarres jaunâtres. A partir d'un demi-pied environ au-dessus de la valvule iléo-cœcale, ces plaques deviennent confluentes, s'agglomèrent, et constituent là une masse considérable, faisant une énorme saillie au-dessus du niveau de la muqueuse, et où l'on distingue, réunies pêle-mêle, et de nombreuses ulcérations, et des escarres jaunâtres, telles que celles dont il vient d'être question.

Aucune altération appréciable dans le gros intestin et le foie.

Les poumons, un peu engoués, sont mous et crépitants ; légère injection à la surface du cerveau, dont les ventricules contiennent quelques cuillerées de sérosité.

OBSERVATION III.

Fièvre typhoïde. — Après une saignée de 2 palettes et trois jours d'expectation, emploi des purgatifs. — Mort huit jours après l'administration de ce dernier moyen.

Couleau, Pierre, âgé de 17 ans, célibataire, maçon, bien constitué, brun, peau pâle et fine, vacciné, d'une bonne santé habituelle, habitant Paris depuis six mois, entré le 21 novembre 1836 dans le service de M. Chomel, pour une maladie dont il fait remonter l'origine au 15 du même mois. A cette époque, il a éprouvé de la courbature, des étourdissements, des maux de tête, du dégoût pour les aliments, de la fièvre et une épistaxis. L'appa.ition de ces divers phénomènes, dont il ne peut d'ailleurs signaler la cause, lui a fait abandonner ses occupations; il s'est alité, et a restreint son régime à quelques potages.

A la visite du 22, il offre l'état suivant : stupeur légère ;

céphalalgie peu prononcée ; intégrité des sensations et de l'intelligence ; sommeil troublé par des rêvasseries ; teinte jaunâtre de la face ; lèvres et narines sèches ; soif vive ; inappétence ; bouche pâteuse, amère ; langue recouverte d'un enduit saburral à son centre, rouge aux bords et à la pointe, lisse ; ventre indolent, un peu tendu et développé ; météorisme ; gargouillement faible dans la région iléo-cœcale ; deux selles liquides dans la journée d'hier ; peau chaude et sèche ; pouls redoublé et fréquent ; la respiration se fait normalement ; cependant la voix est enrouée, et l'on entend du râle sibilant, en avant et en arrière, des deux côtés de la poitrine ; l'examen des autres organes ne fournit aucun indice d'altération.

D'après l'ensemble de ces symptômes, M. Chomel formule ainsi le diagnostic et le pronostic de la maladie : *fièvre typhoïde de moyenne intensité.*

Saignée 2 palettes ; solution de sirop de groseilles ; lavement émollient ; diète.

23. — Le malade se trouve plus mal que la veille ; il a eu un peu de délire pendant la nuit ; le ventre est plus développé ; soif toujours vive ; deux selles liquides ; pouls à 120 ; le sang de la saignée offre un caillot diffluent, noirâtre, mollasse, recouvert d'une couenne infiltrée de sérosité, et qui se déchire à la moindre pression.

A ce propos, M. Chomel annonce que cette altération du sang a été considérée à tort *par quelques personnes* comme constante dans l'affection typhoïde. Il aura plus tard, dit-il, l'occasion de démontrer la fausseté de cette assertion (1).

Solution de sirop de groseilles ; 2 lavements émollients ; diète.

24. — Nuit plus agitée encore que la précédente ; la stu-

____

(1) Pour apprécier à sa juste valeur l'assertion un peu sévère de M. Chomel, il suffira de se rappeler ce qui a été dit précédemment de l'état du sang chez nos malades. (*Voy.* pag. 307 et suiv.)

peur devient de plus en plus prononcée; lenteur et difficulté dans les réponses; langue très sèche ; deux selles en dévoiement pendant la journée ; la pression est douloureuse dans la région iléo-cœcale, et l'on y perçoit du gargouillement, beaucoup plus distinct que les premiers jours.

Ut suprà.

25. — Nuit assez tranquille; stupeur très prononcée; les paupières recouvrent le globe oculaire, et le malade est plongé dans un assoupissement dont il ne sort que pour répondre lentement et péniblement par quelques monosyllabes aux questions qui lui sont adressées; soif vive ; quand, après quelques efforts, il est parvenu à expulser la langue au dehors pour la montrer, il semble l'oublier sur ses lèvres; elle continue, du reste, à être très sèche; selles involontaires ; peau très chaude ; pouls à 120.

Ut suprà.

26. — Même état.

Sulfate de magnésie 1 once dans un pot de bouillon de veau aux herbes ; solution de sirop de groseilles.

27.—Marmottement continuel; lèvres et dents encroûtées; langue râpeuse, fendillée; ventre ballonné ; gargouillement dans la région iléo-cœcale ; soif ardente ; selles abondantes et involontaires; pouls très fréquent ; chaleur de la peau âcre et brûlante.

Sulfate de magnésie 2 gros; solution de sirop de groseilles.

28. — Assoupissement profond ; le malade ne répond aux questions que par quelques soupirs plaintifs; on ne peut obtenir qu'il montre la langue ; selles toujours nombreuses et involontaires.

Ut suprà.

29. —Délire; gémissements; carphologie ; on observe sur la partie antérieure de la poitrine quelques plaques rouges , très larges, semblables à des ecchymoses; haleine extrêmement fétide ; dents fuligineuses ; ballonnement consi-

dérable du ventre, où la pression paraît douloureuse, si l'on en juge d'après les mouvements que fait le malade; 120 pulsations.

Sulfate de magnésie 1 gros; deux vésicatoires volants aux jambes; solution de sirop de groseilles; affusions à 20° centig.

3o. — Même état.

Sulfate de magnésie demi-once; sinapismes aux pieds; solution de sirop de groseilles; affusions.

1er *décembre.* — Cris plaintifs qui se font entendre dans toute l'étendue de la salle; délire; accablement extrême; joues creuses; yeux enfoncés dans les fosses orbitaires; bouche entr'ouverte; dents fuligineuses; langue grillée, revêtue d'une croûte noire; pouls à 130; l'âcreté de la peau cause une sensation des plus désagréables lorsqu'on y applique la main; escarres au sacrum.

Sulfate de magnésie demi-once; solution de sirop de groseilles; affusions.

2. — Même état.

On suspend l'administration du sel de Sedlitz; solution de sirop de groseilles; affusions.

3. — Même état; la bouche reste béante, et des mucosités filantes existent entre les lèvres.

Affusions deux fois dans la journée; demi-lavement; solution de sirop de groseilles.

4. — On lui prescrit des compresses froides sur la tête; il meurt dans la journée.

Autopsie cadavérique.

L'autopsie cadavérique a été pratiquée pendant la journée du 5, et on n'a soumis le lendemain aux regards des élèves que l'intestin grêle, les ganglions mésentériques et la rate. L'état avancé de putréfaction de ces pièces anatomiques ne permet guère de juger d'une manière satisfaisante des lésions existantes. Cependant, aujourd'hui 6 décembre (46 heures environ après la mort), on reconnaît encore de nombreuses ulcérations dans l'intestin grêle, dont la tunique séreuse est ainsi mise à découvert en plusieurs endroits. On observe en outre de la rougeur et du gonflement sur divers points de la muqueuse de cet intestin.

Les ganglions mésentériques, colorés en noir, offrent, comme la rate, de la tuméfaction et du ramollissement.

Il paraît que l'on n'a trouvé dans le poumon que des traces d'inflammation des bronches; il existait un peu de pointillé rouge dans la substance cérébrale. Les autres organes, dit-on, ne présentaient aucune altération (1).

(1) Depuis que les deux précédentes observations ont été livrées à l'impression, M. Henroz en a recueilli deux autres dans lesquelles la maladie s'est heureusement terminée. Je m'empresse de les publier à la suite de celles qu'on vient de lire.

OBSERVATION I.

Fièvre typhoïde très légère, traitée par l'eau de Sedlitz. — Guérison.

Haim, âgé de 18 ans, tonnelier, célibataire, bien constitué, cheveux châtain-foncé, peau fine et colorée, vacciné, est arrivé du département de la Meurthe à Paris depuis trois mois. Il jouit habituellement d'une bonne santé, se nourrit bien, mène une vie régulière, et partage avec trois de ses compagnons une chambre petite et d'ailleurs mal aérée. Depuis huit jours, il éprouvait du dévoiement, lorsque, le 2 décembre 1836, il ressentit vers le soir, sans cause connue, de la céphalalgie, du malaise et du dégoût pour les aliments. Le lendemain, il eut une épistaxis, et son état lui permit encore de se livrer à ses occupations. Mais le 4, il dut les interrompre pour se mettre au lit, où il est resté jusqu'à son entrée à l'hôpital. Le dévoiement continua. Il restreignit son régime à quelques bouillons, et le 7 il se rendit à pied à l'Hôtel-Dieu, où il fut reçu dans la salle Saint-Bernard, service de M. Chomel.

A la visite du 8 décembre, il présente les signes d'une affection typhoïde légère: la face exprime l'indifférence, décubitus dorsal; lèvres et narines sèches: point de céphalalgie; peu de sommeil; intégrité des sensations et de l'intelligence; lenteur dans les réponses (la suite nous apprit que cette lenteur était normale); langue d'un rouge vif aux bords et à la pointe, très sèche, collante et recouverte, ainsi que les gencives, de croûtes brunâtres; anorexie : soif vive; sentiment de viscosité dans la bouche; deux selles liquides; ventre peu développé; météorisme; gargouillement dans la région iléo-cœcale; chaleur modérée de la peau; pouls à 80; un peu d'enchiffrènement; nulle lésion appréciable vers le cœur ni les poumons.

Eau de Sedlitz une bouteille; solut. de sir. de gros.; foment. émoll. sur l'abdomen; lav. de lin; diète.

9. — Epistaxis; trois selles; sommeil; même état d'ailleurs.
Prescription, ut suprà.

10. — Amélioration dans l'expression de la face; 2 selles.
Ut suprà.

11. — Même état.
On suspend l'eau de Sedlitz; pour le reste ut suprà.

12. — Langue sèche, collante, rouge; les croûtes qui la recouvraient ont disparu, les gencives en sont aussi dépouillées; appétit; le malade dit se trouver bien.
Solut. de sirop de gros.; 1 bain; foment. émoll. sur le ventre.

13. — Deux selles liquides; le gargouillement n'existe plus, et la situation de Haim ne laisserait rien à désirer, sans la persistance de l'état de la langue, noté précédemment, et qui a toujours constitué à peu près le seul phénomène remarquable de la maladie.
Solut. de sir. de gros.; foment. émol.: bouil. coupé.

14. — Point de selles; même état.
Eau de Sedlitz, trois verres; solut. de sir. de gros.: bouil.

15. — Aucun changement.
Eau de Sedlitz, deux verres; solut. de sir. de gros.; trois bouil.

16. — La langue dérougit et s'humecte; trois selles.
Eau de Sedlitz, un verre; solut. de sir. de gros.; trois bouil.

17. — Deux selles; la rougeur de la langue a diminué, mais il lui reste toujours de la sécheresse.
Eau de Sedlitz, deux verres; solut. de sir. de gros.; trois bouillons.

18. — Deux épistaxis la veille, et une ce matin.
Solut. de sir. de gros.; bouil.; crème de riz.

19. — Rien de nouveau.
Solut. de sir. de gros.; trois soupes, deux bouil.

20 et 21. — Langue rosée, humide.
Le quart.

A partir du 22, Haim mange la demie, et sort le 24 entièrement guéri.

Réflexions.

Doit-on rapporter la guérison de cette affection typhoïde si légère, si bénigne, au bénéfice de la médication employée ? je ne le pense pas. En effet, d'un côté, le tube digestif de ce sujet a paru réfractaire à l'action des purgatifs ; ces médicaments n'ont pas augmenté le nombre des évacuations alvines qui existaient avant leur usage ; et, de l'autre, le phénomène capital de la maladie, l'état de la langue, ne s'est amendé notablement que quelques jours avant la sortie du malade, et lorsqu'il prenait déjà des aliments depuis plusieurs jours. Je pense donc que c'est aux seules forces de la nature que l'on peut raisonnablement attribuer cette guérison ; que les purgatifs n'ont eu dans ce cas ni influence favorable, ni influence défavorable, et que ce serait à tort qu'on voudrait invoquer ici en faveur de leur emploi l'adage fameux : *post hoc, ergo propter hoc.*

OBSERVATION II.

Fièvre typhoïde de médiocre intensité, traitée par l'eau de Sedlitz. — Guérison.

Harlu Pierre, âgé de 20 ans, garçon marchand de vins, célibataire, brun, peau fine, médiocrement constitué, vacciné ; à Paris depuis huit mois, d'une bonne santé habituelle et qui n'a été altérée que momentanément par un peu de diarrhée, lors de son arrivée dans la capitale; il était indisposé depuis huit jours et alité depuis quatre, lorsque, le 10 décembre 1836, il se fit conduire en voiture à l'Hôtel-Dieu, où il fut admis dans la salle Saint-Bernard, service de M. Chomel. Un malaise général, de la céphalalgie, de l'inappétence, un sentiment de constriction à la gorge, de la difficulté dans la déglutition, de la fièvre, de l'insomnie, du dévoiement, annoncèrent l'invasion de la maladie. Pendant les quatre premiers jours, il se borna à prendre quelques potages et un peu de vin ; il abandonna ensuite ce régime et ne but que des tisanes. Il ignore la cause de sa maladie ; cependant il nous apprend que ses occupations l'exposent souvent à descendre dans la cave lorsqu'il est en sueur.

11 *décembre.* — Air indifférent ; lèvres et narines sèches, céphalalgie légère ; sentiment de faiblesse générale ; douleurs contusives dans les membres ; intelligence et sensations intègres ; aucune altération dans les réponses ; langue rouge, sèche, lisse et collante ; soif vive, inappétence, ardeur à l'arrière-bouche qui est rouge et desséchée ; ventre médiocrement tendu et développé ; météorisme ; sensibilité à la pression et faible gargouillement dans la région iléo-cœcale ; trois selles liquides ; pouls à 92, redoublé ; peau chaude ; assoupissement accompagné de rêvasseries ;

râle sibilant dans toute la poitrine, point de toux ni d'expectoration ; signes négatifs vers les autres organes.

Eau de Sedlitz une bouteille; solut. de sir. de gros.; diète.

12. — Air abattu, étonné ; vingt selles pendant la nuit ; taches pétéchiales sur l'abdomen ; quelques crachats muqueux, mêlés d'un peu de sang qui paraît venir des fosses nasales.

Eau de Sedlitz demi-bouteille; deux demi-lavem. de lin; solut. de sir. de gros.

13. — Quarante selles *au moins*, dit le malade ; la céphalalgie a disparu ; gargouillement à flots dans la fosse iliaque droite, où la pression ne détermine plus de douleurs ; pouls à 84.

Prescription ut suprà.

14. — Selles nombreuses ; il n'existe plus de gargouillement.

Eau de Sedlitz deux verres; orge miellé; lavem. de lin.

15. — Sept à huit selles ; même état. (Cependant le malade annonce qu'il se trouve bien.)

Eau de Sedlitz deux verres; orge miellée.

16. — Même état.

Eau de Sedlitz un verre; orge miellée; bouil. coupé.

17. — Pouls à 68, peau sans chaleur anormale. Le malade demande qu'on ne lui administre plus de purgatifs ; à raison du ténesme qu'ils lui produisent.

Solut. de sir. de gros.; lavem. de lin; onguent popul; bouil. coupé.

18. — Deux selles.

Deux demi-lavements de lin; solut. sir. de gros.; bouillon.

19. — Même état.

Solut. de sir. de gros.; lavem. de lin; trois soupes, deux bouil.; crème de riz.

20. — Sommeil paisible. Harlu n'offre plus d'autres phénomènes morbides que l'état de la langue et la sécheresse de la gorge, symptômes qui ne se sont pas amendés jusqu'à ce moment, et dont il s'est constamment plaint comme de la seule cause qui le retint à l'hôpital.

Orge miellée; trois soupes, deux bouill.

21 et 22. — Rien de nouveau.

Orge miellée; le quart.

A partir du 23, la langue commence enfin à s'humecter, devient de moins en moins rouge ; la sécheresse et la rougeur de la gorge disparaissent, le malade mange la demie, et sort le 30 *décembre* 1836, parfaitement rétabli.

CHAPITRE DEUXIÈME.

Phlegmasies aiguës du pharynx et de la bouche (pharyngite
et stomatite).

Considérations préliminaires.

Je comprends sous le titre de *phlegmasies du pharynx*, et
l'inflammation de la membrane muqueuse proprement dite,
et l'inflammation des amygdales, lesquelles, jusqu'à un
certain point, sont à cette membrane muqueuse ce que sont
les plaques de Peyer à la membrane muqueuse de l'intestin grêle (1). Quant à l'inflammation de la membrane muqueuse, elle peut être bornée au pharynx ou bien s'étendre au voile du palais, et il n'est pas rare de la voir combinée avec une inflammation de la membrane muqueuse
du larynx. Toutes les fois qu'il se développe une violente *es-
quinancie*, un violent *mal de gorge*, comme on le dit vulgairement, il existe à la fois en général une inflammation de
la membrane muqueuse pharygienne et des amygdales.

L'angine gutturale ou la *pharyngite* est susceptible d'un
grand nombre de *formes* ou d'*espèces* diverses qu'il n'est
pas de mon objet d'étudier ici. Il en est de même de la *stomatite* ou de l'inflammation de la membrane muqueuse
buccale.

(1) A ce rapprochement que mon intention n'est pas de forcer, j'en
ajouterai un autre, savoir : que dans la pharyngo-amygdalite intense,
on voit le tissu cellulaire et les ganglions lymphatiques voisins se gon-
fler, *s'irriter*, comme il arrive au tissu cellulaire sous-muqueux et aux
ganglions mésentériques, sous l'influence d'une entéro-mésentérite très
intense. Dans l'une comme dans l'autre de ces phlegmasies, la réaction
inflammatoire peut s'étendre plus loin encore.

Le nombre des cas de pharyngite et de stomatite que nous avons recueillis pendant notre session clinique d'avril 1836 jusqu'à la fin du mois d'août suivant, n'a été que de quatre. Ajoutons que ces cas ont été tous légers, et que dans aucun nous n'avons eu besoin de recourir à notre énergique formule des saignées coup sur coup. Je me bornerai donc à rapporter ces quatre cas, et je n'en ferai l'objet d'aucun résumé. Mais avant de les rapporter, qu'il me soit permis d'exposer brièvement ici les résultats que nous avons obtenus antérieurement de l'emploi des saignées coup sur coup dans les cas de pharyngo-amygdalite *grave*, et de comparer ces résultats avec ceux que M. Louis a signalés dans ses *Recherches sur les effets de la saignée*. Nous discuterons en même temps les conclusions *générales* que cet observateur a tirées des faits qu'il a analysés (1).

PREMIÈRE SECTION.

Comparaison des résultats obtenus par la nouvelle formule des émissions sanguines, avec ceux indiqués par M. Louis. — Quelques réflexions à ce sujet.

—

§ Ier.

Résultats de la nouvelle formule.

Voici ce que j'ai écrit concernant la question qui nous occupe, dans la quatrième partie de l'*Essai sur la philoso-*

(1) Je ne puis m'empêcher de faire observer que cette analyse ne contient guère que deux à trois pages, et qu'elle est très incomplète. Si j'avais tiré des conclusions générales d'une analyse ainsi faite, c'est alors que certaines personnes m'auraient accusé de méconnaître les plus simples principes d'après lesquels les observations doivent être résumées, comptées, analysées. On verra plus tard (dans le chapitre de la pneumonie en particulier), comment on m'a traité à l'occasion de simples tableaux, dans lesquels il m'était impossible, en conscience, de faire tenir une *analyse raisonnée* tout entière.

phie médicale : « Je n'ai pas fait le relevé de tous les cas d'angine que j'ai traités depuis quatre ans. Le nombre s'en est élevé à une centaine au moins, et aucun n'a été funeste. Nous avons eu à traiter cependant un bon nombre de ces graves *esquinancies* dont la terminaison n'est que trop souvent mortelle, comme on peut s'en assurer en lisant les auteurs qui ont écrit sur cette maladie; j'en ai moi-même observé et publié quelques cas, à l'époque où j'étais interne dans les hôpitaux (2).

(2) Depuis que ceci est écrit, un homme, après 24 heures de séjour dans mon service, a été emporté par une angine tonsillaire suffocante, j'ai presque dit foudroyante. Les personnes qui le conduisirent affirmèrent qu'il n'était malade que depuis 4 jours environ. Une saignée de 3 à 4 palettes lui fut pratiquée quelques heures après son entrée. Quand je le vis, le lendemain, il était dans l'état le plus alarmant; il ne pouvait ni cracher, ni avaler, ni parler; à travers la légère ouverture dont la bouche était susceptible, on voyait le gosier obstrué par les amygdales tuméfiées; le malade criait, s'agitait convulsivement quand il avalait quelques gouttes de tisane; le pouls était faible, petit, à .20; la peau aride et brûlante; la langue sèche, comme grillée. On prescrivit une nouvelle saignée de 3 palettes et une triple application de 20 sangsues au cou.

» Dans la journée, la gorge se dégage un peu, mais le pouls devient irrégulier, intermittent; les battements du cœur sont tumultueux, et les bruits de cet organe sont sourds, étouffés, à peine perceptibles.

» A ces signes, M. Chapel, jeune observateur plein de talent, diagnostique la formation de caillots dans le cœur.

» Le malade succombe à 6 heures, comme *asphyxié.*

» Autopsie cadavérique, 15 heures après la mort.

» Visage livide, violacé, comme dans l'asphyxie. Les deux amygdales, d'un volume moindre que pendant la vie, sont profondément ulcérées à leur face interne, ramollies et en suppuration; une injection vive se remarque dans quelques points seulement; la membrane muqueuse du pharynx est tapissée d'une couche de pus ou de mucus puriforme. Le larynx est libre.

Les cavités droites du cœur sont hermétiquement obstruées par une concrétion fibrineuse, analogue à la couenne du sang, enveloppant de toutes parts a valvule tricuspide, et se prolongeant au loin dans la veine cave supérieure et inférieure, dans les veines jugulaires et dans l'artère pulmona ire (en réu-

« Depuis le mois de juin 1855 jusqu'au 20 mars 1836, le nombre des angines dont j'ai fait le relevé s'élève à 27. Plusieurs d'entre elles ont été fort graves, et quelques unes **ont** affecté la forme pseudo - membraneuse ou *diphthéritique*. La plupart ont cédé à une saignée de 3 à 4 palettes et à une application d'une trentaine de sangsues, faite immédiatement après la saignée. Dans quelques cas très graves, il fallut répéter deux jours de suite cette émission sanguine (1).

» Je puis affirmer, de la manière la plus positive, que rien n'est plus aisé que de *juguler* en 3 ou 4 jours une angine intense *récente*, attaquée par la formule des saignées coup sur coup.

« Le tableau suivant donnera une idée des modifications de cette formule, selon les cas :

nissant les diverses portions de cette concrétion, on en forme une masse du volume du poing. *Une concrétion semblable, mais moins grosse, existait dans les cavités gauches du cœur, et dans les veines pulmonaires.*

(1) « Un cas de ce genre s'est présenté à nous récemment. Un jeune homme d'une vingtaine d'années est conduit à la Clinique pour une angine datant de deux jours. 15 sangsues avaient déjà été appliquées sans succès.

» Les amygdales étaient tellement gonflées, qu'elles se touchaient par leur face interne. Le pouls était à 100. Il existait un peu de stupeur.

» Jour d'entrée (3e après le début) : *saignée 3 à 4 pal., 30 sangsues au cou.*

» 4e *jour* : point de notable soulagement. — *Saign. 4 pal. ; 30 sangs.*

» J'annonce que cette nouvelle émission sanguine *jugulera* la maladie.

» 5e *jour.* — Le malade se trouve bien. Fièvre presque nulle. Un intervalle de 6 à 8 lignes sépare les amygdales.

» 6e *jour.* — Amygdale gauche revenue à son volume normal ; amygdale droite encore un peu gonflée ; appétit. (Bouillon.)

» 7e *jour.* — Résolution. (Bouill., potag.)

» 8e *jour.* — Le malade mange le 1/8e *de portion.*

» 9e *jour.* — Il se sent assez fort pour quitter l'hôpital. »

TABLEAU DE LA DURÉE DE L'ANGINE TONSILLAIRE, TRAITÉE PAR LES SAIGNÉES COUP SUR COUP, CHEZ 9 MALADES ADMIS A LA CLINIQUE, DANS LES MOIS DE JUILLET ET AOUT 1835.

Nᵒˢ DES LITS.	AGE DE LA MALADIE à l'entrée.	SAIGNÉES.	VENT. SCARIF., SANGS.	DATE DE LA GUÉRISON après l'entrée
SALLE SAINT-JEAN (hommes).				
1	8 jours.	1 s. 3p. 1/2	20 sangs.	4ᵉ jour.
15	6 j.	Id. Id.	40 s. et vent. scar. 6 p. (en 2 fois).	6ᵉ j.
17	6 j.	Id. Id.	50 s.	7ᵉ j.
19	5 j.	Id. Id.	50 s.	5ᵉ j.
19	4 j.	Id. Id.	Id.	5ᵉ j.
SALLE SAINTE-MADELEINE (femmes).				
5	1 j.	1 s. 3p.	40 s.	5ᵉ j.
8	2 j.	Id. 3 p. 1/2	50 s.	6ᵉ j.
12	3 j.	Id Id.	20 s.	4ᵉ j.
15	4 j.	Id. Id.	30 s. (Huile de ricin, deux onces).	3ᵉ j.

Remarques.

« Chez le malade du nᵒ 1, l'amygdalite était compliquée d'angine laryngée.

» Chez la femme du nᵒ 8, l'angine tonsillaire était accompagnée de plaques diphthéritiques.

» Chez le malade du nᵒ 15, l'amygdalite était d'une extrême gravité, et c'est la raison pour laquelle le traitement fut plus énergique que chez aucun des autres malades (1). »

(1) En consignant ici cet aperçu tel qu'il avait été publié par moi dans l'*Essai sur la philosophie médicale*, je ne suis pas assez peu versé dans les principes de la statistique médicale pour donner un pareil travail comme un exemple de résumé statistique *raisonné* des effets des saignées coup

§ II.

Effets des émissions sanguines dans l'angine gutturale, d'après les recherches de M. Louis.

Les recherches de M. Louis portent sur 23 cas de la maladie ci-dessus désignée. La proportion des cas d'angine, forte ou faible, fut presque la même parmi les sujets qui furent saignés, et parmi ceux qui ne le furent pas. Laissons maintenant parler M. Louis :

« Chez tous les sujets, l'inflammation des amygdales a eu lieu, a été primitive, en apparence du moins, et compliquée, ou de l'inflammation du pharynx, ou de celle du voile du palais et de la voûte palatine ; de ces deux dernières, dans la grande majorité des cas.

» Sur les 23 sujets dont il s'agit, et dont l'angine a été plus ou moins forte, 13 ont été saignés ; la durée moyenne de l'affection fut de 9 jours chez ces malades, de 10 jours 1/4 chez les autres ; et comme, du reste le traitement fut le même chez ces deux ordres de sujets (*pédiluves sinapisés, gargarismes adoucissants, cataplasmes autour du cou*), cette différence ne peut être attribuée,

sur coup dans l'angine gutturale. Je le présente uniquement comme un document propre à appuyer ce que j'ai dit, *d'une manière générale*, des effets de cette formule. Quand je voudrai traiter le sujet à fond, j'aurai soin de préciser davantage les cas sur lesquels roulera mon analyse. Pour cela, il faudra noter l'espèce d'angine, sa forme, sa gravité, ses complications, sa durée avant l'entrée et au moment où le traitement a été commencé, l'âge, la force, le sexe des sujets, la dose du sang enlevé, l'espace de temps pendant lequel la soustraction a été faite, les moyens adjuvants, le jour de la convalescence, etc., etc.

Quant à présent, encore une fois, je ne présente que quelques uns des éléments de la question. Tels qu'ils sont, ils suffisent pour prouver ma thèse principale, savoir que les saignées coup sur coup guérissent dans l'espace de trois à quatre jours une angine aiguë récente, et *assez grave pour réclamer un traitement énergique.*

ce me semble, qu'aux émissions sanguines, ou à leur défaut (1).

« L'examen détaillé des faits confirme cette proposition ; ainsi, la durée moyenne de la maladie fut de 8 jours 1/2, dans deux cas où l'on appliqua des sangsues au cou dès le début, les symptômes ayant diminué le 8ᵉ jour chez un des sujets, et le 9ᵉ chez l'autre. Elle fut de 7 jours 1/2, chez 2 malades saignés au 3ᵉ jour de l'affection, qui fut néanmoins à peu près aussi intense que chez les premiers ; de 10, 9 et 10 jours 1/2 chez ceux qui furent saignés les 5ᵉ, 6ᵉ et 9ᵉ jours, ce qui n'aurait pu avoir lieu si les émissions sanguines avaient une grande influence sur la marche de l'angine gutturale (2). Il est même à remarquer qu'un des cas où la maladie eut le plus de durée (10 jours) est relatif à un sujet auquel on appliqua des sangsues les 1ᵉʳ et 4ᵉ jour de l'affection, en petit nombre il est vrai, mais en grande quantité les 5ᵉ et 6ᵉ (25 chaque fois) ; que dans un autre cas où la saignée fut faite de la même manière et abondante (15 onces) aux 3ᵉ et 6ᵉ jours de la maladie, les symptômes ne diminuèrent qu'au 11ᵉ ; qu'il en fut à peu près de même dans un 3ᵉ cas où l'on appliqua, le 6ᵉ jour de l'angine, 20 sangsues, qu'on fit suivre d'une saignée copieuse du bras dans la soirée. Sans doute, l'angine

___

(1) Cela peut être, et ce n'est pas moi qui le contesterai sérieusement. Je regrette seulement que M. Louis n'ait rien dit de l'âge, du sexe, de la constitution de ses malades.

(2) Pourquoi M. Louis juge-t-il toujours des effets des émissions sanguines *en général* par ceux des émissions sanguines *telles* qu'elles ont été employées chez ses malades ? C'est bien ici cependant qu'*il ne faut pas juger du particulier au général.* Comment se fait-il que M. Louis, si justement sévère envers ceux qui *généralisent* gratuitement ou sans raison suffisante, ne fasse pas preuve de la même sévérité envers lui-même ? Ce qu'il dit ici des effets des saignées dans l'angine, appliquées suivant la formule qu'il analyse, ne saurait être contesté. Mais, encore une fois, les résultats qu'il indique ne prouvent rien contre les résultats obtenus par une autre formule des saignées appliquée *dans les mêmes cas.*

était forte chez les trois derniers malades , et l'on croira pouvoir expliquer l'excès de sa durée par son intensité ; je crois l'explication excellente ; mais qu'en conclure , sinon que l'influence de la saignée sur la marche de l'angine est extrêmement bornée (1) ?

» Signalons encore un fait important, savoir : que dans deux cas où la saignée fut faite les 6ᵉ et 9ᵉ jours de l'affection , les symptômes de l'angine furent beaucoup moindres le lendemain et le surlendemain, comme si les émissions sanguines eussent eu beaucoup d'influence dans ces deux cas , mais bien plutôt , sans doute , et presque uniquement , parce que l'affection était voisine de son terme naturel au moment où la veine fut ouverte (2). »

(1) Encore ici M. Louis se trompe, parce qu'il conclut du particulier au général. De ce que l'influence de la saignée , telle qu'elle a été pratiquée chez les malades de M. Louis , n'a eu qu'une *influence extrêmement bornée* sur la marche de l'angine , on n'est nullement en droit d'en conclure que la même chose aurait lieu , si la saignée était autrement formulée. Cette généralisation est formellement réfutée par les faits que nous avons observés, et spécialement par ceux que nous avons succinctement résumés dans le paragraphe précédent.

M. Louis part du résultat qu'il vient d'exposer pour écrire ce qui suit : « Les mêmes faits doivent aussi faire naître des doutes sur la grande utilité des sangsues appliquées à l'épigastre dans la gastrite, ou sur toute autre partie de l'abdomen , dans les points correspondants aux organes présumés malades. Comment, en effet, accorder beaucoup de confiance aux préceptes *à priori* qu'on donne généralement à ce sujet, quand les sangsues appliquées le plus près possible de l'organe affecté , dans l'érysipèle et dans l'angine gutturale , n'ont qu'une action si légère , qu'elle est beaucoup moins évidente que celle de la saignée générale ? »

M. Louis a parfaitement raison de ne pas ajouter beaucoup de confiance aux préceptes *à priori* ; mais rien n'est encore moins légitime , moins logique, que sa conclusion actuelle, dans les termes dont il se sert pour l'exprimer. Qu'il emploie les saignées locales plus abondamment et coup sur coup, et *à posteriori,* il ne conclura pas, comme il l'a fait, *à priori.*

(2) Ce genre d'argumentation est très familier à M. Louis , et nous le trouvons fort bon quand on l'applique convenablement ; mais il s'en

§ III.

Différences entre les résultats de M. Louis et les nôtres.

1° Nos résultats *diffèrent* de ceux de M. Louis, en ce que chez les 10 malades compris dans le tableau et dans la note du § Ier, la durée *moyenne* de la maladie a été de 8 jours, moins une très petite fraction (1), tandis qu'elle fut de 9 jours chez les 13 malades de M. Louis.

Cette différence paraîtra fort peu importante au premier abord; les réflexions suivantes prouveront qu'elle eût été plus grande si M. Louis eût pris pour second terme de la durée de l'angine, c'est-à-dire celui de la terminaison de cette maladie, la même époque que moi, savoir : celle où non seulement la maladie commence à diminuer, mais où déjà les malades sont convalescents depuis deux ou

faut beaucoup que M. Louis l'applique toujours ainsi. Par exemple, quand, contrairement à l'opinion de M. Louis, on professe que les émissions sanguines abrègent la durée de l'angine gutturale, à tel point qu'on peut dire qu'on a *jugulé* la maladie, et que M. Louis répond que, dans les cas où *il paraît en être ainsi*, *c'est sans doute parce que l'é-mission sanguine a eu lieu à une époque où la maladie était voisine de son déclin*, assurément alors M. Louis tombe dans l'erreur la plus complète. En effet, c'est précisément dans les cas d'angine très récente qu'on parvient à *juguler* la maladie par les saignées. Il est vrai que ce n'est pas par les saignées, telles que M. Louis les emploie ou les a vu employer, qu'on obtient ce résultat, mais par des saignées générales et locales plus copieuses, et pratiquées à des intervalles plus rapprochés. C'est pour n'avoir pas tenu compte de cette circonstance, que M. Louis a commis une si grave méprise dans son appréciation des effets de la *saignée en gé-néral*.

(1) Ceux qui voudront vérifier notre calcul n'oublieront pas, en additionnant la durée après l'entrée et la durée avant l'entrée, de retrancher pour chaque malade un jour de cette dernière durée, sans quoi le jour d'entrée se trouverait à la fois compris, et parmi ceux qui mesurent l'âge de la maladie à l'entrée, et parmi ceux qui indiquent la durée après l'entrée.

trois jours et mangent le quart de la portion. En coordonnant ainsi nos calculs, il en résulte que réellement la durée *moyenne* de l'angine gutturale chez nos malades a été de trois à quatre jours moindre que chez ceux de M. Louis. Reste à savoir maintenant si les uns et les autres étaient dans les mêmes conditions d'âge, de force, de sexe, d'intensité de la maladie, etc., etc. Or, ici plusieurs des termes de comparaison manquent de part et d'autre, et il est loisible à chacun de nous de penser que nous avions affaire à des conditions moins favorables; toutefois, une pareille supposition ne saurait décider la question, et il faut en appeler à des observations ultérieures *bien comptées* et *bien pesées*. Quant à nous, nous n'en redoutons nullement les résultats, et nous désirerions que ce problème, comme tant d'autres, fût soumis à une enquête bien dirigée.

2° Nos résultats *diffèrent* de ceux de M. Louis en ce qu'ils établissent positivement que les saignées telles que nous les avons employées ont exercé une immense influence sur la marche de l'angine, tandis que ceux de M. Louis attestent que les saignées, telles qu'elles ont été administrées à ses malades, n'ont eu qu'une influence extrêmement bornée sur cette même marche.

Ce qui prouve clairement l'effet de notre formule, c'est que, toutes choses égales d'ailleurs, la marche de la maladie a été d'autant plus promptement enrayée, d'autant plus courte, que les saignées ont été employées à une époque plus rapprochée du début. Ainsi, les 5 malades de notre tableau (*voy.* pag. 417), chez lesquels l'angine ne datait que de un à trois jours, ont été guéris vers le 5ᵉ ou 6ᵉ jour (et par guéris j'entends qu'ils mangeaient déjà le quart ou le demi-quart). Cette vérité sera, d'ailleurs, mise hors de toute espèce de doute par tant de faits dans le présent ouvrage, que pour continuer à la repousser il faudrait être inaccessible à la démonstration expérimentale.

SECONDE SECTION.

Relation de trois cas d'angine tonsillaire et d'un cas de stomatite, recueillis pendant les cinq mois de clinique de l'année 1836 (avril, mai,
juin, juillet et août).

OBSERVATION I.

Salle des hommes, n. 9. — Le nommé Cassaigne, âgé de 21 ans, étudiant en médecine, demeurant rue des Maçons-Sorbonne, 24, né à Orméa (Hautes-Pyrénées); malade depuis 8 jours, entré le 22 mai 1836, sorti le 1er juillet 1836.

Diagnostic. — ANGINE PHARYNGIENNE ET LARYNGÉE PEU INTENSE.

Bonne constitution; sanguin; bien vacciné; à Paris depuis sept mois; bonne santé habituelle.

Il y a huit jours, il se déclare un mal de gorge, accompagné de difficulté d'avaler; une extinction presque complète de la voix s'y est ajoutée depuis deux jours; douleur au ventre; vomissements bilieux dans les premiers jours; le malade a gardé le lit, s'est mis à la diète, et a pris de la tisane pectorale et des *laits de poule.*

22 *mai.* — Pouls à 88-92 (cette accélération du pouls vient en partie de l'émotion du malade); chaleur et moiteur de la peau; visage un peu affaissé et jaune à sa partie inférieure; douleur de gorge augmentant pendant la toux et la déglutition; la toux est assez fréquente, âpre, dure, rauque; point de tuméfaction dans la région du larynx; muqueuse pharyngienne rouge, amygdales inégales, comme déchiquetées à leur face interne; langue un peu saburrale à sa face supérieure, rosée, humide; inappétence, envie de vomir sans vomissements; peu de dévoiement; ventre indolent; léger gargouillement dans la région iléo-cœcale; rien du côté du cœur et des poumons; peu de sommeil à cause de la toux.

20 *sangsues le matin et 16 le soir, à la partie antérieure du*

cou; catapl.; viol. guim. sir. gom.; look blanc thrid. 6 gr.; lavem.; diète.

23. — Cessation de la douleur de gorge; la voix est un peu revenue; sommeil de quatre heures, cette nuit; moiteur générale et chaleur douce de la peau; pouls à 92; même état des amygdales (la gauche est la plus malade).

12 sangs. au cou (8 à gauche, 4 à droite); cataplasme; reste idem.

24. — Sueur cette nuit (elle continue ce matin); douleur à la vessie en toussant; même état d'ailleurs.

Idem, sauf les sangsues.

25 et 26. — Sueur cette nuit; l'enrouement est diminué; peu de toux; pouls à 84-88; peau d'une douce chaleur et moite; le mal de gorge va de mieux en mieux.

1 tas. bouil. poulet; lait coupé avec du gruau; pot. au riz.

27. — Bien.

Même presc.; on ajoute quelques pruneaux au régime.

28. — La voix est presque entièrement revenue; mieux en tout.

29 et 30. Langue humide et rosée, un peu blanchâtre au milieu; pouls à 72-76; température abdominale à 33-34°.

Un quart aliments.

17 *juin.*—L'amygdale gauche se prit un peu de nouveau, mais cette légère récrudescence n'eut pas de suite et n'exigea aucun nouveau traitement (l'amygdale était seulement un peu gonflée, sans rougeur).

1*er juillet.* —Sortie.

OBSERVATION II.

Salle des femmes, n. 9. — La nommée Merguel, âgée de 25 ans, ouvrière en linge, demeurant rue F***, née à Tieuse (Meurthe) ; malade depuis 10 jours, entrée le 16 mai 1836, sortie le 22 mai 1836.

Diagnostic. — PHARYNGO-AMYGDALITE, *datant de 10 jours, de très peu d'intensité.*

Constitution d'une force moyenne ; tempérament lymphatique, peu abondamment réglée (fleurs blanches avant et après les règles) ; cependant assez bonne santé habituelle , si ce n'est qu'elle a eu *plusieurs esquinancies.*

Depuis dix jours, mal de gorge de nouveau, avec grande difficulté à avaler.

La malade a été purgée et saignée (2 à 3 palettes de sang par la saignée ; la médecine l'a fait vomir et ne l'a pas fait aller à la selle) ; depuis , fièvre qui a été en augmentant.

17 mai à la visite. — Pouls à 120 (il existe une émotion morale , et le pouls ne tarde pas à tomber à 92) ; peau chaude et moite ; la membrane muqueuse du pharynx est rouge ; les amygdales sont rouges aussi , *déchiquetées* (la gauche surtout), sans plaques ; difficulté à avaler et à parler ; langue humide ; rien de notable au ventre et à la poitrine. La malade dit avoir éprouvé , hier soir, du frisson suivi de chaleur et de sueur.

8 sangsues chaque côté du cou ; cataplasmes ; gargar. avec miel rosat et chlorure de soude ; solut. sir. gom. ; lav. émol. ; diète.

18. — Pouls à 88 ; peau chaude ; à peu près même état de la gorge.

12 sangsues au cou ; catapl. ; le reste idem.

19. — La malade s'est , dit-elle , trouvée mal trois fois cette nuit, et a eu du frisson ; sueur générale ce matin ; le mal de gorge est diminué ; la membrane muqueuse et les amygdales sont moins rouges et moins douloureuses ; la déglutition est plus facile.

Même prescription moins les sangsues.

20. — Mieux ; peau moite ; bon sommeil cette nuit ; pouls à 64-68.

2 *tasses bouillon* ; 1 *potage.*

21. — Le mieux continue ; déglutition facile ; point de fièvre ; amygdales dégonflées.

Convalescence.

1/8 *d'aliment* ; *bain.*

22. — Sortie.

OBSERVATION III.

Salle des hommes, n. 3. — Le nommé Vaillandé, âgé de 32 ans, concierge, demeurant rue Pastourelle, 34, né à Brest (Finistère); malade depuis 8 jours, entré le 19 août 1836, sorti le 24 août 1836.	*Diagnostic.* — AMYGDALYTE AU 8ᵉ JOUR AVEC SUPPURATION, *et par conséquent non jugulable.*

Marié ; brun ; d'une assez forte constitution ; vacciné ; à Paris depuis 12 ans ; habituellement bien portant, si ce n'est qu'il est sujet aux maux de gorge (il en éprouve habituellement tous les ans, qui durent de 5 à 10 jours ; il n'en a, dit-il, jamais éprouvé d'aussi fort que celui qui l'amène aujourd'hui à l'hôpital).

Il y a huit jours, mal de gorge avec gêne de la déglutition (la douleur de la gorge s'est propagée à l'oreille gauche); frissons suivis de chaleur dès le premier jour ; céphalalgie les jours suivants ; difficulté et douleur à écarter les mâchoires et dans la prononciation ; augmentation de tous les symptômes.

1 saignée du bras, des pédiluves sinapisés, des gargarismes, des cataplasmes au cou, 2 grains d'émétique (3 jours avant l'entrée), tels sont les moyens employés sans succès avant l'entrée.

Le jour même de l'invasion, le malade s'est refroidi

après avoir eu chaud en frottant un appartement, et c'est à cela qu'il attribue son mal de gorge.

19 *août soir*. — Bas du visage un peu jaune ; langue couverte d'un enduit jaune-verdâtre épais, d'un rouge vif à sa pointe et à sa circonférence ; soif vive ; pas d'appétit ; bouche fade ; déglutition de la tisane assez facile ; le malade éprouve à chaque instant le besoin d'avaler sa salive ; il n'existe pas de douleur au-dessous de l'angle de la mâchoire inférieure , qui ne peut être encore autant abaissée que dans l'état normal ; muqueuse de la voûte palatine , des piliers et du voile du palais d'un rouge vif ; l'amygdale gauche est très tuméfiée (elle a le volume d'un petit œuf de poule ; elle s'avance jusque vers le milieu de l'isthme du gosier, et rejette la luette vers l'amygdale droite, qui ne paraît pas actuellement notablement tuméfiée) ; ni nausées ni vomissements , mais expuition continuelle de matières filantes, albumineuses, et depuis deux heures seulement, d'une matière purulente, mêlée d'un peu de sang ; *ce que le malade attribue à la rupture de l'abcès qu'il portait*, dit-il , *dans le côté gauche de la gorge* ; altération du timbre de la voix, qui est nasonnée (la parole est tellement *empâtée* qu'il nous a suffi d'entendre parler le malade pour diagnostiquer sa maladie) ; ventre souple, indolent ; point de garderobe depuis deux jours ; pouls à 75-80, petit, régulier , peu résistant , médiocrement développé ; bruits du cœur normaux ; chaleur modérée et sécheresse de la peau ; rien de particulier pour la respiration ; point de douleur dans les membres ; point de mal à la tête ; yeux un peu rouges et un peu fatigués ; point ou peu de sommeil depuis huit jours.

20. — Le malade est mieux qu'hier ; la fièvre a cessé ; persistance de l'engorgement de l'amygdale gauche et de l'altération de la voix ; déglutition très médiocrement gênée ; pouls à 84 , petit ; amygdale rouge, irrégulièrement gonflée, humectée d'une matière visqueuse.

Orge sir. de mûres ; solut. sir. vinaigre ; cataplasme au cou ; lav. émol. ; 2 tasses bouillon poulet.

21, 22 et 23. — Le gonflement de l'amygdale gauche diminue considérablement.

Gargarisme aluminé ; 1/8 d'aliment.

24. — Le malade sort de l'hôpital, avalant bien, quoiqu'il reste encore un peu de tuméfaction de l'amygdale gauche.

OBSERVATION IV.

Salle des femmes, n. 13. — La nommée Giroult, âgée de 29 ans, domestique, demeurant avenue Lowendal, 17, née à Paris : malade depuis 21 jours, entrée le 7 mai 1836, sortie le 14 mai 1836.	*Diagnostic.* — *Stomatite ulcéreuse ou aphtheuse.*

D'une constitution de force moyenne, un peu sèche ; taille élevée ; non vaccinée ; pas de règles depuis trois mois.

Il y a deux ans, *écoulement* qui a été traité à l'hôpital du Midi, où elle est restée six semaines ; elle est sortie bien guérie (elle a pris, dit-elle, du *mercure en liqueur*).

Il y a 21 jours, *abcès aux gencives,* maladie pour laquelle elle est entrée à l'Hôtel-Dieu, salle Saint-Paul, service de M. Petit), où elle est restée 18 jours ; on lui a fait une application de sangsues au côté droit du cou ; on lui a prescrit aussi des gargarismes et des tisanes adoucissantes.

8 mai — Aphthes au fond de la bouche, vers la dernière dent grosse molaire à droite ; haleine exhalant une odeur fétide, analogue à celle qui accompagne la salivation mercurielle ; gencives rouges à leur bord, quelques unes saignantes et parsemées de taches grisâtres ; pouls à 68-72.

Point de chaleur anormale de la peau.

Orge sir. de mûres ; limonade cit. gom. ; gargar. avec décoction d'org. 12 onces, miel rosat 2 onc. et chlorure de soude 1 scrup. ; 2 tasses bouil. ; lait ; crème de riz.

Les jours suivants la bouche se déterge, les aphthes se cicatrisent, la mauvaise odeur de la bouche disparaît, et le 16 mai, la guérison étant achevée, la malade quitte l'hôpital.

CHAPITRE III.

Phlegmasie aiguë du péritoine (péritonite).

Dans le cours des cinq mois de clinique dont nous publions les résultats, nous n'avons reçu que deux cas de péritonite aiguë. En réunissant à ces deux cas ceux que j'ai recueillis pendant les quatre années antérieures, je n'en aurais pas un nombre suffisant pour composer une statistique satisfaisante de cette grave inflammation traitée par la nouvelle formule des émissions sanguines. Toutefois, dès à présent, j'ai par devers moi la conviction que cette puissante formule exerce sur la mortalité et la durée de la maladie une influence non moins heureuse que celle qu'elle exerce sur la mortalité et la durée des autres phlegmasies (1). Ce n'est pas à dire pour cela qu'en y recourant on sauvera autant d'individus qu'on en sauve quand il s'agit de la pleurésie, de l'érysipèle, de la péricardite. Le prétendre, serait une absurdité, tant il y a de différence entre la gravité de ces dernières maladies et celle de la péritonite. La conclusion que je déduis des faits que j'ai observés jusqu'ici, et de considérations fondées sur la plus pressante analogie, c'est que la supériorité de la formule des saignées générales et locales coup sur coup sur la méthode

(1) Il est bien entendu qu'il ne s'agit ici que de la péritonite franche, *normale*, *légitime*, et non de la péritonite dite puerpérale, d'une péritonite par perforation, etc. Pour éviter les disputes de mots, il faut bien distinguer, bien préciser les choses, et c'est à quoi je m'applique de mon mieux.

ordinaire des saignées, n'est pas moins évidente pour moi (et elle le sera pour tous ceux qui expérimenteront) dans la péritonite aiguë que dans les autres phlegmasies également aiguës.

Cela posé, je vais rapporter les deux observations ci-dessus annoncées.

Le sujet de la première succomba quelques heures après son arrivée, et avant qu'on eût eu le temps de pratiquer les saignées prescrites. La péritonite était le résultat de perforation intestinale.

La femme qui fait le sujet de la seconde observation a, si je ne m'abuse, dû la vie à la formule des saignées coup sur coup, appliquée dans des circonstances assez défavorables. Si je me trompe, mon erreur m'est commune avec un assez grand nombre d'observateurs *éclairés et de bonne foi,* qui furent témoins de ce cas.

OBSERVATION I.

Salle des hommes, n. 17. — Le nommé Rousselet, âgé de 28 ans, tailleur de pierres, demeurant rue Childebert, 13, né à Saint-Sulpice (Creuse); malade depuis 2 jours (1), entré le 30 juillet 1836, mort le 30 juillet à 9 heures 1/2 du matin.

Diagnostic. — PÉRITONITE SUR-AIGUE, *occupant surtout la région sous-ombilicale ou hypogastrique.* CAS TRÈS PROBABLEMENT MORTEL.

D'une constitution de force moyenne, cheveux châtains, un peu maigre; il se porte bien habituellement (il n'a

(1) D'après les renseignements que nous avons fait recueillir auprès des personnes qui connaissaient le malade, cette déclaration ne serait pas exacte. Voici d'ailleurs ces renseignements : *Les parents et les camarades du malade ont assuré que depuis le 15 ou le 16 juillet il éprouvait des* COLIQUES *sourdes dont il se plaignait à chaque instant. Il n'y avait pas de diarrhée (il paraît même que les selles étaient moins fréquentes qu'à l'ordinaire, et le malade regardait cette circonstance comme la cause de ses douleurs); il éprouvait la sensation d'une ceinture en fer qui l'aurait fortement serré au niveau de l'ombilic. Le 29, comme il se plaignait encore de ses* COLIQUES, *l'un de ses*

point été malade depuis six ans qu'il habite Paris). Il est entré à l'hôpital (service de M. Velpeau), au printemps dernier pour deux bubons, et il y est resté quatre semaines.

Il a été pris, le 29 juillet à 7 heures du matin, de *coliques violentes* avec envies de vomir et hoquet. 3o sangsues ont été appliquées sur l'abdomen le soir, d'après la prescription de M. C. Broussais ; il n'en est résulté qu'un soulagement momentané. Durant la nuit, les douleurs ont continué, et le lendemain matin (3o), le malade a été transporté à l'hôpital.

Nous n'avons pu, au moment de la visite, recueillir aucun document sur la cause de la maladie ; elle s'est développée pendant que le malade se livrait à ses occupations.

3o juillet matin. — Le malade offre l'état suivant : la douleur abdominale continue ; la pression augmente cette douleur dont le maximum d'acuité occupe la région sous-ombilicale du côté droit ; toute la région sous-ombilicale est tendue, dure, rénitente, et rend un son médiocrement tympanique, surtout à droite (dans cette région, la résonnance est moindre que dans la région sous-ombilicale) ; obscure fluctuation ; la chaleur de l'abdomen contraste avec le refroidissement des mains et du visage (*température abdominale à 37° 1/2 ; température de la face dorsale de la*

camarades lui dit qu'il avait éprouvé la même maladie, et qu'il s'était guéri en allant à la selle. Alors le malade fit des efforts violents et se pressa fortement le ventre pour se guérir par l'étrange moyen qu'on venait de lui indiquer ; mais tous ses efforts ne purent le conduire à son but. Dès cet instant, les douleurs devinrent plus aiguës ; il quitta son ouvrage, et pria quelqu'un d'aller lui chercher une voiture pour se rendre chez lui. Lorsque la voiture arriva, le malheureux malade se roulait par terre : il souffrait horriblement ; la pâleur du visage était cadavérique ; une sueur froide couvrait tout le corps (il y avait un refroidissement général). Quand le malade fut dans son lit, il paraît qu'il s'établit une réaction assez vive qui dura quelques heures : la soif était vive, la face colorée, la peau chaude et halitueuse ; les douleurs semblaient avoir perdu un peu de leur intensité. M. Cas. Broussais fut appelé dans la soirée, etc.

main à 29° 3/4); teinte violacée de la peau des membres et du ventre, lèvres violettes; sorte de sub-asphyxie (le malade accuse un sentiment de froid général); urine en petite quantité; constipation depuis hier, époque depuis laquelle il n'a pas vomi; persistance du hoquet; éructations; sentiment d'oppression; respiration petite, fréquente, à 48 par minute (les fortes inspirations augmentent la douleur); pouls à 144-148, petit, filiforme, échappant au doigt; langue pâle, un peu froide, recouverte d'une couche saburrale blanchâtre; soif; bouche mauvaise; visage grippé, pâle; insomnie complète la nuit dernière; intelligence et sensations assez bonnes; le malade ne sait quelle position conserver, et il s'agite continuellement.

Inspirations chlorurées à 60° *centig.; solut. de sirop de groseilles et de gomme; vent. scarif.* 3 *pal.; bain tiède, et* 2 *heures après* 30 *sangsues abdom.; foment. émol.;* 1/2 *lav. avec huile d'olive* 1 *once; catapl. sinap. aux pieds.*

On a commencé par l'administration des fumigations chlorurées; le malade a éprouvé des vomissements bilieux, et il est mort à 9 heures et demie du matin, sans qu'on ait eu le temps de mettre en usage les autres prescriptions. Pendant les derniers instants de la vie, le visage s'est couvert de sueur froide.

Autopsie cadavérique, 24 *heures après la mort (le* 31 *juillet* 1836).

1° *Habitude extérieure.* — Rigidité cadavérique, vergetures en diverses régions du corps.

2° *Organ. abdomin.* — Il s'échappe des gaz à l'ouverture de la cavité de l'abdomen, laquelle contient deux à trois livres d'un liquide séro-purulent. Dans les parties les plus déclives (les flancs, le petit bassin), liquide rouge foncé qui paraît être en très grande partie composé de sang non coagulé. Toute la masse de l'intestin grèle, distendue par des gaz, offre des adhérences entre les anses intestinales; il existe une injection considérable d'un rouge noir, presque comme dans la gangrène; la rougeur et l'injection des anses intestinales diminuent, à mesure que l'on s'élève vers la région épigastrique. Le foie est refoulé vers la poitrine, et le diaphragme est remonté de telle sorte que les poumons descendent très évidemment moins bas qu'à l'état normal; l'estomac, caché derrière la masse intestinale, présente une rougeur bien moins marquée que celle des anses intestinales les moins rouges; les dernières anses de l'intestin grêle sont affaissées, entortillées, comme étranglées, et à un pied *avant la fin de l'iléon, se trouve une perforation qui peut contenir l'extrémité du petit doigt.* Vue à l'intérieur, la perforation correspond à l'extrémité d'une longue plaque, et la membrane muqueuse est là tellement amincie, que la séreuse paraît être dénudée (le liquide contenu dans la cavité abdominale offrait des grumeaux qui nous parurent formés par un mélange de matières fécales et de sang). Dans toute leur épaisseur, les parois intestinales sont ramollies et faciles à déchirer.

On trouve dans l'intestin grêle une certaine quantité de bile, et vers la fin une matière sanguinolente; de plus, dans les anses intestinales situées au-dessus de la perforation, il existait beaucoup de gaz. A la fin de l'iléon, éruption granuleuse, analogue à celle dite cholérique; la coloration de la muqueuse est rosée; mais en approchant de la perforation elle est noirâtre (même teinte que sur la séreuse). A un pied de là, on observe une saillie ovalaire due à une plaque de Peyer, gonflée, à surface recouverte d'une matière granuleuse, comme pseudo-membraneuse, et cette matière enlevée il reste une solution de continuité; en remontant, de nouvelles plaques se présentent encore, et autour de ces plaques, une éruption de follicules isolés se fait également remarquer. Plus haut, on voit de belles plaques aréolées, avec ramollissement de la membrane muqueuse qui s'enlève facilement avec l'ongle, et l'éruption granuleuse reparaît de nouveau. Cette éruption continue dans l'espace de plusieurs pieds, entremêlée de plaques de Peyer saines; la rougeur disparaît, ainsi que l'éruption granuleuse, en approchant du jéjunum, où l'on trouve seulement des rides et une teinte jaunâtre, due à la présence de la bile.

L'estomac est distendu par des gaz et des liquides; sa face interne est colorée en jaune par la bile; point de rougeur, mais un peu de ramollissement de la membrane muqueuse (effet peut-être cadavérique). Le gros intestin contient des matières fécales solides, et un ver lombric; la membrane muqueuse offre une teinte blanc-grisâtre et beaucoup de rides; dans l'arc du colon, on trouve une perforation faite comme par un emporte-pièce, à bords amincis; non loin de là, ulcération à peu près de la même grandeur, et dont le fond est formé par le péritoine; un peu d'injection dans plusieurs portions du colon; la face interne du cœcum est colorée par les gaz et les matières fécales.

La rate est molle; le foie présente une teinte livide (effet cadavérique).

3° *Organes thoraciques.* —Le cœur est d'un volume proportionné à la force du sujet; il contient des caillots mollasses (ces caillots existent dans les cavités gauches et droites, mais ils sont plus abondants dans ces dernières); la substance du cœur est un peu molle, et cet organe est flasque, affaissé; sa membrane interne offre une teinte d'un rougebrunâtre, surtout sur les valvules artérielles; des rubans également rouges se rencontrent dans l'aorte et l'artère pulmonaire (cette coloration rouge nous paraît être le résultat de l'imbibition *post mortem*). — Rien de notable pour les poumons.

Réflexions.

Ce cas pourrait être le texte de longs commentaires. Nous nous contenterons des remarques suivantes. Le malade n'ayant pour ainsi dire passé qu'un instant sous nos yeux, et étant alors presque à l'agonie, il ne put nous fournir sur ses antécédents que des renseignements incomplets. Il *affirmait* n'être malade que de la veille de son entrée, et comme les signes de la péritonite absorbaient en quelque sorte tous les autres, nous n'eûmes aucun soupçon de la lésion que nous rencontrâmes, à l'ouverture du cadavre, dans une très grande étendue de l'intestin grêle. C'est après l'avoir bien constatée, que je fis recueillir des renseignements auprès des parents et des camarades du malade, renseignements desquels il résulte que 7 à 8 jours avant d'être atteint de la péritonite *foudroyante* qui l'a enlevé, cet homme avait éprouvé quelques symptômes abdominaux, et notamment des coliques. Ainsi, dès lors, bien que le malade vaquât encore à ses occupations, commençait à se développer cette *éruption* des plaques de Peyer, qui, terminée en un point par une perforation, a été suivie d'une péritonite si rapidement mortelle. Les violences mécaniques exercées sur l'abdomen ont-elles été pour quelque chose dans la production de cet accident? je l'ignore, mais cette circonstance mérite d'être notée. Stérile aujourd'hui, plus tard elle pourra être fécondée.

Si je n'ai point placé ce cas parmi ceux de l'entéro-mésentérite typhoïde, c'est qu'à l'entrée du malade il n'existait pas de symptômes tranchés de cette maladie, et que, d'ailleurs, même après l'ouverture du cadavre, peut-être n'est-il pas démontré pour tout le monde qu'il existât bien réellement une véritable entéro-mésentérite. Au reste, j'abandonne ce fait à l'interprétation des observateurs éclairés, et je regrette qu'il ne soit pas aussi complet que je l'aurais désiré, sous le point de vue des *circonstances antécédentes.*

Le malade est mort presque immédiatement après son entrée, et avant qu'on ait pu exécuter notre prescription. Nous avions donc jugé juste en déclarant le cas probablement mortel, bien que la péritonite ne datât que de deux jours.

OBSERVATION II.

<table>
<tr>
<td>Salle des femmes, n. 5. — La nommée Jobert, âgée de 27 ans, domestique, demeurant rue du Temple, 56, né au Fay - Billot (Haute-Marne); malade depuis 15 jours, entrée le 7 mai 1836, sortie le 30 juillet 1836.</td>
<td>Diagnostic. — PÉRITONITE AIGUE GÉNÉRALE. — Dans le cours de la maladie, infiltration des membres inférieurs attribuée à l'oblitération des veines iliaques.</td>
</tr>
</table>

Non mariée; d'une constitution assez forte; tempérament sanguin - bilieux, brune; vaccinée; à Paris depuis deux ans et demi.

Il y a deux ans et demi, interruption de trois mois dans les règles (elle est, à ce qu'elle dit, sujette, depuis l'âge de sept ans, à un écoulement leucorrhéique jaunâtre, et n'a jamais eu d'affection vénérienne).

Les règles ont manqué le mois dernier.

Il y a 15 jours, douleur à l'estomac; douleur dans les *reins,* dans les aines et dans la région sous-ombilicale; nausées; efforts pour vomir sans vomissements; mal à la tête; étourdissements.

Elle n'a rien fait dans les premiers jours de sa maladie; il y a 3 jours, elle a pris de l'armoise sur l'avis d'une sage-femme (1).

(1) Le toucher, pratiqué par M. Montault, lui a fait reconnaître les particularités suivantes : Le col utérin est chaud et très douloureux ; il n'est pas entr'ouvert, et ne présente ni déchirure ni inégalités ; le corps de l'organe est également douloureux, et ne paraît pas considérablement développé. Retiré du vagin, le doigt est recouvert d'une matière sanieuse, brunâtre, exhalant une odeur fétide.

7 mai. — Langue rouge, surtout dans son milieu, tendant à la sécheresse ; soif intense ; envie de vomir sans vomissement (hier soir il y a eu trois à quatre vomissements bilieux) ; *ventre tendu, rénittent, surtout dans la région sous-ombilicale, généralement douloureux, surtout dans l'hypogastre et la région du foie ; pas de selle depuis avant-hier* ; urine rouge, rendue avec difficulté et en assez grande quantité ; pouls petit, peu résistant, à 112 ; peau chaude, sèche, offrant une teinte ictérique générale, plus marquée au ventre et au pourtour de la bouche ; respiration petite assez libre (à 3o) ; pas de toux ni d'expectoration ; visage grippé, exprimant une vive douleur ; plaintes, cris même arrachés à la malade par la douleur abdominale ; céphalalgie et insomnie.

6o sangsues sur le ventre, cataplasme.

8 à la visite. — Douleur abdominale à peine diminuée (la malade la compare à une sorte de tortillement) ; cris par intervalles ; visage *grippé*, jaune ; peau chaude et sèche ; pouls à 108-112, peu développé ; vomissement de la tisane ; nausées fréquentes ; ventre saillant dans la région sous-ombilicale, chaud, sensible à la moindre pression, et à la percussion la plus légère (celle-ci donne un son tympanique au milieu, et de la matité vers la partie inférieure) ; urine rouge, rendue souvent, et avec douleur, en assez grande quantité ; respiration courte et saccadée.

Insomnie par suite de la douleur ; décubitus dorsal, prostration, immobilité pour ne pas augmenter la douleur.

Saignée 3 pal. ; vent. scarif. sur l'abdomen 4 p. (1) ; solut. sir. gros. et solut. sir. gom ; foment. guim. et pavot sur le ventre ; bain simple ce soir (2) ; demi-lav. huileux ; diète.

(1) La douleur du ventre n'a pas permis d'achever l'application des ventouses. Après avoir retiré une palette de sang, on a cessé cette opération, et 2o nouvelles sangsues ont été appliquées sur le ventre.

(2) La malade s'est trouvée mal dans le bain, et n'a pu y rester qu'environ une demi-heure.

9. — *Sang de la saignée* : — Couenne de 2 à 5 lignes d'é-paisseur, assez ferme, un peu infiltrée, ridée à sa surface, d'un jaune verdâtre, *ictérique*; caillot assez consistant; sé-rosité de même couleur que la couenne.

Sang des ventouses : — Les rondelles sont prises en un seul caillot sans couenne.

Hier, plusieurs vomissements de matière bilieuse, porra-cée, claire, et fréquents hoquets; symptômes qui persis-tent ce matin, mais à un moindre degré, de telle sorte que la malade a eu deux heures de somm il ce matin; peau moins chaude qu'hier; pouls à 96-100, plus développé et assez dur; décubitus dorsal; sensibilité excessive de tout le ventre, surtout dans la région des flancs; visage moins *anxieux*, moins ridé et moins *grippé*.

20 *sangs. sur le ventre; saig. 2 pal.; bain tiède; le reste idem (on permet quelques tranches d'orange sucrées)*.

10. — Chaleur de la peau beaucoup moins considérable; pouls à 104-108; vomissement de la tisane un peu colorée par la bile; ventre un peu moins douloureux, ce qui per-met des inspirations plus longues et plus *fortes, pendant lesquelles l'oreille appliquée légèrement sur l'abdomen fait entendre un bruit de frôlement péritonéal distinct.*

Sang de la saignée : — Couenne mince sur le caillot, le-quel offre une consistance glutineuse.

Frict. sur le ventre avec cérat simple et onguent mercu-riel; lav. avec addit. d'une once et demie d'huile de ricin; 2 pil. avec extr. gomm. d'opium et calomel (un quart gr. op. et 2 gr. de calom. pour chaque pilul.); le reste idem.

11. — Douleur encore vive, quoique moins forte; pas de vomissements; un peu de dévoiement; visage toujours *grippé*; pouls à 96-100; peau chaude et sèche; le ventre semble moins rénitent (il est moins douloureux et moins rénitent dans le flanc droit que dans le flanc gauche); la circonférence du ventre, mesurée immédiatement au des-sous du nombril, est de 30 pouces; l'oreille appliquée sur

le ventre fait toujours entendre un bruit de frôlement assez analogue au bruit respiratoire (1); langue blanchâtre, sèche.

La malade a toujours les genoux relevés pour éviter la tension des parois abdominales, et de temps en temps elle pousse des gémissements plaintifs.

20 sangs. dans la région sous-ombilicale (12 à gauche, 8 à droite); le reste idem.

12 — Mieux évident; visage moins grippé; peau moins chaude; pouls à 84-88, assez développé; douleur de ventre diminuée depuis les sangsues; abdomen plus affaissé (*le bruit de frôlement a beaucoup diminué*); la circonférence du ventre un peu au-dessous de l'ombilic n'est plus que de 28 pouces 7 à 8 lignes; langue un peu sèche, recouverte d'une pellicule caséiforme.

Bain; compresse enduite de cérat mercuriel sur le ventre, maintenue par un bandage légèrement compressif; demi-lav. émoll.; le reste idem; diète.

13. — Le mieux continue; attitude exprimant moins d'anxiété; peu de sommeil; la douleur ne se fait guère sentir que dans le flanc gauche; la percussion et la pression du ventre sont mieux supportées; depuis hier, quatre à cinq selles pendant lesquelles la douleur devient très forte; la résonnance du ventre se fait entendre plus bas que précédemment, et la circonférence de cette cavité n'est plus que de 28 pouces 2 à 3 lignes (toujours mesurée immédiatement au-dessous de l'ombilic); l'urine est rendue goutte à goutte; chaleur modérée de la peau; pouls à 84-88; la langue se nettoie; elle est plus rouge qu'à l'état normal, mais assez humide (2).

Bain tiède; continuer la compression abdominale et l'applicat. de compresses enduites de cérat mercuriel.

(1) Cependant ce bruit n'est pas réellement le murmure respiratoire propagé par l'épanchement.

(2) La malade est restée pendant trois quarts d'heure dans le bain sans se trouver mal.

14. — L'amélioration fait des progrès ; le visage s'épanouit ; la chaleur de la peau est modérée, les mouvements sont assez faciles ; le ventre est affaissé, douloureux encore dans la fosse iliaque gauche seulement ; pouls à 92 ; langue rouge, assez nettoyée.

10 sangs. dans la fosse iliaque gauche ; le reste idem.

15. — Convalescence décidée ; *on n'entend plus dans l'abdomen le bruit de frottement dont il a été parlé* ; la circonférence du ventre est de 27 pouces **2** lignes seulement ; un peu de dévoiement ; langue rouge, nette ; visage bon ; peau de chaleur normale, sans aridité ; pouls à 84 ; peu de soif ; retour d'un peu d'appétit.

Compression abdominale ; bain tiède ; demi-lav. guim. et amidon ; 1 tass. de bouill. poulet.

16. — Selles continuelles, involontaires, aqueuses, avec coliques ; pas de sommeil par suite de ce dévoiement ; pouls à 92-96 ; peau d'une chaleur assez modérée ; le ventre est le même pour le volume et la sensibilité ; langue rouge et comme *écorchée.*

Solut. sir. gomme et solut. sir. gros. ; demi-lavem. guim. pavot et amidon ; contin. la compression ; bouill. poulet et demi-pomme cuite.

17. — Le dévoiement a un peu diminué ; pouls à 92-96 ; sommeil assez bon ; langue rouge et encore comme écorchée.

2 tass. bouill. poulet ; une crème de riz.

18. — Point de bruit de diable dans les carotides ; le ventre *n'a plus que* 26 pouces 10 lignes de circonférence ; langue d'un rouge moins vif ; dévoiement moindre.

Bain simple ; cérat mercur. et bandage comp ; 2 pil. 1/4 gr. extr. gom. d'op. ; bouill., crème de riz et pomme cuite.

19. — Chaleur douce ; pouls à 88 ; toujours un peu de douleur dans le flanc gauche ; dévoiement diminué.

Catapl. laud. côté douloureux ; même régime, plus 12 asperges.

20. — La langue prend une couleur rosée ; deux à trois

selles liquides seulement; un peu de douleur en urinant.

Bouill., 2 potages, asperges, biscuit avec eau rougie.

21. — Douleur plus vive vers le flanc gauche; six selles liquides cette nuit.

Vésicatoire sur le point douloureux; le reste idem.

22 et 23. — Dévoiement; insomnie; persistance de la douleur du côté gauche; pouls à 88-92; peau chaude et sèche; langue moins humide.

Sécher le vésicat.; bain tiède; lin et chiendent édulc. avec sir. gomme; compression et cérat mercur.; 1/2 lavem. avec rac. guim. et amidon; diète.

25 et 26. — Le dévoiement persiste.

Riz sir. de coing; bain tiède; eau rougie sucrée; 2 tasses bouillon poulet.

27. — Diminution du dévoiement (1 selle ce matin plus ferme qu'à l'ordinaire); pouls à 92; peau de chaleur modérée, un peu sèche; langue rosée, humide.

Même prescription.

28. — Infiltration générale du membre inférieur gauche, plus prononcée à la jambe qu'à la cuisse (l'œdème a commencé par le pied, il y a déjà quelques jours); la circonférence du mollet gauche est de 12 pouces 9 lignes, la circonférence du mollet droit de 10 pouces 3 lignes; grande lèvre gauche non enflée; chaleur de la peau à peu près normale; pouls à 96, petit; un peu d'écorchure au sacrum.

Catapl. acét. de plomb; 1 tasse bouillon; potage au riz; 1/2 pomme cuite; 6 asperges.

29. — L'œdème a augmenté (circonférence du mollet 12 pouces 10 lignes).

30 et 31. — Tension du membre inférieur un peu moindre (circonférence du mollet 12 pouces 6 lignes).

Cataplasme sur le ventre.

1er *juin.* — Vomissement ce matin; céphalalgie, étourdissements; l'œdème diminue sensiblement.

Compresse et cérat mercuriel sur le membre; 2 tasses bouil.; crème de riz; quelques asperges; eau rougie.

2. — Toujours un peu de douleur dans le flanc gauche, et du dévoiement.

Même prescription.

3. — Le dévoiement continue; pouls à 88; température abdominale de 33 à 34°.

Lavement amilacé ; catapl. laudanisé sur le ventre; diète.

4. — La cuisse n'est plus œdémateuse; la jambe l'est encore légèrement, et conserve un peu l'impression du doigt (la circonférence du mollet est de 12 pouces 6 lignes).

5. — Hier , un vomissement; deux garderobes; pouls à 96, petit; encore de la douleur dans la région iliaque gauche.

1 tasse bouillon poul. ; gelée de groseilles ; le reste idem.

6. — La cuisse droite est infiltrée depuis hier , un peu moins que la gauche (circonférence de celle-ci à deux travers de doigt au-dessus de la rotule, 14 pouces 10 lignes; circonférence de la cuisse droite au même endroit, 14 pouces 7 à 8 lignes); langue rosée , humide ; une seule selle depuis hier ; vomissements d'un liquide clair comme de l'eau ce matin; pouls à 88-92 ; visage empreint d'une expression de tristesse.

Solut. sir. gom. ; solut. sir. groseilles; riz sir. de coing; pot. laudan. 15 gouttes; lavem. amidon et pavots; bandage compressif sur les deux jambes; 1 tasse bouillon ; gelée de groseilles ; crème de riz.

8. — Le dévoiement a cessé complétement; *bruit de diable très beau dans la carotide gauche* (état anémique avec teinte chlorotique); *bruits du cœur sans souffle , un peu obscurs.*

1 tasse bouillon ; 1 crème de riz ; 1 échaudé avec eau rougie sucrée ; le reste idem.

9. — Ni vomissement ni dévoiement, quelques nausées;

persistance du bruit de diable dans la carotide gauche; pouls à 76; peau de chaleur modérée.

1/8 *d'alim.*; 1/2 *tasse vin.*

10. — Faiblesse, étourdissements, palpitations; même bruit de diable dans la carotide gauche (il en existe un léger dans la droite); bruits du cœur un peu âpres et enroués, sans souffle distinct.

1/8 *d'aliments* (*poisson*) ; 1/2 *tasse de vin.*

12, 13, 14. — La malade va de mieux en mieux; les jambes diminuent de volume, se *désinfiltrent.*

15. — L'enflure n'existe guère maintenant qu'aux pieds; la cuisse gauche, à 2 pouces au-dessus de la rotule, n'a plus que 13 pouces 5 lignes de circonférence, la droite, au même endroit, 13 pouces 2 lignes; *le bruit de diable est intermittent*; langue rosée et nette.

Eau de Seltz; même régime.

19. — La teinte anémique persiste; le premier bruit du cœur est un peu *enroué*; le bruit de diable existe toujours dans la carotide gauche; l'enflure des jambes diminue.

1/4 *d'aliments.*

30 *juin*. — Hier, trois selles liquides à la suite d'une sorte d'indigestion.

1/8 *d'aliments.*

18 *juillet*. — La malade se lève, mais elle est encore faible, *anémique*; le bruit de diable persiste.

26. — Pouls à 68-72; *très léger bruit de diable intermittent dans la carotide gauche*; la malade a repris un peu de couleur et des forces.

La demie d'aliments.

30. — Sortie; la guérison est complète; point d'enflure; bon appétit; l'état *chloro-anémique* est peu prononcé.

Réflexions.

Nous avons appliqué à ce cas de péritonite très grave la formule des saignées générales et locales coup sur coup, modifiée conformément à la force du sujet , à l'âge assez avancé de la maladie au moment de l'entrée , etc. , et nous avons été assez heureux pour sauver la malade. Nous avons secondé l'action du moyen principal par les préparations mercurielles , administrées à l'extérieur et à l'intérieur , par la compression abdominale et par l'application d'un vésicatoire.

Combien la convalescence a été laborieuse, et de quels accidents elle a été traversée! Une diarrhée rebelle (1) , des vomissements de temps en temps, nous forcent, à différentes reprises , de revenir à une diète complète, et ce n'est qu'avec bien de la peine que nous avons pu faire passer quelques aliments un peu substantiels, à une époque où l'épanchement abdominal était complétement résorbé. Vers cette époque , survient une infiltration du membre inférieur gauche, suivie, au bout d'une douzaine de jours, de l'infiltration du membre inférieur droit. Cet accident avait été précédé d'une douleur fixe dans la région iliaque gauche. Nous avons pensé que l'inflammation du péritoine , plus intense peut-être dans cette région , s'était propagée au tissu cellulaire environnant, à la veine iliaque gauche d'abord, plus tard à la droite , et que l'œdème des membres avait été la suite d'une *oblitération de ces vaisseaux.*

Il est à peu près certain , comme je l'ai dit plus haut , que cette malheureuse eût succombé, si elle eût été traitée par une méthode moins énergique. Ce n'est pas seulement aux saignées, mais à la longue durée de la maladie et à la sévérité forcée du régime, qu'il faut attribuer l'état *chloro-anémique* dans lequel la malade est tombée. Cet état était accompagné d'un *bruit de diable* dans les caro-

---

(1) Je ne sais jusqu'à quel point le calomel a contribué à la production de cet accident. Il est des sujets qui supportent mal ce médicament, d'ailleurs si précieux dans certains cas.

tides , ce qui confirme ce que nous avons dit ailleurs sur les *causes essentielles* de ce remarquable phénomène.

Je noterai en terminant le bruit de *frôlement péritonéal* que nous avons entendu, et qui est l'analogue du frôlement pleural que l'on entend dans la pleurésie , lorsque les feuillets opposés de la plèvre , devenus *rugueux*, frottent l'un contre l'autre.

CHAPITRE IV.

Érysipèle.

Dans une première section, j'analyserai très brièvement les cas particuliers que j'ai recueillis depuis le 1er avril 1836 jusqu'au 2 novembre suivant. J'y présenterai quelques données sur la mortalité de l'érysipèle de la face. Ces considérations seront suivies de deux paragraphes, où je mettrai en regard les recherches de M. Louis sur les effets des émissions sanguines dans l'érysipèle de la face avec mes propres recherches, déjà publiées dans l'*Essai sur la philosophie médicale*. Dans une seconde section, je rapporterai les observations particulières.

PREMIÈRE SECTION.

§ Ier.

Courte analyse des cas d'érysipèle recueillis depuis le 1er avril 1836 jusqu'au 2 novembre suivant. — Quelques considérations sur la mortalité dans l'érysipèle de la face. — Durée de la maladie.

I.

Le nombre des cas d'érysipèle que nous avons recueillis depuis le mois d'avril 1836 jusqu'au mois de novembre suivant, n'est que de 7; ce nombre n'est pas assez considérable pour servir de base à un long résumé statistique de la maladie : contentons-nous des courtes réflexions suivantes.

De ces sept cas, cinq sont relatifs à l'érysipèle de la face; des deux autres cas, l'un est relatif à un érysipèle du dos et des épaules, l'autre à un très violent érysipèle phlegmoneux du membre inférieur droit. Parmi les cinq cas d'érysipèle siégeant primitivement à la face, il en est deux qui, ayant affecté la forme dite ambulante, ont successivement parcouru une partie du tronc et des membres supérieurs.

De ces sept cas d'érysipèle, quatre étaient graves, et trois légers. Des quatre cas graves un s'est terminé par la mort. Ce dernier ne paraissait pas plus grave qu'aucun des trois autres; il était même réellement moins grave que deux d'entre eux, mais il fut traité par les saignées dites *modérées*, tandis que les trois autres furent traités par les saignées coup sur coup. Dans aucun des trois cas guéris, la maladie n'a été véritablement *jugulée*. Mais il faut savoir qu'ils ont trait tous les trois à de jeunes filles délicates, chlorotiques, chez lesquelles la formule nouvelle n'a pu être employée dans toute son énergie; que de plus, dans un cas, l'érysipèle a successivement envahi tout le tronc, ainsi que les membres supérieurs, pour *refluer* ensuite de nouveau à la face, et que dans un autre, la jambe, la cuisse et la fesse ont été prises à un très haut degré d'intensité.

Des trois cas légers, deux sont guéris sans qu'il ait été nécessaire de recourir aux émissions sanguines ; une saignée de 3 palettes a été pratiquée dans le troisième cas.

II.

Personne que je sache n'a publié sur la mortalité de l'érysipèle en général, et sur celle de l'érysipèle de la face en particulier, des documents un peu précis. S'il était vrai, comme le proclame M. Louis, que l'érysipèle de la face n'entraînât jamais, ou du moins presque jamais, la mort des malades, quand ils sont traités par la méthode ordinaire des émissions sanguines, assurément il ne faudrait point appliquer aux cas graves de cette phlegmasie l'énergique formule des saignées coup sur coup. Malheusement la bénignité de l'érysipèle de la face a été beaucoup exagérée par l'observateur que nous venons de citer. En effet, parmi les praticiens exercés que j'ai interrogés à ce sujet, je n'en ai rencontré aucun qui n'ait considéré un violent érysipèle de la face, avec fièvre très intense, comme une maladie fort grave, et qui fait périr un assez grand nombre des sujets qui en sont atteints, soit que la mort arrive alors par des accidents cérébraux, ce qui est le plus commun, soit qu'elle arrive d'une autre manière.

C'est par un érysipèle de la face que fut enlevé, à la fleur de son âge, le célèbre professeur Béclard. Je rapporterai tout à l'heure un exemple malheureux de la même terminaison chez celui de nos malades auquel nous crûmes pouvoir nous dispenser d'administrer les saignées selon notre formule. J'ai recueilli ces jours derniers (fin de janvier 1837) une nouvelle observation d'érysipèle de la face, devenu mortel par suite de complication d'accidents cérébraux. Le sujet de cette observation était un étudiant en médecine, bien constitué, auprès duquel je me rendis avec mon confrère, M. le docteur Jobert (de Lamballes), vers le huitième jour de la maladie. MM. les professeurs Andral, Cruveilhier et M. le docteur Lebaudy ont également été appelés auprès du malade. Au moment où je le vis, les symptômes ataxiques étaient très prononcés, la fièvre ardente (le pouls battait de 136 à 140 fois par minute).... Rien ne fut changé au traitement suivi jusque là, et le lendemain cet infortuné jeune homme s'éteignit.

Dans un relevé que M. Rostan a fait insérer dans le n° 78 du tome IX de la *Lancette française*, quatre érysipèles sont inscrits sur la liste des guérisons, et deux sont portés sur la liste des morts.

D'après un résumé de la mortalité dans le service de M. Guéneau de Mussy, publié par M. le docteur Montault, sur un total de 25 érysipèles, 3 se terminèrent d'une manière funeste. Il est vrai que, dans deux de ces cas, l'érysipèle occupait les membres inférieurs, et que dans le troisième cas où l'érysipèle occupait la face, il existait une hypertrophie du cœur ; par conséquent M. Louis est en droit de mettre ces trois cas de côté, puisqu'en disant que l'érysipèle n'était jamais ou presque jamais mortel, il a eu soin de noter qu'il ne parlait que de l'érysipèle de la face, développé chez des sujets parfaitement bien portants avant le début de cette maladie.

Quoi qu'il en soit, je ne présente ce qui précède qu'à titre de renseignements, et je regrette de ne pas posséder de documents plus complets. De tout ce que j'ai observé par moi-même, de ce que j'ai lu et de ce que j'ai appris auprès de quelques uns de mes confrères, je crois pouvoir conclure que les violents érysipèles de la face ne sont pas des maladies qui, *traitées par les méthodes jusqu'ici usitées*, ne se terminent jamais ou presque jamais par la mort, tout en déclarant que je ne sais rien de positif sur le chiffre de la mortalité. Quant à la catégorie des érysipèles légers de la face, je suis le premier à reconnaître qu'ils se terminent heureusement, soit *spontanément*, soit sous l'influence d'un traitement très peu énergique.

Les 7 observations ci-dessus annoncées ne répandraient qu'une faible lumière sur la grande question des effets de la nouvelle formule des saignées coup sur coup, comparée à ceux des saignées suivant la méthode ordinaire, relativement à la durée de l'érysipèle. C'est pour cela que j'ai cru devoir les faire précéder de l'article que j'ai publié sur cet objet dans l'*Essai sur la philosophie médicale*. Cet article sera lui-même précédé de celui dans lequel M. Louis a étudié le même sujet. De la comparaison de ces deux articles découleront des différences sur lesquelles nous appelons l'attention des vrais observateurs.

Voici textuellement l'article de M. Louis, tel qu'il se trouve dans ses *Recherches sur les effets de la saignée*, publiées en 1835.

Je me suis permis de l'accompagner d'un certain nombre de notes.

§ II.

« Effets des émissions sanguines dans l'érysipèle de la face (1).

»De 35 sujets atteints d'érysipèle de la face, et qui tous étaient dans un état de santé parfaite au moment où ils furent atteints de cette maladie, 21 furent saignés. La durée moyenne de l'affection fut de 7 jours 1/4 chez l'un d'eux, et de 8 chez les autres (2), c'est-à-dire qu'après cette époque *l'érysipèle cessa de s'étendre ; que les symptômes locaux, la rougeur, la dureté et l'épaississement de la peau diminuèrent* (3). Il semble donc que, dans les cas dont il s'agit, les émissions sanguines ont abrégé la durée de la maladie de 3/4 de jour (4), car je puis faire abstraction de deux

---

(1) Ce titre manque de précision ; en effet, M. Louis n'étudie pas les effets des émissions sanguines en général, mais bien les effets des émissions sanguines telles qu'elles ont été employées chez ses malades, c'est-à-dire à une dose insuffisante et à des intervalles trop éloignés, dans les cas graves du moins. A ce titre, M. Louis aurait donc dû en substituer un autre qui donnât une idée précise de la formule des émissions sanguines dont il a *analysé* les effets.

(2) Je ne comprends pas bien cette phrase. Qu'est-ce qu'une durée *moyenne* chez l'un d'eux ?

(3) Que le lecteur n'oublie pas ceci : l'érysipèle n'est pas guéri à la fin des sept à huit jours que M. Louis lui donne pour durée, mais *cesse seulement de s'étendre.*

(4) Je ne comprends nullement ceci. Pour savoir si les émissions sanguines de M. Louis ont abrégé la durée de la maladie, il aurait fallu avoir un *terme* de comparaison. Or, je cherche vainement ce terme de comparaison. Je vois bien que *la durée moyenne fut de sept jours un quart chez l'un d'eux, et de huit jours chez les autres,* ce qui fait une différence de trois

autres moyens de traitement qui furent employés de la même manière, chez presque tous les malades saignés ou non saignés ; je veux parler des évacuants et des pédiluves sinapisés.

» On croira peut-être que la différence n'a été si peu considérable entre les deux ordres de sujets qui nous occupent, que parce que la maladie était grave et étendue chez les uns, médiocre ou légère, et très limitée chez les autres ; mais il n'en a pas été ainsi, et chez les sujets saignés comme chez ceux qui ne le furent pas, l'érysipèle offrit plusieurs degrés, de manière que, sous ce rapport, il y avait presque égalité entre eux. Ce qui fit obstacle aux saignées, c'est, ou l'arrivée tardive des malades à l'hôpital, ou le peu d'intensité du mouvement fébrile qu'ils présentaient, en sorte qu'on a cru pouvoir se borner pour eux aux dérivatifs. J'ajouterai que quelques sujets saignés le furent avant d'avoir été soumis à mon observation, et qu'il n'est pas à présumer que le mouvement fébrile ait été considérable chez tous ceux qui furent dans ce cas.

» Au reste, les détails dans lesquels je vais entrer donneront aux faits dont il s'agit leur valeur réelle (1), en les montrant pour ainsi dire sous une autre forme.

quarts de jours ; mais cette durée moyenne, exprimée d'une manière assez singulière, porte sur les vingt et un sujets qui furent saignés, et je ne trouve rien, encore une fois, sur la durée moyenne de la maladie chez ceux qui ne furent pas saignés. Il est évident qu'il y a ici une erreur de rédaction qui a échappé à M. Louis. En consultant la suite de l'article, on est conduit à penser que M. Louis a voulu dire que la durée moyenne de l'érysipèle fut de sept jours un quart chez les malades saignés, et de huit jours chez ceux qui ne le furent pas. Cette interprétation fait disparaître les obscurités signalées tout à l'heure. Je ne fais ces remarques sur le *texte* que pour prouver l'attention scrupuleuse avec laquelle je lis M. Louis avant de discuter ses opinions. A dieu ne plaise que je veuille susciter ici de vaines *disputes de rédaction.* C'est bien assez des *disputes de choses…*

(1) Oui, si ces détails étaient suffisamment nombreux et suffisamment précis, ce qui n'est malheureusement pas.

» Les 21 malades saignés ne le furent pas tous à la même époque. Chez l'un d'eux, c'était un étudiant en médecine, âgé de plus de 30 ans, et d'une constitution forte ; une première émission sanguine (1) eut lieu le premier jour de la maladie, et l'érysipèle ne fut stationnaire, ne commença à diminuer que huit jours après son début (2) ; les autres malades furent saignés les deuxième, troisième, quatrième, cinquième et sixième jours de l'affection, et la durée moyenne de celle-ci fut, pour chacun de ces groupes et dans l'ordre indiqué, de 7 jours, de 7 3/4, de 7 1/2 et de 7 jours 1/4, c'est-à-dire à peu près toujours la même, à quelque époque que la saignée ait été pratiquée (3), ce qui n'a pu avoir lieu que parce que la marche de l'érysipèle de la face est presque constamment uniforme, et que les émissions sanguines n'ont sur elle que fort peu d'influence (4); sans quoi cette influence eût été très sensible chez les sujets saignés dans les 2 ou dans les 3 premiers jours de l'affection (5). Il est même à remarquer

(1) M. Louis n'indique pas la dose de la saignée.

(2) Je le crois sans peine. Chez un sujet *de plus de trente ans et d'une constitution forte*, on pratique une première émission sanguine de je ne sais quelle dose, et on se sert d'un pareil fait pour conclure que les émissions sanguines en général n'abrègent que de trois quarts de jour la durée de l'érysipèle ! !

(3) Pour ces malades, comme pour le précédent, M. Louis n'indique pas la dose de la saignée.

(4) Cela *n'a point eu lieu parce que la marche de l'érysipèle de la face est presque constamment uniforme, et que les émissions sanguines n'ont sur elle que fort peu d'influence*, mais bien parce que les émissions sanguines (c'est-à-dire une ou deux saignées, dont on ne fait pas connaître la dose), ont été administrées de telle sorte que, en effet, elles ne pouvaient avoir que fort peu d'influence sur la marche de l'érysipèle. Or, ce qui est vrai *quant* aux effets de pareilles émissions sanguines, cesse de l'être eu égard à une autre formule des émissions sanguines, *toutes les autres circonstances restant les mêmes.*

(5) Pour que cette influence eût été très sensible, il aurait fallu saigner plus d'une ou plus de deux fois les malades. *Pour obtenir un grand effet*

que la majeure partie des sujets dont les symptômes locaux offrirent le plus d'intensité furent saignés dès le
deuxième ou le troisième jour de la maladie , et au moins
deux fois(1), et si l'on ne peut pas en conclure *que la saignée
a été nuisible dans ces cas , au moins faut-il reconnaître
que son utilité n'est pas démontrée* (2).

» On pensera peut-être que si , au lieu de recourir à
la lancettte , on eût appliqué des sangsues dans le voisinage de la partie enflammée , ou sur cette partie même,
on aurait obtenu des émissions sanguines , des succès plus
marqués (3); mais les faits (4) ne s'accordent pas avec cette
hypothèse , car chez 6 sujets auxquels on appliqua des sangsues (5) près de la partie malade, les deuxième, troisième
et quatrième jours de l'affection (trois d'entre eux furent
encore saignés le lendemain , et l'un d'eux le jour même
du début (6)); chez ces sujets , dis-je , la durée moyenne

thérapeutique, il faut faire agir une force thérapeutique également grande.
Est-ce que, en physique et en mécanique , on procède autrement? Ce
n'est donc pas la faute des émissions sanguines si l'effet obtenu dans les
cas analysés par M. Louis a été voisin de zéro , c'est la faute de ceux qui
n'ont pas su *calculer le degré de cette force thérapeutique* de manière à
en retirer de plus grands résultats.

(1) En voilà qui ont été saignés *au moins* deux fois. M. Louis continue
à passer sous silence la dose de la saignée. Il aurait aussi mieux valu préciser le chiffre des saignées que de dire : les malades furent saignés au
moins deux fois.

(2) Je n'ai rien à répondre à cette assertion , sinon qu'un tel jugement
ne peut évidemment s'appliquer qu'aux saignées telles qu'elles ont été
employées chez les malades de M. Louis. Or, ce n'est pas moi qui m'en
constituerai le champion. Sans le savoir , peut-être aussi sans le vouloir,
M. Louis contribuera puissamment au triomphe de la *nouvelle formule
des émissions sanguines.* Le progrès profite de tout.

(3) M. Louis parle ici des sangsues comme des saignées, c'est-à-dire
sans en *préciser,* en *formuler l'emploi.* A cette condition, il n'y a pas de
discussion *exacte* possible.

(4) Les faits de M. Louis , bien entendu.

(5) Combien de sangsues ? M. Louis ne nous apprend rien sur ce point.

(6) M. Louis oublie encore d'indiquer la dose des saignées.

de l'érysipèle fut de 8 jours 1/4 , plus considérable par conséquent que chez les autres. Ce que je n'attribuerai certainement pas aux sangsues ; mais j'en conclurai du moins que leur influence sur la marche de l'érysipèle n'est pas telle qu'on l'a prétendu (1) ; qu'il est même douteux qu'elles aient le faible degré d'utilité de la saignée générale (2).

» On objectera peut-être encore aux conséquences qui me paraissent découler rigoureusement des faits, que les malades atteints d'érysipèle de la face éprouvent assez ordinairement un soulagement réel, ont le visage beaucoup moins rouge pendant la saignée ou immédiatement après qu'avant. Ce soulagement et cette pâleur de la face ont effectivement lieu quelquefois, mais ils sont momentanés, et les sujets qui les éprouvent ne guérissent pas plus rapidement que les autres , de manière que la seule conséquence à tirer de ce fait , c'est qu'il ne faut pas confondre les effets immédiats et les effets thérapeutiques , à proprement parler des médicaments (3).

(1) Voilà qui est encore bien vague. M. Louis aurait dû nous dire exactement ce *qu'on a prétendu*. Sans la connaissance de ce terme de comparaison, nous n'avons aucun moyen de vérifier les assertions de M. Louis. Du reste, je me borne purement et simplement à signaler ce *manque de précision*, et ne prétends en aucune façon décider un *procès* dont je ne connais pas toutes les *pièces*.

(2) Certes, on ne peut guère annihiler davantage l'utilité des saignées locales, puisque c'est à grand'peine si les saignées générales ont diminué de trois quarts de jour la durée de l'érysipèle.

Je parle toujours des saignées générales et locales *telles qu'elles ont été employées chez les malades de M. Louis.* Or , n'est-il pas vrai, comme je l'ai dit ailleurs (Philos. médic., 4ᵉ partie), que *c'en est fait des saignées ainsi formulées ?* et M. Louis ne semble-t-il pas avoir été chargé de faire, en quelque sorte, leur *oraison funèbre ?*

(3) M. Louis a parfaitement raison, trop raison même , s'il est possible; mais l'objection à laquelle il répond est purement imaginaire. Qui jamais a pu songer sérieusement à prouver la grande efficacité des saignées dans l'érysipèle, par cette considération, savoir le *soulagement et la pâleur de*

» D'ailleurs, on s'explique très bien comment l'utilité des émissions sanguines dans l'érysipèle de la face a été exagérée, en considérant ce qui eut lieu dans quelques cas où la saignée fut faite à une époque éloignée du début. En effet, chez trois sujets dont la veine fut ouverte au sixième jour de la maladie seulement, il y eut, dès le lendemain, une amélioration remarquable dans tous les symptômes, et cette amélioration fit des progrès rapides. Mais qui ne voit que, dans ces cas, l'érysipèle étant voisin de son terme le plus ordinaire, au moment où la saignée fut pratiquée, il n'y a peut-être eu, dans l'amélioration indiquée, qu'une simple coïncidence (1), et que tout ce qu'on peut présumer avec quelque fondement en faveur de l'émission sanguine, c'est qu'elle aura diminué la durée de l'affection d'une demi-journée ou de trois quarts de journée. Nouvelle preuve de la nécessité d'avoir une connaissance exacte de la marche naturelle des maladies pour apprécier à leur juste valeur l'action des agents thérapeutiques (2).

la face qui ont lieu quelquefois ou ordinairement pendant ou après la saignée?

(1) J'ai déjà signalé, dans une précédente note (voy. le chapitre de l'angine gutturale), ce mode d'argumentation dans lequel M. Louis paraît se complaire. Que M. Louis trouve une *explication satisfaisante* dans ce qu'il vient de dire, à la bonne heure. En matière d'explications, comme en tant d'autres choses, les goûts sont très variés. Mais comment M. Louis appliquera-t-il cette très satisfaisante explication aux cas dans lesquels un érysipèle facial traité, le premier, le deuxième ou le troisième jour de son début, par les émissions sanguines coup sur coup bien dirigées, a été enlevé en 48 heures? M. Louis niera peut-être ces faits, qui, à l'époque où cet auteur a publié les *Recherches* que nous discutons, étaient, depuis déjà trois ou quatre ans, assez généralement connus de tous ceux qui se tiennent tant soit peu au courant de la science, et dont il n'a pas daigné s'occuper un moment. Il est certain qu'il est plus facile de nier ces faits que de *les expliquer très bien* par l'*hypothèse* de M. Louis.

(2) Cette réflexion est très juste. Une réflexion qui ne l'est pas moins, c'est que pour apprécier à leur juste valeur l'action des agens thérapeutiques, il faut : 1° avoir *précisé* le mode d'administration de ces agents,

» Sans m'appesantir sur l'état des symptômes généraux à la suite des émissions sanguines, je remarquerai que dans la troisième partie des cas dont il s'agit, le pouls perdit sa fréquence un jour avant le commencement de la marche rétrograde de l'affection, celle-ci étant alors dans son état, comme on dit (1) ; fait qui n'est pas sans importance relativement aux affections inflammatoires des organes profondément situés, dont les progrès et le déclin sont ordinairement appréciés par le pouls, puisqu'il indique la nécessité d'attendre au moins trois ou quatre jours après le retour du calme de la circulation, avant d'affirmer que l'inflammation ne laisse plus que de faibles traces dans l'organe malade (2). »

et les conditions dans lesquelles ils ont été employés ; 2° se garder d'appliquer à tous les modes d'administration des mêmes agents thérapeutiques les corollaires auxquels on est arrivé par l'étude exclusive d'un seul de ces modes. C'est pour ne s'être pas conformé à ce précepte, que M. Louis s'est trompé, en cherchant à apprécier à sa juste valeur l'action des saignées générales et locales.

(1) Par opposition à ces cas, M. Louis aurait pu signaler ceux dans lesquels le pouls conserve sa fréquence ou même devient plus fréquent *après le commencement de la* marche rétrograde *de l'érysipèle*, circonstance non moins importante que la précédente, et qui tient à des complications qu'il n'est pas le lieu d'examiner ici.

(2) M. Louis sait très bien que ce n'est pas par le pouls seulement qu'il faut *apprécier*, comme il dit *qu'on le fait ordinairement, les progrès et le déclin des affections inflammatoires des organes profondément situés.* Un tel mode d'appréciation ferait tomber dans de graves erreurs ceux qui s'en serviraient. Il n'est pas, sans doute, à négliger, car il fournit de précieuses données ; mais il faut lui associer l'appréciation par les modes directs d'exploration que nous possédons. Au reste, la remarque de M. Louis n'en mérite pas moins d'être prise en sérieuse considération, et l'on doit seulement faire attention à n'en pas *forcer* les conséquences.

§ III.

Résultats de la nouvelle formule , tels qu'ils ont été exposés dans *l'Essai sur la philosophie médicale* (1).

» Je n'ai pas pour le moment sous les yeux tous les cas d'érysipèle de la face qui ont été reçus dans ma clinique depuis quatre ans. Tout ce que je puis assurer, c'est qu'aucun des malades n'a succombé.

» Depuis le mois d'avril 1834 jusqu'au 20 mars 1836, 53 individus atteints d'érysipèle de la face ont été admis dans mon service. Tous ceux chez lesquels la formule des émissions sanguines coup sur coup a été employée ont été guéris avec une facilité et une rapidité étonnantes. Leur nombre est d'une trentaine environ. Ils ont été, comme on le présume bien, choisis parmi les malades les plus gravement atteints. Chez tous, le mouvement fébrile était considérable (100 à

(1) 4ᵉ partie, pag. 415 et suiv. — Je répète que ces résultats étaient déduits de faits dont plusieurs avaient été publiés dans divers journaux de médecine, lorsque, en 1835, M. Louis publia une seconde édition de ses *Recherches sur les effets de la saignée.*

J'ajoute que je ne donne pas ces résumés pour un exemple *d'analyse et de statistique raisonnée* de l'érysipèle. Il faut les prendre pour ce qu'ils sont. Or, tels quels, ils me paraissent suffisants pour démontrer ce qu'ils étaient particuliérement destinés à prouver, savoir que par la formule des saignées coup sur coup, appliquée *à temps et bien dirigée*, on réduit presque à zéro la mortalité de l'érysipèle de la face, et on en abrège *considérablement* la durée (le mot considérablement est un peu vague, je le sais ; pour préciser ma pensée je dirai donc que par la formule indiquée, on diminue de moitié au moins cette durée, comparativement à ce qu'elle est sous l'empire de la formule dont M. Louis a fait connaître les résultats). Je dis qu'ils sont suffisants pour prouver cette proposition. Ce qu'il y a de certain , c'est que les personnes qui en jugeront autrement auraient dû, à plus forte raison , récuser les résultats que M. Louis a tirés des faits qu'il a analysés , car ces faits ont été résumés pour le moins avec aussi peu de détails que les nôtres (nous avons même tenu compte de circonstances omises par M Louis).

120 pulsations, chaleur ardente, sécheresse, aridité de la peau), et chez plusieurs il existait un état de stupeur très prononcé, avec fétidité de l'haleine, ce qui nous faisait donner l'épithète de *typhoïde* à l'érysipèle dont ils étaient affectés. Plusieurs de ces érysipèles avaient envahi le cuir chevelu, et offraient la forme phlegmoneuse.

» C'est à l'occasion d'une série d'érysipèles de ce genre, que l'auteur d'un article inséré dans la *Lancette française* (N° du 5 juin 1834), a dit : *Tous les jours on lit dans les recueils périodiques des observations d'érysipèles graves qui n'ont point été guéris par les émissions sanguines ; dans ces cas, le traitement n'est en défaut que parce qu'il n'a été manié que par des mains inhabiles ou pusillanimes* (1). *Depuis un mois, la clinique de M. Bouillaud nous a offert un assez grand nombre d'érysipèles de la face qui tous ont été* JUGULÉS *dans l'espace de deux à trois jours. Au moment où nous écrivons ces lignes, un homme, couché au n° 12 de la salle St-Jean-de-Dieu, entre en convalescence d'un érysipèle de toute la face, qui a été jugulé dans l'espace de deux jours* (2).

» Le témoignage de l'auteur de cet article, dont je ne connais pas le nom, est conforme àc elui de MM. les docteurs Jules Pelletan, Raciborski, qui ont publié plusieurs cas d'érysipèle *jugulé* par les saignées coup sur coup. (Voy. la *Lancette française* et le *Journal hebdomadaire.*)

» Il est bien entendu que, dans cette phlegmasie comme dans les autres, la formule est modifiée selon l'intensité de la maladie, l'âge, la force des sujets, etc. Ainsi, par exemple, dans les cas où l'érysipèle offre une moyenne intensité, une saignée de 3 à 4 palettes et l'application d'une tren-

(1) Notez bien que ce n'est pas moi qui parle.

(2) On aurait bien fait d'indiquer l'âge de l'érysipèle le jour où le traitement fut commencé. Tout ce que je puis affirmer, c'est que si l'érysipèle eût été *à l'époque de son déclin*, nous ne l'aurions pas traité par les saignées coup sur coup

taine de sangsues le jour même où je vois les malades pour la première fois, suffisent à la guérison. Dans les cas où l'intensité et la gravité de l'érisipèle sont à leur *maximum*, nous avons été obligé d'enlever de 4 à 5 livres de sang dans les deux ou trois premiers jours. C'est alors surtout que la maladie était réellement *jugulée* (1). Et qu'on ne s'imagine pas, avec M. Louis, que ces guérisons, en apparence si merveilleuses, tenaient à ce que les émissions sanguines étaient faites vers le déclin de la maladie. *Au contraire, la guérison était, en général, d'autant plus rapide, que la maladie était plus récente. Par exemple, deux des 6 érysipèles que nous reçûmes dans les mois de juillet et août 1855, furent d'une telle gravité, que 19 à 20 palettes de sang dûrent être retirées coup sur coup. Eh bien! l'un des malades, qui fut entièrement guéri le sixième jour après l'entrée, n'avait été pris de son érysipèle que trois jours avant cette entrée, tandis que le second, qui ne fut entièrement guéri (2) que le neuvième jour après son entrée, était malade depuis six jours au moment de cette entrée.*

» Au reste, je déclare que, dans tous les cas où une phlegmasie telle que l'érysipèle est manifestement sur son

---

(1) Ce qui suppose *implicitement* que la maladie a été attaquée à une époque voisine de son début : car je professe que le mot *juguler* une maladie emporte avec soi l'idée que cette maladie a été traitée vers son début et pour ainsi dire à son berceau (*in incunabilis*). Au reste, ce qui suit prouve très *explicitement* qu'en effet l'érysipèle a été traité vers son début.

(2) Par ces mots *entièrement guéri*, je veux dire que déjà les malades prenaient des aliments. (On se rappelle que M. Louis a donné pour terme de la durée de l'érysipèle, le moment où celui-ci cesse de s'étendre, de faire des progrès.) Quant à la cessation de la fièvre et des symptômes locaux, elle a eu lieu dès le 3ᵉ ou le 4ᵉ jour du traitement. Or, dans des cas aussi graves, si la méthode dont M. Louis a jugé les effets eût été employée, ou la maladie se serait problablement terminée quelquefois par la mort, ou du moins la cessation de la fièvre et des symptômes locaux se serait fait attendre jusqu'au 9ᵉ ou 12ᵉ jour après le commencement du traitement.

déclin, je m'abstiens ordinairement de toute émission sanguine (je dis ordinairement et non constamment, car il
peut se présenter des indications qui réclament la saignée),
ou du moins des saignées coup sur coup.

» Dans plusieurs cas d'érysipèle très légers, j'ai abandonné la maladie à elle-même, ou bien je l'ai traitée par
les évacuants, l'ipécacuanha, les frictions mercurielles (1). »

Les différences qui existent entre nos résultats et ceux de
M. Louis sont assez frappantes par elles-mêmes pour qu'il
ne soit pas nécessaire de les faire ressortir par de longs
commentaires. Qu'il nous suffise d'ajouter que si quelque
chose est bien propre à justifier, à légitimer pour ainsi
dire la réforme que nous avons fait subir à la méthode des
émissions sanguines, ce sont les résultats fournis par les
observations dans lesquelles M. Louis a étudié les effets des
saignées, telles qu'elles étaient employées chez les sujets de
ces observations. Et qu'on ne dise pas que la différence qui
existe entre les résultats de M. Louis et les miens, tient es-

(1) A propos des évacuants, le fait suivant, tout *exceptionnel* qu'il puisse
être, mérite d'être rapporté ici, tel qu'il l'a été dans l'*Essai sur la philo-*
sophie médicale. « *Il y a environ deux ans*, disais-je dans cet ESSAI (pag. 414),
qu'ayant voulu expérimenter l'émétique en lavage, dans un cas d'érysipèle
d'une intensité moyenne, nous vîmes, après deux ou trois jours de l'emploi
de ce moyen, survenir tous les symptômes de la fièvre typhoïde (entérite ty-
phoïde) la mieux conditionnée. L'éruption typhoïde fut très prononcée, et il se
forma de profondes et larges escarres, qui retardèrent la convalescence. Le
malade faillit périr, et fut retenu au lit pendant six semaines (il dut la vie à
la méthode de traitement exposée dans notre premier chapitre). Les nombreux
témoins de ce fait ne doutèrent pas que l'entérite typhoïde de ce sujet n'eût été,
en grande partie, fabriquée de toutes pièces par l'emploi de l'émétique, et ce
cas frappa d'autant plus leur attention, qu'à cette époque plusieurs érysipèles
avaient été jugulés par les saignées coup sur coup. C'était même pour com-
parer les effets des évacuants avec ceux des émissions sanguines selon notre
formule, que j'avais administré l'émétique à ce malade. Ce que tout le monde
pensa, c'est que par notre formule nous aurions prévenu la maladie à laquelle
ce sujet fut près de succomber, d'autant plus que nous avions choisi ce ma-
lade parmi ceux dont l'érysipèle était de moyenne intensité. »

sentiellement à une autre cause que la différence dans le mode des émissions sanguines. Je renvoie à la *saine expérience* ceux qui tiendraient un pareil langage, bien certain qu'elle ne me démentira pas; car en cette occasion, je ne suis rien autre chose que son fidèle interprète (et cette expérience n'est pas celle dont le père de la médecine a dit : *experientia fallax*).

DEUXIÈME SECTION.

Relation des sept observations d'érysipèles recueillies à la clinique de la Charité, depuis le 1er avril 1856, jusqu'au 2 novembre suivant.

Dans une première catégorie, je rapporterai les quatre observations de cas graves, en commençant par celui qui se termina d'une manière funeste. La seconde catégorie comprendra les trois cas légers.

PREMIÈRE CATÉGORIE.

Cas d'érysipèles graves.

OBSERVATION I.

Salle des hommes, n. 11. — Le nommé Stoller, âgé de 50 ans, professeur de langues, demeurant rue Lepelletier, 25, né à Londres; malade depuis 4 jours; entré le 10 octobre 1856, mort le 25 octobre 1856, à 9 heures du soir.

Diagnostic. — ÉRYSIPÈLE DES DEUX CÔTÉS DE LA FACE, *d'une intensité assez considérable, parcourant ensuite le cou et le tronc (non traité par les saignées coup sur coup).*

D'une constitution de force moyenne; bonne santé habituelle; à Paris depuis six ans; malade depuis quatre jours. Frisson, suivi de chaleur, douleur et gonflement du visage; le lendemain du début, le malade est resté couché; il est sorti le surlendemain et le gonflement du visage a augmenté.

Il n'a fait autre chose que se *lotionner* le visage avec de l'eau fraîche.

Il ne sait à quoi attribuer sa maladie , si ce n'est à *un coup d'air froid.*

Saignée 5 palettes 1/2 le soir du jour d'entrée.

11 *octobre.* — Les deux côtés du visage sont rouges, luisants et gonflés , surtout le droit (quelques traces de desquamation en certains points); œil droit presque complétement fermé; l'érysipèle s'étend à droite dans la fosse temporale; il est borné à gauche par la paupière (la rougeur, la tuméfaction et la douleur sont très prononcées sur le nez et les paupières); langue sèche à sa pointe (le malade respire la bouche ouverte) ; soif très vive; ni nausées , ni dévoiement (un peu de constipation , au contraire) ; pouls à 84 , souple, fort , bien développé; point de céphalalgie; sommeil agité; haleine fétide ; point de toux ni de gêne de la respiration , si ce n'est celle produite par le gonflement de la muqueuse nasale.

Le sang de la saignée offre une couenne peu épaisse.

Lim. citr. gomm. ; solut. sir. gros. ; foment. résolut. ; lav. huil. ; diète (1).

12. — Rougeur et gonflement du visage diminués, surtout à droite ; langue sèche et grillée ; sommeil plus tranquille que précédemment; pouls à 88, souple, développé ; chaleur de la peau augmentée avec un peu de moiteur; pas de selles depuis hier.

Même prescript.

13. — Langue moins grillée ; le côté droit du visage se *flétrit*; yeux plus ouverts; pouls à 84 ; chaleur modérée de la peau ; une seule selle depuis hier ; haleine fétide.

Même prescription.

***

(1) L'érysipèle n'étant accompagné d'aucun accident grave , nous crûmes, sur la foi de quelques praticiens, que la saignée de la veille suffirait pour mener la maladie à bon port. Notre espérance fut cruellement déçue.

15. — Le mieux continue; desquamation du visage; langue moins sèche.

Même prescr.

16. — La desquamation continue; langue sèche et grillée; *taches rosées lenticulaires sur le bas de la poitrine en avant;* assoupissement; stupeur; pas de céphalalgie; fétidité de l'haleine, pouls à 84-88.

Même prescription.

17. — Gonflement du visage presque dissipé; chaleur de la peau affaiblie; pouls à 76-80; langue sèche et grillée; haleine moins fétide; encore de l'abattement.

Glace à l'intérieur; reste idem.

18. — Assoupissement continuel; difficulté à boire; pouls à 88-92; peau plus chaude; le malade urine sous lui; on l'examine soigneusement, et l'on constate qu'un nouvel érysipèle s'étend en arrière depuis la nuque inclusivement jusque vers le bord inférieur des omoplates, et recouvre en avant la partie supérieure du sternum; langue sèche et grillée.

Saignée 3 pal.; compresses avec cérat mercuriel sur les points du tronc envahis par l'érysipèle; diète.

19. — Assoupissement; l'érysipèle de la poitrine a un peu pâli; chaleur et sécheresse de la peau moins considérables; pouls à 84-88, souple, bien développé.

Sang de la saignée : — Sérosité claire; caillot ferme; couenne facile à déchirer, grisâtre.

10 sangsues derrière chaque oreille; cérat mercur.; solut. sir. lim.; lav. huileux; diète.

20. — L'érysipèle a un peu descendu au-devant de la poitrine, mais il a pâli; pouls à 84-88; chaleur modérée de la peau.

Diète encore, et boiss. ut suprà.

21. — L'érysipèle a encore un peu descendu au-devant de la poitrine, et en arrière, il s'étend jusqu'à la jonction de la moitié supérieure du dos avec la moitié inférieure; cha-

leur modérée et moiteur de la peau; pouls plus petit, à 88; langue collée à la bouche, sèche et brune; assoupissement.

Bain avec aff. tièdes sur la tête; compresses trempées dans l'eau végéto-minérale sur le tronc; diète.

22. — Langue sèche et racornie; toujours de l'assoupissement; pouls à 120, petit; l'érysipèle n'a pas fait de nouveaux progrès (il y a quelques phlyctènes en arrière); le malade ne peut avaler.

23. — L'érysipèle commence à se sécher et n'a pas fait de nouveaux progrès; pouls à 96; chaleur assez modérée.

Cataplasme autour du cou; 1 tasse de bouillon de poulet.

24. — Langue moins *rôtie*; chaleur modérée de la peau; pouls à 96-100 (l'érysipèle du dos s'est définitivement arrêté et il est le siége d'une desquamation commençante).

25. — Respiration stertoreuse; langue sèche et grillée; assoupissement; yeux fixes et pupilles dilatées; pouls à 136-140, petit et très mou; le malade se sent, dit-il, étouffer lorsqu'on veut lui donner à boire de la tisane; plaques grisâtres sur le voile du palais, au dessous desquelles la muqueuse paraît excoriée (surtout du côté gauche); pas de gonflement des amygdales; langue toujours sèche et couverte d'un enduit épais et noirâtre.

Vésicat. aux mollets; sinapisme au cou; le reste idem.

Dans la journée, le coma augmente, et la mort arrive à 9 heures et demie du soir.

Autopsie cadavérique, 12 heures et demie après la mort.

1° *Centres nerveux.* — Voûte du crâne adhérente à la dure-mère; glandes de Pacchioni nombreuses, blanchâtres et épaisses; arachnoïde et pie-mère de la convexité épaissies, opalines, infiltrées de sérosité; substance cérébrale d'un gris sale; épanchement séreux abondant dans les ventricules latéraux, qui sont fortement dilatés (le liquide épanché est visqueux, un peu louche).

2° *Organes digestifs.* — Rougeur et tuméfaction de la muqueuse du voile du palais, du pharynx et de la paroi antérieure de l'œsophage; injection partielle de la muqueuse gastrique. Dans les deux ou trois derniers pieds de l'iléon, le cæcum et le colon ascendant, rougeur-foncée, lie de vin, hémorrhagique, avec ramollissement de la muqueuse, sans altération des follicules, soit agminés, soit isolés (une seule érosion superficielle d'un follicule; aucune plaque de Peyer apparente).

3° *Organes respiratoires et circulatoires.* — Adhérences anciennes et générales du poumon gauche, qui est sain; adhérences récentes et pseudo-membraneuses en arrière du poumon droit, sans épanchement ni lésion notable de plèvre costale; ce poumon est d'un tiers plus volumineux que le gauche, et splénisé dans tout son bord postérieur (la moitié antérieure est saine).

Caillots organisés dans les cavités droites, s'étendant jusque dans la veine jugulaire interne droite; caillots moins organisés et moins volumineux dans les cavités gauches; valvules auriculo-ventriculaires droite et gauche notablement épaissies, hypertrophiées, mais bien conformées; fausse membrane blanchâtre, laiteuse, au-devant du cœur (traces d'endo-péricardite probablement contemporaine de l'ancienne pleurésie gauche).

Réflexions.

Voilà un érysipèle facial de moyenne intensité traité par ce qu'on appelle les *saignées modérées*, et qui s'est terminé d'une manière funeste par suite du développement d'une méningite sous *forme sécrétoire*. Sans doute, la pneumonie des derniers jours a dû hâter la terminaison mortelle; mais elle n'en est pas la cause réelle et essentielle. Cette pneumonie au premier degré s'est, si je ne me trompe, développée sous l'influence du bain et des affusions. L'état comateux où le malade a été plongé a pour ainsi dire absorbé les symptômes qui auraient pu diriger notre attention du côté du poumon : il n'y avait ni toux, ni douleur de côté, ni crachats, en sorte que nous n'avons ni *percuté* ni *ausculté* la poitrine.

OBSERVATION II.

Salle des femmes, n. 2.—La nommée Bey, âgée de 17 ans, domestique, demeurant rue de la Grande-Truanderie, née à Fismes, malade depuis 5 jours, entrée le 2 novembre 1836, sortie le 3 décembre 1836.

Diagnostic. — ÉRYSIPÈLE FACIAL DOUBLE, *s'étendant au cuir chevelu, avec fièvre violente chez une jeune fille d'une faible constitution.*
CAS GRAVE.

Faible constitution ; cependant assez bonne santé habituelle ; réglée à seize ans ; à Paris depuis trois mois (les règles ont cessé depuis cette arrivée, et elle est tombée dans un état semi-chlorotique).

Il y a cinq jours, gonflement du nez, puis du visage ; la malade s'est alitée le troisième jour.

Elle ne sait à quoi attribuer sa maladie.

Elle a bu de la tisane de fleurs de tilleul et de feuilles d'oranger ; elle a pris du lait, du bouillon, de la soupe, de l'eau rougie ; elle a fait des fomentations sur le visage avec l'eau de sureau.

2 novembre soir. — Face généralement tuméfiée et rouge, surtout aux paupières ; la tuméfaction s'étend au cuir chevelu, jusque vers la suture fronto-pariétale ; les oreilles sont rouges et tendues ; tuméfaction et douleur des ganglions des parties latérales et supérieures du cou ; céphalalgie frontale ; enchiffrènement ; peau chaude et sèche ; douleur dans les bras et les jambes (la malade est cependant venue à pied du bureau central à la Charité) ; langue blanchâtre au milieu, rouge à la pointe, humide ; salive non acide ; inappétence ; soif vive ; ni nausées ni vomissement (hier la malade a vomi la soupe qu'elle avait mangée) ; ventre indolent, souple, non ballonné; un peu de gargouillement dans la fosse iliaque droite; deux selles dans la journée; rien d'anormal pour la respiration; pouls régulier, à 100, peu résistant, médiocrement développé.

Le soir du jour de l'entrée, saignée 3 palettes.

3. — Tête moins lourde, et du reste à peu près même état; haleine fétide; peau chaude, aride et sèche; pouls à 124; étourdissements en se levant.

Sang de la saignée : — Peu de sérosité; couenne mince et molle sur le caillot, qui est de bonne consistance.

Saignée 3 pal. le matin ; saignée 2 pal. le soir; 10 sangs. derrière chaque oreille; sol. sir. gros. et sir. gom. ; foment. avec infus. de fleurs de sureau; lav. émoll.; diète.

4. — Yeux plus ouverts ; oreilles et cuir chevelu dégagés ; rougeur du visage disparue ; un peu de desquamation aux joues ; cependant le gonflement du visage persiste encore; sueur, insomnie et agitation la nuit; langue blanche ; deux selles depuis la veille ; pouls à 136-140, filiforme (la malade ne paraît pas émue au moment où l'on compte le pouls).

Même prescription, sauf les saignées.

5. — Oreille gauche rouge et luisante; pouls à 124, notablement relevé; chaleur forte de la peau; *bruit de soufflet musical* dans la carotide droite (cette jeune fille est *chloroanémique*).

Saignée 2 pal. ; le reste idem.

6. — La malade se trouve très bien.

Oreille gauche moins gonflée, oreille droite tout-à-fait dégagée; visage dégonflé ; point de céphalalgie ; chaleur normale de la peau, qui est encore sèche; pouls à 108-112; langue humide et rosée sur ses bords, blanchâtre au mileu ; constipation.

Sang de la saignée : — Caillot adhérent au vase de toutes parts, sans couenne, mais glutineux et se cassant net; sérosité claire, jaune-verdâtre.

2 verres d'eau de Sedlitz ; le reste idem.

7. — Cinq à six selles depuis hier ; visage bien dégagé (l'oreille gauche est un peu plus tendue que la droite); chaleur et sécheresse de la peau ; pouls à 112 ; langue pâle.

1/2 tasse bouillon ; le reste idem, moins l'eau de Sedlitz.

8 et 9. — La malade va de mieux en mieux ; pouls à 96-100, très petit ; chaleur modérée de la peau ; ventre souple, sans gargouillement.

2 tasses bouill., 2 potages ; biscuit avec eau rougie.

10. — Pouls à 84-88 ; langue rosée ; appétit.

1/8 d'aliments.

11 et 12. — Desquamation complète ; pouls à 80 - 84.

13.—*Le bruit musical de la carotide droite* est très prononcé.

17. — Hier à une heure après-midi, la malade a eu un frisson qui a duré une heure, et qui n'a pas été suivi de sueur.

18. — Le frisson n'est pas revenu.

1/4 d'aliments.

19, 20, 21, 22, 23. — Le bruit de diable persiste ; *la guérison* est d'ailleurs complète.

Eau ferrée.

29. — Le visage *prend* une couleur rosée ; persistance du bruit de diable, qui est plus marqué dans la carotide gauche que dans la droite (il n'en existe point dans les artères crurales).

La malade mange la demie et boit de l'eau ferrée.

3 décembre. — Sortie.

L'aspect général de la malade s'est très notablement amélioré ; les joues se sont colorées, et le bruit de diable des carotides est moins continu (il est néanmoins toujours très beau surtout dans la gauche).

Réflexions.

Malgré son état chlorotique et sa très faible constitution, cette jeune malade a parfaitement supporté les émissions sanguines coup sur coup, à une dose appropriée aux conditions dans lesquelles elle se trouvait. La guérison de la maladie ne s'est pas fait long-temps attendre. On dira peut-être que nous aurions pu nous abstenir de pareilles émissions sanguines , sans que pour cela la guérison eût été moins sûre et moins prompte. On dira tout ce que l'on voudra , mais comme cette jeune malade entra quelques jours après que nous eûmes vu mourir, d'un érysipèle moins grave que le sien, un homme dont nous avons rapporté plus haut l'observation , et qui avait été traité par l'ancienne méthode , notre conscience ne nous permettait pas de tenter de nouveau une méthode aussi malheureuse ; et, bien que personne plus ɔe nous ne soit ménager du sang des chlorotiques , cependant , en présence d'un érysipèle accompagné d'une aussi vive réaction fébrile , il nous parut nécessaire de saigner selon notre formule , et le succès couronna notre pratique.

OBSERVATION III.

Salle des femmes, n. 3.—La nommée Loyer , âgée de 16 ans, ouvrière en linge , demeurant rue de la Harpe, 60 , née à Paris ; malade depuis 3 jours, entrée le 1er août 1836, sortie le 3 septembre 1836.	*Diagnostic.* — ÉRYSIPÈLE FACIAL AVEC SYMPTÔMES BILIEUX ET TYPHOÏDES, *s'étendant plus tard au tronc, aux épaules , au bras droit tout entier, puis remontant encore à la face.* CAS GRAVE.

Blonde, d'une constitution lymphatique, à demi-chlorotique ; réglée à quatorze ans, mais pas régulièrement ; depuis cette époque, sujette aux fleurs blanches dans l'intervalle des menstrues (depuis deux mois elle assure n'avoir pas eu de fleurs blanches) ; elle dit avoir eu un érysipèle de la joue et du côté droit du cou, il y a cinq à six ans (on observe des cicatrices dans la région sous-claviculaire droite, qui sont la suite de cette inflammation) ; cette maladie a été longue (elle a duré six mois), *et il s'est formé*, dit la malade, *un dépôt dans la tête, avec écoulement de pus par la narine droite.*

Il y a huit jours, mal de dents avec rougeur de l'œil droit; depuis trois jours, gonflement à la joue droite et fièvre (le mal a commencé vers l'œil et s'est étendu peu à peu dans tous les sens).

La malade a bu de la tisane de tilleul, et depuis trois jours elle n'a rien pris, si ce n'est un peu de bouillon le jour de l'entrée.

Elle ne nous apprend rien sur la cause de son érysipèle, sinon qu'il est survenu à la suite du mal de dents dont il vient d'être parlé (1).

1er *août soir.* — Tuméfaction considérable, phlyctène et rougeur violacée de la joue droite ; occlusion des paupières de l'œil correspondant; douleur forte dans toute la tête, surtout à la partie postérieure, étourdissements, un peu de stupeur; la douleur de la joue augmente lorsque la malade écarte les mâchoires; pouls à 100, fort, dur, développé; peau très chaude et sèche ; langue d'un rouge vif à la pointe et aux bords, avec enduit blanchâtre à la base ; soif vive ; bouche amère ; inappétence ; lèvres sèches ; dents couvertes d'un enduit grisâtre; haleine fétide ; nausées sans vomissements ; ventre souple, indolent; selles naturelles.

Les règles ont paru samedi dernier, elles se sont arrêtées le lendemain, et sont revenues ce matin ; elles coulent peu abondamment.

Saignée du bras 4 pal. ; 15 sangsues derrière l'oreille droite.

2 *août.* — *Sang de la saignée :* — Sérosité d'un jaune citron, transparente ; caillot recouvert d'une couenne de

---

(1) Il existe une carie des deux avant-dernières dents molaires supérieure et inférieure droites.

1 ligne d'épaisseur sur ses bords , mince au centre, facile à déchirer ; le caillot sous-jacent est ferme et se casse net.

Diminution de la douleur à la joue et à la tête ; cependant le gonflement occupe toute la joue, et s'étend du sourcil à la région sous-maxillaire ; la rougeur, vive au centre, va en diminuant vers la circonférence ; elle contraste avec la teinte jaune pâle du visage ; les bords des paupières droites sont agglutinés , et l'œil droit est plus rouge que le gauche ; lèvres sèches ; langue rouge , sèche et râpeuse à sa partie supérieure ; soif vive ; bouche amère ; envies de vomir ; chaleur et sécheresse de la peau (température abdominale à 40-41°); pouls à 104-108, bien développé , résistant (point de bruit de diable dans les carotides); voix nasonnée ; haleine fétide ; toux sèche (résonnance de la poitrine et respiration vésiculaire bonnes).

Prostration , étourdissements lorsque la malade se lève ou qu'elle se met seulement sur son séant (elle est tombée hier à la suite d'un étourdissement en voulant se lever pour uriner).

L'urine rendue dans le milieu de la nuit est d'un jaune foncé, et exhale un peu l'odeur de bête fauve (léger nuage au centre).

Saign. 3 pal.; 20 *sangs. aux environs de l'érysipèle; solut. sir. gros., petit lait; foment. émoll; lav. émoll. ; diète.*

3. — *Sang de la saignée :* — Sérosité abondante, jaune, transparente ; le caillot, en partie adhérent aux parois du vase , offre une surface rouge, parsemée de vestiges de couenne; il est ferme, glutineux, se rompt assez difficilement, et sa cassure est nette.

Vomissements bilieux, jaune-verdâtres, dans la journée d'hier et dans la nuit ; sécheresse de la bouche et de la gorge ; rougeur et gonflement moindres de la joue; mais l'érysipèle est remonté vers le côté droit du front, et s'étend jusqu'à la racine des cheveux ; langue rouge , sèche (deux sillons blanchâtres sur les côtés) ; soif très vive ; pas de dévoiement ni de douleur de ventre ; chaleur de la peau encore considérable avec sécheresse et aridité (température abdom. à 57-58°) ; pouls à 108, développé, un peu mou ; respiration un peu précipitée ; haleine chaude, moins fétide ; grande faiblesse et étourdissements au moindre mouvement ; un peu de sommeil cette nuit, entrecoupé par des rêves pénibles.

12 *sangs. le soir* (1) *si l'érysipèle fait de nouveaux progrès; onctions avec cérat mercuriel; solut. de sir. tartar.; le reste idem.*

4.—OEil désenflé ; le côté gauche du front est envahi par un peu de rougeur et de tension ; pouls à 108-112 ; chaleur comme hier ; langue recouverte d'une couche blanchâtre, et rouge au-dessous, molle et humide ; un peu de vomissement verdâtre hier dans la matinée.

Bain tiède ; diète; mêmes boissons et onct. mercur.

5. — Depuis hier, salivation mercurielle ; l'érysipèle du côté gauche du front a envahi le cou et est allé rejoindre celui du côté droit ; la nuque est prise également, en sorte que l'érysipèle a fait le tour du cou ; à gauche, le lobule de l'oreille et le cuir chevelu sont envahis ; couleur rosée des parties les plus récemment affectées ; chaleur de la peau moins forte qu'hier (la température du côté gauche du cou envahi par l'érysipèle est de 57-58°, tandis que la température de l'abdomen n'est que de 56-37°) ; pouls à 96-100.

Hier la malade s'est trouvée mal en se mettant au bain, et n'a pu y rester que peu de temps.

Bain; suspendre les frictions mercur.; fom. émoll.; gargarisme avec orge, miel rosat et chlorure de soude; catapl. au cou; lav. émoll.; diète.

(1) Je fais remarquer aux assistants que, si la malade n'était pas affectée d'un état choloro-anémique, il y aurait indication d'insister encore aujourd'hui sur les saignées coup sur coup pour *étouffer* le mouvement fébrile, qui n'a pas notablement cédé aux premières émissions sanguines. Les accidents n'ayant pas augmenté le soir, les sangsues ne furent pas appliquées.

6. — Les deux portions d'érysipèle du côté gauche ont complètement opéré leur jonction; l'érysipèle est de plus descendu au-devant du sternum (dans l'étendue de deux pouces); commencement de desquamation du côté droit du visage; assez bon sommeil cette nuit; un peu de mal à la bouche; langue d'un rouge vif, recouverte de plaques caséiformes; peau d'une température modérée; pouls à 96-100, un peu fluctuant.

Bain; reste idem.

7. — L'érysipèle a diminué à la face, mais il s'est étendu par plaques sur le devant de la poitrine; la desquamation continue au front et au côté droit du visage; infiltration de la paupière droite, côté sur lequel la malade reste habituellement couchée; bouche un peu moins douloureuse; peau de chaleur normale; pouls à 92-96.

Même prescr.

8. — L'érysipèle de la face et du cou est en grande partie dissipé; mais la maladie, par une sorte de mouvement de *reptation*, s'est propagée des deux côtés de la poitrine jusqu'au niveau du mamelon, sans douleur ni gonflement prononcés; elle s'est aussi étendue dans le dos jusqu'au même niveau; peau pâle dans les points non érysipélateux; veines affaissées, laissant transparaître un sang de couleur violacée faible; pouls à 92.

2 *tasses de bouill. de poulet.*

9. — L'érysipèle s'est étalé, par plaques d'un rose pâle, au tiers supérieur des deux bras et au-dessous des seins; point de notable chaleur à la peau; langue rouge et sèche, recouverte de plaques blanches; pouls à 112, mou; point de dévoiement.

Bain; 2 *tasses de bouillon.*

10. — L'érysipèle est descendu à gauche jusqu'au bord des dernières fausses-côtes, et à droite jusque dans la région du flanc; langue d'un rouge vif; pouls à 92-96; chaleur normale; dévoiement toute la nuit.

Potion laudan. 12 *goutt.; et* 1 *bouill. de poulet.*

11. — La malade a passé une bonne nuit; langue nettoyée, lisse; déglutition plus facile; dévoiement apaisé; l'érysipèle forme une espèce de ceinture qui environne obliquement la région ombilicale (région mammaire dégagée de l'érysipèle, sans desquamation); chaleur modérée de la peau qui est sèche, pouls à 108.

Bain; fom. émoll. ventre; 1 *bouill.;* 1 *crème de riz; lait coupé avec décoct. d'orge.*

12. — L'érysipèle a envahi tout le bras droit et la moitié supérieure de l'avant-bras correspondant; la rougeur érysipélateuse du ventre a presque entièrement disparu; refroidissement général; dévoiement hier et toute la nuit; pouls à 96.

Riz sir. de coing; catapl. laudanisé sur le ventre; 2 *t. bouill.;* 1 *crème de riz.*

13. — Résolution de l'érysipèle abdominal sans desquamation; érysipèle de l'avant-bras droit descendu jusqu'au poignet; pouls à 108; *bruit de diable dans les carotides;* deux selles depuis hier.

Bouill.; crème de riz; 1 *artichaut sans pain.*

14. — L'érysipèle a envahi la main droite et occupe la face dorsale des doigts (la température de l'avant-bras malade est de 36-37°, et celle de l'avant-bras sain de 34-35°); la circonférence de l'avant-bras gauche à un pouce au-dessous du coude est de sept pouces et demi, et celle de l'avant-bras droit au même niveau, de neuf pouces; pouls à 108; langue rosée, humide, nette; cessation du dévoiement.

Bain; 2 *tasses bouill.;* 2 *potages; artichaut; biscuit avec eau rougie sucrée.*

15. — Rougeur de l'avant-bras droit moindre (la circonférence de celui-ci, à un pouce au-dessous du coude, n'est plus que de huit pouces deux lignes); la rougeur de la main a disparu; il existe encore un peu de mal à la gorge, ce qui gêne la voix et la prononciation; la luette est blan-

che; point de plaques ni de gonflement des amygdales; retour du dévoiement.

Riz sir. de coing; demi-lav. avec amidon et pavot; le reste idem.

16. — Cessation du dévoiement; rougeur du bras à peu près entièrement disparue.

Un huitième maigre.

17. — Joue et sourcil gauches affectés d'un nouvel érysipèle; ce matin, la malade a vomi de la bile jaunâtre; chaleur de la peau modérée; pouls à 104, petit; langue humide, recouverte de plaques blanchâtres; point de dévoiement.

Solut. sir. gom. et sir. limon; onctions sur la joue avec de l'axonge fraîche; lav. émoll.; 1 tasse de bouill. poulet seulement.

18. — Joue gauche dégagée; la joue et la paupière du côté droit sont prises à leur tour; ni vomissement, ni diarrhée.

Onctions d'axonge sur la joue droite; 2 tass. bouill.; 6 pruneaux.

19. — Visage dégagé (il ne reste qu'un peu d'empâtement des paupières droites); langue pâle; le dévoiement n'est pas revenu; *souffle continu ou bruit de diable dans les carotides.*

Nouvelle guérison.

Un huitième d'aliments.

22 et 23. — La malade va bien, à part quelques envies de vomir; il s'est développé quelques pustules aux lèvres et à la langue, avec un peu de ptyalisme; point de fièvre; nulle trace de l'érysipèle.

Gargar. sir. de vinaigre; pot. gomm. avec oxym. scill. 1 once.

26. — *Persistance du bruit de diable dans les deux carotides;* pâleur et anémie générales; pouls à 76; chaleur normale de la peau; la malade se lève et se promène.

Quart d'aliments.

3 septembre. — Sortie ; le bruit de diable persiste dans la carotide droite ; la guérison est d'ailleurs complète.

Réflexions.

Voilà un bien bel exemple d'érysipèle *ambulant.* La maladie envahit successivement le côté droit, le côté gauche de la face en s'étendant vers le cuir chevelu; puis elle occupe tout le contour du cou, glisse pour ainsi dire et serpente autour de la poitrine et de l'abdomen, et descend de l'épaule droite au bras, à l'avant-bras et jusqu'aux doigts. Enfin, par une sorte de réflexion ou de rebondissement, l'érysipèle remonte au visage, dont il occupe encore successivement les deux côtés, et il s'éteint.

L'érysipèle n'a été réellement très grave qu'à l'époque où il était comme concentré à la face et au cuir chevelu. Alors, la fièvre était des plus violentes, et accompagnée de quelques phénomènes typhoïdes. Les deux saignées du bras et les deux applications de sangsues faites dans les premières vingt-quatre heures, amortissent notablement l'inflammation érysipélateuse, mais n'étouffent pas le mouvement fébrile. Cependant, nous ne poussons pas plus loin ce moyen, retenu que nous sommes par l'état chloro-anémique, et aucun accident grave n'en réclamant d'ailleurs la continuation.

Je pense, sans oser l'affirmer, que si ces émissions sanguines n'eussent pas été pratiquées, la *déambulation* de l'érysipèle, telle que nous l'avons décrite, ne se fût pas opérée aussi paisiblement, et je ne sais si l'expectation ou des *demi-moyens* en pareil cas n'eussent pas été suivis d'une terminaison funeste.

OBSERVATION IV.

Salle des femmes, n. 10. — La nommée Violant, âgée de 25 ans, lingère, demeurant rue Neuve-St-Augustin, 27, née à Bayonne (Basses-Pyrénées) : malade depuis 4 jours, entrée le 6 juin 1836, non encore sortie.

Diagnostic. — ÉRYSIPÈLE PHLEGMONEUX DE TOUT LE MEMBRE INFÉRIEUR DROIT, *symptômes dits typhoïdes assez prononcés.*
CAS TRÈS GRAVE.

Non mariée, d'une constitution délicate, brune, réglée peu abondamment, avec fleurs blanches pendant deux à trois jours après les règles ; vaccinée ; à Paris depuis cinq jours pour la première fois (elle arrive de Nantes).

Il y a trois mois, il se montra dans l'aine droite une tumeur qui fut combattue par des frictions avec une pommade dont la malade ignore la composition, par des sangsues et un vésicatoire à la face interne de la jambe (la tumeur existe encore).

La malade assure n'avoir jamais eu de maladie vénérienne.

Vendredi dernier (5 juin), fièvre, frisson, mal à la tête, nausées sans vomissement ; le soir, érysipèle à la partie supérieure du membre inférieur droit.

Depuis vendredi, l'érysipèle a fait des progrès, et n'a été combattu que par des cataplasmes, des boissons rafraîchissantes, une diète presque absolue.

La malade ne sait à quoi attribuer son érysipèle, si ce n'est à la présence du vésicatoire de la jambe, qui était habituellement mal pansé, et à la fatigue du voyage qu'elle vient de faire.

7 juin à la visite. — La jambe droite, dans ses 5/6es supérieurs, est le siège d'une rougeur érysipélateuse vive, continue, avec douleur forte, gonflement phlegmoneux et chaleur âcre, ardente (la partie interne de la jambe offre une température de 40-41°, température qui est la même à l'abdomen).

La rougeur se propage à la partie interne de la cuisse, d'où elle passe à la partie antérieure, qu'elle occupe dans sa moitié supérieure ; la fesse est envahie elle-même dans sa totalité (la moitié inférieure de la partie antérieure et externe de la cuisse conserve son état normal); dans l'énorme étendue où siége l'érysipèle , le gonflement est tel que le membre offre un volume à peu près double de celui du membre opposé ; la douleur a son *maximum* d'intensité sur le trajet des veines saphène et crurale; dans l'aine droite , existe une traînée de ganglions formant une masse dure , rénitente , compacte (reste de la tumeur dont il a été parlé plus haut).

Le visage est empreint d'une légère stupeur ; céphalalgie ; insomnie ; bourdonnements d'oreilles ; abattement ; décubitus en supination ; pouls à 112 , assez développé , plutôt mou que dur; teinte jaune de l'ovale inférieur de la face, avec dépression de la ligne naso-labiale; narines et lèvres sèches ; langue blanchâtre au milieu , assez rouge à sa circonférence et assez humide ; bouche mauvaise ; envie de vomir ; soif vive ; inappétence ; salive non acide; haleine médiocrement fétide ; douleur à l'épigastre ; pas de selles depuis trois jours.

Le sang de la saignée pratiquée le soir du jour d'entrée (6 juin) présente un caillot volumineux, de bonne consistance, recouvert d'une couenne d'une demi-ligne d'épaisseur, un peu jaune ; sérosité transparente , jaune-verdâtre.

Cette saignée n'a pas été suivie de notable soulagement, et la nuit a été fort agitée.

Saignée 3 pal.; 20 sangsues sur le membre malade le matin; fom. émoll. ; solut. sir. groseilles; limonade; cataplasme épigastre; lavement huileux ; diète; 30 nouvelles sangsues le soir.

8 juin. — Hier dans la journée, soupirs, agitation continuelle ; depuis les sangsues du soir , la malade a été plus calme, et la nuit a été tranquille; grande faiblesse; dans la journée, quelques petits vomissements; visage moins jaune; pommettes moins colorées; yeux pâles; pouls à 120, faible, très petit; mains froides (température abdominale 36°); sorte de demi-syncope, ce qui est pour le moment la circonstance prédominante de l'état de la malade; rougeur de la jambe et de la partie interne de la cuisse presque complétement dissipée; celle de la partie externe est moins diminuée; le membre a beaucoup perdu de son volume et de sa chaleur; langue blanche, un peu pâle.

Sang de la saignée : — Caillot recouvert d'une couenne d'une ligne d'épaisseur; sérosité jaune-verdâtre, transparente.

1|2 tasse bouillon poulet à prendre par cuillerées; cataplasme sur le membre; lavem. émoll. ; pot. gomm. sir. quinq. 1 *once* (1).

9. — Hier, faiblesse toute la journée, agitation, plaintes, gémissements ; un peu de calme dans la soirée; sommeil de trois heures cette nuit; état de calme ce matin ; bon visage; pouls relevé, à 92 ; peau d'une température douce, de 35° à l'abdomen (froid aux mains seulement); rétention d'urine depuis plusieurs jours, avec distension de la région de la vessie, distension qui contraste avec l'affaissement du reste du ventre; hier, une selle par le lavement; *rougeur pâle* à la partie inférieure de la jambe, et çà et là par plaques, à la partie externe de la cuisse et de la fesse, ainsi qu'en dedans de la partie inférieure de la cuisse.

En somme, très grande amélioration.

Bain tiède dans la salle ; cathétérisme; lavement huileux; le reste idem.

10. — Hier, la journée a été bonne ; un vomissement bilieux; la malade est restée près d'une heure dans son bain,

(1) Le bouillon et le sirop de quinquina ont été prescrits en raison de l'extrême faiblesse de la malade.

et a dormi environ trois heures cette nuit ; ce matin, visage calme; pouls à 92-96, assez résistant, bien développé ; peau de chaleur modérée, un peu sèche (température abdominale 36-37°) ; à la jambe et à la cuisse , plaques de rougeur , séparées par des intervalles blancs, ce qui fait ressembler le membre à une carte de géographie ; le membre a diminué de volume , au point que la circonférence de la partie moyenne de la cuisse droite ne l'emporte que de deux pouces sur la circonférence de la cuisse gauche (16 pouces 1/2 pour celle-ci et 18 pouces 1/2 pour l'autre); la malade a uriné sous elle ; langue humide et blanchâtre.

Frict. cérat mercur. sur le memb. infér. droit, et bandage médiocrement compressif; diète; le reste idem.

11. — Journée d'hier bonne ; le bandage a été supporté sans douleur; un peu de sommeil cette nuit; pouls à 88-92, assez développé , souple ; peau d'une température modérée ; langue humide et rosée ; la malade a encore uriné dans son lit; quelques excoriations derrière le bassin ; membre un peu moins rouge ; affaissement de quelques phlyctènes qui avaient eu lieu en haut et en dehors de la cuisse.

Bain illicò; reste idem.

12. — Hier, journée bonne, nuit tranquille ; pouls à 88-92 ; visage bon ; peau de chaleur modérée ; un peu de céphalalgie; langue humide et rosée ; inappétence; soif encore assez vive.

Bain; continuer la compression du membre; le reste idem.

13. — Tristesse, abattement; parole lente et langoureuse; yeux fixes et languissants; d'ailleurs, tout va bien; pouls à 72-76; peau de chaleur normale; langue humide et rosée; *dégonflement* du membre et *diminution* de la rougeur de la partie externe de la cuisse et de la fesse (la cuisse droite n'a plus que quatorze pouces dix lignes de circonférence à la réunion du tiers supérieur avec le tiers moyen).

Convalescence commençante.

2 tasses bouill. poulet; orange sucrée.

14.—Très bien; visage bon; peau fraîche; pouls à 80-84; les excoriations de la partie postérieure des fesses sont la suite des phlyctènes qui ont existé dans cette région.

Bain; cérat de Galien sur les excoriations; bouill.; 1 soupe aux herbes; gelée de groseilles; 6 pruneaux.

15. — Pouls à 88; peau de chaleur modérée; *desquamation du membre malade par plaques épaisses.*

16. —La malade ne se plaint plus que de sa fesse; le membre droit *s'affaisse et se desquame de plus en plus.*

Bain; bouill.; potage; 12 asperges.

17. — *Érysipèle œdémateux* du pied droit (la rougeur s'efface à la pression et revient après; la dépression faite par la pression du doigt persiste pendant quelque temps); le reste va bien; langue humide, rosée.

Cérat mercuriel et compression sur le pied droit.

18. — Bon sommeil cette nuit; moins de douleur au pied et à la fesse; pouls à 92-96; résolution complète de l'érysipèle primitif.

19 et 20. — Il ne reste que de l'empâtement au pied droit; langue rosée, humide; sommeil tranquille; expression du visage bonne; chaleur naturelle; pouls à 84-88.

Un huitième d'alim.; demi-tasse de vin.

28. —Abcès dans l'aine droite (on l'ouvre avec la lancette et il en sort du pus de bonne nature); plusieurs selles hier à la suite de la prise de trois verres d'eau de Sedlitz (la malade était constipée).

30. — Une nouvelle tumeur inflammatoire, phlegmoneuse, s'est développée dans l'aine.

15 sangs. sur la tumeur.

1er *juillet.* — Huit à dix sangsues seulement ont pris; douleur vive dans l'aine; insomnie; pouls à 116.

30 sangs. sur la tumeur (en 3 fois); catapl.; diète.

2. — Moins de douleur; mais déjà un peu de fluctuation

au sommet de la tumeur; un peu de sommeil cette nuit; langue pâle, humide; pouls à 112-116, petit; chaleur modérée de la peau.

16 sangsues en 2 fois autour de la tumeur; catapl.; bain; reste idem.

3. — La fluctuation augmente au centre de la tumeur; langue pâle, humide; pouls à 120, petit.

Bain de siége émoll.; catapl. renouvelé sur la tumeur; diète.

4. — Langue blanchâtre, molle, humide; un peu de sommeil cette nuit; la malade ne souffre plus de la tumeur inguinale; pouls à 116.

Ouvrir l'abcès; même presc.

5. — La rougeur et le gonflement sont diminués; l'appétit se fait sentir; pouls à 116, petit.

Bain; 1 tasse de lait coupé avec décoct. d'orge.

7. — La tumeur a encore diminué; les bords de l'ouverture de l'abcès sont vermeils.

2 soupes au lait; artichaut; biscuit; eau rougie.

8. — Presque plus de gonflement à l'aine; bon sommeil; pouls à 80-84; douleur et gonflement nouveau du pied droit; érysipèle diffus autour de la malléole interne.

Catapl. laudanisé sur le pied; un huitième d'alim.

10, 11 et 12. — La malade va très bien; elle dort toute la nuit; pouls à 84; chaleur bonne; un peu d'érysipèle œdémateux au bas de la jambe droite et au pied.

20 sangsues sur la partie inférieure de la jambe droite et sur le pied correspondant; le quart d'alim.

13, 14 et 15. — Encore de la douleur et du gonflement au bas de la jambe droite; *bruit de diable dans les carotides (sibilant dans la droite)* (1).

Catapl. saturné sur le pied droit.

(1) L'état chloro-anémique de la malade m'avait fait annoncer d'avance l'existence du *bruit de diable.*

23. — Tumeur flûctuante au-dessus de la malléole droite (on en fait l'ouverture par la lancette).

29. — Une nouvelle convalescence s'établit.

8 *août.* — Le bruit de diable de la carotide droite est très fort; rien de nouveau d'ailleurs.

29. — Depuis quelques jours, nouveau gonflement d'un ganglion de l'aine droite.

Bain simple; cataplasme.

Les jours suivants, la tumeur suppure, s'ouvre, et il s'établit un trajet fistuleux.

Vers la fin de septembre les règles apparaissent un instant pour s'arrêter presque aussitôt.

2 *novembre.* — Le bruit de diable persiste : il est sibilant dans la carotide gauche. La malade mange la demie; elle n'a point de fièvre, mais elle est maigre et reste presque constamment dans son lit, ne pouvant, dit-elle, se soutenir long-temps sur ses jambes.

Son état est resté le même jusqu'au moment où je rédige cette observation (30 janvier 1837).

Réflexions.

Ceux qui n'ont pas vu cette malade au moment où elle a été placée dans notre service, ne trouveront peut-être pas bien merveilleux le succès que nous avons obtenu. Quant à ceux qui ont vu et suivi la malade, si quelque chose les étonna, c'est qu'elle n'ait pas succombé d'abord à l'énorme érysipèle phlegmoneux dont elle fut atteinte, ou qu'ayant résisté à cette grave maladie, elle n'ait pas été emportée par les divers accidents qui se sont manifestés plus tard. Il me paraît à peu près certain que la malade eût rapidement succombé à l'érysipèle phlegmoneux dont elle était atteinte, si elle eût été traitée par une méthode moins énergique (1).

(1) On lit dans le *Journal hebdomadaire* (12 nov. 1836), deux cas d'érysipèle des membres, moins graves que le nôtre, et qui cependant se terminèrent par la mort.

Cependant, ce n'est pas sans quelque hésitation que nous avons ainsi saigné coup sur coup la malade, car elle était d'une constitution délicate; et si, comme l'extrême gravité de l'érysipèle nous portait à le craindre, la mort fût arrivée, quelques personnes auraient pu mettre cette terminaison sur le compte de notre méthode, la seule cependant qui pût la prévenir.

La douleur vive et la rougeur qui existaient sur le trajet de la veine saphène et de la veine crurale, la violence du mouvement fébrile, la présence d'un léger appareil typhoïde, le gonflement œdémateux des membres, nous firent soupçonner la coincidence d'une phlébite des veines indiquées avec l'érysipèle, et nous croyons que cette conjecture n'était que trop fondée.

DEUXIÈME CATÉGORIE.

Cas d'érysipèles légers.

—

OBSERVATION V.

Salle des hommes, n. 3. — Le nommé Fasiotte, âgé de 16 ans, bourrelier, demeurant rue des Fossés-du-Temple, 29, né à Conches (Saône-et-Loire); malade depuis 2 jours, et indisposé depuis 6, entré le 10 août 1836, sorti le 15 août 1836.

Diagnostic. — DOUBLE ÉRYSIPÈLE LÉGER DE LA FACE.

Constitution assez robuste, tempérament lymphatico-sanguin; à Paris depuis quinze mois; non vacciné (il a eu la petite vérole à l'âge de sept ans); il n'a jamais fait de maladie avant celle qui l'amène aujourd'hui à l'hôpital.

Hier (9 août), sur les deux heures et demie, le malade a été pris de douleur à la lèvre supérieure, à la joue gauche et à la joue droite, et ces parties se sont tuméfiées ;

la lèvre et la joue gauche se sont recouvertes de phlyctènes (il est survenu aussi une épistaxis); mais cinq jours
auparavant, le malade avait de la céphalalgie sus-orbitaire,
avec fièvre se manifestant sur les trois heures du soir, par
des frissons suivis de chaleur sans sueur; le mal augmentant, le malade se décide à entrer à l'hôpital.

Il n'a cessé de travailler et de manger que la veille de
son entrée; il est venu à pied à l'hôpital, et a marché facilement.

Le malade ne donne aucun renseignement satisfaisant
sur la cause de sa maladie.

10 *août soir.* — Rougeur et gonflement des deux joues,
avec trois à quatre phyctènes sur la pommette gauche;
la lèvre supérieure est luisante, gonflée et tendue, et offre aussi à sa partie supérieure des traces de phlyctènes
qui ont été déchirées; le lobe du nez est également gonflé, et les narines sont un peu rétrécies; aujourd'hui le
malade a eu trois épistaxis; couleur jaunâtre du bas du
visage; lèvres sèches et hâlées; céphalalgie sus-orbitaire;
environ cinq heures de sommeil la nuit dernière; les
yeux sont un peu injectés; langue rosée, humide, pointillée de rouge; peu de soif; pas d'appétit; point de douleur
en avalant; douleur et tuméfaction légère des ganglions
de la partie latérale gauche du cou; ventre généralement
un peu doulouleux à la pression, surtout à l'épigastre et
dans le flanc droit, où il y a un peu de gargouillement;
ni nausées ni vomissements; selles naturelles; pouls à
96-100, régulier, petit, peu résistant; bruits du cœur normaux; ni toux ni douleur dans la poitrine; résonnance
et respiration vésiculaire bonnes partout; sécheresse et
chaleur forte de la peau; urine jaune.

Saignée de 3 pal.

11 *août* : — *Sang de la saignée.* — Sérosité peu abondante; couenne incomplète sur le caillot, lequel offre une
consistance plus que normale.

Urine du matin (rendue depuis une heure et demie) : odeur forte tirant sur celle du musc ou du castoréum, brune, transparente, acide.

Céphalalgie diminuée; bon sommeil cette nuit; enchifrènement; rougeur, gonflement et phlyctènes des deux joues; gonflement de la lèvre supérieure, *comme si elle eût été piquée par une abeille*; chaleur modérée de la peau, qui est encore sèche; pouls à 88, médiocrement développé; langue assez nette, un peu sèche; salive non acide; un peu d'appétit.

Solut. sir. tartar. ; bouill. aux herbes; pot. manne 2 *onces et sulfate de soude* 1/2 *once; lavement huileux.*

12. — Quatre selles depuis hier; la joue et la lèvre sont affaissées; les *bulles* sont sèches et la rougeur presque nulle.

Convalescence.

2 *tasses bouill; lait; potage.*

13. — Le gonflement et la rougeur diminuent de plus en plus.

1/8 *d'aliments; bain simple.*

15. — Sortie. — Guérison complète.

OBSERVATION VI.

Salle des hommes, n. 16. — Le nommé Bourchet, âgé de 22 ans, cordonnier, demeurant rue de la Savonnerie, 10, né à Orange (Vaucluse); malade depuis 5 jours, entré le 29 août 1836, sorti le 5 septembre 1836.

Diagnostic. — ÉRYSIPÈLE FACIAL BÉNIN, *ne réclamant aucun traitement actif.*

Bonne constitution; châtain; embonpoint médiocre; non vacciné; atteint d'une variole discrète il y a un mois et demi, il a été traité à l'Hôtel-Dieu, d'où il est sorti au bout d'une quinzaine de jours.

Il y a cinq jours, gonflement, douleur au visage, avec mal aux yeux et un peu de céphalalgie.

Il s'est bassiné la figure avec de la guimauve, a pris des bains de pieds, et a cessé de travailler, sans toutefois s'aliter.

Il ne sait à quoi attribuer sa maladie.

29 *août soir.* — Céphalalgie ; yeux un peu rouges et injectés, surtout le gauche ; tuméfaction et rougeur brunâtre, peu intense, de la peau du front et du pourtour des yeux, ainsi que du pavillon de l'oreille droite et des parties environnantes ; bon sommeil la nuit ; pouls à 100, petit, peu développé ; bruits du cœur normaux ; chaleur normale et sécheresse de la peau ; rien d'anormal pour la respiration ; langue rosée et humide ; peu de soif, appétit ; ni nausées ni vomissements ; selles naturelles ; ventre indolent.

30. — Résolution à peu près complète de l'érysipèle du visage ; paupiéres un peu gonflées, surtout la gauche ; oreille droite rouge et gonflée ; peau de chaleur normale ; pouls à 76 ; langue assez humide, mais rouge ; salive un peu acide ; haleine un peu aigrelette ; urine d'un jaune foncé, claire, acide, d'une odeur à peu près normale.

Solut. sir. tartareux ; bouill. aux h. ; sulfate de soude 3 gros ; lavem. huileux ; bain tiède ; foment. emoll. visage ; diète.

31. — Oreille et visage dégonflés ; deux garderobes hier seulement.

Convalescence.

Sérum ; 1/8 *(pruneaux).*

5 *septembre.* — Sortie.

OBSERVATION VII.

Salle des hommes, n. 22. — M. Raincheval, âgé de 24 ans, étudiant en médecine, demeurant rue des Grès, 16, né à Avesnes (Nord) ; malade depuis 1 jour, entré le 30 juin 1856, sorti le 6 juillet 1856.

ÉRYSIPÈLE LÉGER, *qui a été produit par l'insolation.*

D'une constitution assez forte ; tempérament bilioso-sanguin ; bonne santé habituelle.

Hier (29 juin), à la suite d'un bain froid de trois heures environ, pendant lequel le malade est resté le dos exposé aux rayons d'un soleil ardent, cette partie est devenue le siége d'une rougeur vive, érysipélateuse, rougeur qui se remarque aussi sur les bras (le malade ne s'en est aperçu que dans la soirée).

30 *juin.* — Rougeur vive, uniforme, s'effaçant à la pression, revenant après, dans toute la partie postérieure du tronc, à la face externe des avant-bras, à la face antérieure de la poitrine et au front (dans ces dernières parties, la rougeur est plus faible); sensation de chaleur brûlante; pouls à 96, souple; peau de chaleur modérée dans les points où il n'existe pas d'érysipèle; rien d'anormal d'ailleurs.

Cérat saturné sur les endroits rouges; solut. sir. limon; bain simple; huitième maigre.

1ᵉʳ *juillet.* — La rougeur est très forte sur les épaules, où l'on voit quelques bulles analogues à celles produites par un vésicatoire; pas de fièvre (pouls à 64); le malade a bien dormi; langue bonne; appétit.

Cérat mercuriel sur les régions érysipélateuses; quart d'aliments.

2 et 3. — La rougeur est diminuée; mais la sensation de chaleur et de cuisson persiste encore, et il s'est formé des bulles et des vésicules nouvelles sur le dos et les épaules.

Les deux jours suivants, la desquamation s'opère, et le malade quitte l'hôpital (6 juillet).

CHAPITRE V.

Phlegmasies ou fièvres éruptives.

Considérations préliminaires.

Pendant le semestre clinique d'avril à septembre 1836, il n'est entré dans mon service que 7 cas de phlegmasies éruptives, savoir : 2 cas de rougeole et 5 cas de variole ou de varioloïde. Ces cas ne sont pas assez nombreux pour que nous en fassions l'objet d'un résumé détaillé. Je me contenterai donc de les rapporter purement et simplement ; mais auparavant, je demande au lecteur la permission de lui offrir une idée générale des résultats que j'ai obtenus du mode de traitement que j'ai opposé, depuis quatre à cinq ans, à ces maladies, lesquelles, sous le point de vue de leur cause productrice, sont pour le médecin de véritables mystères (la variole surtout).

Le nombre de ces maladies traitées par nous, depuis l'époque indiquée, est d'environ 80 à 100. Dans les cas légers, nous avons eu recours au traitement généralement adopté, c'est-à-dire que jamais alors assurément nous n'avons mis en usage l'énergique formule des saignées coup sur coup : *c'eût été se servir de la massue d'Hercule pour tuer une mouche.* Il n'en a pas été ainsi dans les cas graves de rougeole, de scarlatine et de variole. Alors, nous avons pratiqué des saignées générales et locales à des intervalles rapprochés, et je puis assurer que nous en avons obtenu des succès bien supérieurs à ceux dont est suivie la pratique ordinaire, telle que je l'avais vu employer depuis plus de dix ans.

Par la méthode nouvelle , nous avons abrégé de moitié au moins la durée de la scarlatine et de la rougeole graves, et nous avons prévenu la mort dans un bon nombre de cas contre lesquels échouait l'ancienne méthode. Au reste, je m'en tiens à cet aperçu général. Un temps viendra où je pourrai, je l'espère, rassembler les observations que j'ai recueillies, et celles que je recueille encore chaque jour, les classer , les analyser, les soumettre, en un mot, à une *statistique raisonnée*. Jusque là , je prie les lecteurs de ne pas se perdre en commentaires et en suppositions sur notre pratique et ses résultats. Ils se tromperaient grossièrement s'ils pensaient que nous n'avons pas modifié la formule des saignées coup sur coup , suivant une foule de conditions sur lesquelles il ne nous est pas possible d'insister en ce moment. Ce chapitre n'est donc en quelque sorte qu'une *pierre d'attente*.

Les observations suivantes sont pour la plupart des exemples de rougeole et de variole assez bénignes : tous les malades ont guéri.

Nous commencerons par les cas de rougeole, et nous terminerons par ceux de variole ou de varioloïde.

La première observation nous offrira un exemple de rougeole réellement jugulée par une double émission sanguine (l'une générale, l'autre locale) , pratiquée le lendemain de l'entrée de la malade, époque à laquelle la maladie était en quelque sorte dans *tout son plein*.

PREMIER GROUPE.

Cas de rougeole.

—

OBSERVATION I.

Salle des femmes, **n.** 1. — La nommée Moreau, Azélie, âgée de 16 ans, brodeuse, demeurant rue des Boucheries, 38, née à Tracy (Seine-et-Marne); malade depuis 7 jours (couchée depuis 4 jours), entrée le 5 avril 1836, sortie le 9 avril 1836.

Diagnostic. — ROUGEOLE *avec angine, larmoiement, coryza et bronchite capillaire (la maladie a été véritablement jugulée).*

D'une forte constitution, sanguine, réglée depuis deux ans, vaccinée (on ne voit cependant pas de cicatrices vaccinales); à Paris depuis huit mois, elle s'y est toujours bien portée; sujette aux épistaxis.

Indisposée depuis sept jours : céphalalgie; mal de gorge, fièvre, courbature; elle a continué à manger un peu; au mal de gorge se sont ajoutés le coryza, la toux, le larmoiement.

Le 3 *avril*, la malade s'est aperçue d'une éruption sur le visage, éruption qui a envahi tout le corps dans la journée du 4.

Tisane d'orge, et depuis quatre jours, diète absolue; le 3, on lui a fait prendre 2 gr. d'émétique en lavage, ce qui a produit trois vomissements et deux selles à chaque prise.

Elle est entrée ce matin (5 avril) par urgence, et a été apportée sur un brancard.

5. — Peau recouverte de taches multipliées, d'un rouge tendre et s'effaçant par la pression; belles plaques confluentes à la partie interne des cuisses, comme produites par des sinapismes; d'autres taches, plus petites, existent en grand nombre sur les autres parties du corps, et notamment à la partie postérieure du tronc.

Voix enrouée et nasillarde; enchifrènement très mar-

qué ; pommettes rouges ; lèvres et dents sèches ; langue
sèche, d'un rouge presque écarlate ; papilles développées ;
soif vive ; amygdale droite gonflée , rouge , sans exsudation *diphthéritique*; rougeur médiocre de l'arrière-gorge ;
douleur vers l'ombilic ; ventre souple ; pouls à 104, développé , souple , fort ; résonnance bonne en avant ; respiration âpre, rude ; à droite en avant, râle muqueux ; en arrière
à droite et en bas, résonnance presque nulle ; râle muqueux
en haut , diminuant de volume, devenant peu à peu souscrépitant, et même crépitant en bas, sans souffle ; à gauche
en arrière à la base , bonne résonnance et râle muqueux ;
deux crachats muqueux , blancs , larges , opalins ; la malade éprouve un sentiment d'oppression (24 inspirations
par minute); céphalalgie ; abattement.

*Saignée de 3 pal. ; ventouses scarifiées poitrine 3 pal. ;
catapl. sur la poitrine ; viol. guim. sir. gom. ; solut. sir.
groseilles; lavem. ; diète.*

6. — Mieux ; la nuit a été bonne ; cessation du mal de
gorge ; toux moins forte; crachats mucoso-purulents, adhérents au vase même renversé ; moins de chaleur ; peau
souple et moite; pouls à 88 , médiocrement développé ,
un peu mou ; langue *scarlatineuse ,* c'est-à-dire d'un rouge
écarlate , et sèche ; plaques des cuisses presque disparues
complétement.

Sang de la saignée : — Caillot concave, d'un rouge foncé
à sa surface , sans couenne notable , d'une consistance très
faible, se réduisant par la pression en un magma analogue
à la gelée de groseilles; peu de sérosité.

Sang des ventouses : — Point de couenne ; rondelles
molles.

Mêmes boissons; julep thridace 6 gr. ; diète.

7. — Crachats moins nombreux et moins *puriformes ;*
pouls à 84 ; chaleur normale de la peau ; disparition de
l'éruption rubéolique ; cessation du mal de gorge; respiration libre , sans râle ; retour de l'appétit.

Convalescence.

2 tasses de bouillon; 1/2 pomme cuite.

Le jour suivant, la malade va très bien.

1/8 d'aliment.

9. Sortie. — Guérison complète.

Réflexions.

Cette rougeole a cédé avec une rapidité extrême. Le mal de gorge et la rougeur écarlate de la langue auraient pu faire admettre l'existence d'une scarlatine ; mais l'éruption par petites taches, soit isolées, soit confluentes, ne laissait aucun doute sur la présence d'une rougeole, et d'ailleurs les accompagnements ordinaires de cette maladie, savoir : le coryza, le larmoiement, la bronchite, existaient en même temps que le mal de gorge. Ajoutons que nous avons souvent rencontré d'autres cas de rougeole dans lesquels la gorge était prise, comme nous avons vu aussi des cas de scarlatine avec bronchite et coryza. Le cas suivant est lui-même un nouvel exemple de ce que nous venons de dire sur les *accompagnements* de la rougeole.

OBSERVATION II.

Salle des femmes, n. 7. — La nommée Lefèvre, âgée de 20 ans, cuisinière, demeurant rue Taranne, 4, née à Carbonnière (Eure); malade depuis 5 jours, entrée le 29 août 1836, sortie le 10 octobre 1836.

Diagnostic. — ROUGEOLE *avec coryza, angine et bronchite chez une femme enceinte.*

Constitution assez délicate, blonde, bien vaccinée (non variolée); à Paris depuis dix-huit mois; réglée à douze ans.

Elle n'a jamais eu de maladie grave avant de venir à Paris.

Enceinte de cinq mois et demi; elle éprouve depuis cette époque des douleurs continuelles dans le bas-ventre.

Il y a cinq jours, *rhume de cerveau et de poitrine;* mal

à la gorge ; céphalalgie ; lassitudes ; vers le quatrième jour, taches rouges au visage et au cou; point de mal aux yeux au commencement; du dévoiement depuis quatre jours ; vomissement le quatrième jour.

Une huitaine de jours avant de tomber malade, cette femme a été en communication avec quatre enfants affectés de rougeole.

Depuis cinq jours elle a bu de l'eau vineuse sucrée et de l'eau *panée.*

29 *août soir.* — Douleur au devant de la poitrine, dans la toux seulement ; résonnance et respiration vésiculaire bonnes partout ; toux fréquente ; crachats muqueux ; picotement à la partie supérieure du sternum ; pouls à 80-88 ; bruits du cœur normaux ; point de céphalalgie ; langue d'un rouge vif, un peu blanchâtre au milieu; soif vive ; point d'appétit; nausées ; sept à huit vomissements depuis ce matin ; ventre douloureux au-dessous du nombril ; dévoiement (quatre selles depuis ce matin, et vingt selles la nuit dernière, avec coliques sans ténesme) ; peau de chaleur modérée et sèche.

Point de douleurs dans les membres (la malade est venue à pied à l'hôpital , et difficilement); ni étourdissements ni bourdonnements d'oreilles , ni épistaxis ; insomnie (1).

30. — Plaques rouges sur les pommettes ; taches rouges au front, à la poitrine ; taches d'un rose pâle, s'effaçant à la pression, sans saillie notable, sur le tronc ; langue pointue, rouge, *moins rouge cependant que dans la scarlatine* ; toux et enrouement; *un peu de mal à la gorge* ; salive non acide ; respiration un peu humide à la base des deux poumons ; pouls à 84-88.

Bruit de soufflet un peu sibilant dans la région du flanc droit (*c'est le bruit de souffle* dit *placentaire* de M. Kergaradec); ce bruit est tout-à-fait *musical* dans le flanc gau-

___

(1) M. Montault, ayant vu la malade le soir, n'a pas décrit l'état de la peau, réservant cette description pour l'examen du lendemain.

che ; nous n'avons pas entendu le tic-tac du cœur du fœtus.

Point de *bruit de diable* dans les carotides ni dans les crurales.

Viol. guim. sir de gom.; solut. sir. groseilles ; catapl. poitrine; lavement; diète.

31. — Visage moins rouge; les taches du reste du corps ont pâli; pouls à 72-76; langue d'un rouge vif, avec papilles grenues; peu de soif; ni dévoiement ni vomissement; salive non acide; la malade demande à manger.

Bain tiède; lavem. ; 2 tasses bouil. ; soupe; raisin.

1er *septembre.* — La langue dérougit; l'éruption s'efface; la malade va très bien.

Nous avons parfaitement entendu aujourd'hui les battements du cœur du fœtus.

2. — Hier la malade s'est trouvée mal en allant au bain; l'éruption est disparue sans desquamation sensible.

1/8 *d'aliments.*

Les jours suivants , il survient quelques accès de fièvre intermittente qui cèdent facilement à l'administration du sulfate de quinine.

10 *octobre.* — Sortie. — la malade était depuis long-temps guérie.

DEUXIÈME GROUPE.

Cas de variole et de varioloïde.

—

OBSERVATION I.

Salle des hommes, n. 4. — Le nommé Moll, âgé de 23 ans, imprimeur en caractères, place Cambrai, 4, né à Strasbourg (Bas-Rhin); malade depuis 12 jours, entré le 26 août 1836, sorti le 28 septembre 1836.

Diagnostic. — VARIOLE CONFLUENTE *chez un sujet vacciné, déjà parvenue à la période de suppuration.*

Vacciné à trois ans (on voit encore des traces de vaccine *normale* sur les bras; autour de ces cicatrices, respectées

par la petite-vérole actuelle, on voit de nombreuses pustules
varioliques) ; forte constitution ; à Paris depuis trois mois.
Dans le voisinage de sa demeure (dans la rue Saint-Jac-
ques), il existe des cas de petite-vérole.

Il y a douze jours, frisson, tremblement suivi de chaleur ;
céphalalgie. Vers le troisième jour, ont apparu des boutons sur le visage, puis sur le reste du corps. Le malade a
eu mal aux yeux et à la gorge. Dans le cours de la maladie,
il a eu, dit-il, un peu de transport au cerveau ; il a vomi à
différentes reprises.

Il a pris de la tisane de violettes et des lavements.

26 *au matin.* — Sur toutes les parties du corps, pustules
en suppuration, presque toutes *ombiliquées*, entourées d'un
cercle rouge, affaissées sur les membres, commençant à
se dessécher au visage ; confluentes partout, elles le sont
surtout au visage, où elles forment une seule masse, et
pour ainsi dire *un masque variolique* ; yeux à demi fermés,
rouges, mucus puriforme au bord des paupières ; gland,
parois buccales, voile du palais, couverts de pustules apla-
ties, *bien ombiliquées* ; quelques plaques caséiformes sur les
piliers du voile du palais, lesquels sont d'un rouge vif ; lèvres gonflées, fendillées et saignantes ; langue sèche, pointue, rouge à la pointe ; le malade exhale l'odeur de variole
en suppuration ; peau chaude ; pouls à 120-124, bien développé, souple, onduleux ; température abdominale à
36-37° ; haleine fétide ; respiration gênée à cause de l'obtu-
ration des fosses nasales (le malade respire la bouche ouverte).

*Solut. sir. limon et sir. gros. ; inspirations chlorurées ;
bain chloruré, foment. émoll. sur le visage ; lav. huileux ;
diète.*

27. — Bon sommeil ; pouls à 100 ; chaleur moindre ; les
pustules s'affaissent ; urine *crue*, transparente, jaune-clair,
d'une odeur fétide qui rappelle celle des pustules varioliques, légèrement acide.

Le pus des pustules, sans être fortement alcalin, ramène cependant un peu au bleu le papier de tournesol rougi par l'urine.

Même prescr.

28. — Pouls à 92; la dessiccation continue; la langue s'humecte.

2 tasses de bouillon.

29. — Pouls à 84; desquamation de la peau.

30. — Large croûte couvrant tout le visage, lequel se dégonfle graduellement; urine claire, avec légère odeur de fromage pourri, faiblement acide; pouls à 76; le malade exhale toujours une odeur fétide et repoussante *suî generis.*

Convalescence.

2 tass. bouill. ; potages; pruneaux.

31. — La dessiccation continue; urine tout-à-fait transparente, faiblement acide; pouls à 80; chaleur modérée de la peau; langue sèche et fendillée.

Huitième maigre.

1, 2 et 3 *septembre.* — Urine claire, presque sans mauvaise odeur, acide; la langue s'humecte et se nettoie; la dessiccation continue; pouls à 72.

Même prescr.

4 et 5. — Point de fièvre; les croûtes se détachent et tombent.

Quart d'alim.

28. — Sortie. Le malade est parfaitement guéri depuis une dizaine de jours.

OBSERVATION II.

Salle des femmes, n. 8. — La nommée Bouillon, âgée de 24 ans, brodeuse, demeurant rue St-Méry, 19, née à Mirgaudon (Seine-et-Oise): malade depuis 6 jours, entrée le 11 juin 1836, sortie le 17 juillet 1836.	*Diagnostic.* — VARIOLE CONFLUENTE *chez un sujet mal vacciné.*

D'une constitution assez forte; d'un tempérament lym-

phatico-sanguin ; mariée depuis un an ; bien réglée ; vaccinée à quatre ou cinq mois (elle dit que le vaccin n'a pas
bien pris ; en effet, les traces de cicatrices vaccinales sont
peu marquées).

Elle est venue voir sa belle-sœur, couchée au n° 3 de la
même salle, et un des frères de la même malade couché au
n° 4 de la salle des hommes, tous les deux atteints de variole. Le lendemain de cette visite (6 ou 7 juin), elle est
tombée malade : mal à la tête, lassitude. Deux jours après,
des boutons se sont montrés au visage, et se sont successivement développés sur le reste du corps.

Le jour de son entrée, elle a commencé à souffrir du mal
de gorge ; la veille, elle a été prise d'une toux qui a aug
menté le jour même de l'entrée.

Elle n'a fait aucun traitement depuis six jours que la
maladie a débuté.

11 *juin soir.* — Éruption pustuleuse générale, plus prononcée au visage, où elle est confluente, consistant en pustules rouges, saillantes, dont le plus grand nombre contient
un liquide légèrement transparent, et dont quelques unes
commencent à offrir une *dépression centrale* (le nombre
des pustules est plus considérable aux membres qu'au
tronc) ; peu de céphalalgie ; yeux un peu rouges et douloureux ; douleur dans les membres ; sécheresse des narines
et des lèvres ; teinte jaune du visage ; langue rouge à la
pointe et aux bords, blanchâtre au milieu ; peu de soif ;
bouche pâteuse ; *pustules blanchâtres à la voûte palatine et
sur le voile du palais* ; douleur en avalant la salive ; ventre
souple, indolent, excepté à l'épigastre, où la pression forte
détermine un peu de douleur ; ni nausées ni vomissements ;
une selle liquide ce matin ; un peu de toux ; rien de notable pour l'expectoration, la résonnance du thorax et le murmure vésiculaire ; pouls à 65-70, médiocrement développé ;
peau chaude et moite.

Les règles ont cessé il y a deux jours ; elles ont duré trois jours, et en durent ordinairement cinq.

12. — Développement plus considérable des pustules ; pouls à 96 (température abdominale 56°) ; langue humide et blanchâtre ; les pustules du voile du palais et de la voûte palatine sont très prononcées, et les amygdales sont gonflées.

Saignée 3 pal. ; 20 sangs. autour du cou ; solut sir. gros.; lav.; catapl. au cou ; diète.

13. — La saignée n'a fourni que neuf onces (le sang a mal coulé) ; pas de sérosité ; caillot sans couenne.

Peu de sommeil ; toujours mal à la gorge ; toux ; pouls à 116 ; les pustules sont surtout confluentes au visage et aux mains, où la suppuration commence pour quelques unes.

Garg. orge, miel rosat ; chlor. de soude ; collyre émoll. ; le reste idem.

14. — Gorge très douloureuse ; les pustules offrent la dépression centrale ; pouls à 120.

Les règles, qui avaient reparu dans l'avant-dernière nuit, continuent.

20 sangsues au cou ; catapl. ; aspersions chlorurées.

15. — Les pustules sont en pleine suppuration (quelques unes commencent à s'affaisser) ; visage moins gonflé ; enrouement ; pouls à 108-112.

Les règles sont arrêtées.

16. — Les pustules du tronc et des membres ont encore un volume considérable ; celles de la face sont affaissées ; pouls à 120 (température abdominale 37°) ; soif ; langue blanchâtre, humide ; enrouement.

Solut. sir. gom. chlorurée ; catapl. chloruré.

17. — Pouls à 120-124 ; fièvre toujours forte ; mal à la gorge ; extinction de la voix ; les pustules du tronc suppurent encore ; celles du visage commencent à se dessécher.

Même prescription.

18. — Rien de nouveau ; la suppuration des pustules du tronc et la dessiccation de celles de la face continuent.

Idem.

19. — Pouls à 116 ; la dessiccation continue au visage.

Bain chloruré ; collyre sureau et acétate de plomb ; le reste idem.

20. — *Un grand nombre de pustules réunies à la face dorsale des mains contiennent encore un pus séreux*; pouls à 108-112.

Même prescription.

21. — Visage couvert d'une masque croûteux, épais ; les pustules s'affaissent et se vident sur les bras et les mains ; pouls à 116.

1 *tass. bouill. poulet.*

22. — Pouls à 108 ; langue humide ; voix encore éteinte.

Bain chloruré ; 2 tass. bouill.; lait.

23. — Sur les membres supérieurs l'épiderme se détache par larges lambeaux, et laisse à nu une surface rouge ; pouls à 88-92 ; bon sommeil.

Solut. sir. lim. ; solut. sir. gom. chlorurée ; bain chloruré ; fom. et aspers. chlorurées ; bouill. et lait.

29. — Tumeur inflammatoire au bas de la nuque, avec commencement d'abcès.

1er *juillet.* — Abcès au sein et au périnée.

Convalescence.

Les jours suivants, la dessiccation s'achève sans nouveaux accidents.

17. — Sortie. — Il reste encore quelques croûtes au visage. La santé est d'ailleurs complète.

OBSERVATION III.

Salle des femmes, n. 4. — La nommée Socher, âgée de 19 ans, brodeuse, rue Maubuée, 5, née à Vervins (Aisne); malade depuis 4 jours, entrée le 24 mai 1836, sortie le 30 juin 1836.

Diagnostic.—VARIOLE BÉNIGNE (VA-RIOLOÏDE) *chez un sujet offrant des traces de vaccine, avec catarrhe bronchique, et angine.*

Constitution plutôt faible que forte; stature grêle; vaccinée à 6 mois (on voit 4 cicatrices sur les bras, elles sont mal *gaufrées* et petites); réglée depuis un an; à Paris depuis trois ans.

Il y a trois jours *maux de reins*, fatigue, mal à la tête, frissons suivis de chaleur; le lendemain, apparition de petits boutons au visage, mal à la gorge; le jour suivant, les boutons augmentent, et la malade entre à l'hôpital, le quatrième jour après le début.

La malade dit qu'il n'y a pas de petite-vérole dans son quartier.

Elle a pris pour tisane de l'infusion de tilleul, et n'a rien fait autre chose.

24 mai soir. —Peau chaude et moite, éruption variolique surtout au visage, au cou, aux mains et aux avant-bras, consistant en des pustules dures, rouges, plates, non encore ombiliquées, dont quelques unes sont confluentes au front et autour du nez (quelques unes au front sont déjà passées à l'état de desquamation); pas de mal à la tête; yeux rouges; coryza; langue rouge à la pointe et aux bords, blanchâtre au milieu; soif intense, inappétence, vomissement de la tisane prise; mal de gorge en avalant; muqueuse pharyngo-gutturale un peu rouge; pas de selles depuis trois jours; douleur légère en urinant; peu de toux; un peu de râle muqueux en arrière de la poitrine; peu de crachats; douleur dans tous les membres; pouls à 112, médiocrement développé.

La malade attend ses règles pour demain.

25. — Faiblesse; nausées sans vomissements depuis hier; les pustules sont rouges à leur base avec vésicules au sommet, multipliées sur les côtés des lèvres et au front, au cou, sur les membres supérieurs, rares sur le tronc, assez multipliées aux cuisses, rares aux pieds (sur les côtés des flancs et aux aines, éruption de taches rouges, différentes des pustules, sans élévation, d'un rouge violacé); le mal à la gorge est augmenté; coryza; éternuements; larmoiement; lèvres sèches; langue rosée aux bords et à la pointe, blanchâtre au milieu; soif; inappétence; bouche pâteuse, douleur à l'estomac; la poitrine résonne bien; râle sibilant, ronflant, à droite en arrière seulement; point de crachats; pouls à 96; peau d'une chaleur douce, sèche (température de l'aisselle gauche à 34° et demi).

Viol. guim. sir. gom.; gargarisme avec orge, miel rosat et chlorure de soude; catapl. au cou; lav. émoll.; diète.

26. — L'éruption marche; visage gonflé (l'éruption y est confluente).

Les règles ont paru aujourd'hui.

Même prescription.

27. — Le visage de plus en plus gonflé présente des pustules confluentes, parfaitement ombiliquées; les pustules sont aussi très nombreuses à la partie antérieure du tronc et sur les membres inférieurs: elles sont en pleine suppuration; chaleur modérée de la peau, pouls à 96; langue rosée, assez nette; moins de douleur en avalant; toux forte et fréquente; yeux chassieux et larmoyants (les bords des paupières sont criblés de pustules); pas de sommeil.

Les règles continuent à couler.

Collyre eau sureau et acétate plomb; diète; reste idem.

28. — L'éruption, en quelques points, commence à passer à la période d'affaissement (déjà quelques pustules du visage sont desséchées); déglutition plus facile; paupières moins fermées; pouls à 96; chaleur moindre de la peau.

Même prescription.

29. — Les pustules du tronc et des membres sont très grosses, ombiliquées pour la plupart, et offrent tous les caractères des pustules véritablement varioliques; chaleur de la peau modérée (température de l'aisselle gauche à 34°); pouls à 112.

Même prescription.

30. — Pouls à 112-116 (température abdominale à 35°); langue humide, rosée; dessiccation par larges plaques des pustules de la face.

Même prescription.

31. — Le dessiccation continue à la face; les pustules des membres sont encore en pleine suppuration; constipation; pouls à 108-112.

Même prescription.

1er *juin.* — La fièvre tombe; pouls à 80-84; température abdominale à 33°; visage moins gonflé; déglutition facile.

1 *tas. bouil.; orange; reste idem.*

2. — Masque croûteux sur la face; pouls à 88; beaucoup de toux; langue bonne.

2 tasses de bouillon.

3. — Convalescence décidée.

Bouillon; soupe aux herbes; 12 pruneaux.

4. — Pouls à 76; appétit; dessiccation générale des pustules.

2 tas. bouil.; 2 potages; 12 asperges; un peu de pain et demi-tasse de vin.

6. — La dessiccation continue.

Un huitième maigre.

7, 8 et 9. — La malade va bien.

10. — Rien de nouveau.

Collyre opiacé; 1 bain; un quart d'aliments.

Les jours suivants, on favorise la chute de ce qui reste de croûtes par des bains, et la malade sort, le 30 juin, ayant recouvré sa santé première.

OBSERVATION IV.

Salle des hommes, n. 23.—M. Pouzet, âgé de 19 ans, étudiant en médecine, demeurant rue de la Harpe, 99, né à Mazière (Deux-Sèvres); malade depuis 4 jours, entré le 16 juin 1836, sorti le 23 juin 1836.

Diagnostic. — VARIOLE BÉNIGNE ou *varioloïde chez un sujet vacciné, précédée de symptômes d'entéro-mésentérite sub-aiguë (forme gastrique de la fièvre typhoïde).*

Sujet d'un tempérament sanguin-bilieux , assez fortement constitué ; *il a été bien vacciné à la cuisse* (1), et jouit d'une bonne santé habituelle ; arrivé à Paris depuis le mois de novembre dernier.

Trois semaines après son arrivée , sans cause connue, il a, dit-il, été pris d'une *fièvre typhoïde* qui a été traitée par M. Andral, et a été bien guérie au bout de trois mois.

Il y a quatre jours, céphalalgie , agitation , fièvre forte sans frisson ; le malade s'alite ; même état le lendemain (saignée 3 palettes); la nuit suivante est un peu moins agitée ; le troisième jour, la céphalalgie , la fièvre et l'agitation continuent ; un peu de douleur à l'épigastre. Il entre à l'hôpital le quatrième jour ; épistaxis le matin de son entrée. Il ne sait à quoi attribuer sa maladie, mais il trouve que cette maladie a débuté comme celle du mois de novembre (fièvre typhoïde).

Limonade , lavements, une saignée , tel a été le traitement avant l'entrée.

16 juin soir. — Peu de douleur dans les membres ; faiblesse ; ni étourdissements , ni tintements d'oreilles ; céphalalgie frontale , un peu moins forte qu'hier; pas de

(1) A la même époque, j'ai soigné en ville un autre étudiant en médecine atteint de petite vérole bien caractérisée, et qui portait sur les bras de belles cicatrices vaccinales. Il fut saigné deux fois et eut vingt sangsues à l'anus dans l'espace de 38 à 56 heures, avant le développement de l'éruption, et la variole fut très bénigne , de très courte durée, bien que les prodromes eussent inspiré de légitimes inquiétudes.

sommeil; teinte jaunâtre du visage, surtout autour de la
bouche; langue blanchâtre, humide, large; bouche pâteuse; soif modérée; inappétence; ni nausées, ni vomissements; douleur épigastrique à la pression; un peu de
gargouillement dans le flanc droit; ventre souple; pas de
selles depuis deux jours; urine rendue en petite quantité, avec douleur à la fin de l'excrétion, semblable à de
la grosse bière, avec dépôt blanchâtre; quelques pustules
rougeâtres en bas et en devant de la poitrine; rien d'anormal pour la respiration; pouls à 100, peu développé; peau
d'une chaleur modérée et sèche.

*Saign. 3 pal. 1/2; 16 sangsues à la région iléo-cœcale et
8 à l'epigastre; lim.; gom.; diète.*

17. — Céphalalgie passée; cette nuit un vomissement
et plusieurs nausées; le liquide vomi est transparent, jaunâtre, avec quelques flocons muqueux au fond; langue
blanche, humide; peu de soif; bouche mauvaise, sans
fétidité notable de l'haleine; salive légèrement acide; un
peu de douleur à la gorge en avalant; pression de l'épigastre un peu douloureuse et tension de cette région; gargouillement dans la fosse iliaque droite; insomnie; même
teinte jaune du visage.

Pustules multipliées sur le devant de la poitrine; les avant-
bras et les côtés des ailes du nez; quelques unes sont *ombiliquées* (1).

Peau d'une chaleur modérée; pouls à 112-116.

Urine de couleur jaune-foncé, avec flocons jaunâtres au
fond, exhalant peu d'odeur.

Sang de la saignée : Caillot volumineux; sérosité jaune
et transparente, déposée sur sa face supérieure; vestiges de
couenne mince; le caillot se rompt assez net lorsqu'on veut
le soulever; la croûte rouge a une demi-ligne d'épaisseur.

*Saignée 3 pal.; vent. scarif. épig. et rég. cœcale 3 pal.;
catapl. vent. et cou; solut. sir. gom.; lim.; diète.*

(1) On reconnaît une éruption variolique.

18. — Bon sommeil ; urine moins foncée, avec quelques flocons au fond du liquide.

La température de l'abdomen est de 37°.

Pas de sueur; pouls à 96, souple.

L'éruption pustuleuse a diminué pour les membres, celle du visage est restée la même, ainsi que celle du tronc ; deux selles par lavement depuis hier; léger vomissement ce matin ; visage bon ; couche blanche de la langue moins épaisse ; ventre souple, point de gargouillement.

Sang de la saignée : — Sérosité assez claire, à la surface du caillot, qui est concave et offre une croûte rouge, de 3 à 4 lignes d'épaisseur sur ses bords ; caillot d'assez bonne consistance.

Sang des ventouses noir, pris en magma analogue à la gelée de groseilles.

Même prescription moins les saignées.

19. Nouvelles pustules au visage , sur les oreilles, sur le tronc et sur les membres, discrètes, quelques unes ombiliquées ; pouls à 80-84 ; peau de chaleur modérée ; ventre souple, affaissé , indolent ; bon sommeil.

Prescription ut suprà.

20.—Pustules plus volumineuses, la plupart d'un blanc argentin, quelques unes seulement ombiliquées.

2 tasses de bouillon de poulet ; le reste ut suprà.

21. — Le ventre va bien. Commencement de dessiccation des pustules du visage.

Urine du matin bourbeuse et jumenteuse , sans odeur fétide.

Pouls à 72. — Convalescence décidée.

2 tasses bouil. ; soupe aux herbes ; 12 asperges.

22. — Beaucoup de croûtes sont déjà tombées ; la plupart des autres pustules sont en dessiccation.

Bain chaud ; 1/8 œuf, 1/2 tasse de vin.

23. — Le malade sort guéri.

OBSERVATION V.

Salle des hommes, n. 3. — Le nommé Salanon, âgé de 24 ans, terrassier, demeurant à Châtenay (Seine), né à Tirange (Haute-Loire); malade depuis huit jours, entré le 30 août 1836, sorti le 22 octobre 1836.

Diagnostic. — VARIOLE BÉNIGNE (*pustule variolique sur la cornée de l'œil gauche, avec ophthalmie assez rebelle*).

D'une bonne constitution; embonpoint médiocre; cheveux châtains; non vacciné.

Arrivé depuis huit jours de Briare (département du Loiret), où il régnait des petites véroles.

Il y a huit jours, après avoir eu chaud et froid, il fut saisi de fièvre avec lassitudes; deux à trois jours après *l'état fébrile*, le malade s'est aperçu de *l'éruption* (toutefois, il ne donne pas de renseignements bien précis sur l'époque de cette éruption); une pesanteur de tête considérable, des étourdissements, de la toux, ont été les principaux symptômes qui ont accompagné l'éruption.

Le premier jour il a pris du vin chaud sucré, et les jours suivants de l'eau et du vin.

31 *août au matin*. — Face, tronc, membres, parties génitales parsemés de pustules de volume divers, presque toutes ombiliquées, un peu confluentes au visage et sur les membres supérieurs, discrètes ailleurs, entourées d'un cercle rouge, *érysipélateux*; gonflement de la face peu prononcé; yeux brillants, un peu injectés, quelques pustules sur les paupières, et une sur la cornée transparente de l'œil gauche; température modérée de la peau (température abdominale à 35°); peu de rougeur et de gonflement à la muqueuse de l'arrière-bouche; quelques pustules sur la muqueuse palatine et sur le voile du palais; lèvres et narines sèches; langue assez humide, lisse, rouge et sèche à sa pointe; beaucoup de soif; peu d'appétit; ni nausées, ni vomissements, ni dévoiement, ni douleur de ventre; peu de

toux; respiration bonne; pouls à 60, médiocrement développé; bruits du cœur normaux; lourdeur de tête; point d'épistaxis; peu de sommeil cette nuit.

Saig. 3 pal.; solut. sir. lim. et sir. gros.; foment. émoll. visage; lavem. émoll.; diète.

1er *septembre.* — Visage plus gonflé et plus rouge; point de mal à la gorge; quelques unes des pustules du visage commencent à se sécher; pouls à 64-68; urine du matin claire, un peu jaune; langue lisse et sèche à sa surface supérieure, point de garderobe depuis hier.

Sang de la saignée: — Sérosité jaune et transparente; couenne mince sur le caillot qui est mou.

Solut. sir. gom. chlorurée; le reste idem, moins la saign.

2. — La dessiccation continue; le malade a un peu dormi; pouls à 76-80; urine *crue* et un peu jaune, sans odeur fétide.

Même prescription.

3. — Dessiccation presque complète des pustules de la face et du tronc; pouls à 60-64; chaleur de la peau modérée; urine *crue*, légèrement acide.

Convalescence commençante.

2 *tasses bouill.; soupe aux herbes.*

4. — Langue un peu rouge et sèche; urine parfaitement claire, rougissant très faiblement le papier bleu de tournesol; les croûtes du visage commencent à se détacher; pouls à 60; chaleur normale de la peau.

Même prescription.

5. — Les pustules du visage, du tronc, des membres supérieurs, sont toutes croûteuses, à l'exception d'un petit nombre; celles des membres inférieurs commencent seulement à se sécher; chaleur normale; pouls à 44-48; urine claire comme de l'eau de roche, un peu acide; langue humide; appétit.

2 *potages; pruneaux.*

6. — On cautérise la pustule développée sur la cornée

transparente de l'œil gauche, lequel est injecté, rouge et douloureux.

Du 6 au 12. —La douleur de l'œil persiste; il se forme un petit abcès sur la jambe.

Bain; collyre astringent.

13. —Même douleur à l'œil; un peu de fièvre.

Pédil. sinap. ; 6 sangs. à la tempe.

14. — Même état de l'œil.

Eau de Sedlitz un pot.

Du 14 au 25. — L'œil reste rouge, sensible à la lumière, un peu larmoyant; d'ailleurs, le malade est bien guéri et mange la *demie.*

29. — Même douleur de l'œil.

Vent. scarif. à la tempe 1 palet. et demie; bouill. aux herbes avec sulfate de soude.

5 *octobre.* —Encore mal à l'œil gauche; sensibilité vive à la lumière.

6. — A peu près même état de l'œil.

Sérum émétisé 1 grain.

22. —Sortie; il reste une taie sur l'œil, qui d'ailleurs est tout-à-fait guéri; le malade voit aussi bien de cet œil que de l'autre.

FIN DU PREMIER VOLUME

TABLE DES MATIÈRES

DU PREMIER VOLUME.

PREMIÈRE PARTIE.

EXPOSITION ET RÉSUMÉS STATISTIQUES DES FAITS PARTICULIERS.

PREMIÈRE CLASSE. — PHLEGMASIES.

PREMIÈRE DIVISION. — PHLEGMASIES AIGUES.

CHAPITRE PREMIER.

CHAPITRE II.

CHAPITRE III.

CHAPITRE IV.

CHAPITRE V.

FIN DE LA TABLE DES MATIÈRES.